潘超美 ◎ 主编 （上册）

中国民间
生草药原色图谱
ZHONGGUO MINJIAN SHENGCAOYAO YUANSE TUPU

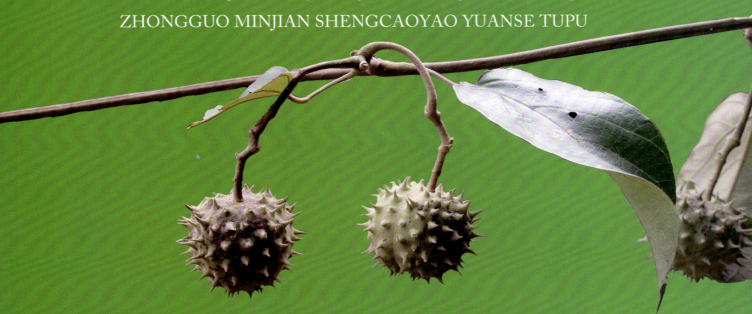

SPM 南方出版传媒
广东科技出版社 | 全国优秀出版社
· 广州 ·

图书在版编目（CIP）数据

中国民间生草药原色图谱. 上册 / 潘超美主编.
—广州：广东科技出版社，2015.3
ISBN 978-7-5359-6031-3

Ⅰ. ①中… Ⅱ. ①潘… Ⅲ. ①中草药—图谱
Ⅳ. ①R282-64

中国版本图书馆CIP数据核字（2014）第275492号

中国民间生草药原色图谱（上册）
Zhongguo Minjian Shengcaoyao Yuanse Tupu（Shangce）

策　　划：	周　良
责任编辑：	丁嘉凌　黎青青
封面设计：	林少娟
责任校对：	杨峻松　陈　静　陈素华
责任印制：	任建强
出版发行：	广东科技出版社
	（广州市环市东路水荫路11号　邮政编码：510075）
	http://www.gdstp.com.cn
	E-mail：gdkjyxb@gdstp.com.cn（营销中心）
	E-mail：gdkjzbb@gdstp.com.cn（总编办）
经　　销：	广东新华发行集团股份有限公司
排　　版：	广州市友间文化传播有限公司
印　　刷：	广东信源彩色印务有限公司
	（广州市番禺区南村镇南村村东兴工业园　邮政编码：511442）
规　　格：	889mm×1 194mm　1/16　印张31　字数740千
版　　次：	2015年3月第1版
	2015年3月第1次印刷
定　　价：	168.00元

如发现因印装质量问题影响阅读，请与承印厂联系调换。

主编简介 潘超美

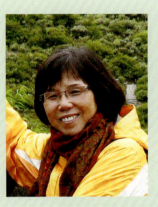

潘超美,女,教授,博士研究生导师。现于广州中医药大学任教,任广州中医药大学中药学院药用植物学教研室主任,并兼任全国中药资源普查试点工作专家指导组成员、国家基本药物中药原料资源动态监测和信息服务体系专家委员会成员、广东省中药资源普查试点工作技术专家委员会副主任、全国第四次中药资源普查试点工作广东省技术总负责人、省部企业科技特派员;广东省植物学会常务理事、广东省科技成果鉴定评审专家、广东省中草药产业协会高级顾问、《中国现代中药》杂志编委等职。

主要从事《药用植物学》《中药拉丁语》的教学,以及药用植物资源的可持续利用与质量评价、中药资源种质遗传多样性评价、中药资源品种鉴定与分类、中药材规范化种植(GAP)关键技术等方面的研究。先后主持和参与国家科技部科技攻关项目、国家中医药管理局科研项目、广东省科技项目、广东省自然科学基金以及校企合作项目共30多项。发表学术论文40多篇。已培养硕士研究生、博士研究生20余人。

近年来,带领研究团队编著了《新编中草药识别与应用彩色图谱》《中草药野外识别手册》《中草药原植物鉴别图册》《广东地产药材研究》《中药品种品质和化学成分实验》《岭南本草》等学术专著20多部;以及作为副主编参加了卫生部全国高等院校中医药类专业"十二五"规划教材、教育部全国中医药行业高等教育"十二五"规划教材《药用植物学》《药用拉丁语》的编写。曾获省、厅等各级科技奖项8项,并获广州中医药大学"教学名师""广东省食品医药行业产学研结合突出贡献专家"的称号。

编委会名单

主　编　潘超美

编　写　潘超美　肖　斌　柳　跃　赖珍珍
　　　　夏　静　梁钻姬　郑芳昊　刘　欣
　　　　黄崇才　潘卫松　张　翘　李露华
　　　　付姝颖　苏家贤　曾文星　包英华
　　　　张家瑛　周劲松　彭光天

摄　影　潘超美　陈虎彪　肖　斌　苏家贤

引言

药用植物被人类认识和利用已有7000多年的历史，几千年来，我们的祖先留下了极其浩瀚的药用植物学资料。目前虽然现代医学体系已经有了很大的发展，但对于整个世界而言，仍有70%的人口在应用传统医学来治病，所采用的药物大部分源于民间草药，传统的草药在世界各地的医疗保健中发挥着十分重要的作用。中国是一个多民族的国家，复杂多变的地理环境覆盖了寒带、温带、亚热带、热带各种区域，气候类型多样，蕴藏着极其丰富的植物资源种类，在利用植物资源质变的过程中，形成了独特中草药文化体系。中草药是中华民族的传统药物，几千年来为中国乃至世界人民防病治病做出了卓越的贡献。据资料调查和文献记载，目前我国有药用价值的中草药资源达1万多种；长期以来，人们在实践活动过程中，利用身边的草药来保健、治病积累了丰富的经验。因此，身边的药用植物资源不仅仅和人类的生命活动休戚相关，而且还给人类提供了巨大的财富。为了让更多的人认知药用植物、普及生草药知识，保护我们身边的药用植物资源，更好地利用身边的药用植物为

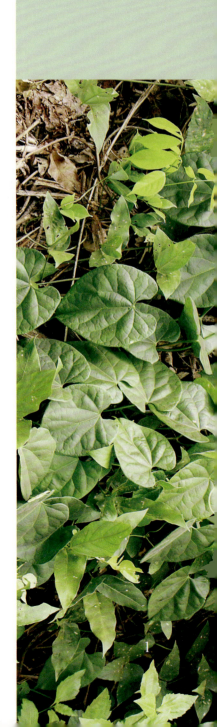

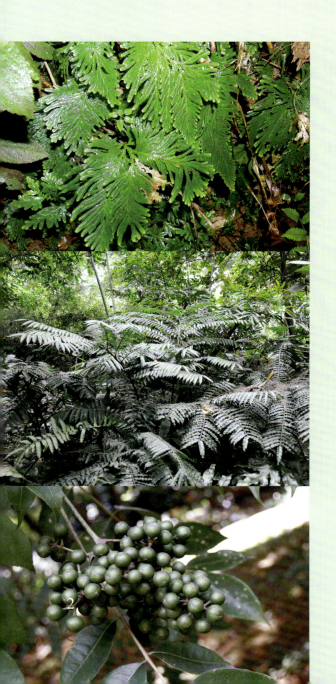

人类的健康发挥作用，研究开发中草药资源，我和我的团队一起，在学习、教学、科研工作积累的基础上，整理编写了《中国民间生草药原色图谱》。

本书的编写人员均为从事教学和中药资源研究的学者。多年来，他们跋山涉水，到野外采集第一手素材，使本书收载物种基本上涵盖了全国大部分地区有代表性的中草药，并在查阅了大量的文献资料、博采众家之说、去伪存真的基础上，把自己丰富的工作经验及药学知识融入到编写工作中，为此付出了艰辛的劳动，使本书得以顺利出版。本书的编纂工作得到了香港浸会大学中医药学院陈虎彪教授、中山市中医院药学部梅全喜主任中药师的大力支持，谨此深表感谢！

由于我们水平和资料有限，书中难免有疏落和错误之处，恳请广大读者提出宝贵意见，以便今后再版时得以修正。

潘超美
2014年12月于广州

编写说明

1. 本套书共收集了民间广泛应用的常见生草药901种，物种排序从低级到高级，即按藻类植物、菌类植物、苔藓植物、蕨类植物、裸子植物、被子植物的顺序排序。不同类群的植物分别按各类群的分类系统编排，蕨类植物按秦仁昌分类系统排序，裸子植物按郑万钧裸子植物分类系统排序，被子植物采用哈钦松分类系统排序，相同科、属下种的等级按拉丁字母顺序排列。

2. 每种植物药配有文字和彩色照片两部分。除原植物名以外，每种植物药中文名称以《中国植物志》《中国高等植物图鉴》为主，以2010版《中华人民共和国药典》《中华本草》《中药大辞典》的药名为正名。文字内容包括生草药原植物中文名称、【药名】、【来源】（含基原植物拉丁学名）、【识别特征】、【生境分布】、【性味功效】、【配伍禁忌】、【其他功用】和【现代研究与应用】等内容。【药名】每种植物最多只描述3个常见的药名或别名，【识别特征】着重描述肉眼能鉴别到的特征或入药部位的特征、植物形态特征，【性味功效】及【配伍禁忌】等内容主要参考《中华人

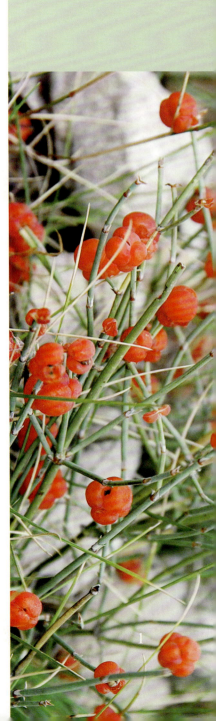

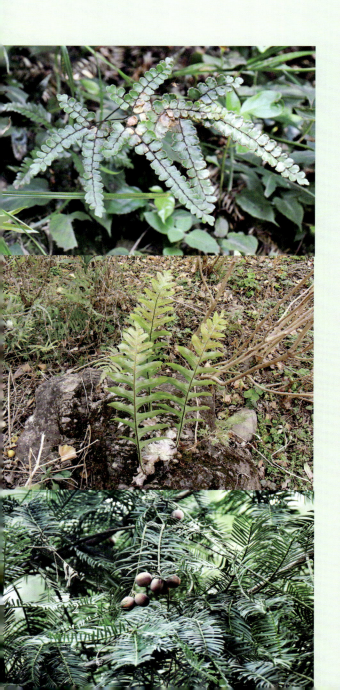

民共和国药典》（2010版）、《中药学》（全国医药类专业高等教育十一五规划教材）、《中华本草》和《中药大辞典》等相关专著和文献。不同病症的配伍要以经典验方中的配伍为主，民间应用多为单方使用，只简略描述。【现代研究与应用】主要参考《中华本草》《中药大辞典》《当代药用植物典》《全国中草药汇编》等相关专著以及有关科研文献，主要介绍该生草药已发表的主要有效成分或提取物相关的实验药理作用内容。

3. 凡有毒植物药，不论毒性大小，均在【性味功效】中注明，无毒性的植物药则不再标明"无毒"。

4. 【性味功效】主要参考《中国药典》《中华本草》《中药大辞典》等相关专著，描述包括了性味、功效、用法和用量。用量为成人的1日量。应用时须根据具体情况灵活掌握，对有毒性药尤其要慎重。

5. 本书后附有笔画索引、拉丁学名索引及参考文献附录。

目录

石莼科
石莼 / 1

海带科
海带 / 2

木耳科
木耳 / 3

多孔菌科
茯苓 / 4
云芝 / 5
灵芝 / 6
紫芝 / 7

灰包科
马勃 / 8

银耳科
银耳 / 9

地钱科
地钱 / 10

石杉科
蛇足石杉 / 11

石松科
藤石松 / 12
垂穗石松 / 13
石松 / 14

卷柏科
薄叶卷柏 / 15
深绿卷柏 / 16
兖州卷柏 / 17

卷柏 / 18
翠云草 / 19

木贼科
节节草 / 20

松叶蕨科
松叶蕨 / 21

七指蕨科
七指蕨 / 22

瓶尔小草科
瓶尔小草 / 23

观音座莲科
福建观音座莲 / 24

紫萁科
紫萁 / 25
华南紫萁 / 26

海金沙科
海金沙 / 27

蚌壳蕨科
金毛狗 / 28

桫椤科
桫椤 / 29

蕨科
蕨 / 30

凤尾蕨科
井栏边草 / 31

半边旗 / 32
蜈蚣草 / 33

中国蕨科
野雉尾金粉蕨 / 34

铁线蕨科
铁线蕨 / 35
鞭叶铁线蕨 / 36
扇叶铁线蕨 / 37

水蕨科
水蕨 / 38

蹄盖蕨科
单叶双盖蕨 / 39

金星蕨科
单叶新月蕨 / 40
三羽新月蕨 / 41

乌毛蕨科
乌毛蕨 / 42
狗脊 / 43

鳞毛蕨科
贯众 / 44

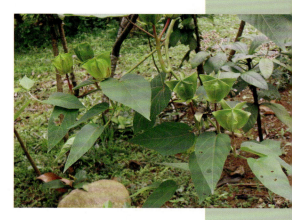

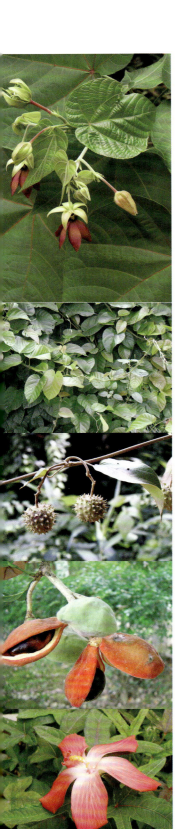

肾蕨科
肾蕨 / 45

骨碎补科
圆盖阴石蕨 / 46

水龙骨科
瓦韦 / 47
骨牌蕨 / 48
伏石蕨 / 49
贴生石韦 / 50
石韦 / 51
金鸡脚假瘤蕨 / 52
江南星蕨 / 53
断线蕨 / 54

槲蕨科
槲蕨 / 55
崖姜 / 56

槐叶苹科
槐叶苹 / 57

苏铁科
苏铁 / 58

银杏科
银杏 / 59

松科
马尾松 / 60
金钱松 / 61

柏科
侧柏 / 62

罗汉松科
竹柏 / 63

红豆杉科
南方红豆杉 / 64

三尖杉科
三尖杉 / 65

麻黄科
木贼麻黄 / 66
草麻黄 / 67

买麻藤科
买麻藤 / 68

八角科
红毒茴 / 69
八角 / 70

木兰科
鹅掌楸 / 71
夜香木兰 / 72
玉兰 / 73
荷花玉兰 / 74
紫玉兰 / 75
凹叶厚朴 / 76
白兰 / 77
黄兰 / 78

五味子科
黑老虎 / 79
南五味子 / 80
铁箍散 / 81

番荔枝科
鹰爪 / 82
假鹰爪 / 83
瓜馥木 / 84

樟科
阴香 / 85
樟 / 86
肉桂 / 87
黄樟 / 88
香叶树 / 89
山鸡椒 / 90
潺槁木姜子 / 91
豺皮樟 / 92

莲叶桐科
红花青藤 / 93

毛茛科
野棉花 / 94
威灵仙 / 95
丝铁线莲 / 96
大叶铁线莲 / 97
棉团铁线莲 / 98
柱果铁线莲 / 99
大花还亮草 / 100
白头翁 / 101
禺毛茛 / 102
毛茛 / 103
多叶唐松草 / 104
金莲花 / 105

芍药科
芍药 / 106
牡丹 / 107

金鱼藻科
金鱼藻 / 108

睡莲科
莲 / 109
芡实 / 110

小檗科
豪猪刺 / 111
八角莲 / 112
箭叶淫羊藿 / 113
阔叶十大功劳 / 114
南天竹 / 115

木通科
木通 / 116

大血藤科
大血藤 / 117

防己科
古山龙 / 118
木防己 / 119
苍白秤钩风 / 120
蝙蝠葛 / 121
细圆藤 / 122
金线吊乌龟 / 123
血散薯 / 124
粪箕笃 / 125
青牛胆 / 126
中华青牛胆 / 127

马兜铃科
马兜铃 / 128
广防己 / 129

尾花细辛 / 130
杜衡 / 131
辽细辛 / 132
金耳环 / 133

猪笼草科
猪笼草 / 134

胡椒科
石蝉草 / 135
草胡椒 / 136
山蒟 / 137
荜拔 / 138
假蒟 / 139

三白草科
蕺菜 / 140
三白草 / 141

金粟兰科
丝穗金粟兰 / 142
宽叶金粟兰 / 143
及己 / 144
金粟兰 / 145
草珊瑚 / 146

罂粟科
白屈菜 / 147
延胡索 / 148
血水草 / 149
博落回 / 150
北越紫堇 / 151
地丁草 / 152

白花菜科
黄花草 / 153

十字花科
荠 / 154
弯曲碎米荠 / 155
菘蓝 / 156
北美独行菜 / 157
㦸菜 / 158
萝卜 / 159
蔊菜 / 160

堇菜科
长萼堇菜 / 161
紫花地丁 / 162

远志科
小花远志 / 163
黄花倒水莲 / 164
华南远志 / 165
远志 / 166

景天科
伽蓝菜 / 167
落地生根 / 168
瓦松 / 169

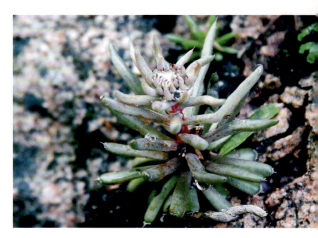

景天三七 / 170
佛甲草 / 171
垂盆草 / 172

虎耳草科
常山 / 173
羽叶鬼灯檠 / 174
虎耳草 / 175

石竹科
石竹 / 176
荷莲豆草 / 177
瞿麦 / 178
剪夏罗 / 179
牛繁缕 / 180
孩儿参 / 181
漆姑草 / 182
长蕊石头花 / 183
雀舌草 / 184

粟米草科
粟米草 / 185

马齿苋科
马齿苋 / 186
土人参 / 187

蓼科
金线草 / 188
金荞麦 / 189
竹节蓼 / 190
萹蓄 / 191
拳参 / 192
头花蓼 / 193
火炭母 / 194
水蓼 / 195
何首乌 / 196

红蓼 / 197
杠板归 / 198
习见蓼 / 199
赤胫散 / 200
虎杖 / 201
羊蹄 / 202
长刺酸模 / 203
掌叶大黄 / 204

商陆科
商陆 / 205
垂序商陆 / 206

藜科
藜 / 207
土荆芥 / 208
杂配藜 / 209
地肤 / 210

苋科
粗毛牛膝 / 211
牛膝 / 212
凹头苋 / 213
野苋 / 214
刺苋 / 215
莲子草 / 216
苋 / 217
青葙子 / 218
鸡冠花 / 219
杯苋 / 220

落葵科
落葵薯 / 221
落葵 / 222

蒺藜科
蒺藜 / 223

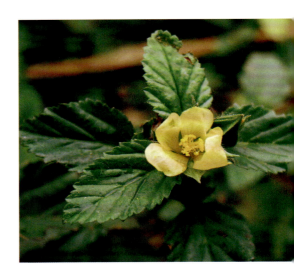

牻牛儿苗科
老鹳草 / 224
天竺葵 / 225

酢浆草科
阳桃 / 226
酢浆草 / 227

旱金莲科
旱金莲 / 228

凤仙花科
凤仙花 / 229
华凤仙 / 230

千屈菜科
耳基水苋 / 231
千屈菜 / 232
圆叶节节菜 / 233
虾子花 / 234

石榴科
安石榴 / 235

柳叶菜科
露珠草 / 236
柳叶菜 / 237
草龙 / 238
月见草 / 239

小二仙草科
小二仙草 / 240

瑞香科
白木香 / 241
结香 / 242
狼毒 / 243
了哥王 / 244

紫茉莉科
黄细心 / 245
光叶子花 / 246
紫茉莉 / 247

海桐花科
光叶海桐 / 248

大风子科
泰国大风子 / 249

柽柳科
柽柳 / 250

西番莲科
鸡蛋果 / 251
龙珠果 / 252
蛇王藤 / 253

葫芦科
冬瓜 / 254
假贝母 / 255
西瓜 / 256
南瓜 / 257
绞股蓝 / 258
苦瓜 / 259
木鳖子 / 260
罗汉果 / 261
茅瓜 / 262
赤瓟 / 263
王瓜 / 264
栝楼 / 265

秋海棠科
紫背天葵 / 266
盾叶秋海棠 / 267

番木瓜科
番木瓜 / 268

仙人掌科
昙花 / 269
剑花 / 270
仙人掌 / 271

猕猴桃科
中华猕猴桃 / 272
毛花猕猴桃 / 273

山茶科
金花茶 / 274
油茶 / 275
米碎花 / 276
大头茶 / 277

水东哥科
水东哥 / 278

桃金娘科
岗松 / 279
水翁 / 280
大叶桉 / 281
番石榴 / 282
桃金娘 / 283
丁香 / 284
蒲桃 / 285

野牡丹科
柏拉木 / 286
野牡丹 / 287
地茭 / 288
金锦香 / 289

使君子科
风车子 / 290
使君子 / 291
诃子 / 292

藤黄科
薄叶红厚壳 / 293
多花山竹子 / 294
藤黄 / 295

金丝桃科
赶山鞭 / 296
地耳草 / 297
金丝桃 / 298
贯叶连翘 / 299
元宝草 / 300

椴树科
田麻 / 301
扁担杆 / 302
破布叶 / 303

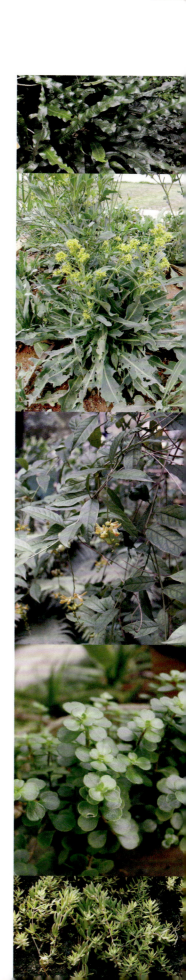

刺蒴麻 / 304

梧桐科
昂天莲 / 305
刺果藤 / 306
山芝麻 / 307
马松子 / 308
翻白叶树 / 309
胖大海 / 310
苹婆 / 311
可可 / 312
蛇婆子 / 313

木棉科
木棉 / 314

锦葵科
黄葵 / 315
箭叶秋葵 / 316
磨盘草 / 317
苘麻 / 318
蜀葵 / 319
木芙蓉 / 320
朱槿 / 321
木槿 / 322
野西瓜苗 / 323
冬葵 / 324
赛葵 / 325
白背黄花稔 / 326
地桃花 / 327
梵天花 / 328

大戟科
红背山麻杆 / 329
五月茶 / 330
方叶五月茶 / 331

黑面神 / 332
土蜜树 / 333
鸡骨香 / 334
巴豆 / 335
火殃勒 / 336
泽漆 / 337
飞扬草 / 338
通奶草 / 339
地锦 / 340
甘遂 / 341
续随子 / 342
斑地锦 / 343
大戟 / 344
千根草 / 345
绿玉树 / 346
云南土沉香 / 347
白饭树 / 348
毛果算盘子 / 349
算盘子 / 350
麻疯树 / 351
白背叶 / 352
木薯 / 353
余甘子 / 354
小果叶下珠 / 355
叶下珠 / 356
黄珠子草 / 357
蓖麻 / 358
山乌桕 / 359
乌桕 / 360
守宫木 / 361
龙脷叶 / 362
地杨桃 / 363
木油桐 / 364

虎皮楠科
牛耳枫 / 365

交让木 / 366

蔷薇科
贴梗海棠 / 367
平枝栒子 / 368
山楂 / 369
蛇莓 / 370
路边青 / 371
石楠 / 372
委陵菜 / 373
梅 / 374
桃 / 375
火棘 / 376
豆梨 / 377
石斑木 / 378
金樱子 / 379
缫丝花 / 380
高粱泡 / 381
地榆 / 382
光叶绣线菊 / 383

蜡梅科
蜡梅 / 384

含羞草科
儿茶 / 385
合欢 / 386
榼藤 / 387
含羞草 / 388
猴耳环 / 389
亮叶猴耳环 / 390

苏木科
云实 / 391
喙荚云实 / 392
苏木 / 393

望江南 / 394
决明 / 395
紫荆 / 396
皂荚 / 397

蝶形花科
广州相思子 / 398
土圞儿 / 399
落花生 / 400
蒙古黄芪 / 401
木豆 / 402
刀豆 / 403
猪屎豆 / 404
降香 / 405
广东金钱草 / 406
扁豆 / 407
刺桐 / 408
千斤拔 / 409
甘草 / 410
野青树 / 411
白花油麻藤 / 412
豆薯 / 413
排钱树 / 414
水黄皮 / 415
补骨脂 / 416
葛 / 417
鹿藿 / 418
田菁 / 419
苦参 / 420
槐 / 421
越南槐 / 422
鳖豆 / 423
葫芦茶 / 424
救荒野豌豆 / 425
歪头菜 / 426
绿豆 / 427

豇豆 / 428
紫藤 / 429

金缕梅科
苏合香树 / 430
枫香树 / 431
檵木 / 432
半枫荷 / 433

杜仲科
杜仲 / 434

桦木科
榛 / 435

壳斗科
栗 / 436

木麻黄科
木麻黄 / 437

榆科
山黄麻 / 438
榔榆 / 439

桑科
见血封喉 / 440
波罗蜜 / 441

白桂木 / 442
构树 / 443
柘树 / 444
无花果 / 445
榕树 / 446
薜荔 / 447
桑 / 448
粗叶榕 / 449

荨麻科
苎麻 / 450
糯米团 / 451

大麻科
大麻 / 452
葎草 / 453

冬青科
秤星树 / 454
冬青 / 455
枸骨 / 456
毛冬青 / 457
铁冬青 / 458

笔画索引 / 459

拉丁索引 / 472

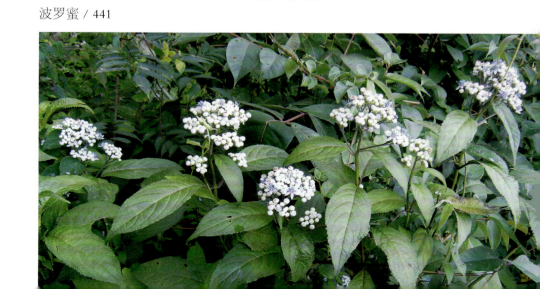

石莼科

石莼

【药　　名】石莼。

【来　　源】为石莼科植物石莼 *Ulva lactuca* L.的藻体。

【识别特征】藻体淡黄绿色。片状，叶片体近卵形或呈宽广叶片状，边缘常略有波状皱褶。基部以固着器固着于岩石上。

【生境分布】生长在海湾内中、低潮带的岩石上，东海、南海分布多，黄海、渤海稀少。

【性味功效】甘、咸，寒。软坚散结，利水解毒。内服煎汤15～30克；外用适量，捣敷。

【配伍禁忌】

1. 水肿、小便不利：常与矾菜、车前草等配伍使用。
2. 喉炎、颈淋巴结肿：常与铁钉菜、大青叶等配伍使用。
3. 高血压、高脂血症：常与海蒿子、决明子、炒山楂等配伍使用。

禁忌：孕妇及脾胃虚寒、内有湿滞者慎服。

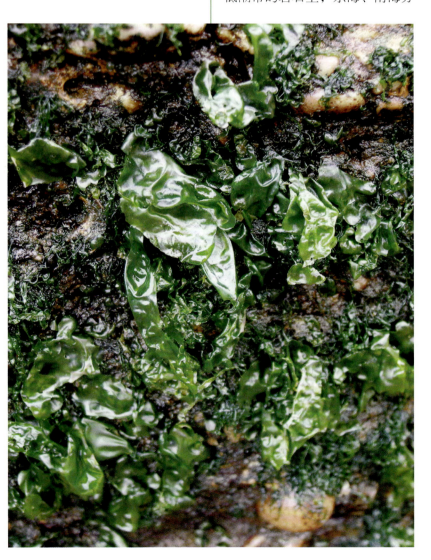

【现代研究与应用】主要成分有杂多糖、糖蛋白、脂肪、粗纤维、甘露醇、半乳糖等，具有抗病毒、减弱心肌收缩的作用。

海带科

海 带

【药　　名】昆布。

【来　　源】为海带科植物海带 *Laminaria japonica* Aresch. 的叶状体。

【识别特征】藻体橄榄褐色，干后暗褐色。成熟后革质呈带状，叶片中央有两条平行纵走的浅沟；两沟中间为中带部，两侧边缘渐薄，且有波状皱褶，叶片基部楔形，下有一圆柱形或扁圆形的短柄。叶体表面有黏液胶质层，藻体黏滑。藻体幼龄期叶面光滑，小海带期叶片出现凹凸现象。一年生的藻体叶片下部可见呈近圆形斑块状的孢子囊群，二年生的藻体孢子囊群几乎遍布全部叶片。固着器为叉状分枝的假根所组成。孢子成熟期秋季。

【生境分布】一般生长于大干潮线以下1～3米的岩礁上。自然生长于辽东及山东半岛的肥沃海区。浙江、福建、广东等地沿海有人工养殖。

【性味功效】咸，寒。消痰软坚散结，利水消肿。内服煎汤6～12克。

【配伍禁忌】

1. 瘿瘤瘰疬：常与海藻等配伍使用。
2. 水肿、脚气浮肿：常与薏苡仁、泽泻等配伍使用。
3. 甲状腺肿：常与海蜇、牡蛎、夏枯草等配伍使用。

禁忌：风寒感冒、口淡、咳嗽痰稀白者不宜服用。

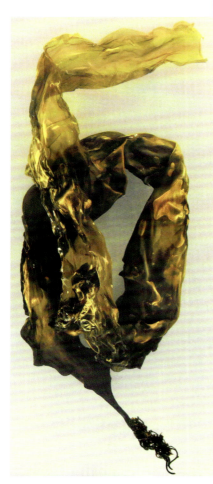

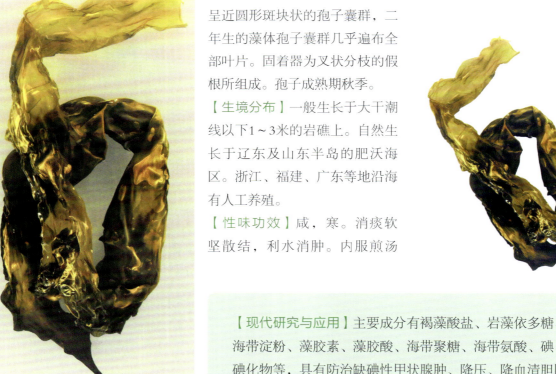

【现代研究与应用】主要成分有褐藻酸盐、岩藻依多糖、海带淀粉、藻胶素、藻胶酸、海带聚糖、海带氨酸、碘、碘化物等，具有防治缺碘性甲状腺肿、降压、降血清胆固醇、抗肿瘤、促进机体免疫力等作用。中药材昆布是中成药内消瘰疬丸等制剂的重要组成药物。

木耳科

木耳

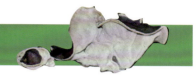

【药　　名】黑木耳。

【来　　源】为木耳科真菌木耳 Auricularia auricular（L.ex Hook.）Underw. 的子实体。

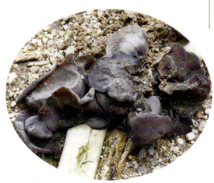

木耳特写图

【识别特征】子实体丛生，耳状或叶状，边缘呈波状，薄，以侧生的短柄或狭细的基部固着于基质上。初期柔软，半透明胶质状，富弹性，后渐稍带软骨质，深褐色至黑色。背面外面呈弧形，紫褐色至暗青灰色。里面凹入，平滑或稍有脉状皱纹，黑褐色至褐色。

【生境分布】生于栎、榆、杨、槐等阔叶树腐木上。分布于全国各地，野生或人工栽培。

【性味功效】甘，平。补气养血，润肺止咳，止血，降压，抗癌。内服煎汤3～10克。

【配伍禁忌】

1. 新久泻痢：常与鹿角胶等配伍使用。
2. 便秘、痔疮出血：常与柿饼同煮食。
3. 各种牙痛：常与荆芥配伍使用。

禁忌：虚寒溏泻者慎服。

【现代研究与应用】主要成分有木耳多糖、麦角甾醇、原维生素D_2、黑刺菌素等，具有抗凝血、抗血小板聚集、抗血栓、降血脂及抗动脉粥样硬化、延缓衰老的作用。中药材木耳是中成药木耳舒筋丸、复方隐孔菌制剂、木耳散等的重要组成药物，木耳多糖是脉康合剂等制剂的重要成分。

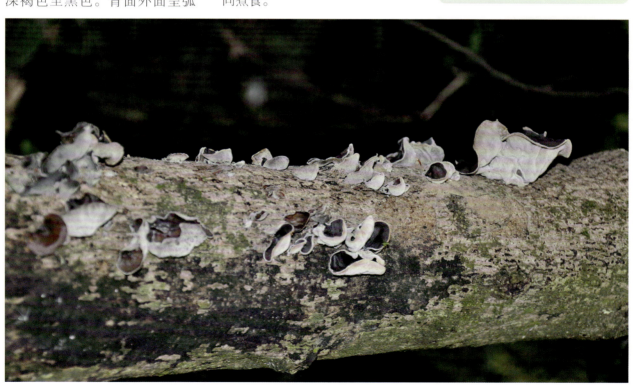

多孔菌科

茯苓

【药　名】茯苓、茯神、茯苓皮、赤茯苓。

【来　源】为多孔菌科真菌茯苓 *Poria cocos*（Schw.）Wolf 的菌核。

【识别特征】菌核球形，或不规则块状。表面粗糙，呈瘤状皱缩，灰棕色或黑褐色，内部白色或淡棕色，粉粒状，由无数菌丝及贮藏物质聚集而成。子实体无柄，平覆于菌核表面，呈蜂窝状。

【生境分布】寄生于数种松属植物的根上。全国各地均有分布，现多栽培。

【性味功效】甘、淡，平。利水渗湿，健脾和胃，宁心安神。内服煎汤10～15克。

【配伍禁忌】

1. 水肿、小便不利：常与猪苓、白术、泽泻等配伍使用。
2. 脾虚诸证：常与党参、白术、山药等配伍使用。
3. 心悸、失眠：常与远志、人参、酸枣仁等配伍使用。

【其他功用】菌核的外皮（茯苓皮）可利水消肿；菌核近外皮部的淡红色部分（赤茯苓）可泻热行水；包有松根的菌核（茯神）可补血滋阴，生津润燥。

茯苓（中药材）

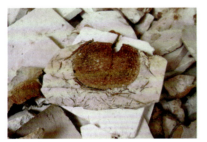
茯神药材

【现代研究与应用】主要成分有β-茯苓聚糖、乙酰茯苓酸、茯苓酸等，具有利尿、预防胃溃疡、防治肝损伤、抗肿瘤、增强免疫力等作用。中药材茯苓是中成药四苓散、五苓片、参苓白术散、四君子汤、指迷茯苓丸、桂枝茯苓丸等制剂的重要组成药物。

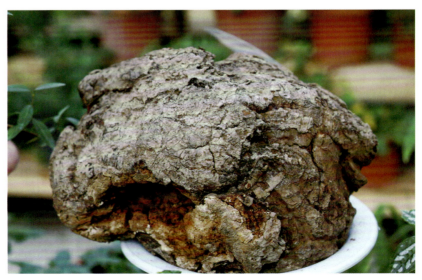
茯苓

云 芝

【药　　名】云芝。

【来　　源】为多孔菌科菌彩绒革盖菌Conolus versicolor（L.ex Fr.）Quel 的子实体。

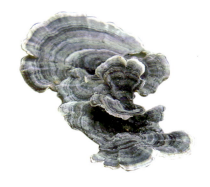

【识别特征】腐生真菌。子实体一年生。革质至半纤维质，侧生无柄，常覆瓦状叠生，左右相连，或围成莲座状。菌盖半圆形至贝壳形；盖面幼时白色，渐变为深色，有密生的细绒毛，长短不等，呈灰、白、褐、蓝、紫、黑等多种颜色，形成云纹状的同心环纹；盖缘薄而锐，波状，完整，淡色。菌肉白色，纤维质，干后纤维质至近革质。

【生境分布】生于多种阔叶树的伐桩断面、倒木、枯枝及衰老的活立木上。分布于全国各地。

【性味功效】甘，微寒。健脾利湿，止咳平喘，清热解毒。内服煎汤15～30克。

【配伍禁忌】

1. 乙型肝炎：常与广金钱草等配伍使用。

2. 肿瘤、白血病：常与喜树皮配伍使用。

3. 咽喉肿痛久治不愈：常与毛冬青根等配伍使用。

【现代研究与应用】主要活性成分为云芝多糖，具有免疫调节、抗肿瘤、抗动脉粥样硬化、保肝护肝、降血脂、抗氧化等作用。云芝多糖是云芝肝泰冲剂、云芝多糖片、香云肝泰冲剂、云芝菌胶囊等制剂的重要成分。

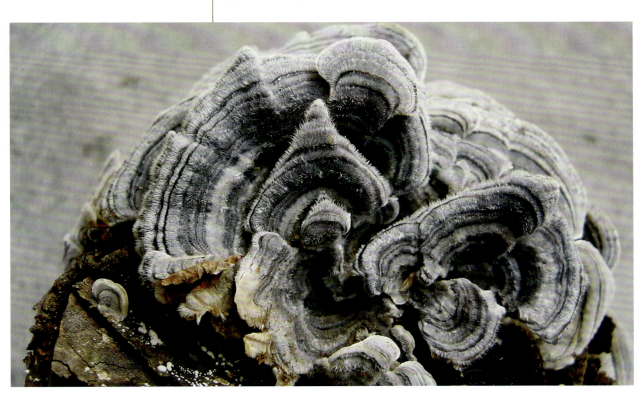

灵 芝

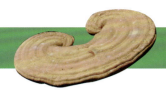

【药名】灵芝。

【来源】为多孔菌科真菌灵芝 Ganoderma lucidum (Curtis) P.Karst. 的子实体。

【识别特征】腐生真菌，子实体木栓质，有柄。菌盖半圆形或肾形，初生时黄色，后渐变成褐黄色至红褐色，有同心环纹，具亮漆状光泽。菌肉乳白色或淡褐色；菌盖下面有许多小孔。菌柄侧生，圆柱形。

【生境分布】生于栎树及其他阔叶树木桩上。我国普遍分布，以长江以南为多；全国各地有栽培。

【现代研究与应用】主要成分有三萜类、有机酸、麦角甾醇（0.3%～0.4%）、真菌溶菌酶及酸性蛋白酶、L-甘露醇、烯醇等。中药材灵芝是人参灵芝冲剂、灵芝北芪片、长白灵咳喘片等制剂的主要组成药物。

【性味功效】甘，平。补虚安神，祛痰止咳。内服煎汤3～15克。

【配伍禁忌】

1. 心悸失眠，健忘，多梦：常与当归、酸枣仁、龙眼肉等配伍使用。

2. 痰多咳嗽、喘促：常与半夏、五味子、党参等配伍使用。

3. 气血虚少：常与人参、白术、当归等配伍使用。

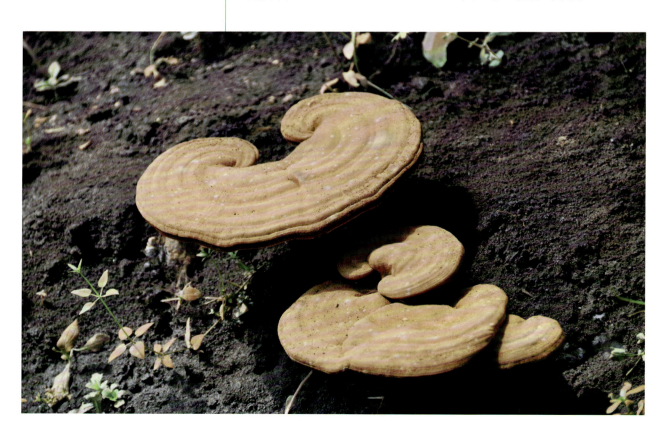

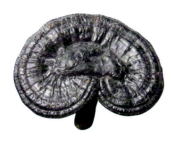

紫 芝

【药名】灵芝。

【来源】为多孔菌科紫芝 Ganoderma sinense Zhao, Xu et Zhang 的子实体。

【识别特征】腐生真菌，子实体木栓质，有柄。菌盖半圆形或肾形，菌盖多呈紫黑色至近褐黑色，有同心环纹，具亮漆状光泽。菌肉呈均匀的褐色、深褐色至栗褐色。菌盖下面有许多孔管口，管口呈白色或淡黄色，圆形。菌柄侧生，圆柱形。

【生境分布】生于阔叶树或松属植物的树桩上。分布于长江以南高温多雨地带。（我国特有种）

【性味功效】甘，平。补虚安神，祛痰止咳。内服煎汤3～15克。

【配伍禁忌】

虚劳短气，手足逆冷：常与巴戟天、人参、附子等配伍使用。

【现代研究与应用】主要成分有灵芝多糖、腺嘌呤核苷、灵芝酸、灵芝孢子酸、灵芝醇、灵芝萜烯二醇、氨基酸等，具有免疫调节、抗衰老、抗肿瘤、降血压、降血糖、降低转氨酶和胆固醇等作用。中药材紫芝是灵芝胶囊、灵芝糖浆、安神宁等制剂的主要组成药物。

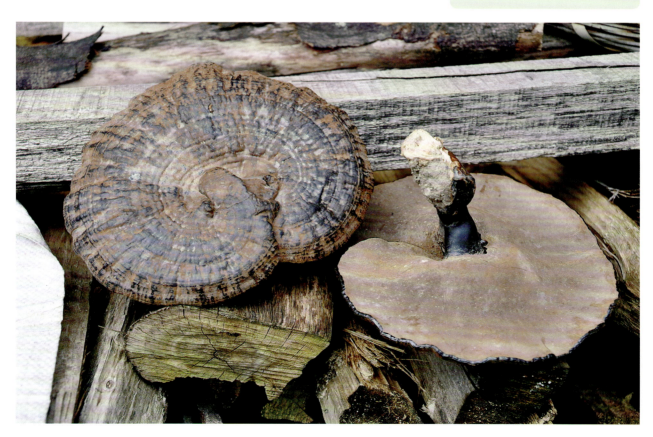

灰包科

马 勃

【药　　名】马勃。

【来　　源】为灰包科真菌紫色秃马勃 Calvatia lilacina（Mont.et Berk.）Lloyd 的子实体。

【识别特征】子实体近扁球形，基部缢缩。外表呈淡紫色至污褐色，成熟后表面有网状裂纹。内部的造孢层初为白色，后变为黄色至浓紫色。基部海绵质，乳白色稍带淡紫褐色。孢子淡紫色。生长期夏、秋季。

【生境分布】生于开阔草地。全国大部分地区有产。

【性味功效】辛，平。清肺利咽，止血。内服煎汤1.5～6克；外用适量，研末撒、调敷。

【配伍禁忌】

1. 咽喉肿痛：常与板蓝根、连翘、射干等配伍使用。

2. 咳嗽失音：常与蝉蜕、桔梗等配伍使用。

3. 吐血，外伤出血：常单用或与止血药配伍使用。

禁忌：风寒伏肺、咳嗽失音者禁服。

【现代研究与应用】主要成分有马勃菌酸、马勃素、紫颓马勃素、马勃素葡萄糖苷、麦角甾醇、亮氨酸等，具有止咳、止血、抑菌、抗胃溃疡等作用。中药材马勃是普济消毒丸、复方马勃水杨酸散等制剂的重要组成药物。

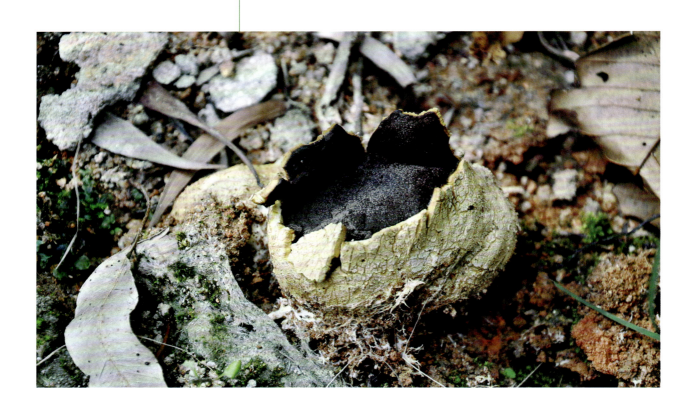

银耳科

银 耳

【药　　名】银耳。

【来　　源】为银耳科真菌银耳 *Tremella fuciformis* Berk. 的子实体。

【识别特征】子实体纯白色，胶质，半透明，由许多薄而皱褶的菌片组成，呈菊花状或鸡冠状。

【生境分布】生于阴湿山区、栎树及其他阔叶树木上。各地多栽培。

【性味功效】咸，寒。滋阴养胃，润肺，生津，益气和血，补脑强心。内服煎汤6～12克。

【配伍禁忌】

1. 润肺止咳，滋补：常与竹参、淫羊藿等配伍使用。

2. 热病伤津，口渴引饮：常与芦根、小环草等配伍使用。

3. 癌症放疗、化疗：常与绞股蓝、党参、黄芪等配伍使用。

禁忌：风寒咳嗽及湿热内蕴咳嗽者禁用。

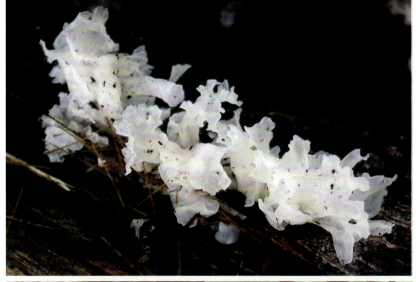

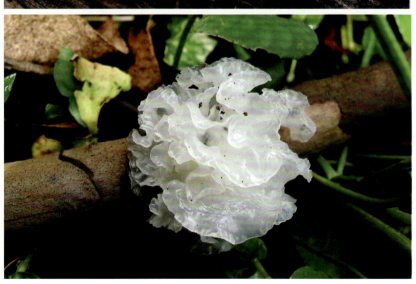

【现代研究与应用】主要成分有子实体多糖、银耳孢子多糖、多糖TP-3、糖蛋白TP等，具有提高免疫力、增加白细胞、抗炎、降血脂、降血糖、抗溃疡、抗衰老的作用。中药材银耳是银耳补剂、银耳孢糖胶囊等制剂的重要组成药物。

地钱科

地 钱

【药　　名】地钱。

【来　　源】为地钱科植物地钱 Marchantia polymorpha L. 的叶状体。

【识别特征】叶状体呈扁平二叉分枝状，暗绿色，边缘微波状。叶状体背面深绿色，腹面鳞片紫色；假根平滑或带花纹。雌雄异株；雄托呈盘状，雌托伞形具柄，边缘深裂，呈星芒状。

【生境分布】生于阴湿的土坡或墙基等处。分布于全国各地。

【性味功效】淡，凉。清热利湿，解毒敛疮。内服煎汤5～15克。

【配伍禁忌】

1. 毒蛇咬伤：常与雄黄、白芷等配伍使用。

2. 多年烂脚疮：常与血余炭等配伍使用。

【现代研究与应用】主要成分有地钱素、间羟基苯甲醛、半月苔酸、半月苔素，具抗菌、钙蛋白调节等作用。

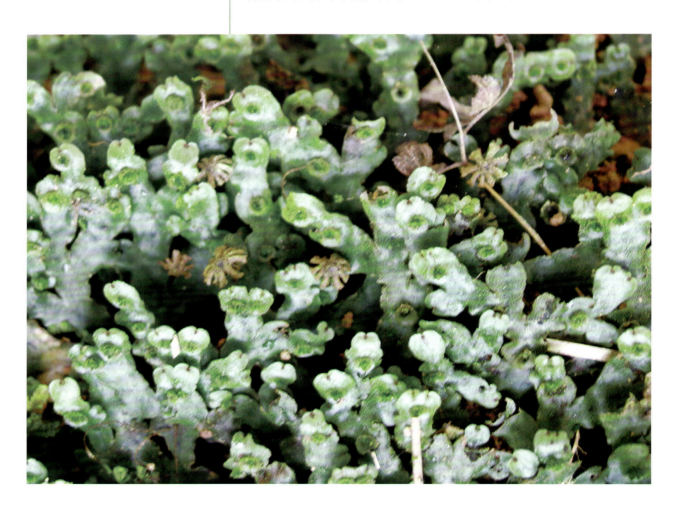

石杉科

蛇足石杉

【药　　名】千层塔。

【来　　源】为石杉科植物蛇足石杉 *Huperzia serrata*（Thunb. ex Murray）Trev. 的全草。

【识别特征】多年生草本。茎下部斜升至平卧，1至数回两叉分枝。顶端常具生殖芽，落地成新苗。叶互生，螺旋状排列，通常向下反折；倒披针形。孢子叶和营养叶同形，绿色，散生与分支的上部。孢子囊横生于叶腋，淡黄色，光滑，横裂。孢子期6—10月。

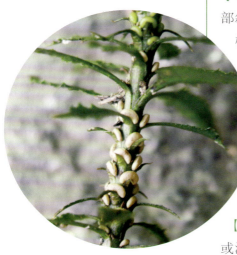

蛇足石杉孢子囊

【生境分布】生于林荫下湿地或沟谷石上。分布东北、长江流域、浙江、福建、广东、广西、四川、贵州和云南等地。

【性味功效】辛、甘，温；小毒。清热解毒，燥湿敛疮，止血定痛散瘀，消肿。内服煎汤5～15克。外用适量，煎水洗，捣敷，研末撒患处。

【配伍禁忌】

1. 跌打损伤：常与菊三七等配伍使用。

2. 腹水积水：常与醉鱼草、前胡、紫苏等配伍使用。

3. 白带异常：常与蛇莓、茅莓根等配伍使用。

禁忌：孕妇禁服。本品有毒，中毒时可出现头昏、恶心、呕吐等症，内服不宜过量。

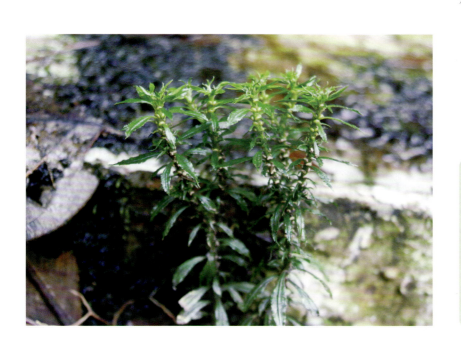

【现代研究与应用】主要成分有石松碱、石松定碱、蛇足石松碱、棒宁石松碱、石杉碱甲等生物碱、千层塔烯二醇、千层塔三醇、千层塔四醇等，具有抑制中枢神经系统、抗胆碱酯酶、肌肉松弛等作用。

石松科

藤石松

【药　　名】舒筋草。

【来　　源】为石松科植物藤石松 *Lycopodiastrum casuarinoides* (Spring) Holub ex Dixit 的干燥全草。

【识别特征】木质攀援草本植物，长可达3～5米。主茎下部有叶疏生，叶钻状披针形，膜质，灰白色，向上的叶较小，绿色，厚革质，有早落的膜质尖尾。分枝二型，营养枝多回二叉分枝，下垂。叶三列，紧密交互并行，刺状。孢子枝从营养枝基部下侧的有密鳞片状叶的芽抽出，多回二叉分枝，末回分枝顶端各生一个圆柱形孢子囊穗；孢子叶阔卵圆三角形，孢子囊近圆形。孢子成熟期9月。

【生境分布】生于常绿阔叶林或灌丛中。分布于华南、西南、福建、台湾、湖北、湖南和江西等地。

【性味功效】甘，平。祛风除湿，舒筋活血，明目，解毒。内服煎汤15～30克。

【配伍禁忌】

1. 气虚脚肿：常与穿山甲（代）、砂仁等配伍使用。

2. 脚抽筋：常与伸筋草等配伍使用。

3. 风湿关节痛：常与桂枝、五加皮等配伍使用。

【现代研究与应用】主要成分有α-芒柄花醇、二表千层塔烯二醇等。

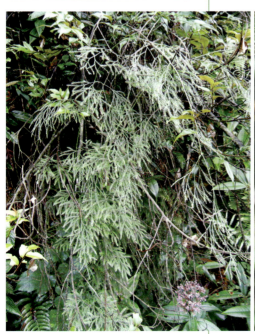
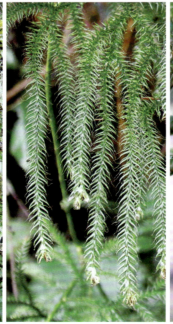

藤石松营养叶

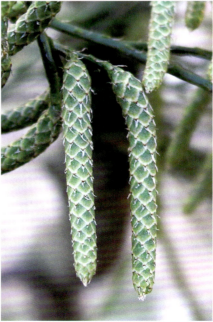

藤石松孢子囊穗

垂穗石松

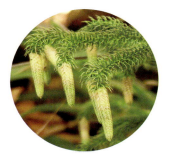

垂穗石松孢子叶穗

【药　　名】铺地蜈蚣、伸根草。

【来　　源】为石松科植物垂穗石松 Palhinhaea cernua (L.) Vasc. et Franco 的全草。

【识别特征】主茎直立，草质，上部多分枝，侧枝平伸，多回不等二叉状分枝。叶密生，螺旋状排列，条状钻形，顶端刺芒状。孢子囊穗小，圆柱形，单生于小枝顶端，成熟时下垂；孢子叶卵状菱形，先端尾状，边缘有流苏状不规则钝齿。孢子囊生于孢子叶腋，淡黄色。

【生境分布】生于低海拔的山坡、阔叶林边或马尾松林中。分布于我国长江以南各省。

【性味功效】甘，平。祛风湿，舒筋活血，止咳。内服煎汤9～15克。

【配伍禁忌】

1. 风寒湿痹：常与羌活、独活、桂枝等配伍使用。
2. 关节酸痛，手足麻痹：常与丝瓜络、爬山虎等配伍使用。
3. 肺痨咳嗽：常与石松、紫金牛、枇杷叶等配伍使用。

【现代研究与应用】主要成分有垂石松碱、羟基垂石松碱、千层塔烯二醇等，具有抗炎、镇痛、抑制胆碱酯酶、抗菌、抗氧化等作用。中药材伸根草是中成药尪痹冲剂等中成药的重要组成药物。

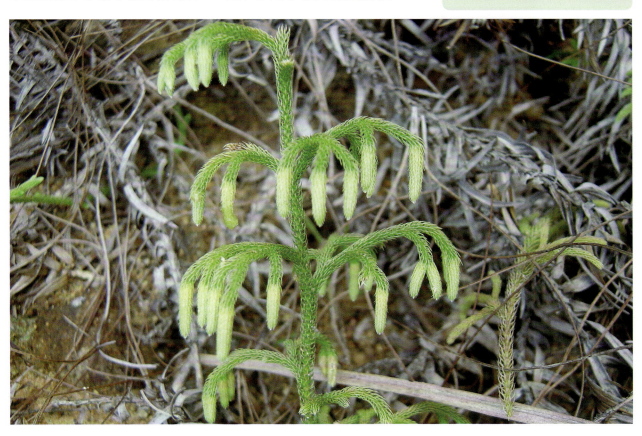

石　松

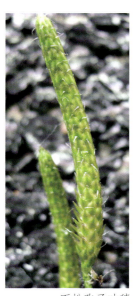

石松孢子叶穗

【药　　名】伸筋草。

【来　　源】为石松科植物石松 Lycopodium japonicum Thunb. ex Murray 的全草。

【识别特征】主茎匍匐状，多回二叉分枝。主枝的各回小枝以钝角呈广叉开的分出，末回小枝广叉开形成丫字形，指向两侧。叶螺旋状排列，线状披针形，先端渐尖并具折断的膜质长芒。孢子囊穗圆柱形，3～6个生于孢子枝顶端；孢子叶菱状卵形，膜质。孢子囊生于孢子叶腋，黄色。

【生境分布】生于山坡草地、灌丛或松林下酸性土中。分布于东北、华北、中南、西南，内蒙古、陕西、新疆等地。

【性味功效】微苦、辛，温。祛风湿，舒筋活血，止咳。内服煎汤9～15克。外用适量，捣敷。

【配伍禁忌】

1. 关节酸痛：常与虎杖、大血藤等配伍使用。

2. 肢软麻木：常与松节、寻骨风、威灵仙等配伍使用。

3. 跌打损伤：常与苏木、土鳖虫、红花、桃仁等配伍使用。

禁忌：孕妇慎用。

【其他功用】石松子（孢子）能收湿敛疮，止咳。

【现代研究与应用】主要成分有生物碱、萜类化合物、甾醇、α-芒柄花素及香草酸、阿魏酸等，具有抗炎、镇痛、抑制胆碱酯酶、抗菌抗氧化等作用。中药材伸筋草是中成药尪痹冲剂的重要组成药物。

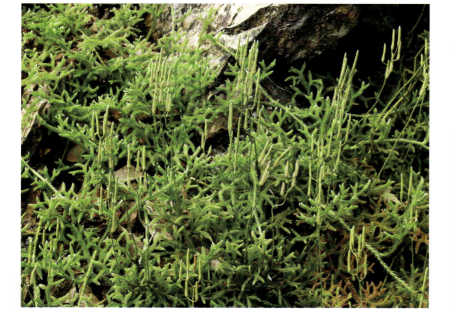

石松孢子叶

卷柏科

薄叶卷柏

【药　　名】薄叶卷柏。

【来　　源】为卷柏科植物薄叶卷柏 *Selaginella delicatula* (Desv.) Alston 的全草。

【识别特征】多年生草本。主茎禾秆色，多回分枝。叶二型，在枝两侧及中间各2行；侧叶斜长圆形；中叶斜卵形，明显内弯。孢子囊穗单生于小枝顶端，有4棱；孢子叶宽卵形，龙骨状，先端长渐尖，边缘全缘。

【生境分布】生于林下或沟谷阴湿处。分布于西南，浙江、江西、福建、台湾、湖北、湖南、广东、广西等地。

【性味功效】苦、辛，寒。清热解毒，活血，祛风。内服煎汤10～30克。外用适量，鲜品捣敷；或煎水洗；或干品研末撒。

【配伍禁忌】

1. 鼻咽癌、肺癌：常与猪瘦肉炖服。
2. 漆疮、荨麻疹：常单用煎水外洗。
3. 烫伤：常单用研末外敷。

【现代研究与应用】主要化学成分有穗花杉型双黄酮、橡胶树双黄酮（2）、芦荟大黄素等。

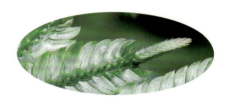

薄叶卷柏孢子囊穗

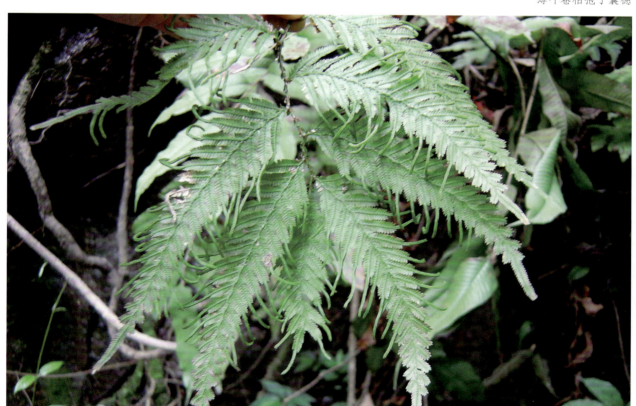

深绿卷柏

【药　　名】石上柏、梭罗草、龙鳞草。

【来　　源】为卷柏科植物深绿卷柏 Selaginella doederleinii Hieron. 的全草。

【识别特征】多年生草本。主茎直立或倾斜，具棱，禾秆色，多回叉状分枝。叶二型，侧叶和中叶各2行；侧叶在小枝上呈覆瓦状排列，向枝的两侧紧靠斜展，卵状长圆形；中叶彼此以覆瓦状交互排列直向枝端。孢子囊穗四棱形，2个并生于小枝顶端；孢子叶4列，交互覆瓦状排列，卵状三角形。孢子囊近球形。

【生境分布】生于林下湿地、溪边或石上。分布于西南，浙江、安徽、福建、江西、湖南、广东、广西、台湾等地。

【性味功效】甘，平。清热解毒，抗癌，止血。内服煎汤10～30克。外用适量，研末敷；或鲜品捣敷。

【配伍禁忌】

1. 目赤肿痛：常与千里光、蒲公英等配伍使用。

2. 慢性肝炎：常与白花蛇舌草等配伍使用。

3. 绒毛膜上皮癌、肺癌、消化道癌症：石上柏单味药水煎服。

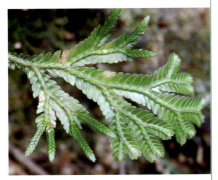

深绿卷柏孢子叶

【现代研究与应用】主要成分有生物碱、穗花杉双黄酮、橡胶树双黄酮、深绿卷柏酸、芹菜素、异茴芹素等，具有促进血液循环、抗肿瘤、增强机体代谢和网状内皮系统功能的作用。中药材石上柏是石上柏片等制剂的重要组成药物。

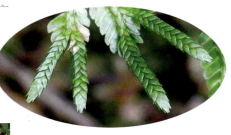

深绿卷柏孢子叶穗

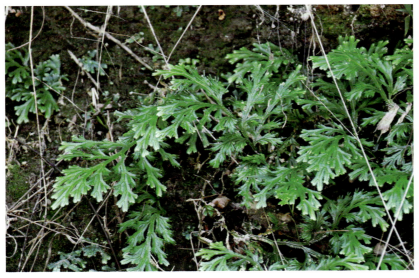

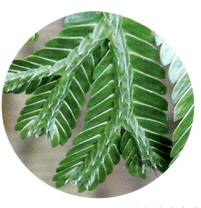

深绿卷柏营养叶

兖州卷柏

【药　　名】兖州卷柏、鹿茸草。

【来　　源】为卷柏科植物兖州卷柏 Selaginella involvens (Sw.) Spring 的全草。

【识别特征】多年生草本。主茎直立，圆柱形，稻秆色，叶覆瓦状贴着，卵状矩圆形，基部心形；上部三回羽状分枝。枝上的叶较密，异型，排成4行；侧叶，遮被枝上；中叶卵圆形。孢子囊穗单生，着生于枝端，四棱形；孢子叶卵圆形，渐尖，背部内折，呈龙骨状。大孢子囊近球形，小孢子囊圆肾形。

【生境分布】生于疏林下石岩上。分布于西南，江苏、浙江、陕西、湖北、广东、广西及福建等地。

【性味功效】淡、微苦，凉。辛，平。清热利湿，止咳，止血，解毒。内服煎汤15～30克。

【配伍禁忌】

1. 黄疸：常与阴行草等配伍使用。
2. 肝硬化腹水：常与半边莲、马鞭草、车前草等配伍使用。
3. 瘰疬：常与野南瓜根、猪瘦肉同煮食。

禁忌：凡无湿热者慎用。

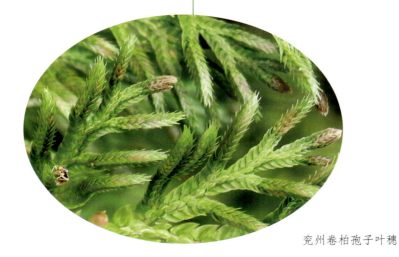

兖州卷柏孢子叶穗

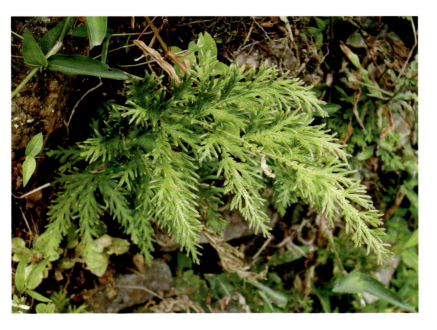

【现代研究与应用】主要成分有穗花杉双黄酮、β-香树脂醇、生物碱类等，具有抗肺炎、抗肝炎、抗菌、抗肿瘤的作用。

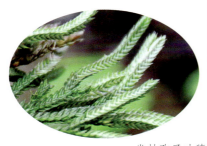

卷柏孢子叶穗

卷 柏

【药　　名】卷柏。

【来　　源】为卷柏科植物卷柏 Selaginella tamariscina (P. Beauv.) Spring 的全草。

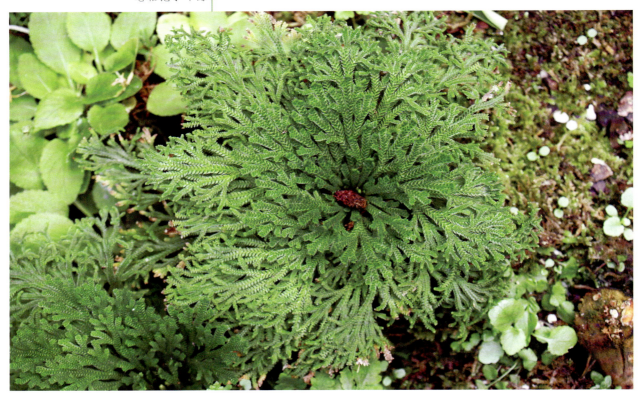

【识别特征】多年生草本，全株呈莲座状。主茎短；侧枝丛生在顶端，各枝为二叉式扇状分枝到二至三回羽状分枝。叶二型，在枝两侧及中间各两行；侧叶斜展，长卵圆形，先端突尖呈芒状；中叶卵圆披针形，先端有长芒，边缘具微锯齿。孢子囊穗单生于枝顶，四棱形；孢子叶卵状三角形，边缘有宽的膜质。

【生境分布】生于向阳山坡或岩石缝内。分布于华北、东北、华东、中南、四川、陕西等地。

【性味功效】辛，平。活血通经。内服煎汤4.5～10克。外用适量。

【配伍禁忌】

1. 跌打损伤：常与山枇杷、白薇、蓍草、红牛膝等配伍使用。

2. 尿血：常与茅根、小蓟、灯芯草等配伍使用。

3. 子宫出血：常与艾叶炭、阿胶等配伍使用。

4. 肺癌：常与白花蛇舌草配伍使用。

禁忌：孕妇禁服。

【其他功用】炒制品（卷柏炭）可止血。

【现代研究与应用】主要成分有苏铁双黄酮、穗花杉双黄酮、扁柏双黄酮、异柳杉双黄酮、柳杉双黄酮等，具有抗菌、抗肿瘤的作用。中药材卷柏是中成药江南卷柏片、卷柏紫癜方的重要组成药物。

翠云草

【药　　名】翠云草。

【来　　源】为卷柏科植物翠云草 Selaginella uncinata (Desv.) Spring 的全草。

【识别特征】多年生草本。主茎伏地蔓生，侧枝疏生并多次分叉，分枝处常生不定根。叶二型，在枝两侧及中间各2行；侧叶卵形，基部偏斜心形；中叶质薄，斜卵状披针形，基部偏斜心形，淡绿色，先端渐尖，边缘全缘或有小齿，嫩叶上面呈翠蓝色。孢子囊穗四棱形，单生于小枝顶端，长0.5～2厘米；孢子叶卵圆状三角形，龙骨状，4列覆瓦状排列。孢子期8—10月。

【生境分布】生于山谷林下或溪边阴湿处以及岩洞石缝内。分布于华东、中南、西南各地。

【性味功效】淡、苦，凉。清热利湿，解毒，止血。内服煎汤10～30克。外用晒干或炒炭存性，研末调敷；或鲜品捣敷。

【配伍禁忌】

1. 黄疸：常与秋海棠根等配伍使用。

2. 肠炎：常与马齿苋等配伍使用。

3. 火烫伤：常与柏子油等配伍使用。

翠云草孢子囊穗

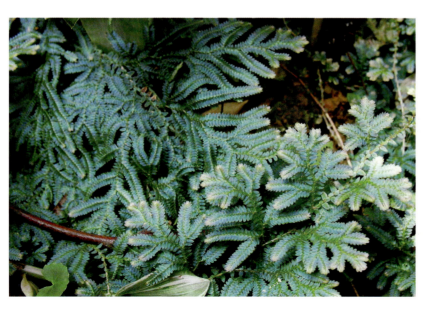

【现代研究与应用】主要成分有二脂酰甘油基三甲基高丝氨酸、金色酰胺醇乙酸酯、（2S）2,3-二氢-7'-甲氧基扁柏双黄酮（Ⅰ）等，具有抑菌的作用，中药材翠云草是翠莲解毒片、复方氨酚穿心莲片等制剂的重要组成药物。

木贼科

节节草

【药　　名】土木贼、锁眉草、笔杆草。

【来　　源】为木贼科植物节节草 Equisetum ramosissimum Desf. 的全草。

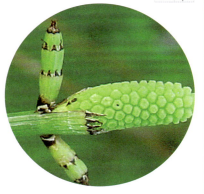

节节草孢子叶球（示鞘齿）

【识别特征】多年生草本。根茎直立，横走或斜升，黑棕色，节和根疏生黄棕色长毛或光滑无毛。主枝多在下部分枝，常形成簇生状；幼枝的轮生分枝明显或不明显；鞘筒狭长达1厘米，下部灰绿色，上部灰棕色；鞘齿5～12枚，三角形，灰白色、黑棕色或淡棕色，边缘为膜质。孢子囊穗短棒状或椭圆形，顶端有小尖突，无柄。

【生境分布】生于河边或山涧旁的卵石缝隙中或湿地上。分布于华南、西南、江南、中南等地。

【性味功效】甘、微苦，平。对牲畜有毒。清热利尿，明目退翳，祛痰止咳。内服煎汤9～15克。外用煎水洗或捣敷。

【配伍禁忌】

1. 肾盂肾炎：常与一包针、车前草、马蹄金、黄毛耳草、活血丹配伍使用。

2. 迁延型传染性肝炎：常与络石藤、川楝子、黄栀根、香茶菜配伍使用。

3. 急性结膜炎：常与金钱草、四叶草、珍珠草、谷精草配伍使用。

4. 血尿：常与羊蹄、鳢肠、槲木花、白茅根配伍使用。

禁忌：气血虚者慎服。

【现代研究与应用】主要成分有生物碱、黄酮类、豆甾醇、β-谷甾醇、葡萄糖、果糖、二十八烷、三十烷、三十三烷等。另含多种无机元素。

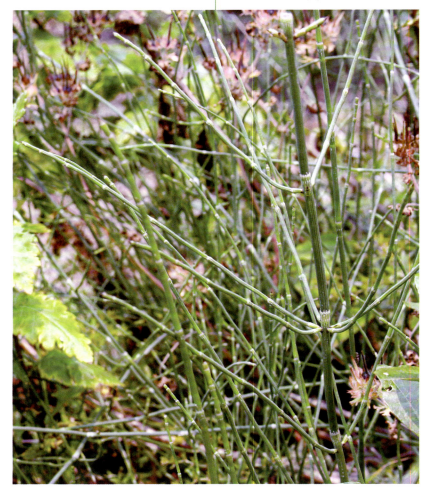

松叶蕨

松叶蕨科

【药　名】石刷把、松叶兰、铁刷把。

【来　源】为松叶蕨科植物松叶蕨 Psilotum nudum (L.) Beauv. 的全草。

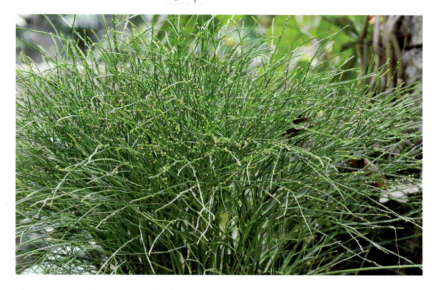

【识别特征】附生纤细草本。根茎横行，仅具假根，二叉分枝。茎丛生，下部不分枝，上部多回二叉分枝；小枝三棱形，绿色，密生白色气孔。叶退化为细小的鳞片，卵状披针形或卵形，疏生于枝条棱角上，呈2~3裂，革质；孢子叶有2个深而尖锐的裂齿。孢子囊单生在孢子叶腋，球形，黄褐色。

【生境分布】附生树干上或岩缝中。分布于西南、华南、陕西、江苏、安徽、浙江、福建、台湾、湖南等地。

【性味功效】辛，温。活血止血，通经；祛风除湿。内服煎汤9~15克。外用适量，捣敷或煎水洗。

【配伍禁忌】

1. 风湿性关节痛：常与白及、岩白菜等配伍使用。
2. 风疹瘙痒：常与红活麻等配伍使用。
3. 吐血：单味炖猪心肺服。
4. 跌打损伤：常与大血藤、见血飞、八爪金龙配伍，泡酒服。

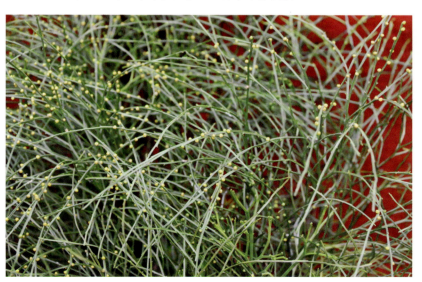

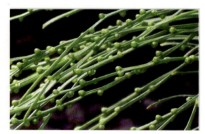

松叶蕨孢子囊

【现代研究与应用】主要成分有穗花杉双黄酮、芹菜素-7-O-鼠李葡萄糖苷、芹菜素碳糖苷、松叶蕨苷等，具有抗癌作用。

七指蕨科

七指蕨

【药　　名】入地蜈蚣。

【来　　源】为七指蕨科植物七指蕨 *Helminthostachys zeylanica* (Linn.)Hook. 的根茎或全草。

【识别特征】多年生草本植物。根状茎横走，粗壮，多肉质。近顶部生有1~2片营养叶；叶柄绿色，草质，基部有2片托叶。不育叶通常呈掌状三叉，每叉由一片顶生羽片和1~2对侧生羽片组成；羽片披针形，先端渐尖，基部楔形，边缘全缘或稍具不整齐锯齿。孢子囊穗单生，孢子囊先端有不育的鸡冠状突起。

【生境分布】生于湿润林下或沟边湿地。分布于广西、海南、云南、台湾等地。

【性味功效】苦、微甘，凉。清肺化痰，散瘀解毒。内服煎汤9~15克。

【配伍禁忌】

1. 跌打损伤：泡酒内服。
2. 痨热咳嗽：常与猪肺等同煮食。

【现代研究与应用】主要成分有入地蜈蚣素、豆甾醇、岩蕨甾醇、卫矛醇等。

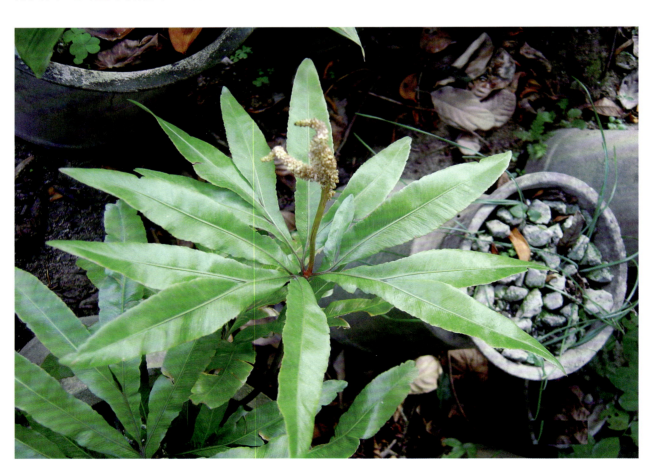

瓶尔小草科

瓶尔小草

【药　　名】瓶尔小草。

【来　　源】为瓶尔小草科植物瓶尔小草 Ophioglossum vulgatum Linn. 的全草。

【识别特征】多年生草本。根茎短而直立；根多数，黄色细长。营养叶1枚，肉质，狭卵形或狭披针形，先端钝或稍急尖，基部短楔形，全缘；叶脉网状。孢子叶初夏从营养叶腋间抽出；孢子囊10～50对排列为两行，呈穗状，淡黄色；孢子囊无环状盖，熟时横裂。

【生境分布】生于林下潮湿草地、灌木林中或田边。分布于长江中下游及以南各地和陕西南部。

【性味功效】甘，微寒。清热解毒，消肿。内服煎汤10～15克。外用适量，捣敷。

【配伍禁忌】

1. 小儿疳积：常与使君子、鸡内金等配伍使用。
2. 疮痈疖肿：常与蜂蜜等配伍使用。

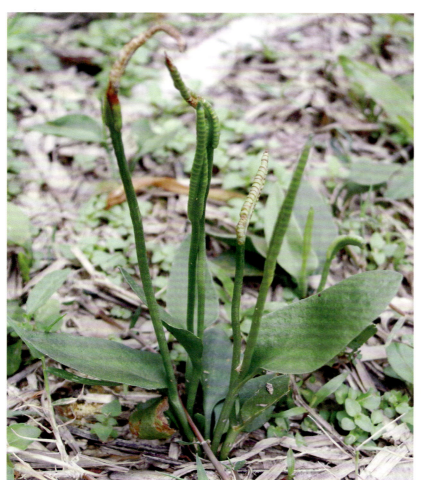

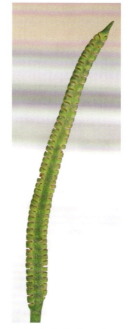

瓶尔小草孢子叶

【现代研究与应用】主要成分有丙氨酸、丝氨酸等氨基酸和3-O-甲基槲皮素-7-O-双葡萄糖苷-4'-O-葡萄糖苷等。

观音座莲科

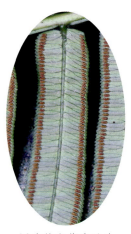

福建莲座蕨孢子叶

福建观音座莲

【药　　名】马蹄蕨、福建莲座蕨。

【来　　源】为观音座莲科植物福建观音座莲 Angiopteris fokiensis Hieron 的根茎。

【识别特征】多年生大型陆生蕨类。根状茎直立，块状。叶柄粗壮且肉质多汁，基部有肉质托叶状附属物。叶簇生，草质，宽卵形，二回羽状；羽片互生，狭长圆形；小羽片平展，上部的稍斜向上，中部小羽片，披针形，先端渐尖头，基部近截形或近全缘，具短柄，下部的渐短缩，顶生小羽片和侧生小羽片同形，有柄；叶缘均有浅三角形锯齿。孢子囊群棕色，长圆形，通常由8～10个孢子囊组成。

【生境分布】生于林下溪边或阴湿的酸性土壤或岩石上。分布于西南，江西、福建、湖北、湖南、广东、广西等地。

【性味功效】苦，凉。清热凉血，祛瘀止血，镇痛安神。内服煎汤10～30克。

【配伍禁忌】

1. 创伤出血：单用研末外敷。
2. 心烦不安：常与朱砂等配伍使用。

【现代研究与应用】主要成分为黄酮，具有抗氧化的作用。中药材福建莲座蕨是地莲花红花合剂等制剂的重要组成药物。

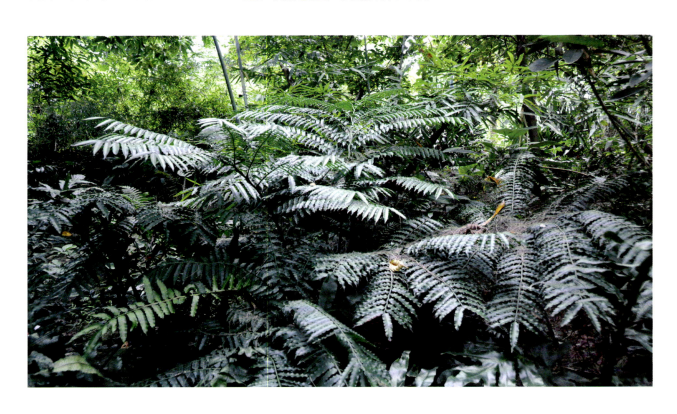

紫萁科

紫 萁

【药　　名】紫萁贯众。

【来　　源】为紫萁科植物紫萁 *Osmunda japonica* Thunb. 的根茎。

【识别特征】多年生草本。根茎粗壮，横卧或斜升，无鳞片。叶二型，幼时密被绒毛；营养叶有长柄，叶片三角状阔卵形，顶部以下二回羽状，小羽片长圆形或长圆状披针形，先端钝或尖，基部圆形或宽楔形，边缘有匀密的细钝锯齿。孢子叶强度收缩，小羽片条形，沿主脉两侧密生孢子囊，形成长大深棕色的孢子囊穗，成熟后枯萎。

【生境分布】生于林下、山脚或溪边的酸性土中。分布于华南、华中、西南，甘肃、山东、江苏、安徽、浙江、福建等地。

【性味功效】苦，微寒；有小毒。清热解毒，祛瘀止血，杀虫。内服煎汤3～15克。外用适量，鲜品捣敷或研末调敷。

【配伍禁忌】

1. 防治脑炎：常与大青叶等配伍使用。
2. 麻疹、水痘出不透彻：常与赤芍、升麻、芦根等配伍使用。
3. 蛔虫及蛲厥：常与黄连等配伍使用。

禁忌：脾胃虚寒者慎服。

【现代研究与应用】主要成分为东北贯众素、琥珀酸、尖叶土杉甾酮、蜕皮甾酮、蜕皮素等成分，具有驱虫、抗病毒、抑制血凝等作用。

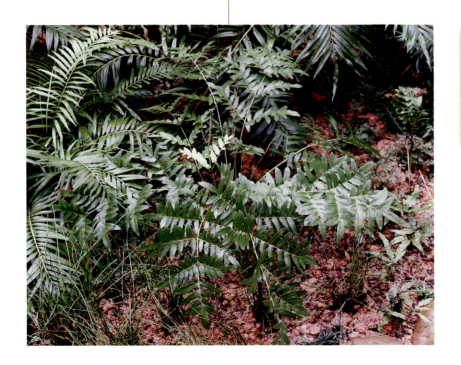

华南紫萁

【药　　名】华南紫萁。

【来　　源】为紫萁科植物华南紫萁 Osmunda vachellii Hook. 的干燥根茎及叶柄的髓部。

【识别特征】陆生蕨类。具粗壮直立的圆柱形根茎。叶簇生，具二回羽片；叶柄腹面扁平，有浅纵沟；叶片狭长椭圆形，革质，幼时有棕色绵毛，一回羽状；羽片14～34对，线形或线状披针形，先端渐尖。孢子叶羽片位于叶下部，紧缩成线形，深羽裂，裂片排列于羽轴两侧，两面沿叶脉密生孢子囊，并形成圆形小穗。

【生境分布】生于沟谷溪边、草坡等酸性土壤中。分布于福建、广东、海南、广西、四川、贵州、云南等地。

【性味功效】苦，涩，平。清热解毒，祛湿舒筋，驱虫。内服煎汤30～60克。外用研末敷患处。

【配伍禁忌】

1. 白带：常与白背叶根、金樱根等配伍使用。

2. 筋脉挛痹：常与牛筋竹根、老松节等配伍使用。

【其他功用】叶（华南紫萁叶）可清热，止血。

【现代研究与应用】主要成分有间苯三酚衍生物，具有抗病毒、抗寄生虫、缩短凝血时间的作用。

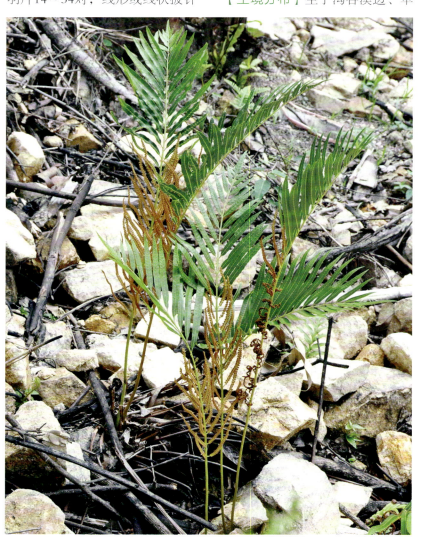

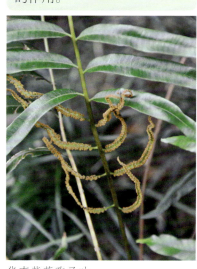

华南紫萁孢子叶

海金沙科

海金沙

【药　　名】海金沙。

【来　　源】为海金沙科植物海金沙 Lygodium japonicum (Thunb.) Sw. 的成熟孢子。

海金沙孢子叶

海金沙孢子叶穗

【识别特征】多年生攀援草质藤本。根须状，黑褐色，被毛；根状茎细长而横走。叶二型，多数，草质，对生于叶轴的短枝两侧；营养叶尖三角形，二回羽状；一回羽片2～4对，互生卵圆形，有具狭翅的短柄；孢子叶卵状三角形，长宽近相等；一回羽片4～5对，互生，长圆状披针形；二回羽片3～4对，卵状三角形，多收缩成撕裂状，羽片下面边缘生流苏状孢子囊穗，黑褐色。

【生境分布】生于阴湿山坡灌丛中或路边林缘。分布于华东、中南、西南地区及陕西、甘肃等地。

【性味功效】甘、咸，寒。清热利湿，通淋止痛。内服煎汤6～15克。

【配伍禁忌】

1. 尿路结石：常与金钱草、车前草等配伍使用。
2. 尿血：常与地榆、小蓟、白茅根等同用。
3. 热淋：常与车前子、木通、瞿麦等同用。

禁忌：肾阴亏虚者慎服。

【其他功用】地上部分（海金沙草）可清热解毒，利水通淋，活血通络；根及根茎（海金沙根）可清热解毒，利湿消肿。

【现代研究与应用】主要成分为肉豆蔻酸、海金沙素等，具有利胆、防治结石、抗氧化、抗菌、抑制雄性激素和促进毛发生长作用。中药材海金沙是中成药金沙五淋丸、石淋清口服液、金沙流湿丸等制剂的重要组成药物。

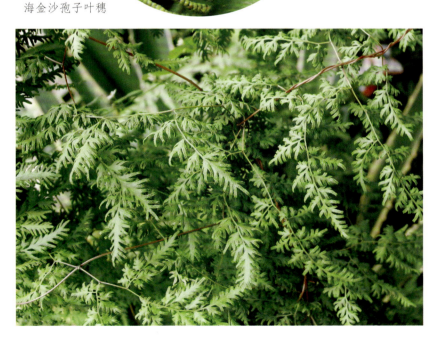

蚌壳蕨科

金毛狗

【药　　名】狗脊、金毛狗脊。
【来　　源】为蚌壳蕨科植物金毛狗 Cibotium barometz (Linn.) J. Sm. 的根茎。

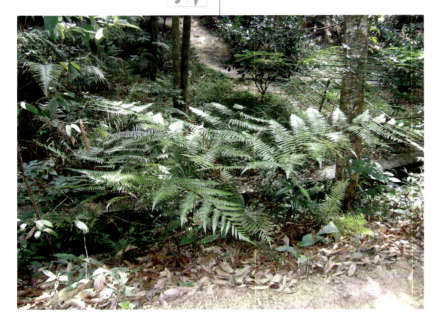

【现代研究与应用】主要成分为蕨素、金粉蕨素、β-谷甾醇、5-羟甲基糠醛、原儿茶醛、正丁基-β-D-吡喃果糖苷、金粉蕨亭等，具有治疗骨瘤、颅内肿瘤等作用。中药材狗脊是壮腰健肾丸、穿龙骨刺片、金毛狗脊丸、四宝丹等中成药的重要组成药物。

【识别特征】多年生大型蕨类。根茎横卧，粗壮，密生金黄色长毛，有光泽，形如金毛狗头。叶丛生，叶片革质或厚纸质，宽卵形，三回羽状深裂，有柄；孢子囊群位于裂片下部边缘，生于小脉顶端；囊群盖两瓣，形如蚌壳，长圆形。

【生境分布】生于山脚沟边及林下阴湿处酸性土中。分布于华南、西南及浙江、江西、福建、台湾、湖南等地。

【性味功效】苦、甘，温。祛风湿，补肝肾，强腰膝。内服煎汤10～15克。外用适量。

【配伍禁忌】
1. 跌打损伤：常与骨碎补、红花、当归等配伍使用。
2. 风湿腰痛，腰膝无力：常与桑寄生、杜仲、续断等配伍使用。
3. 老年尿多：常与大夜关门、蜂糖罐根、小棕根等配伍使用。

禁忌：肾虚有热，小便不利者禁服。

【其他功用】蒸制品（蒸狗脊）用于补肝肾；酒狗脊偏散寒用于止痛，通利关节；盐狗脊用于益肝肾，强腰膝。

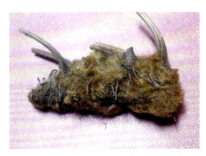

金毛狗根状茎

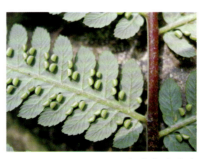

金毛狗孢子叶

桫椤科

桫 椤

【药　名】飞天蠄蟧。

【来　源】为桫椤科植物桫椤 Alsophila spinulosa（Wall. ex Hook.）R. M. Tryon 的茎。

【识别特征】大型树状蕨类。深褐色或浅黑色，外皮坚硬，有老叶脱落后留下的痕迹。叶顶生成树冠状；叶柄粗壮，禾秆色至棕色，连同叶轴下密生短刺，基部密生棕色线状披针形鳞片；叶片大，纸质，椭圆形，三回羽状分裂，各回羽片互生。二回羽片线状披针形；末回裂片披针形，边缘有钝齿，背面有小鳞片；叶脉羽状，侧脉分叉。孢子囊群圆球形。

【生境分布】生于溪边林下草丛中或阔叶林下。分布于西南、华南及西藏等地。

【性味功效】苦、涩，凉。祛风利湿，活血祛瘀，清热止咳。内服煎汤15～30克。外用适量，煎水洗或取鲜汁涂抹。

【配伍禁忌】

1. 肺热咳嗽：常与陈皮等配伍使用。
2. 肾虚腰痛：常与杜仲藤、续断、淫羊藿、巴戟天等配伍使用。

【现代研究与应用】主要成分有β-谷甾醇、山柰酚、木犀草素、芹菜素、牡荆素、荭草素等。

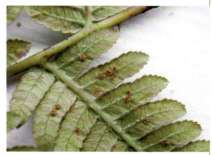

桫椤孢子叶

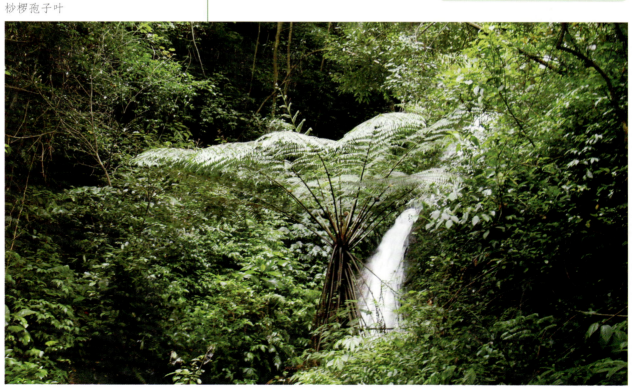

蕨

【药　　名】蕨菜、蕨萁、山凤尾。

【来　　源】为蕨科植物蕨 Pteridium aquilinum（L.）Kuhn 的嫩叶。

【识别特征】多年生草本。根茎横走，粗壮，被黑色绒毛。叶远生，叶柄粗壮，淡褐色，光滑；叶片近革质，三至四回羽裂，阔三角形或长圆状三角形，末回羽片长圆形，全缘或下部有 1~3 对浅片或波状圆齿。孢子囊群沿叶缘分布于小脉顶端的连接脉上；囊群盖条形，为变形的叶缘反卷而成的假囊群盖。

【生境分布】生于山坡、荒地、林下、林缘向阳处。分布于全国各地。

【性味功效】甘，寒。清热利湿，降气化痰，止血。内服煎汤 9~15 克。外用捣敷或研末撒。

【配伍禁忌】

1. 脱肛：单味水煎服。
2. 产后痢疾：单味水煎服。
3. 肠风热毒：蕨嫩叶焙干研末，用米汤送服。

禁忌：有致癌报道。不宜生食、久食；不能长期大量食用，并避免食用腌制过的蕨菜。脾胃虚寒及生疥疮者慎用。

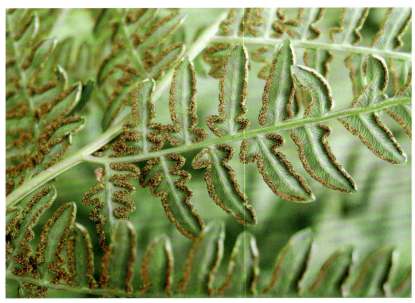

蕨孢子叶（示孢子囊群）

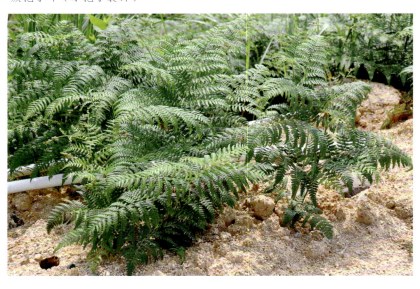

【现代研究与应用】主要成分为苘满酮、蕨素、乙酰蕨素、原蕨苷、蕨甾醇、肝碱等。具有致癌、抑制红细胞生成、减少血小板和白细胞等作用。

凤尾蕨科

井栏边草

【药　　名】凤尾草、百脚鸡、井栏茜。

【来　　源】为凤尾蕨科植物井栏边草 Pteris multifida Poir. 的全草。

【识别特征】多年生草本。地下茎粗壮，密被线状披针形的黑褐色鳞片。叶丛生，叶柄灰棕色或禾秆色；孢子叶二回羽状分裂，上面绿色，下面淡绿色，中轴具宽翅，羽片3～7对，对生或近对生，上部的羽片无柄，长线形，全缘，顶端的羽片最长，下部的羽片有柄，羽状分裂或基部具1～2裂片；叶脉明显，细脉由中脉羽状分出，单一或二叉分枝，直达边缘；营养叶叶片较小，二回小羽片较宽，线形或卵圆形，边缘均有锯齿。孢子囊群线形，沿孢子叶羽片下面边缘着生，膜质孢子囊群盖稍超出叶缘。

【生境分布】生于石灰岩缝内或墙缝、井边。分布于华东、中南、西南及山西、陕西等地。

【性味功效】淡、微苦，寒。清热利湿，凉血止血，消肿解毒。内服煎汤9～15克。外用适量，鲜全草捣烂敷患处。

【配伍禁忌】

1. 湿热黄疸：常与茵陈等配伍使用。
2. 凉血止血：常与白茅根等配伍使用。

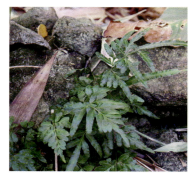
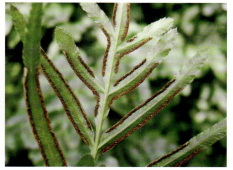

井栏边草孢子叶

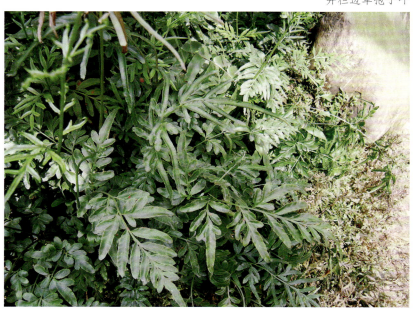

【现代研究与应用】主要成分为黄酮类、萜类[四环二萜贝壳杉（烯）类、倍半萜类]、甾醇类、苯丙素类、挥发油类以及青蕨素类化合物等，具广谱抗菌、抗肿瘤、抗病毒的作用。中药材凤尾草是凤尾草散油剂、尿感宁制剂、胆康宁等制剂的重要组成药物。

半边旗

【药　　名】半边旗、半边梳、半边风药。

【来　　源】为凤尾蕨科植物半边旗 *Pteris semipinnata* L.的全草或根茎。

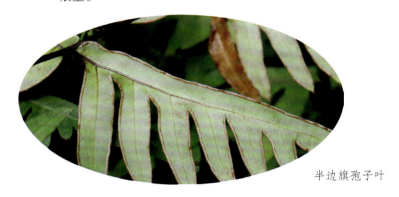

半边旗孢子叶

【识别特征】多年生草本。根茎短而横走，密被棕色钻形鳞片。叶疏生；叶柄粗壮，深褐色，光亮；叶近革质，卵状披针形；上部羽状深裂达于叶轴，裂片线形或椭圆形，茎直或呈镰形，全缘，基部下延；下部约在2/3处有近对生的半羽状羽片4~8对，疏生，顶端长尖，上缘不分裂，下缘深裂达于中脉，裂片线形或镰形，基部下延；叶脉明显。孢子囊群线形，连续排列于叶缘。

【生境分布】生于林下或石上。分布华南、西南及浙江、江西、福建、台湾、湖南等地。

【性味功效】苦、辛，凉。清热利湿，凉血止血，解毒消肿。内服煎汤9~15克。外用适量捣敷，研末撒或煎水熏洗。

【配伍禁忌】

1. 急性细菌性痢疾：常与鱼腥草、凤尾草等配伍使用。

2. 肠炎、痢疾：常与丁香蓼、狼把草等配伍使用。

3. 乳腺炎初起：常与紫花地丁等配伍使用。

【现代研究与应用】主要成分为3-羟基-6-羟甲基-2,5,7-三甲基-茚满酮、对映-11α-羟基-15-氧代-16-贝壳杉烯-19-羟酸等，具有抗癌抗肿瘤、抗菌作用。中药材半边旗是半边旗祛瘢乳膏、半边旗5F注射液等制剂的重要组成药物。

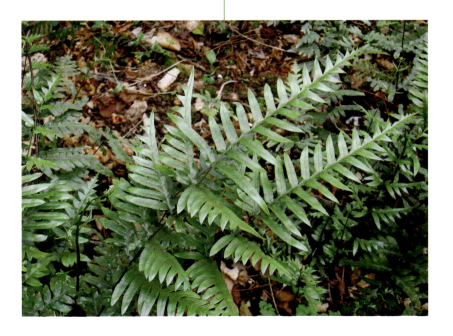

蜈蚣草

【药　　名】蜈蚣草。

【来　　源】为凤尾蕨科植物蜈蚣草 *Pteris vittata* L. 的全草或根茎。

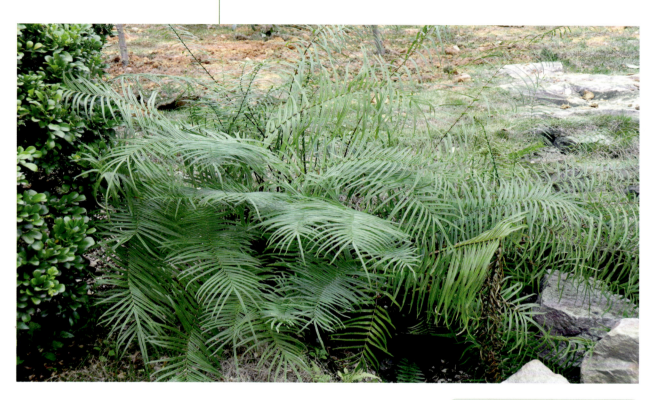

【识别特征】多年生草本。根状茎短，密生黄棕色鳞片。叶丛生，薄革质，叶柄禾秆色，基部被线形黄棕色鳞片；叶片倒披针形，单数一回羽状；叶脉羽状。孢子囊群线形，连续着生于羽片边缘的边脉上。

【生境分布】生于钙质土或石灰岩石上。分布于中南、西南及陕西、甘肃、浙江、江西、福建、台湾等地。

【性味功效】淡、苦，凉。祛风除湿，舒筋活络，解毒杀虫。内服煎汤6～12克。外用适量，捣敷或煎水熏洗。

【配伍禁忌】

1. 风湿麻木：常与小血藤、追风伞等配伍使用。
2. 跌打损伤：常与酸浆草等配伍使用。
3. 疥疮：常与一扫光、大蒜杆等配伍使用。

【现代研究与应用】主要成分有木脂体苷、顺-二氢-去氢二松柏醇-9-O-β-D-葡萄糖苷、落叶松脂醇-9-O-β-D-葡萄糖苷、二脂酰甘油基三甲基高丝氨酸等。

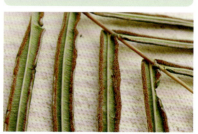

蜈蚣草孢子叶

野雉尾金粉蕨

【药　　名】小野鸡尾、小金花草、日本金粉蕨。

【来　　源】为中国蕨科植物野雉尾金粉蕨 Onychium japonicum （Thunb.）Kze 的全草。

【识别特征】陆生蕨类。根状茎长而横走，密被棕色卵状披针形鳞片，叶厚革质，近簇生；叶柄禾秆色，基部棕色；叶片长卵形至卵状披针形，三至四回羽状分裂；羽片8～15对，有柄，互生，狭卵形，基部宽楔形，先端长渐尖；第一对羽片最大；二回羽片8～12对，近卵形；三回羽片3～4对，互生，羽状分裂；四回羽片2～3对，互生，倒披针形或披针形；叶脉分叉，营养叶末回裂片有小脉1条，孢子叶裂片具羽状并有边脉。孢子囊群线形；囊群盖长圆形或短线形，膜质，全缘，白色。

【生境分布】生于山坡路旁、林下沟边或灌丛阴处。分布于长江以南各地，北至河北、西至甘肃南部。

【性味功效】苦，寒。清热解毒，止血，利湿。内服煎汤15～30克。外用适量，研末调敷或鲜品捣敷。

【配伍禁忌】

1. 感冒发热：常与水蜈蚣、鱼鳅串、野菊等配伍使用。

2. 白痢：常与算盘子根、臭牡丹等配伍使用。

3. 痛经：常与大血藤、小血藤、九龙盘等配伍使用。

禁忌：虚寒证慎服。

【现代研究与应用】主要成分有山柰酚-3,7-二鼠李糖苷、蕨素M、蕨苷M、野鸡尾二萜醇C、金圣草酚、野鸡尾酮D等，具有解毒、解痉、保护血管内皮细胞等作用。

野雉尾金粉蕨孢子叶

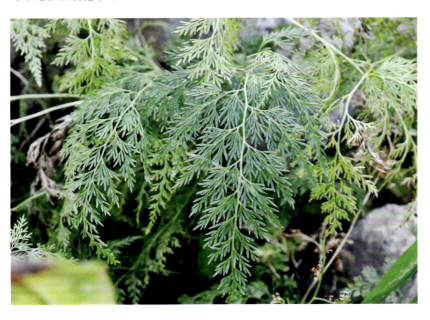

铁线蕨科

铁线蕨

【药　　名】猪鬃草。

【来　　源】为铁线蕨科植物铁线蕨 *Adiantum capillus-veneris* L.的全草。

【识别特征】多年生草本。须根密生。根茎横行，黄褐色，密被淡褐色鳞片。叶近生；叶柄基部有鳞片，紫黑色，有光泽；一至三回羽状复叶，下部三回，中部二回，上部一回；羽片8～13对，互生，有柄，近基部的一对最大，二回羽状复叶具小柄，末回小羽片大部为扇形，常有不规则的深裂；叶薄草质，淡绿色，两面光滑。囊群盖由羽片顶端的边沿向下反折而成，每羽片3～7个，长方形，褐色；孢子囊群圆形至长圆形；孢子淡黄色。

【生境分布】生于阴湿的溪边石灰岩上或滴水岩壁上。分布于华东、中南、西南及河北、山西、陕西、甘肃等地。

【性味功效】苦，凉。清热解毒，利水通淋。内服煎汤15～30克。外用适量，煎水或研末调敷。

【配伍禁忌】

1. 流感发热：常与鸭舌草、黄芩等配伍使用。

2. 泌尿系统结石：常与过路黄、连钱草等配伍使用。

3. 肺热咳嗽：常与芦苇茎、鱼腥草、白茅根等配伍使用。

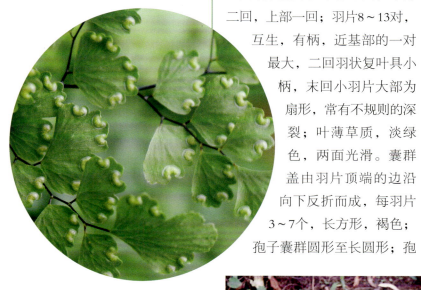

铁线蕨孢子叶

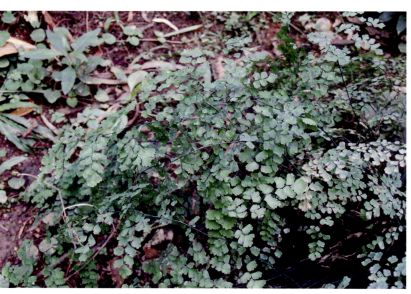

【现代研究与应用】主要成分有紫云英苷、异槲皮苷、芦丁、谷甾醇等，具有祛痰、治疗慢性支气管炎等作用。

鞭叶铁线蕨

【药　　名】鞭叶铁线蕨。

【来　　源】为铁线蕨科植物鞭叶铁线蕨Adiantum caudatum L.的全草。

【识别特征】多年生草本。根状茎直立，顶部被深栗色被针形鳞片。叶簇生，纸质，两面有疏的多细胞长硬毛；叶柄栗色，有密毛；叶片线状被针形，下部一回羽状，叶轴顶部通常延伸成鞭状，顶端着地生根；羽片为斜长方形成近三角形，仅上缘深裂成许多狭的裂片；叶脉扇形分叉。孢子囊群生于由裂片顶部变质反折的囊群盖下面。

【生境分布】生于林下或溪谷石缝中。分布于中南（河南除外）、西南及浙江、江西、福建、台湾等地。

【性味功效】苦，寒。清热解毒；利水消肿。内服煎汤30～60克。外用适量，研末敷。

【配伍禁忌】

1. 肺热咳嗽：常与栀子、白活麻、猪鬃草等配伍使用。
2. 小便不利：常与尿珠子根、阳雀花根、木通等配伍使用。
3. 跌伤瘀肿：常与骨碎补、箭杆风、红泽兰、散血草等配伍使用。

【现代研究与应用】主要成分有β-谷甾醇、胡萝卜苷、3-雁齿烯、29-去甲-22-何帕醇、三十一烷、三十一烷-16-酮、铁线蕨酮、异铁线蕨酮等。

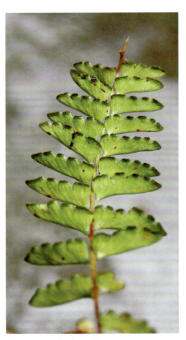

鞭叶铁线蕨孢子叶

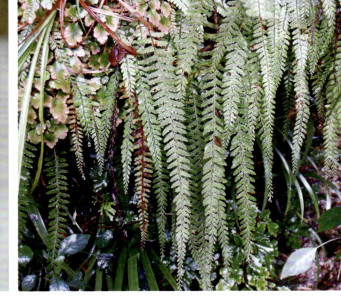

扇叶铁线蕨

【药　　名】过坛龙。

【来　　源】为铁线蕨科植物扇叶铁线蕨 Adiantum flabellulatum L. 的全草或根。

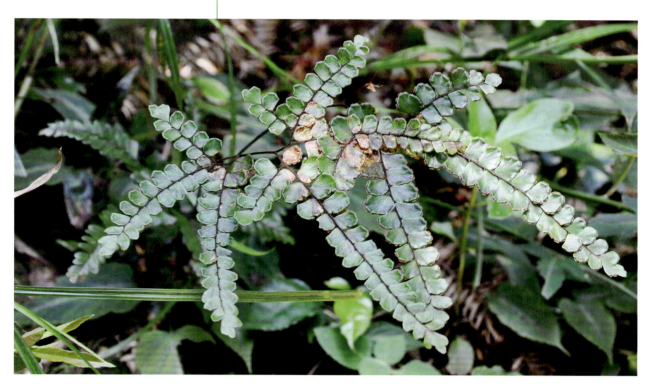

【识别特征】草本。根茎短，直立或斜出，密被棕色披针形的鳞片。叶丛生，直立；叶轴和羽轴上有密红棕色短刚毛，叶柄紫黑色，有光泽；叶片扇形，二至三回不对称的鸟足状二叉分枝；末回小羽片扇状楔形或斜四方形，外缘全缘或具浅裂齿，内缘全缘。孢子囊群长圆形，生于小羽片外缘背面，每小羽片2~8个；囊群盖黑褐色椭圆形。

【生境分布】生于山沟、林下阴湿酸性土中。分布于西南、华南及湖南、江西、浙江等地。

【性味功效】苦，凉。清热利湿，解毒散结。内服煎汤15~30克。外用适量，捣敷或研末撒。

【配伍禁忌】

1. 黄疸型肝炎：常与长叶小檗、紫金牛等配伍使用。
2. 急性尿路感染：常与海金沙藤、石韦等配伍使用。
3. 烫伤：常与桐油捣敷。

禁忌：外用时忌擦疮口破处。

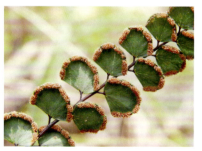

扇叶铁线蕨孢子叶

【现代研究与应用】主要成分有黄酮苷、酚类、有机酸、氨基酸、糖等。

水蕨科

水 蕨

【药　　名】水蕨。

【来　　源】为水蕨科植物水蕨 Ceratopteris thalictroides（L.）Brongn.的全草。

【识别特征】一年生水生草本。根茎短而直立。叶簇生，二型，不育叶柄圆柱形，肉质，叶片直立或漂浮，狭矩圆形，二至四回深羽裂，末回裂片披针形；孢子叶较大，矩圆形或卵状三角形，二至三回羽状深裂。末回裂片条形，边缘薄而透明，反卷达于主脉，主脉两侧的小脉联结成网，无内藏小脉。孢子囊沿能育叶裂片的网脉着生，稀疏，棕色，幼时为反卷的叶缘覆盖，成熟后多少张开。

【生境分布】生于池塘浅水处、水田或水沟中。分布于华东、中南及台湾、云南、四川等地。

【性味功效】苦，寒。消积散瘀，解毒止血。内服煎汤15～30克。外用适量，捣敷。

【配伍禁忌】

1. 痢疾：常与酢浆草等配伍使用。

2. 跌打损伤：常单煎或捣敷。

【现代研究与应用】主要成分为β-胡萝卜素，具有抗肿瘤的作用。

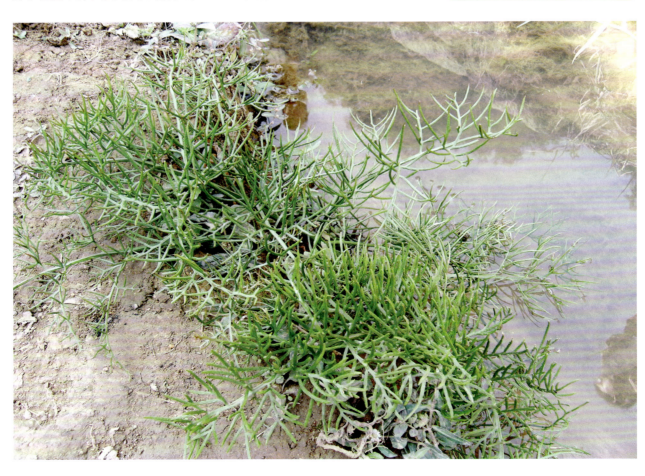

蹄盖蕨科

单叶双盖蕨

【药　　名】篦梳剑。

【来　　源】为蹄盖蕨科植物单叶双盖蕨 Diplazium subsinuatum（Wall. ex Hook. et Grev.）Tagawa的干燥全草或根茎。

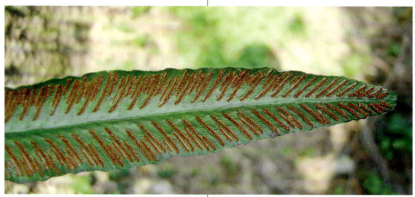

单叶双盖蕨孢子叶

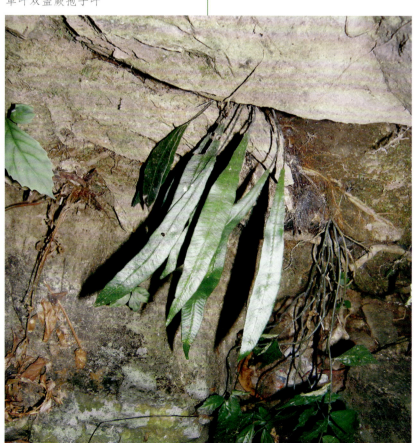

【识别特征】多年生草本。根状茎细长，横走，被棕色披针形鳞片。叶疏生，叶柄基部被棕色鳞片；叶片草质或纸质，狭长披针形，全缘或呈波状，中脉明显，侧脉叉分。孢子囊群线形，背生于叉分细脉上，多数生在叶的上半部，囊群盖同形，膜质。

【生境分布】生于林下溪谷边或酸性土及岩石上。分布于西南、华东及湖南、广东、海南、广西等地。

【性味功效】苦、涩，微寒。止血通淋，清热解毒。内服煎汤15～30克。外用适量，捣敷。

【配伍禁忌】

1. 吐血：常与杉木尖、乌泡尖等配伍使用。

2. 肺结核咯血：单味煎服。

3. 脚癣：叶捣烂外擦患处。

4. 肺结核咯血，肺热痰中带血：单味水煎服。

【现代研究与应用】主要成分为β-胡萝卜素，具有抗肿瘤的作用。

金星蕨科

单叶新月蕨

【药　　名】草鞋青。

【来　　源】为金星蕨科植物单叶新月蕨 *Pronephrium simplex* (Hook.) Holtt.的全草。

【识别特征】草本。根状茎细长横走，先端疏被深棕色的披针形鳞片和钩状短毛。叶远生，单叶，二型；不育叶柄禾秆色；叶片纸质，椭圆状披针形，边缘全缘或浅波状。叶脉网状，在侧脉间形成2行整齐的方形网眼。孢子叶远高过不育叶，具长柄，披针形，基部心形或戟形，全缘。孢子囊群生于小脉上，幼时圆形，成熟时满布叶片下面；无囊群盖。

【生境分布】生于林下溪边等处。分布于广东、广西、福建、台湾、云南等地。

【性味功效】甘、微涩，凉。清热解毒。内服煎汤15～30克。外用适量，捣敷。

【配伍禁忌】

1. 蛇咬伤：常与续随子草等配伍使用。
2. 急性扁桃体炎：单味水煎服。

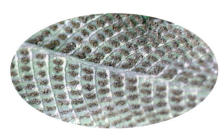

单叶新月蕨孢子叶

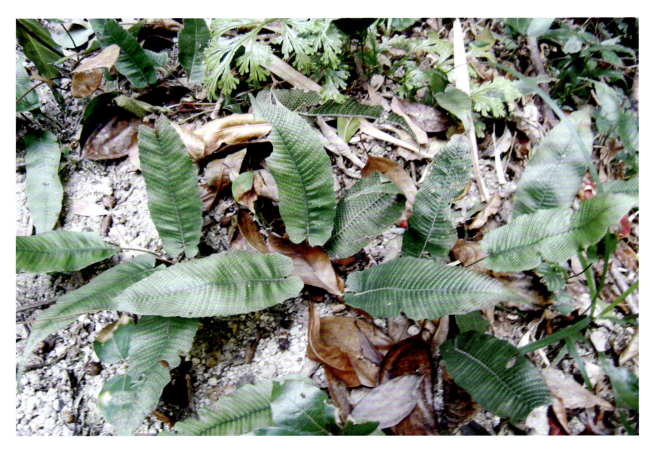

三羽新月蕨

【药　　名】蛇退步、三支标。

【来　　源】为金星蕨科植物三羽新月蕨 Pronephrium triphyllum (Sw.) Holtt.的全草。

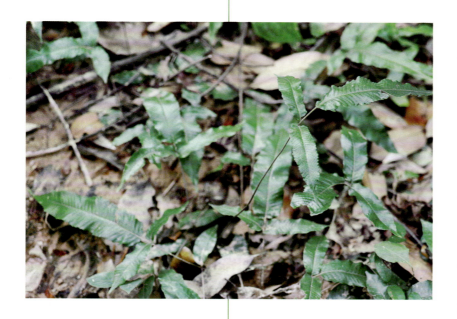

【识别特征】多年生草本。根状茎长而横走，稍被棕色、披针状线形鳞片。叶远生，叶柄稻秆色；叶片纸状草质，黑绿色，一般具3羽片，顶羽片长椭圆状披针形，先端渐尖，基部圆形或圆楔形，侧羽片约为顶片的一半大，长披针形，脉羽状，侧脉斜上而联结，网眼稍呈斜方形。孢子囊群着生叶背横脉上，呈线形；无囊群盖。

【生境分布】生于林下溪谷边或路旁。分布于广东、广西、福建、台湾、云南等地。

【性味功效】苦、辛，平。清热解毒，散瘀消肿，化痰止咳。内服煎汤9～15克，鲜品30～60克。外用适量，捣敷。

【配伍禁忌】

1. 毒蛇咬伤：常与半枝莲、垂盆草等配伍使用。

2. 急、慢性气管炎：常与白毛夏枯草、千日红等配伍使用。

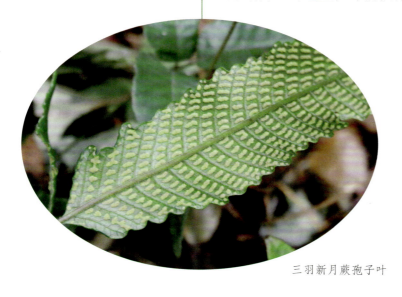

三羽新月蕨孢子叶

【现代研究与应用】主要成分有三羽新月蕨苷A、三羽新月蕨苷B、三羽新月蕨苷C，具有抑菌的作用。

乌毛蕨科

乌毛蕨

【药　　名】乌毛蕨贯众。

【来　　源】为乌毛蕨科植物乌毛蕨 Blechnum orientale L. 的根茎。

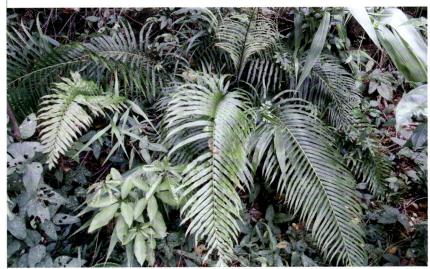

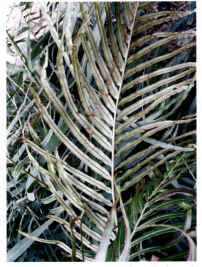

乌毛蕨孢子叶

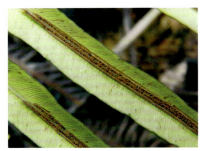

乌毛蕨孢子囊放大

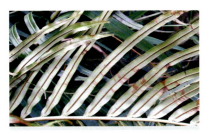

乌毛蕨孢子叶

【识别特征】草本。根茎粗壮，直立，连同叶柄基部密被褐色光亮的披针形鳞片。叶簇生；叶片革质，长阔披针形，一回羽状；羽片多数，下部数对渐短，最下部的突然缩小成耳片，中部羽片线状披针形，基部圆形或楔形，无柄，全缘；孢子囊群线形，着生于中脉两侧；囊群盖同形，开向中脉。

【生境分布】生于山坡灌木丛中或溪沟边。分布于西南、华南及台湾、浙江、江西、湖南等地。

【性味功效】苦，凉。清热解毒，活血止血，驱虫。内服煎汤6～15克。外用适量，捣敷或研末调涂。

【配伍禁忌】

1. 腮腺炎：常与海金沙藤、大青叶等配伍使用。

2. 无名肿毒：常与小金衣草、救必应等配伍使用。

3. 蛔虫病、钩虫病：常与使君子等配伍使用。

【现代研究与应用】主要成分有绿原酸、类脂、甾醇类等，具有抗腺病毒活性、缩短家兔凝血酶原时间等作用。

狗 脊

【药　名】狗脊贯众。

【来　源】为乌毛蕨科植物狗脊蕨 Woodwardia japonica (L. f.) Sm.的根茎。

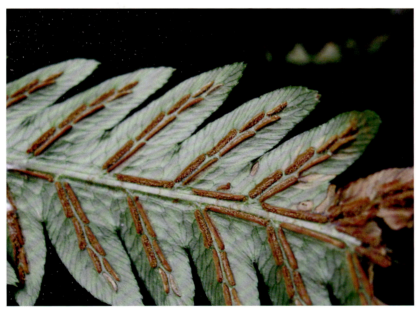

狗脊孢子叶

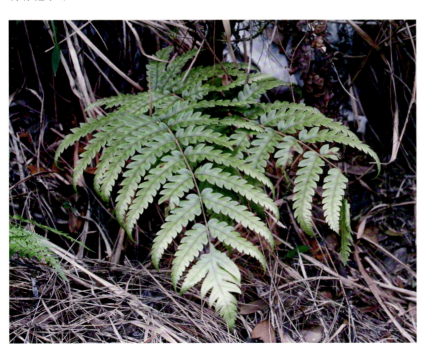

【识别特征】草本。根状茎粗壮，横卧，暗褐色，与叶柄基部密被深棕色大鳞片。叶近生，叶柄深禾秆色，坚硬；叶片厚纸质，长圆形至卵状披针形，二回羽裂；裂片10对以上，顶部羽片急缩成羽状深裂，下部羽片较长。孢子囊群长圆形，着生于主脉两侧的狭长网眼上；囊群盖线形，质厚，成熟时开向主脉或羽轴，宿存。

【生境分布】生于疏林下酸性土壤上。分布于华东（除山东外）、中南、西南及台湾等地。

【性味功效】苦，凉。清热解毒，杀虫，止血，祛风湿。内服煎汤9～15克。外用适量，捣敷或研末调涂。

【配伍禁忌】

1. 虫积腹痛：常与川楝子、使君子等配伍使用。

2.. 湿热痢疾：常与铁苋菜、地锦草等配伍使用。

3. 外伤出血：用根茎上锈色鳞片外敷。

禁忌：体虚寒者及孕妇禁服。

鳞毛蕨科

贯众

【药　　名】小贯众。

【来　　源】为鳞毛蕨科植物贯众 Cyrtomium fortunei J.Sm. 的根状茎。

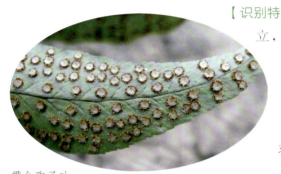

贯众孢子叶

【识别特征】草本。根茎短而直立，连同叶柄基部密被黑褐色、阔卵状披针形大鳞片。叶簇生；叶柄禾秆色；叶片长圆形至披针形，一回羽状；羽片10～20对，镰状披针形，有短柄，基部圆楔形，上侧稍呈尖耳状突起，边缘有细锯齿；叶脉网状，网眼有内藏小脉。孢子囊群散生于羽片背面；囊群盖圆盾形，棕色，全缘。

【生境分布】生于林缘、山谷、田埂、路旁。分布于华北、西北和长江流域各省。

【性味功效】苦、涩，寒。清热解毒，凉血散瘀，驱虫。内服煎汤9～15克。外用适量，捣敷或研末调敷。

【配伍禁忌】

1. 便血：常与槐花、地榆等配伍使用。

2. 预防流行性脑膜炎：常与板蓝根等配伍使用。

3. 急性黄疸型传染性肝炎：常与凤尾草、马鞭草、摩来卷柏、乌韭等配伍使用。

禁忌：孕妇慎服。

【其他功用】叶（公鸡头叶）可凉血止血，清热利湿。

【现代研究与应用】主要成分有贯众苷、异槲皮苷、贯众素等，具有止血等作用。

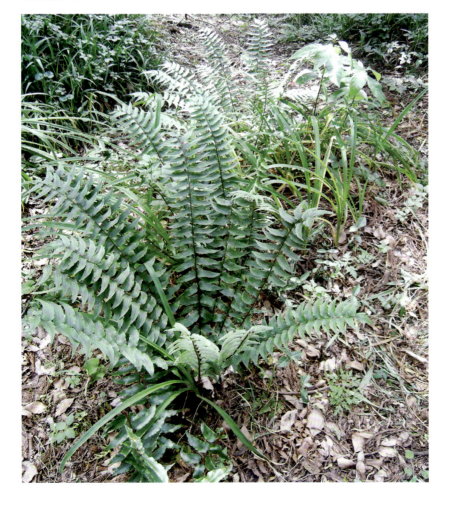

肾蕨

【药　名】 肾蕨、石黄皮。

【来　源】 为肾蕨科植物肾蕨 Nephrolepis auriculata (L.) Trimen 的根茎、叶或全草。

【识别特征】 草本。根茎近直立，有直立的主轴及从主轴向四面生长的长匍匐茎，匍匐茎短枝上生有圆形肉质块茎；主轴与根茎上密被钻状披针形鳞片；匍匐茎、叶柄和叶轴疏生钻形鳞片。叶簇生；叶片革质，披针形，一回羽状；羽片无柄，互生，以关节着生于叶轴，基部下侧呈心形，上侧呈耳形，常覆盖于叶轴上，边缘有浅齿。孢子囊群生于每组侧脉的上侧小脉顶端；囊群盖肾形。

【生境分布】 生于林下、溪边、石缝，或附生于树干中。分布于华南、西南及湖南和浙江等地。

【性味功效】 甘，淡。清热利湿，通淋止咳；消肿解毒。内服煎汤6～15克。外用适量，鲜全草或根茎捣敷。

【配伍禁忌】

1. 淋浊：常与杉树尖、夏枯草等配伍使用。
2. 湿热腹泻：肾蕨单用。

禁忌：忌食酸、辣和萝卜。

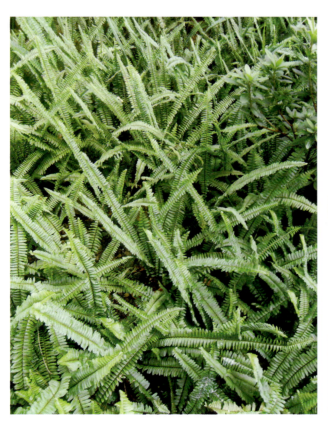

肾蕨块根

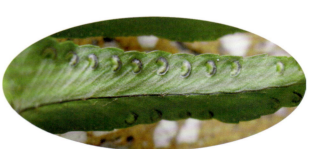

肾蕨孢子叶

【现代研究与应用】 主要成分有羊齿-9(11)-烯、β-谷甾醇、里白烯、环鸦片甾烯醇、红杉醇、胆甾醇等，具有抗菌、抗衰老的作用。

骨碎补科

圆盖阴石蕨

【药　名】白毛蛇。

【来　源】为骨碎补科植物圆盖阴石蕨 *Humata tyermannii* Moore 的全草。

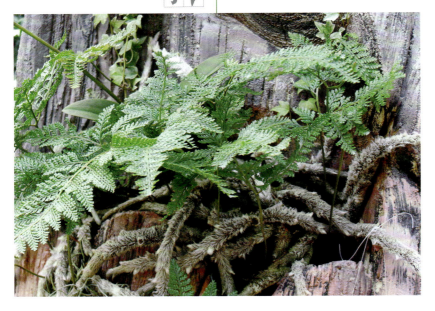

【识别特征】草本。根茎粗壮，长而横生，密被灰白色、狭披针形鳞片。叶远生，无毛；叶片革质，宽卵状三角形，二至四回深羽裂；羽片有柄，基部一对羽片最大，三角状披针形，各回小羽片以基部下侧的较大，第二对以上的羽片较小，披针形，钝头；末回裂片通常有长短不等的2个钝齿，每齿有1条小脉。孢子囊群生于小脉先端；囊群盖近圆形，仅基部一点着生，其余分离。

【生境分布】生于山地石上或林中树干上。分布于西南、华南及江苏、安徽、浙江、江西、湖南等地。

【性味功效】苦、甘，凉。清热解毒，祛风除湿，活血通络。内服煎汤10～30克。外用适量，鲜品捣敷。

【配伍禁忌】

1. 风热感冒之头晕胸闷：常与金不换、薄荷等配伍使用。

2. 风湿痹痛：常与当归等配伍使用。

3. 白带异常：常与锦鸡儿、紫金牛、星宿菜等配伍使用。

禁忌：脾胃虚寒者慎服。

【现代研究与应用】主要成分有4-甲酰基羽扇豆醇、木栓酮、3,15-木栓二醇、铁线蕨酮等，具有抗溃疡、解痉、抗病毒、降血脂、治疗白癜风等作用。

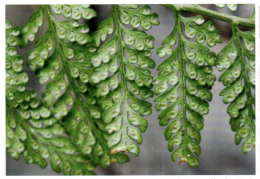

圆盖阴石蕨孢子叶

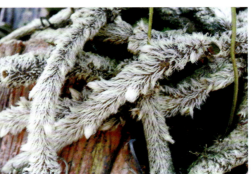

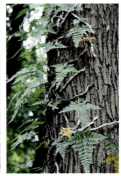

圆盖阴石蕨根状茎

水龙骨科

瓦 韦

【药　名】瓦韦。

【来　源】为水龙骨科植物瓦韦 *Lepisorus thunbergianus* (Kaulf.) Ching 的叶全草。

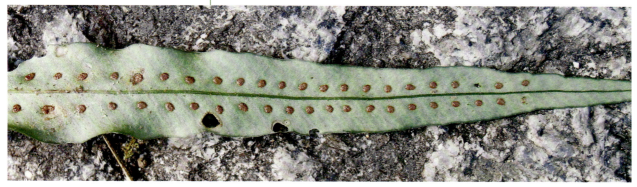

瓦韦孢子叶

【识别特征】多年生草本。根茎粗而横生，密被黑色鳞片，下部卵形，向顶部长钻形，边缘有齿。叶远生；叶片革质，条状披针形，先端尖，基部渐变狭为楔形，孢子囊群位于中脉与叶边之间，稍近叶边，彼此接近。

【生境分布】生于林中树干、石上或瓦缝中。分布于华东、西南及陕西、台湾、广东、广西等地。

【性味功效】苦，寒。清热解毒，利尿通淋，止血。内服煎汤9～15克。外用适量，捣敷或煅存性研末撒。

【配伍禁忌】

1. 小儿惊风：常与一枝黄花、半边莲等配伍使用。

2. 尿路感染：常与车前草、金银花、连翘等配伍使用。

3. 毒蛇咬伤：常与半边莲、犁头草等配伍使用。

禁忌：凡中寒泄泻者忌用。

【现代研究与应用】含脱皮甾酮、咖啡酸、绿原酸等成分，有抑菌、降低血糖及胆固醇的作用。中药材瓦韦是中成药前列宝胶囊等制剂的重要组成药物。

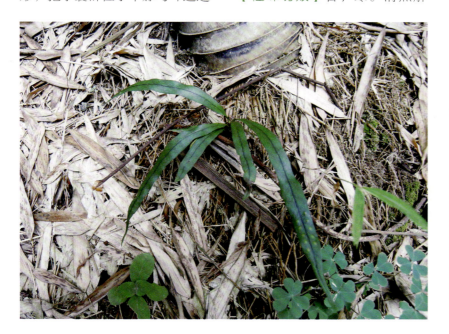

骨牌蕨

【药　　名】上树咳、瓜核草

【来　　源】为水龙骨科植物骨牌蕨 Lepidogrammitis rostrata (Bedd.) Ching 的全草。

【识别特征】草本。根茎横生，细长如铁丝，淡绿色，自基部向上疏被钻状披针形鳞片，边缘有粗齿。叶近远生；叶肉质，卵状披针形，先端短尖，基部短楔形；叶脉网状，内藏1小脉，少有分叉。孢子囊群背生叶片中部以上，在中脉两侧各成1行，接近主脉，通常分离。

【生境分布】附生于山坡树干或岩石上。分布于华南，浙江、台湾、云南、贵州、西藏等地。

【性味功效】甘、微苦，平。清热利湿，除烦，解毒消肿。内服煎汤15～24克。

【配伍禁忌】

禁忌：寒症忌用。

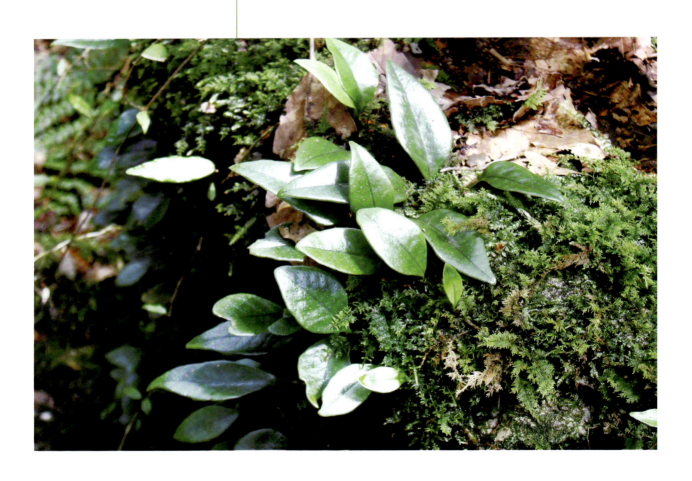

伏石蕨

【药　　名】螺厣草。

【来　　源】为水龙骨科植物伏石蕨 *Lemmaphyllum microphyllum* C. Pressl 的全草。

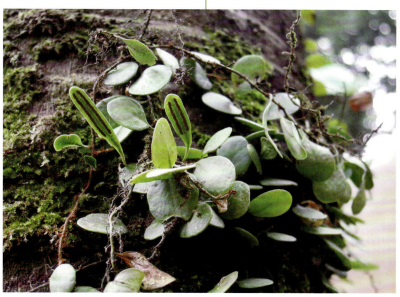

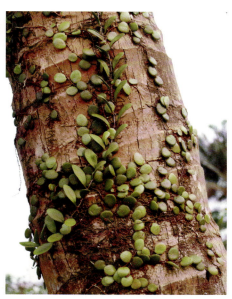

【识别特征】多年生附生草本。根状茎细长，绿色，匍匐；疏生黄褐色透明鳞片；叶疏生，异形；营养叶椭圆形，全缘；孢子叶细长，舌形或线形孢子囊群多连合成线形，位于中脉与叶缘之间，略近中脉，被多数鳞片，无囊群盖。

【生境分布】附生于林中树干上或岩石上。分布于云南、贵州、广西、广东、福建、台湾、湖北、湖南等地。

【性味功效】甘、微苦，寒。清热解毒，凉血止血，润肺止咳。内服煎汤9～18克。外用适量，捣敷或研末调敷，或煎水洗，或绞汁滴耳。

【配伍禁忌】

1. 肺痈吐脓：常与冰糖等配伍使用。

2. 大小便出血：常与淡豆豉配伍使用。

【现代研究与应用】主要成分有α-芒柄花烯、伏石蕨甾酮、蜕皮甾酮等。

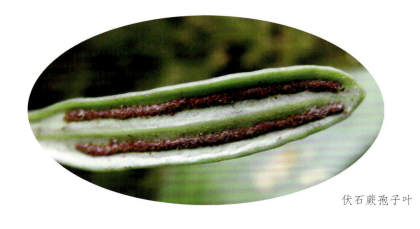

伏石蕨孢子叶

贴生石韦

【药　　名】贴生石韦、石头蛇、上树龟。

【来　　源】为水龙骨科植物贴生石韦 *Pyrrosia adnascens* (Sw.) Ching 的全草。

【识别特征】附生草本。根状茎细长，攀附树干上，密生披针形鳞片。叶稍远生，二型，肉质，营养叶小，倒卵状矩圆形或矩圆形，长2～4厘米，宽8～10毫米；孢子叶条形至狭披针形，全缘。叶脉网状，网眼内有单一内藏小脉数条。孢子囊群生于内藏小脉顶端，散布于叶片中部以上，密集，无盖。

【生境分布】附生于树干或岩石上。分布于福建、台湾、广东、广西及云南。

【性味功效】咸，寒。清热解毒，利尿。内服煎汤6～12克。外用适量，捣敷。

【配伍禁忌】

1. 腮腺炎：单味水煎服。
2. 蛇咬伤：鲜叶捣烂，外敷患处。

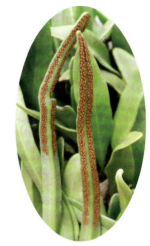

贴生石韦孢子叶

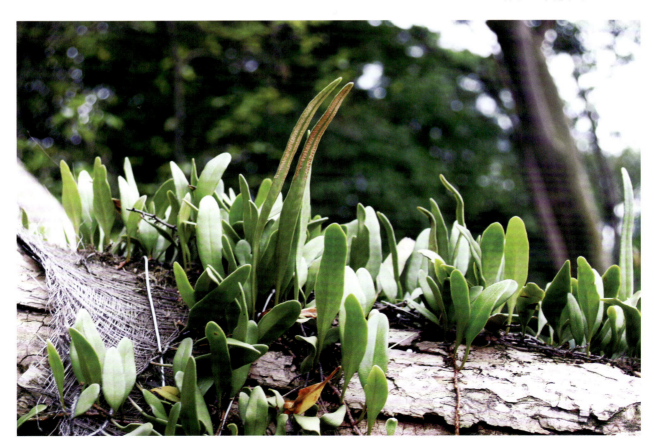

石 韦

【药　　名】石韦。

【来　　源】为水龙骨科植物石韦 *Pyrrosia lingua*(Thunb.) Farwell 的叶。

【识别特征】草本。根茎细长，横生，与叶柄密被棕色披针形的鳞片。叶远生；叶柄深棕色；叶革质，披针形或长圆状披针形，先端渐尖，基部渐狭并下延于叶柄，全缘；下面密被灰棕色毛；中脉上面稍凹，下面隆起。孢子囊群满布于叶背面或上部，无囊群盖。

【生境分布】附生于海拔100～1 800米的林中树干或溪边石上。分布于华东、中南、西南等地。

【性味功效】苦、甘，寒。利尿通淋，清肺止咳，凉血止血。内服煎汤9～15克。外用适量，研末调敷。

【配伍禁忌】

1. 热淋、石淋、血淋：常与金钱草、海金沙、车前子等配伍使用。
2. 肺热喘咳：常与槟榔等配伍使用。
3. 血热出血：常与地榆、槐花、小蓟等配伍使用。

禁忌：无湿热者慎服。

【其他功用】根茎（石韦根）能通淋，消胀，除劳热，止血；叶上毛茸（石韦毛）可治烫火伤。

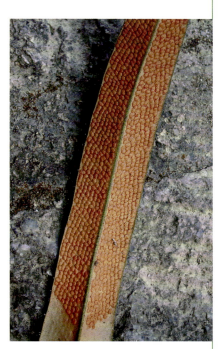

石韦孢子叶

【现代研究与应用】主要成分有里白烯、β-谷甾醇、绿原酸、芒果苷、异芒果苷、延胡索酸、三叶豆苷等，具有利尿、抗泌尿系统结石、祛痰镇咳、抗菌抗病毒等作用。中药材石韦是中成药结石痛片剂、排石冲剂、石韦散、荡涤灵、复方石韦制剂等的重要组成药物。

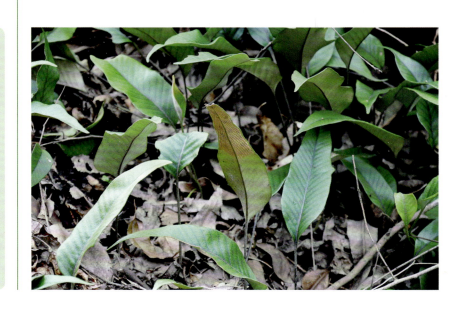

金鸡脚假瘤蕨

【药　　名】金鸡脚、三叉剑、鸭脚草。

【来　　源】为水龙骨科植物金鸡脚假瘤蕨Phymatopsis hastata (Thunb.) Kitag.的全草。

【识别特征】草本。根状茎细长而横走，与叶柄基部密被红棕色鳞片。叶远生；叶柄禾秆色，基部有关节；纸质单叶常戟状二至三裂，基部圆楔形或圆形；中裂片最长，先端渐尖，全缘或略呈波状，有软骨质狭边，两面光滑；中脉与侧脉两面均明显。孢子囊群圆形，在叶片中脉或裂片中脉两侧各1行，着生于中脉与叶缘之间。

【生境分布】生于林下或树荫处。分布于长江流域以南及陕西、甘肃、台湾、河南等地。

【性味功效】苦、微辛，凉。祛风清热，利湿解毒。内服煎汤15～30克。外用适量，研末撒或鲜品捣敷。

【配伍禁忌】

1．小儿风热咳嗽：常与枇杷叶、鼠曲草等配伍使用。

2．流行性感冒：常与百蕊草、桑叶、薄荷等配伍使用。

3．尿路感染：常与白茅根、黄檗等配伍使用。

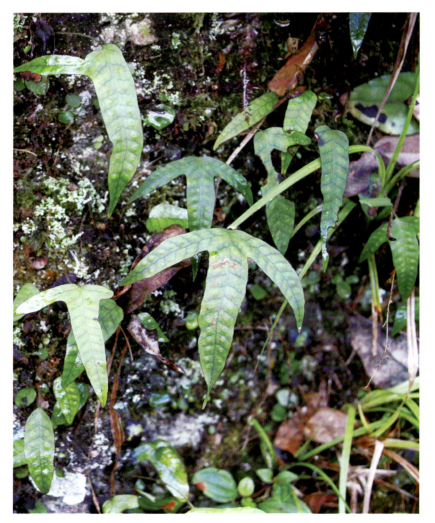

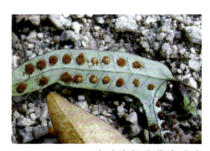

金鸡脚假瘤蕨孢子叶

【现代研究与应用】主要成分有香豆精、4-O-β-D-吡喃葡萄糖基咖啡酸乙酯、核桃苷、柚皮苷、反式咖啡酸等，具有抗氧化、抗糖尿病的作用。

江南星蕨

【药　　名】大叶骨牌草。

【来　　源】为水龙骨科植物江南星蕨 *Microsorium fortunei* (T. Moore) Ching 的全草。

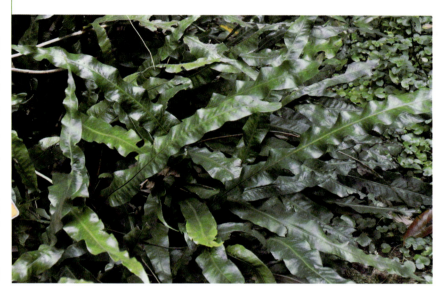

【识别特征】多年生附生草本。根状茎长而横走，连同叶柄基部疏生鳞片。叶疏生，一型，厚纸质；叶片带状披针形，顶端渐尖，基部渐狭下延，边全缘，有软骨质的边；叶脉不明显。孢子囊群大，靠近主脉两侧各排成一行或不整齐的两行。

【生境分布】生于山坡林下、溪边岩石或树上。分布于广西、广东、福建、四川、贵州、云南、江西、浙江、安徽、江苏、湖南、湖北、陕西等地。

【性味功效】苦，寒。清热利湿，凉血解毒。内服煎汤15～30克。外用适量，鲜品捣敷。

【配伍禁忌】

1. 肺痈：常与鱼腥草、小金草等配伍使用。

2. 小儿惊风：常与一枝黄花根、半边莲等配伍使用。

3. 尿道炎：常与海金沙、车前草等配伍使用。

禁忌：虚寒者慎服。

【现代研究与应用】主要成分有三萜类、尿嘧啶、尿苷、马栗树皮素-3-羧酸等，具有抑制钩端螺旋体的作用。

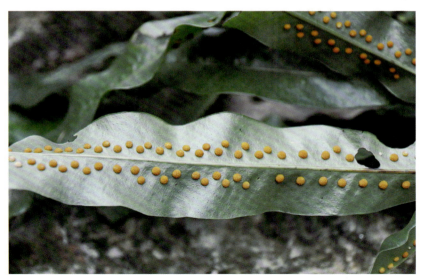

江南星蕨孢子叶

断线蕨

【药　　名】断线蕨。

【来　　源】为水龙骨科植物断线蕨 *Colysis hemionitidea* (Wall. ex Mett.) C. Presl的叶。

【识别特征】草本。根茎长而横生，密生深褐色鳞片，先端渐尖，边缘有疏齿。叶远生；叶柄暗棕色至红棕色，着生于根茎上部；叶片纸质，阔披针形，先端渐尖，向基部渐狭，全缘；主脉两面隆起，侧脉明显而不达于叶缘，横脉曲折，在每对侧脉之间联结成3～4个近方形的大网眼，先端有膨大的水囊。孢子囊群大，长圆形至短线形，在每对侧脉之间有不整齐的一行，生于网眼的交叉点，无囊群盖，通常仅位于叶背的上半部能育。

【生境分布】生于混交林下、溪边或湿岩石等处。分布于福建、台湾、海南、广西、贵州、云南、西藏等地。

【性味功效】淡、涩、凉。解毒，清热利尿。内服煎汤15～30克。外用适量，捣敷。

【配伍禁忌】

1. 尿路感染：常与石韦等配伍使用。
2. 毒蛇咬伤：单味使用。

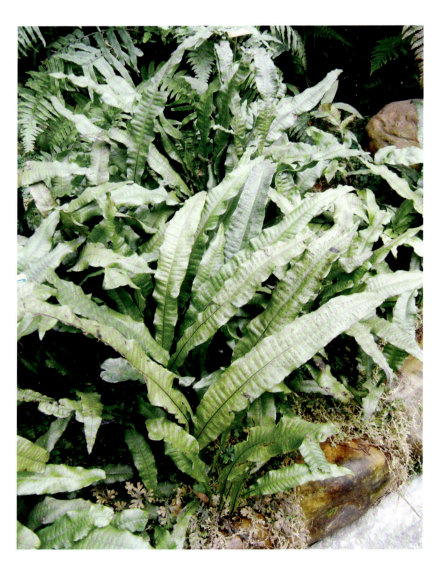

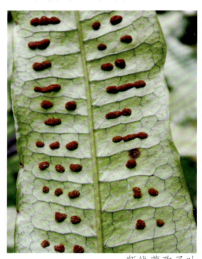

断线蕨孢子叶

【现代研究与应用】主要成分为尿嘧啶和尿嘧啶核苷。

槲蕨科

槲 蕨

【药　　名】骨碎补。

【来　　源】为槲蕨科植物槲蕨 Drynaria roosii Nakaike的根茎。

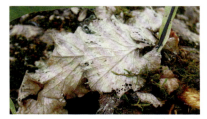

槲蕨营养叶

【识别特征】草本。根状茎横生，粗壮肉质，密被鳞片。叶二型；槲叶状的营养叶灰棕色，卵形，干膜质，边缘有粗浅裂；孢子叶高大，纸质，绿色，长椭圆形，向基部变狭而成波状，下延成有翅膀的短柄，中部以上深羽裂。孢子囊群圆形，着生于内藏小脉的交叉点上。沿中脉两侧各排成2~3行；无囊群盖。

【生境分布】附生于树上、山林石壁上。分布华中、华南和西南等地。

【性味功效】苦，温。活血续筋，补骨强骨。内服煎汤3~9克。外用适量，捣烂敷或晒干研末撒，也可浸酒搽。

【配伍禁忌】

1. 肾虚腰痛、风湿性腰腿疼：常与桑寄生、秦艽、豨莶草等配伍使用。

2. 肾虚久泄：常与补骨脂、山药、五味子等配伍使用。

3. 筋伤骨折，瘀肿疼痛：常与没药、龟板等配伍。

禁忌：阴虚内热及无瘀血者慎服。

【其他功用】鳞片（骨碎补毛）可疗伤止血。

【现代研究与应用】主要成分是柚皮苷四环三萜类化合物，具有强骨、抑制链霉素的耳毒性等作用。中药材骨碎补是复方骨碎补制剂、壮骨关节丸等制剂的重要组成药物。

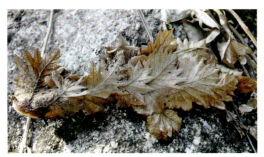

槲蕨根状茎和营养叶

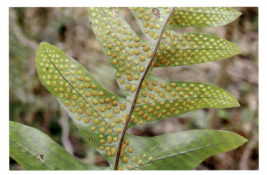

槲蕨孢子叶

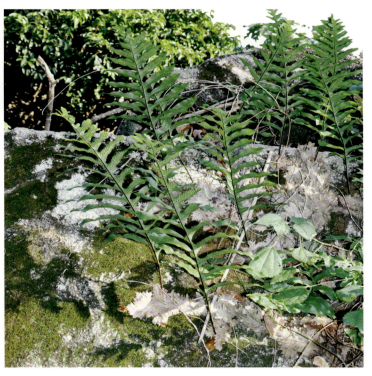

崖 姜

【药　　名】崖姜蕨骨碎补。

【来　　源】为骨碎补科植物崖姜 *Pseudodrynaria coronans* (Wall. ex Mett.) Ching 的根茎。

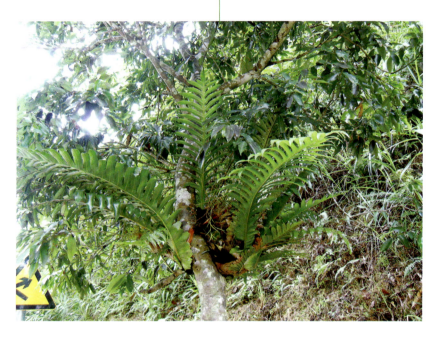

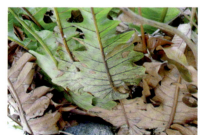

【生境分布】附生于林中树干或岩石上。分布于华南、西南及福建、台湾等地。

【性味功效】苦，温。补肾强骨，活血止痛。内服煎汤10～20克。外用适量，捣烂敷或晒干研末敷，也可浸酒搽。

【配伍禁忌】

1. 肾虚腰痛、风湿性腰腿疼：常与桑寄生、秦艽、豨莶草等配伍使用。

2. 肾虚久泄：常与补骨脂、山药、五味子等配伍使用。

3. 内伤瘀血：常与刘寄奴、延胡索等配伍使用。

禁忌：阴虚内热及无瘀血者慎服。

【识别特征】草本。根状茎粗壮，密被棕色鳞片。叶簇生；叶片先端渐尖，中部以下渐狭，近基部渐变宽而呈心形，中部以上深羽裂，向下浅裂成波状，两面光滑，全缘；叶脉网状，两面明显。孢子囊群着生于小脉交叉处，每对侧脉之间有1行，圆形或延长，成熟时呈断线形。无囊群盖。

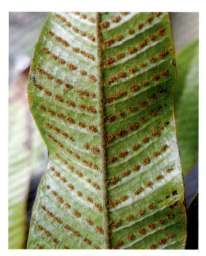

崖姜孢子叶

【现代研究与应用】主要成分为四环三萜类化合物与新茉莉烯，具有降血脂、强心等作用。中药材崖姜蕨骨碎补是复方骨碎补制剂、骨碎补丸、强骨胶囊等中成药的重要组成药物。

槐叶苹科

槐叶苹

【药　　名】蜈蚣萍。

【来　　源】为槐叶苹科植物槐叶苹 Salvinia natans (L.) All. 的全草。

【识别特征】漂浮植物。茎细长，横生。叶二型，三叶轮生，上面二叶漂浮水面，在茎两侧排列，形如槐叶，椭圆形至长圆形，基部圆形或略成心形；叶草质，上面绿色，满布带有束状突起的短毛，下面灰褐色；另一叶细裂成须根状的假根，悬垂于水中。孢子果簇生于假根的基部。孢子期9—12月。

【生境分布】生于水田、溪沟或静水的水面上。分布于东北、华北、华东、中南及西南等地。

【性味功效】辛、苦，寒。清热解表，利水消肿，解毒。内服煎汤15~30克。

【配伍禁忌】

1. 感冒：常与白茅根、枇杷叶等配伍使用。

2. 浮肿：常与八角枫、臭牡丹、大血藤等配伍使用。

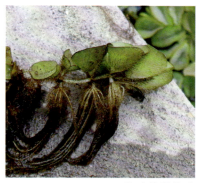

槐叶苹根状叶

【现代研究与应用】主要成分有中性脂、糖脂、磷脂等。

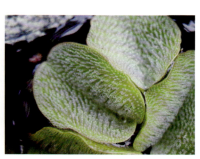

槐叶苹叶

苏铁科

苏 铁

【药　　名】苏铁根。

【来　　源】为苏铁科植物苏铁 *Cycas revoluta* Thunb.的根。

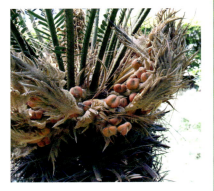

苏铁种子

【识别特征】常绿木本。茎干密被宿存的叶基和叶痕，羽状叶从茎的顶部生出，基部两侧有刺；羽片条形，厚革质，先端锐尖，边缘显著向下卷曲。雌雄异株，雄球花圆柱形；孢子叶密生灰黄色长绒毛；大孢子叶扁平，上部顶片宽卵形，边缘羽状分裂，其下方两侧着生数枚近球形的胚珠。种子卵圆形，微扁，顶端有尖头，熟时朱红色。花期6—7月；种子10月成熟。

【生境分布】我国多地有栽培，主要分布于福建、台湾、广东等地。

【性味功效】甘、淡，平；有小毒。祛风通络，活血止血。内服煎汤10～15克。

【配伍禁忌】

1. 痢疾：常与算盘子根等配伍使用。

2. 跌打损伤：单味使用。

禁忌：种子及茎顶部的树心有毒。

【其他功用】种子（苏铁果）可平肝降压，镇咳祛痰，收敛固涩。

【现代研究与应用】种子含苏铁素、新铁树素、苏铁苷、新苏铁苷、大泽明素、甲基氧化偶氮甲醇、玉米黄质等，具有抗癌、止血作用。

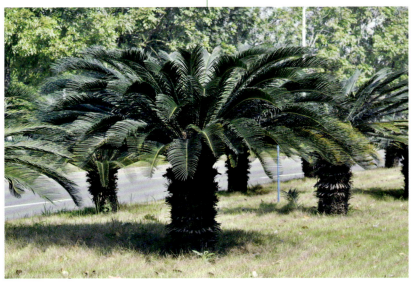

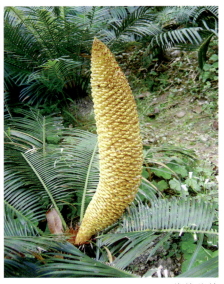

苏铁雄株

银杏科

银 杏

【药　　名】白果。

【来　　源】为银杏科植物银杏 *Ginkgo biloba* Linn.的种子。

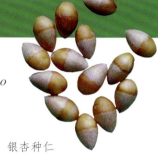
银杏种仁

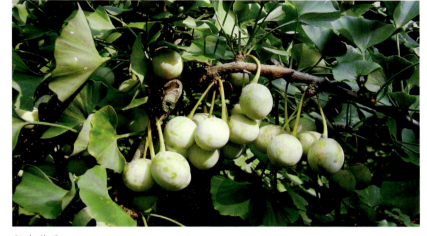
银杏种子

【识别特征】落叶乔木。枝有长枝与短枝，幼树树皮淡灰褐色，浅纵裂，老树则灰褐色，深纵裂。叶在长枝上螺旋状散生，在短枝上3～5枚簇生；叶片扇形，淡绿色，无毛，二叉脉，上缘浅波状。雌雄异株，花单性；雄球花成柔荑花序状，下垂；雌球花有长梗，梗端常分2叉。种子核果状，椭圆形至近球形；外种皮被白粉；中种皮骨质，白色。花期3—4月；种子成熟期9—10月。

【生境分布】生于酸性土壤，排水良好地带的天然林中，现为栽培。主产于广西、四川、河南、山东、湖北、辽宁等地。

【性味功效】甘、苦、涩，平；有毒。敛肺定喘，收涩止带，固精缩尿。内服煎汤5～10克。

【配伍禁忌】

1. 外感风热咳嗽：常与麻黄、黄芩等配伍使用。

2. 肺肾两虚之虚喘：常与五味子、胡桃肉等配伍使用。

3. 湿热带下：常与黄檗、车前子等配伍使用。

禁忌：本品生食有毒。其性收敛，咳喘痰稠、咳吐不爽者慎用。

【其他功用】叶（银杏叶）可活血止痛，敛肺平喘，涩肠止泻，止带浊。

【现代研究与应用】主要成分有山柰黄素、槲皮黄素、芦丁、白果素、银杏素、穗花双黄酮等，具有抑菌、抗衰老、祛痰等作用。中药材白果是银杏露、百咳宁片等中成药的重要组成药物；银杏叶是中成药舒血宁片、银杏叶黄酮苷元片、银杏叶注射液等制剂的重要组成药物。

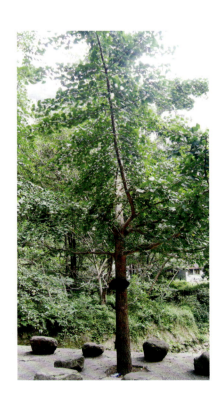

松科

马尾松

【药　　名】松节。

【来　　源】为松科植物马尾松 *Pinus massoniana* Lamb 的枝干结节。

【识别特征】乔木。树皮红褐色；小枝常轮生，淡黄褐色；褐色冬芽圆柱状，芽鳞边缘丝状，先端尖。叶针形，二针一束，叶缘有细锯齿；叶鞘宿存。穗状雄球花聚生于新枝下部苞腋；雌球花单生或2～4个聚生于新枝顶端，淡紫红色。球果圆锥状卵形。种子长卵圆形，有翅。花期4—5月；果熟期翌年10—12月。

【生境分布】生于山地，多为栽培。分布于华中、华东、华南、陕西等地。

【性味功效】苦、辛，微寒。祛风除湿，通络止痛。内服煎汤10～15克。外用适量。

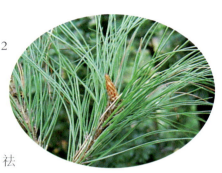

马尾松雄花序

【配伍禁忌】

1. 风寒湿痹：常与羌活、独活、当归、川芎等配伍使用。
2. 脚挛急转筋：常与木瓜、白芍、甘草等配伍使用。
3. 牙痛不止：常与槐白皮、地骨皮等配伍使用。

禁忌：阴虚血燥者慎服。

【其他功用】叶（松叶）可祛风燥湿、杀虫止痒；花粉（松花粉）可益气、燥湿、止血；固体树脂（松香）可燥湿、拔毒、生肌、止痛。

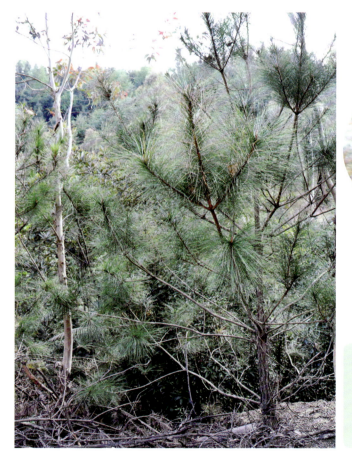

马尾松雌花序（松果）

【现代研究与应用】主要成分有纤维素、木质素、α-蒎烯、β-蒎烯等，具有镇痛抗炎作用。中药材松节是克伤痛擦剂等中成药的重要组成药物。

金钱松

【药　　名】土荆皮。

【来　　源】为松科植物金钱松 *Pseudolarix amabilis* (Nelson) Rehd.的根皮及近根树皮。

【识别特征】乔木。树干直，树皮灰褐色，粗糙，不规则鳞片状开裂。一年生枝淡红褐色或淡红黄色，有光泽，老枝及短枝呈灰色或暗灰色。叶线形，先端尖，上面绿色，下面蓝绿色，中脉明显；长枝上叶辐射伸展，短枝上叶簇生。雄球花黄色，圆柱状，下垂；雌球花紫红色，直立，椭圆形。球果卵圆形，熟时淡红褐色。种子卵圆形，白色。花期4—5月，果期10—11月。

【生境分布】生于山地针叶、阔叶树混交林中。分布于江苏、安徽、浙江、江西、福建、湖北、湖南、四川等地。多为栽培。

【性味功效】苦，微温；有毒祛风除湿，杀虫止痒。外用适量。

【配伍禁忌】

1. 癣：常与斑蝥、鸡心槟榔、番木鳖等配伍使用。
2. 癫：常与白及、尖槟榔、白芷等配伍使用。

禁忌：本品有毒，只供外用，不宜内服。

【现代研究与应用】主要成分有土荆皮酸、去甲基土荆皮酸、金钱松呋喃酸、白桦脂酸等，具有抗真菌、抗生育、止血、抑制肝癌细胞增殖作用。中药材土荆皮是土荆皮酊、复方土荆皮酊等制剂的重要组成药物。

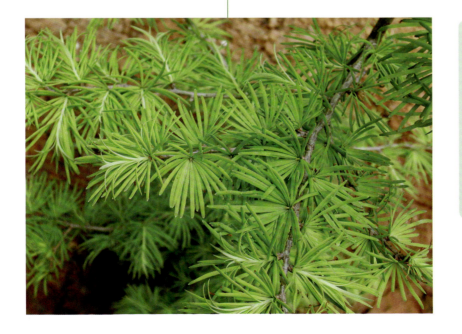

柏科

侧 柏

【药　　名】柏子仁。

【来　　源】为柏科植物侧柏 Platycladus orientalis (Linn.) Franco 的成熟种仁。

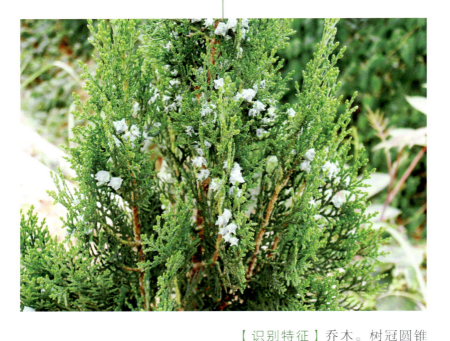

【识别特征】乔木。树冠圆锥形，树皮薄，浅灰褐色，纵裂成条片。小枝扁平，呈羽状排列。叶对生，鳞形，紧贴于小枝上。雌雄同株，球花单生于短枝顶端；雄球花黄色，卵圆形；雌球花近球形，蓝绿色，被白粉。球果近卵圆形，肉质，蓝绿色，被白粉；熟后变为木质，红褐色而硬，裂开。种子卵圆形，灰褐色或紫褐色。花期3—4月；果期10月。

【生境分布】生于湿润肥沃的山坡及石灰岩山地。全国大部分地区有分布。

【性味功效】甘，平。养心安神，润肠通便。内服煎汤10～20克。

【配伍禁忌】

1. 心阴不足之虚烦不眠：常与五味子、人参、牡蛎等配伍使用。

2. 心肾不交之心悸不宁、梦遗健忘：常与麦冬、熟地、石菖蒲等配伍使用。

3. 肠燥便秘：常与火麻仁、郁李仁等配伍使用。

禁忌：便溏及多痰者慎用。

【其他功用】树枝可驱风除湿，解毒疗疮；枝梢及叶（侧柏叶）可凉血止血，祛痰止咳，祛风解毒。

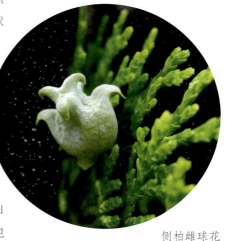

侧柏雌球花

【现代研究与应用】主要成分有脂肪油、挥发油、皂苷、植物甾醇、维生素A、蛋白质等，具有润肠通便等作用。中药材柏子仁是柏子养心丸、复方柏子丸、五仁丸等中成药的重要组成药物。

罗汉松科

竹 柏

【药　名】竹柏。

【来　源】为罗汉松科植物竹柏 *Podocarpus nagi* (Thunb.) Zoll. et Mor. ex Zoll.的叶。

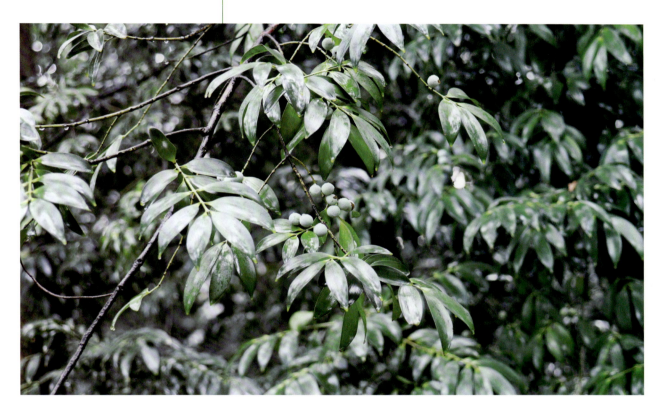

【识别特征】常绿乔木。树皮红褐色或暗紫红色，成小块薄片脱落；枝开展，树干广圆锥形。叶交互对生或近对生，排成二列，厚革质，长卵形，无中脉而有多数并列细脉，上面深绿色，有光泽，下面浅绿色，先端渐窄，基部楔形，向下窄成柄状。雌雄异株；雄球花穗状，常分枝，单生叶腋；雌球花单生叶腋，稀成对腋生，基部有数枚苞片。种子球形，成熟时假种皮暗紫色，有白粉。花期3—4月；种子于10月成熟。

【生境分布】生于低海拔常绿阔叶林中。分布于浙江、江西、福建、台湾、湖南、广东、广西、四川等地。

【性味功效】咸，寒。止血，接骨。外用适量。

【配伍禁忌】民间常以单味用治外伤出血骨折。

【其他作用】根或树皮（竹柏根）可祛热除湿。

【现代研究与应用】主要成分有竹柏内酯、催吐萝芙木醇、15-甲氧基竹柏内酯D、3-去氧-2α-羟基竹柏内酯E、3-表竹柏内酯C。

红豆杉科

南方红豆杉

【药　　名】红豆杉。

【来　　源】为红豆杉科植物南方红豆杉 *Taxus chinensis* (Pilger) Rehd.var. *mairei* (Lemee et Lévl.) Cheng et L. K. Fu的枝叶。

南方红豆杉种子

【识别特征】乔木或灌木。树皮红褐色或暗褐色。叶片羽状两列，条形，上面深绿色，下面浅绿色；有两条气孔带。雄球花淡黄色。种子生于杯状红色肉质假种皮中，卵圆形，上部具二钝棱脊。

【生境分布】生于中、高山地带。分布于甘肃、云南、贵州、四川、湖北、安徽等地。

【性味功效】咸，寒；有毒。软坚散结，消痰，利水。内服煎汤6～12克。

【配伍禁忌】多用于提取紫杉醇制成抗癌药物使用。

禁忌：食多则中毒。

【现代研究与应用】主要成分为紫杉醇，具有抑制癌细胞的作用。

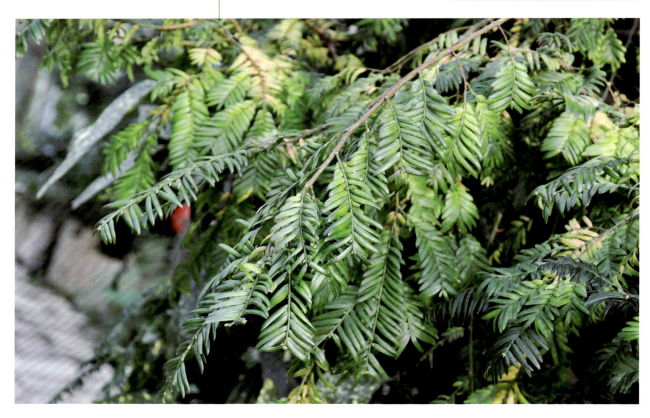

三尖杉

三尖杉科

【药　　名】三尖杉。

【来　　源】为三尖杉科植物三尖杉 *Cephalotaxus fortunei* Hook. f.的枝叶。

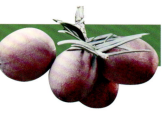
三尖杉成熟的果实

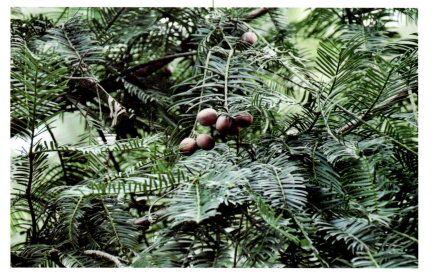

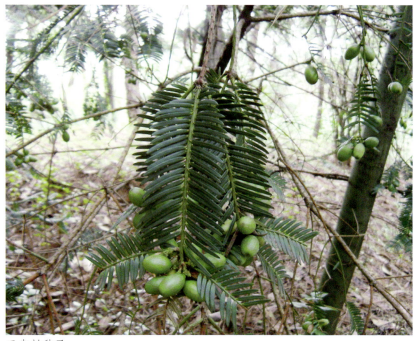
三尖杉种子

【识别特征】常绿乔木。树皮红褐色。小枝对生，基部有宿存芽鳞；枝条细长，稍下垂，树冠广圆形。叶螺旋状排成2列，披针状线形，上面深绿色，下面气孔带白色。花单性，雄球花聚成头状；雌球花生于小枝基部的苞片腋部。种子椭圆状卵形。花期4月；种子成熟期8—10月。

【生境分布】生于针叶、阔叶树混交林中。分布于中南及浙江、安徽、四川、贵州、云南、陕西、甘肃等地。

【性味功效】苦、涩，寒；有毒。清热，凉血，抗癌。

【配伍禁忌】多用于提取三尖杉酯碱制成注射剂使用。

【现代研究与应用】主要成分有三尖杉碱、表三尖杉碱、乙酰三尖杉碱、粗榧碱、高三尖杉酯碱等，具有抗肿瘤、治疗白血病的作用。中药材三尖杉是三尖杉酯碱注射液等制剂的重要原料。

麻黄科

木贼麻黄

【药　　名】麻黄。

【来　　源】为麻黄科植物木贼麻黄 *Ephedra equisetina* Bunge. 的草质茎。

【识别特征】直立小灌木。木质茎粗长，直立；小枝细圆柱形，对生或轮生的分枝较多，节间较短，被白粉，呈蓝绿色或灰绿色。鳞叶膜质鞘状，常呈棕色，上部2裂。雄球花单生或3～4个集生于节上，无梗或有短梗；雌雄花单生，常在节上成对，无柄。雌球花成熟时苞片肉质，红色，成浆果状，长卵形或卵圆形。种子通常1枚，窄长卵形。花期6—7月；种子成熟期8—9月。

【生境分布】生于干旱荒漠、多砂石的山脊、山顶或草地。分布于华北、甘肃、新疆、陕西等地。

【性味功效】辛、微苦，温。发汗散寒，宣肺平喘，利水消肿。内服煎汤2～9克。

【配伍禁忌】

1. 风寒表实证：常与桂枝等配伍使用。（麻黄汤）

2. 咳喘实证：常与杏仁、甘草等配伍使用。（麻杏石甘汤）

3. 风水水肿：常与甘草、白术等配伍使用。（越婢加术汤）

禁忌：体虚自汗、盗汗及虚喘者禁服。

【其他功用】根及根茎（麻黄根）可固表止汗。

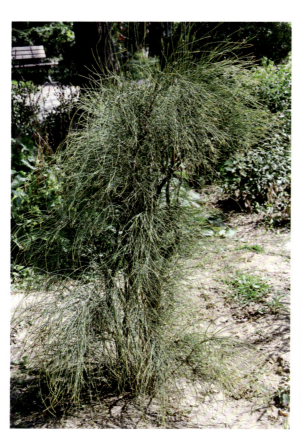

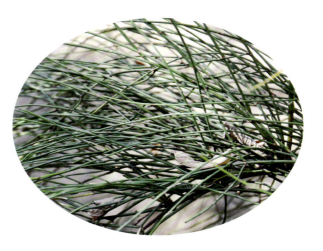

【现代研究与应用】主要成分有麻黄碱、伪麻黄碱、甲基伪麻黄碱、麻黄次碱等生物碱、挥发油及鞣质等，具有发汗、解热、缓解支气管平滑肌痉挛、兴奋心脏、收缩血管、利尿、抗炎抗病毒等作用。中药材麻黄是麻杏止咳糖浆、通宣理肺丸、消炎止咳片等制剂的重要组成药物。

草麻黄

【药　　名】麻黄。

【来　　源】为麻黄科植物草麻黄 *Ephedra sinica* Stapf. 的草质茎。

【识别特征】草本状灌木。木质茎短，匍匐地上或横卧土中；小枝直伸或微曲，绿色，长圆柱形，节明显。鳞叶膜质鞘状，上部2裂，裂片锐三角形，常向外反曲。花呈鳞球花序，通常雌雄异株；雄球花多呈复穗状，常具总梗；雌球花单生，有梗，成熟时红色，呈浆果状。种子2。花期5—6月。

【生境分布】常成片丛生于干山坡、平原、干燥荒地、河床等。分布于华北，吉林、辽宁、陕西、新疆、河南等地。

【性味功效】辛、微苦，温。发汗散寒，宣肺平喘，利水消肿。内服煎汤2～9克。

【配伍禁忌】

1. 风寒感冒：常与桂枝配伍使用。
2. 水肿：常与甘草、生姜、白术等配伍使用。
3. 咳嗽气喘：常与杏仁、甘草、细辛、干姜、半夏等配伍使用。

禁忌：体虚自汗、盗汗及虚喘者禁服。

【其他功用】根及根茎（麻黄根）可固表止汗。

【现代研究与应用】主要成分为左旋麻黄碱、右旋伪麻黄碱、左旋去甲基麻黄碱等麻黄碱类生物碱及 β-松油醇、左旋-α-松油醇等挥发性成分，具有发汗、解热、缓解支气管平滑肌痉挛、兴奋心脏、收缩血管、利尿、抗炎抗病毒等作用。中药材麻黄是千柏鼻炎片、小青龙冲剂等中成药的重要组成药物。

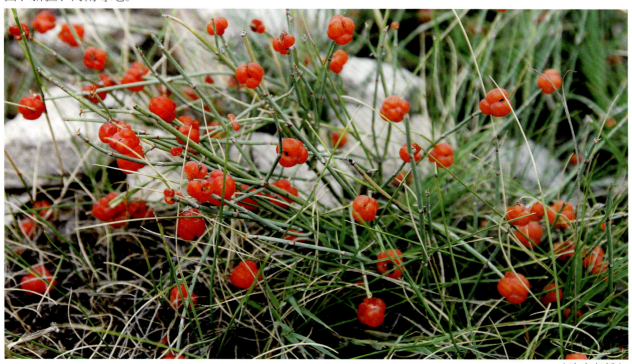

（陈虎彪摄）

买麻藤科

买麻藤

【药　　名】买麻藤。

【来　　源】为买麻藤科植物买麻藤 Gnetum montanum Markgr. 的全草。

【识别特征】常绿木质缠绕藤本。茎枝圆形，土棕色或灰褐色，皮孔较明显，具膨大的关节状节。叶对生，革质；叶片长圆形，全缘，侧脉斜伸，背面网脉明显。雌雄同株；球花排成穗状花序，常腋生；种子核果状，长椭圆形，熟时假种皮黄褐色或红褐色。花期4—6月；果期9—11月。

【生境分布】生于针阔混交林中。分布于福建、广东、海南、广西、云南等地。

【性味功效】苦，温。祛风除湿，散瘀行血，化痰止咳。内服煎汤6~9克。

【配伍禁忌】

1. 风湿性关节痛：常与三桠苦等配伍使用。
2. 筋骨酸软：常与五加皮、千斤拔等配伍使用。
3. 腰痛：常与葫芦茶等配伍使用。

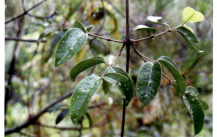
小叶买麻藤

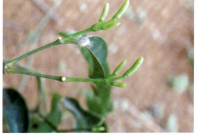
小叶买麻藤花序

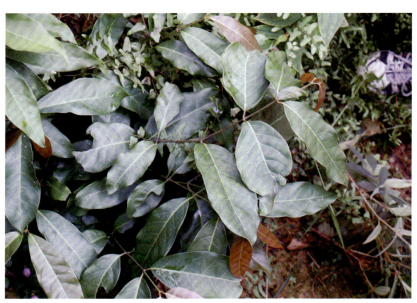

【现代研究与应用】主要成分有含2-羟基-3甲氧基-4-甲氧羰基吡咯、2-羟基-3-甲氧甲基-4-甲氧羰基吡咯、3,4'-二羟基-4-甲氧基二苄醚等，具有平喘、降压、抗过敏、抗蛇毒等作用。中药材买麻藤是复方买麻藤片等制剂的重要组成药物。

八角科

红毒茴

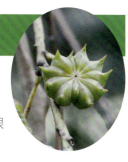

【药　　名】老根、红茴香根、披针叶茴香根。

【来　　源】为八角科植物红毒茴 *Illicium lanceolatum* A.C. Smith 的根或根皮。

红毒茴香果（莽草）

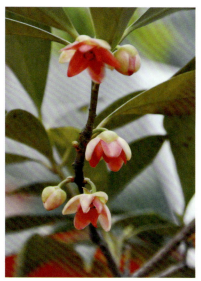

红毒茴香花

红毒茴香花

【识别特征】常绿灌木或小乔木。树皮、老枝灰褐色。单叶互生或集生；叶革质，披针形，先端尾尖或渐尖，基部窄楔形，全缘。边缘稍反卷，上面绿色，有光泽，下面淡绿色。花腋生或近顶生，单生或2~3朵集生叶腋；花被片红色至深红色。蓇葖果10~13枚，木质，先端有长而弯曲的尖头。种子淡褐色。花期5—6月；果期8—10月。

【生境分布】生于沿河两岸及阴湿沟谷两旁的混交林或疏林中。分布于江苏、浙江、安徽、福建、江西、陕西等地。

【性味功效】苦、辛，温；有毒。祛风除湿，散瘀止痛。内服煎汤3~6克。

【配伍禁忌】

1. 跌打损伤，瘀血肿痛：常与黄酒或食盐配伍捣敷患处。
2. 痈疽，无名肿毒：常单味研细末，与糯米饭捣敷患处。
3. 内伤腰痛：单味研细末，与黄酒冲服。

禁忌：孕妇禁服，阴虚无瘀滞者慎服。

【其他功用】叶（莽草叶），可祛风止痛，消肿，杀虫。

【现代研究与应用】主要成分有莽草毒素、莽草酸等，具有抗炎镇痛、兴奋中枢神经，以及毒性作用。

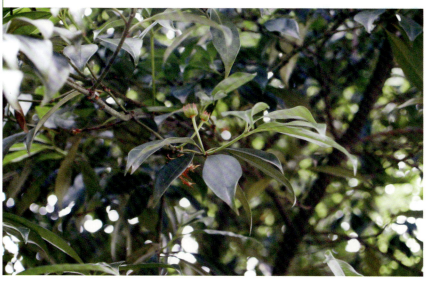

八 角

【药　　名】八角茴香。

【来　　源】为八角科植物八角 Illicium verum Hook. f. 的果实。

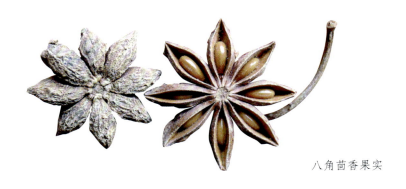

八角茴香果实

【识别特征】常绿乔木。树皮灰色至红褐色，有不规则裂纹。枝密集，水平伸展。单叶互生或簇生于枝顶；叶柄粗壮；叶片革质，椭圆状披针形，全缘，上面深绿色，有光泽和油点，下面浅绿色，疏生柔毛。花两性，单生于叶腋，花被片覆瓦状排列，内轮粉红色。聚合果多由8个蓇葖果放射状排列成八角形，红褐色，木质，成熟时沿腹缝线开裂。种子1枚，扁卵形，亮棕色。花期春、秋两季；果期秋季至翌年春季。

【生境分布】生于气候温暖、潮湿、土壤疏松的山地，野生或栽培。分布于华南、西南。

【性味功效】辛，温。散寒止痛，理气和中。内服煎汤3～6克。

【配伍禁忌】

1. 小肠气胀痛：常与杏仁、葱白等配伍使用。
2. 肝经受寒，少腹冷痛：常与橘皮、白豆蔻等配伍使用。

禁忌：火旺者禁服。

【现代研究与应用】主要成分有槲皮素、槲皮素苷、山柰酚、山柰酚苷、对甲氧基苯-2-丙酮、δ-及γ-荜澄茄烯、β-愈创木烯、橙花叔醇、榄香醇、甲基异丁香油酚、β-橄榄烯、胡萝卜次醇、柏木醇等，具有抑菌、升高白细胞等作用。

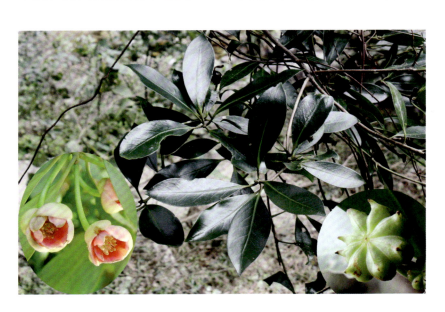

木兰科

鹅掌楸

【药　　名】凹朴皮、马挂木皮。

【来　　源】为木兰科植物鹅掌楸 *Liriodendron chinense* (Hemsl.) Sarg. 的树皮。

【识别特征】落叶乔木。树皮黑褐色，纵裂。叶互生；托叶和叶柄分离；叶片呈马褂形，先端平截或微凹，基部圆形或浅心形，近基部具1对侧裂片。花单生于枝顶，杯状，花被，外轮3片绿色，萼片状，外展，内两轮6片，直立，外面绿色，具黄色纵条纹。聚合果卵状圆锥形，小坚果先端延伸成翅。种子1~2枚。花期5月；果期9—10月。

【生境分布】生于山地林中，或成小片纯林。分布于江苏、安徽、浙江、江西、福建、台湾、湖南、湖北、广西、四川、贵州、云南等地。亦栽培供观赏。

【性味功效】辛，温。祛风除湿，散寒止咳。内服煎汤9~15克。

【配伍禁忌】

水湿风寒：常与芫荽、山油麻、甘草等配伍使用。

【其他功用】根（鹅掌楸根）可祛风除湿，强筋壮骨。

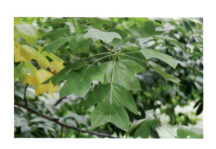

【现代研究与应用】主要成分为鹅掌楸苷等成分，具抗菌作用。

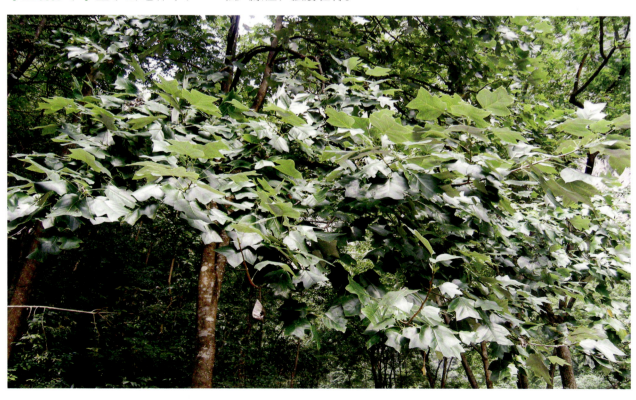

夜香木兰

【药　　名】夜合花，合欢花，夜香木兰。

【来　　源】为木兰科植物夜香木兰 *Magnolia coco* (Lour.) DC.的花。

【识别特征】灌木或小乔木。树皮灰色，小枝绿色，微具棱脊。叶互生；托叶痕达叶柄顶端；叶片革质，椭圆形，先端长渐尖，基部楔形，边缘略反卷，网脉稀疏，上面深绿色，有光泽，下面淡绿色。花梗向下弯垂，花近球形，夜间极香；花被9片，外轮3片，白色带绿，内两轮白色。聚合蓇葖果近木质，沿背缝线开裂，顶端有短尖头。种子1～2枚，外种皮鲜红色，带肉质。花期5—6月；果期7—9月。

【生境分布】生于常绿阔叶林中。分布于广东、广西、福建、浙江、云南、台湾等地。华南各地多有栽培。

【性味功效】辛，温。行气祛瘀，止咳止带。内服煎汤3～9克。

【配伍禁忌】民间习以单味用治胁肋胀痛、疝气痛、失眠、咳嗽气喘、白带过多等症。

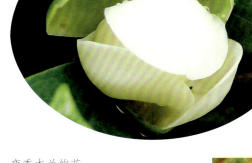

夜香木兰的花

【现代研究与应用】主要成分有氧代黄心树宁碱、柳叶木兰碱、木兰花碱等生物碱。

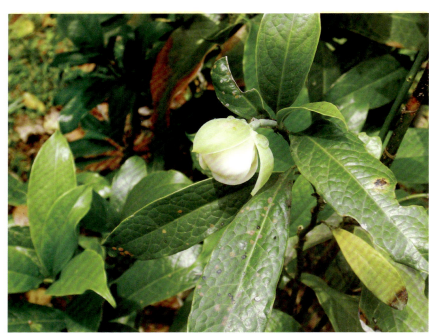

玉 兰

【药　　名】辛夷。

【来　　源】为木兰科植物玉兰 *Magnolia denudata* Desr. 的花蕾。

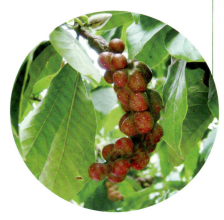

白玉兰果实

【识别特征】落叶乔木。小枝粗壮，被柔毛；冬芽卵形，苞片密生淡黄色绒毛。单叶互生；叶柄基部有托叶痕；叶片倒卵形，先端常具急短尖，基部楔形，叶柄及叶下面有白色细柔毛。花先叶开放，单生枝顶，呈钟状，白色，外面基部带紫红色，芳香；花被9片，倒卵状长圆形。聚合果圆筒形，木质。种子倒卵形。花期2—3月；果期8—9月。

【生境分布】生于常绿阔叶树和落叶阔叶树混交林中，现园林普遍栽培。分布于安徽、浙江、江西、湖南、广东等地。

【性味功效】辛，温。散风寒，通鼻窍。内服煎汤3～9克。

【配伍禁忌】

1. 鼻渊头痛：常与白芷、细辛、升麻等配伍使用。
2. 鼻疮：常与黄连、连翘、野菊等配伍使用。
3. 牙龈肿痛：常与蛇床子、青盐等配伍使用。

禁忌：阴虚火旺者忌服，入药宜包煎。

【现代研究与应用】主要成分有1，8-桉叶素、α-蒎烯、β-蒎烯、樟烯、香桧烯、β-月桂烯、柠檬烯、对聚伞花素等，具有抑菌、消炎、降压、兴奋子宫等作用。中药材辛夷是辛柏鼻炎丸、鼻渊丸、鼻炎灵片、活血止痛膏、醒脑降压丸等制剂的重要组成药物。

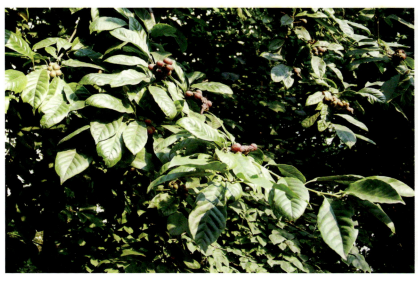
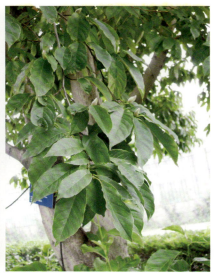

荷花玉兰

【药　　名】广玉兰、洋玉兰、百花果。

【来　　源】为木兰科植物荷花玉兰 *Magnolia grandiflora* L.的花和树皮。

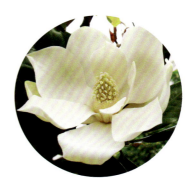

【识别特征】常绿大乔木。树皮淡褐色或灰色，薄鳞片状开裂。枝与芽有锈色细毛。叶互生；叶柄被褐色短柔毛；托叶与叶柄分离，无托叶痕；叶革质，叶片椭圆形上面深绿色，有光泽，下面淡绿色，有锈色细毛，侧脉8～9对。花芳香，白色，呈杯状，开时形如荷花；花梗粗壮具茸毛；花被9～12，倒卵形，厚肉质；聚合圆柱状长圆形或卵形。花期5—6月；果期10月。

【生境分布】喜生潮湿温暖地区。我国长江流域以南各地广为栽培。

【性味功效】辛，温。祛风散寒，行气止痛。内服煎汤：花3～10克，树皮6～12克。

【配伍禁忌】

1. 风寒感冒、头痛鼻塞：花常与白芷配伍使用。

2. 湿阻中焦，脘腹胀痛，呕吐，腹泻：树皮常与苍术、陈皮、甘草等配伍使用。

3. 高血压：花单味水煎服。

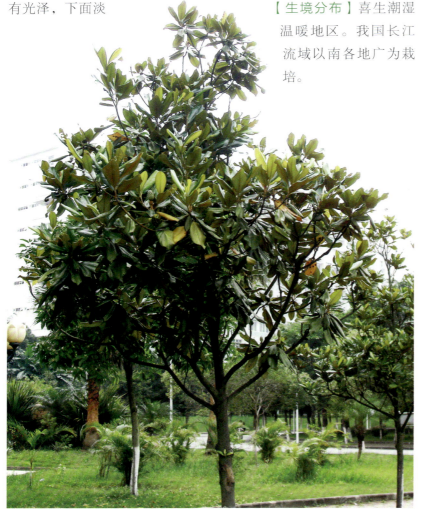

【现代研究与应用】主要成分有单萜、倍半萜、β-丁香烯、树皮有生物碱、糖苷类、新木脂素类等，具有降血压、抗菌、抗溃疡病等作用。

紫玉兰

【药　　名】木笔。

【来　　源】为木兰科植物紫玉兰 *Magnolia liliflora* Desr. 的花蕾。

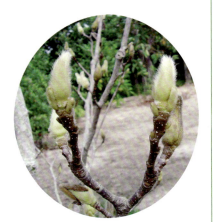

紫玉兰辛夷花

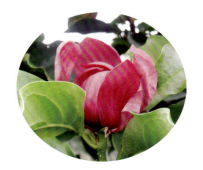

紫玉兰花特写

【识别特征】落叶灌木，常丛生，树皮灰褐色，小枝绿紫色或淡褐紫色。叶椭圆状倒卵形，先端尖，基部渐狭沿叶柄下延至托叶痕，上面深绿色，幼嫩时疏生短柔毛，下面灰绿色，沿脉有短柔毛；侧脉每边8～10条，托叶痕约为叶柄长之半。花蕾卵圆形，被淡黄色绢毛；花先于叶开放或同时开放，瓶形，直立于被毛的花梗上，稍有香气；花被片9～12，外面紫色或紫红色，内面带白色，椭圆状倒卵形。聚合果圆柱形。花期3—4月；果期8—9月。

【生境分布】生于山坡林缘。分布于福建、湖北、四川、云南，现各大城市有栽培。

【性味功效】辛，温。散风寒，通鼻窍。内服煎汤3～10克。外用适量。

【配伍禁忌】

1. 风寒头痛鼻塞：常与白芷、防风等配伍使用。
2. 鼻渊头痛：常与白芷、细辛等配伍使用。
3. 鼻疮：常与连翘、黄连、野菊花等配伍使用。

禁忌：阴虚火旺者慎服。

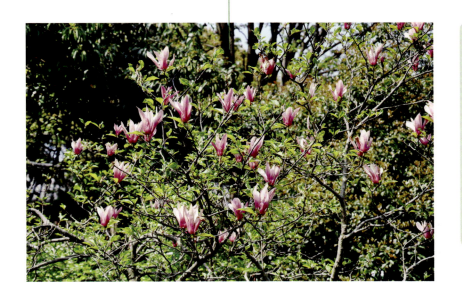

【现代研究与应用】主要成分有挥发油、黄酮类、生物碱及木脂素类等，具有局部收敛、刺激、麻醉、抗过敏、抗炎、降压、兴奋子宫、抗血小板、抗微生物等作用。中药材辛夷是复方辛夷滴鼻液、鼻用膜剂主要组成药物。

凹叶厚朴

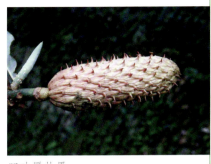

凹叶厚朴果

【药　　名】厚朴。

【来　　源】为木兰科植物凹叶厚朴 Magnolia officinalis Rehd. et Wils. var. biloba Rehd et Wils. 的干皮、根皮和枝皮。

【识别特征】落叶乔木。树皮紫褐色，小枝粗壮，淡黄色或灰黄色。冬芽粗大，圆锥形，芽鳞被浅黄色绒毛。叶柄粗壮；叶近革质，7~9枚集生枝顶，长圆状倒卵形，先端凹缺成2个钝圆的浅裂片，下面被灰色毛。花单生，芳香，花被9~12片或更多。聚合蓇葖果长圆形。种子三角状倒卵形。花期4—5月；果期9—10月。

【生境分布】生于山坡和路旁溪边的杂木林中。分布于浙江、安徽、福建、江西、湖南等地。

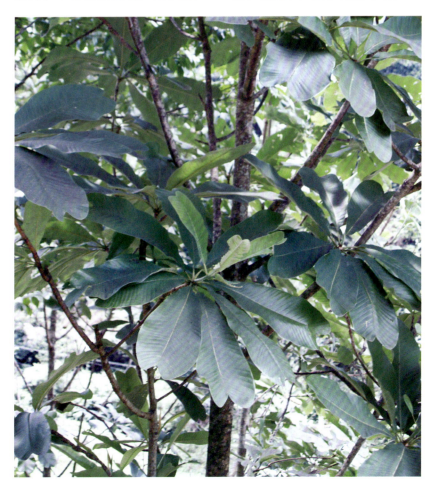

【性味功效】苦、辛，温。燥湿消痰，下气除满。内服煎汤3~9克。

【配伍禁忌】

1. 梅核气：常与半夏、生姜、茯苓、苏叶等配伍使用。

2. 胸闷、水肿、咳喘痰多：常与紫苏子、橘皮、当归等配伍使用。

3. 肠胃积滞：常与大黄、枳实等配伍使用。

禁忌：体虚及孕妇慎用。

【其他功用】花（厚朴花）可化湿，行气宽胸；果（厚朴果）能消食，理气，散结。

【现代研究与应用】主要成分有厚朴酚、异厚朴酚、和厚朴酚、四氢厚朴酚等木脂素类和少量木兰箭毒碱，具有降血压、抗胃溃疡、抗肿瘤、抗炎等作用。中药材厚朴是苏子降气丸、香砂养胃丸、保济丸、藿香正气水、千金保孕丸、麻仁丸、舒泰丸等中成药的重要组成药物。

白 兰

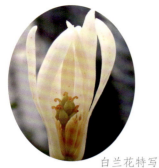
白兰花特写

【药　　名】白兰花。

【来　　源】为木兰科植物白兰 *Michelia alba* DC. 的花。

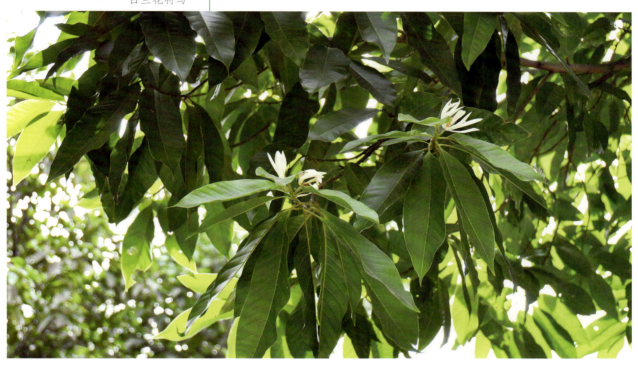

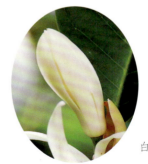
白兰花

【识别特征】常绿乔木。树皮灰色；枝叶有芳香。叶互生；叶薄革质，长椭圆形或披针状椭圆形，基部楔形，上面无毛，下面疏生微柔毛；托叶痕几达叶柄中部。花白色，极香；花被片10，披针形；聚合果熟时鲜红色。花期4—9月，夏季盛开，通常不结实。

【生境分布】生于气候温暖湿润和土壤肥沃疏松的环境。我国浙江、福建、台湾、湖南、湖北、广东、广西、四川、云南等地大量栽培。

【性味功效】苦、辛，温。化湿，行气，止咳。内服煎汤6~15克。

【配伍禁忌】

1. 湿阻中焦、气滞腹胀：常与厚朴、陈皮等配伍使用。
2. 脾虚湿盛、白带：常与薏苡仁、白扁豆、车前子等配伍使用。

【现代研究与应用】主要成分有芳樟醇、α-甲基丁酸乙酯，异丁酸甲酯、α-水芹烯、β-蒎烯、月桂烯、柠檬烯、甲基异丁香酚。

黄 兰

【药　　名】黄缅桂、大黄桂、黄桷兰。

【来　　源】为木兰科植物黄兰 *Michelia champaca* Linn. 的根。

黄兰果实

【识别特征】常绿乔木。幼枝、嫩叶和叶柄均被淡黄色平伏柔毛。叶互生；叶柄细；叶薄革质；叶片披针状卵形，先端尖，基部宽楔形或楔形。花单生于叶腋，橙黄色，极香；花梗短而有灰色绒毛；花被片15～20片，披针形。聚合蓇葖果倒卵状长卵形，外有疣状突起。种子2～4枚，有红色假种皮。花期6—7月；果期9—10月。

【生境分布】生于湿润温暖地区。分布于云南南部和西藏等地。长江流域以南各地有栽培。

【性味功效】苦，凉。祛风，利咽。内服煎汤6～15克。

【配伍禁忌】

1. 风湿骨痛：单味药煎汤或浸酒。
2. 骨刺卡喉：单味药切薄片，每含1～2片，徐徐咽下药液，半小时后吐出药渣再换。

【其他功用】果实（黄缅桂果）可健胃止痛。

【现代研究与应用】主要成分有小白菊内酯、氧代黄心树宁碱、黄心树宁碱、木兰花碱等，具有抗菌、抗癌作用。

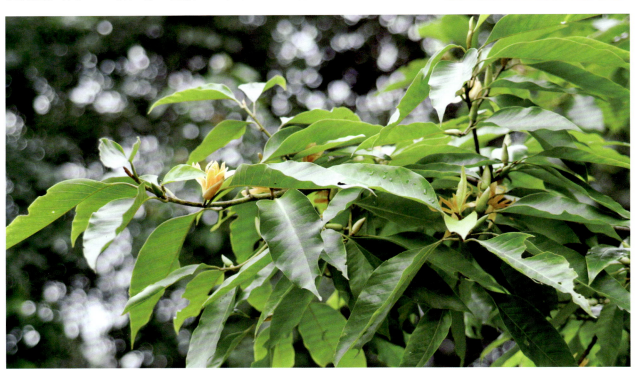

五味子科

黑老虎

【药　　名】过山风、钻地风、透地连珠。

【来　　源】为五味子科植物冷饭团 *Kadsura coccinea* (Lem.) A.C.Smith 的根及根茎。

【识别特征】常绿攀援藤本。茎上部缠绕。枝圆柱形，棕黑色，疏生白色点状皮孔。单叶互生；叶革质，叶片长圆形至卵状披针形，全缘。花单生叶腋，稀成对，雌雄异株；花被红色或红黄色，10～16片，椭圆形。聚合果近球形，成熟时红色或黑紫色；小浆果倒卵形，外果皮革质。种子红色，心形。花期5—7月；果期8—10月。

【生境分布】生于山地疏林中，常缠绕于大树上。分布于江西、福建、湖南、广东、广西、四川、贵州、云南等地。

【性味功效】辛、微苦，温。行气止痛，散瘀通络。内服煎汤9～15克。外用适量。

【配伍禁忌】

1. 慢性胃炎：常与救必应、海螵蛸等配伍使用。
2. 风湿骨痛：常与光叶海桐、鸡血藤、豨莶草等配伍使用。
3. 痛经：常与南五味子、凤尾草、乌药配伍使用。

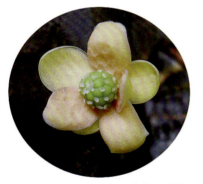

黑老虎雌花

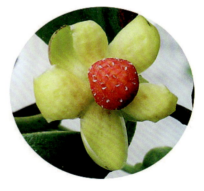

黑老虎雄花

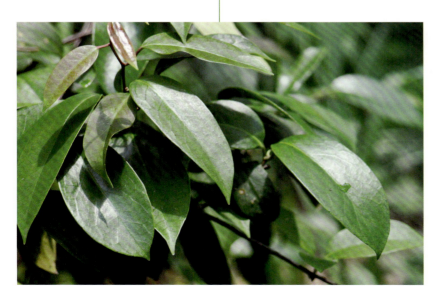

【现代研究与应用】主要成分有木脂素类、三萜类、倍半萜类等，具有抗癌活性、抗HIV、保肝和抗氧化等作用。

南五味子

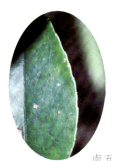

南五味子叶缘有腺体

【药　名】红木香。

【来　源】为五味子科植物南五味子 *Kadsura longipedunculata* Finet et Gagnep. 的根或根皮。

【识别特征】常绿木质藤本。小枝褐色或紫褐色，皮孔明显。叶片长圆状披针形，革质；基部楔形，边缘有疏齿。花单生叶腋；雌雄异株；花梗细长，花下垂；花被黄色。聚合果球形，熟时红色或暗蓝色。种子2～3枚，肾形，淡灰褐色，有光泽。花期5—7月；果期9—12月。

【生境分布】生于山坡、山谷及溪阔叶林中。分布于长江流域以南各地。

【性味功效】辛，温。理气止痛，祛风通络，活血消肿。内服煎汤9～15克。

【配伍禁忌】

1. 胃痛：常与救必应等配伍使用。

2. 痛经：常与香附、红花等配伍使用。

3. 跌打损伤：常与土牛膝、金鸡脚等配伍使用。

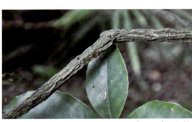

南五味子茎

【现代研究与应用】主要成分有安五脂素、五内酯B、五内酯E、长南酸、内消旋二氢愈创木脂酸、β-谷甾醇、五味子素、华中五味子醇，具有抗胃溃疡、镇静、镇痛、抗炎、镇咳祛痰、抗菌等作用。

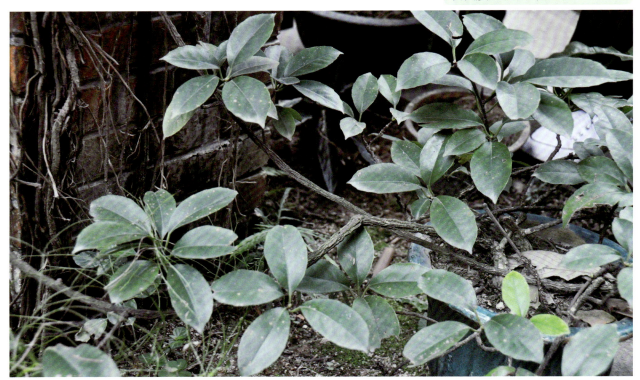

铁箍散

【药　　名】血糊藤、香巴戟、小血藤。

【来　　源】为五味子科植物铁箍散 Schisandra propinqua（Wall.）Hook. f. et Thoms. var. sinensis Oliv.的茎藤或根。

【识别特征】落叶或半落叶木质藤本。根圆柱形，木质而坚硬，略弯曲。老枝灰色，小枝棕褐色。单叶互生；叶革质；叶片卵状披针形或长圆状披针形，边缘具不明显的疏齿，嫩叶上面有时有浅色斑纹。花雌雄异株；花单生叶腋或簇生。小浆果球形，熟时鲜红色。种子肾圆形，种皮光滑。花期6—8月；果期7—10月。

【生境分布】生于向阳地山坡或山沟灌丛中。分布于陕西、甘肃、湖北、湖南、四川、贵州、云南等地。

【性味功效】辛，温。祛风活血，解毒消肿，止血。内服煎汤10～15克。外用适量。

【配伍禁忌】

1. 跌打损伤，风湿痹痛，筋骨肢节酸痛：常单味药煎服或酒泡服。

2. 骨折：常与血筋草、三月泡根皮、红刺老苞根皮各鲜品捣烂敷患处。

3. 月经不调：常与香附、益母草煎水兑甜酒服。

禁忌：根与茎反甘草。

【其他功用】叶（小血藤叶）可解毒消肿，散瘀止血。

【现代研究与应用】主要成分有表恩施辛、恩施辛、异五味子酸、去氧五味子素、硬脂酸等。

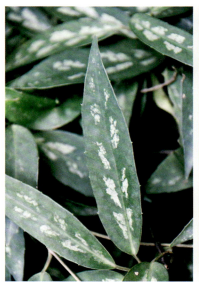
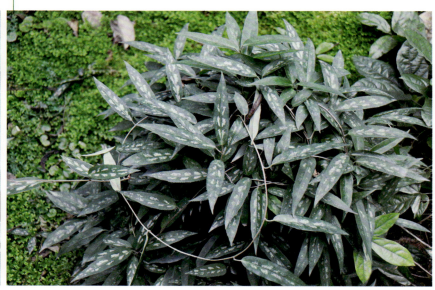

番荔枝科

鹰 爪

【药　　名】鹰爪花根、虎爪花根。

【来　　源】为番荔枝科植物鹰爪花 Artabotrys hexapetalus (L.f.) Bhandari 的根。

【识别特征】攀援灌木。常借钩状的总花梗攀援于它物上。叶互生；叶片纸质，长圆形，先端尖，基部楔形。花1~2朵，生于木质钩状的总花梗上，淡绿色或淡黄色，芳香；花萼片绿色，卵形；花瓣长圆状披针形，近基部收缩。果实卵圆状，数个群集于果托上。花期5—8月；果期5—12月。

【生境分布】多栽培，少数为野生。分布于浙江、江西、福建、台湾、广东、广西、海南、云南等地。

【性味功效】苦，寒。截疟。内服煎汤10~20克。

【配伍禁忌】疟疾：单味煎服。

【其他功用】果实（鹰爪花果）可清热解毒，散结。

鹰爪果实

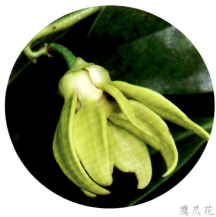
鹰爪花

【现代研究与应用】主要成分有鹰爪甲素、鹰爪乙素、鹅掌楸碱、鹰爪花碱、芒籽定等，具有抗疟作用。

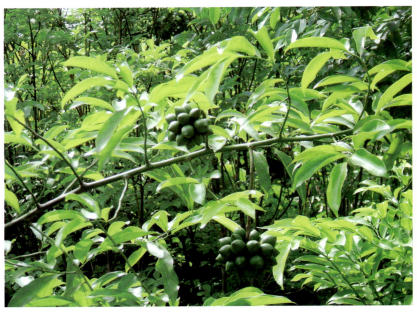

假鹰爪

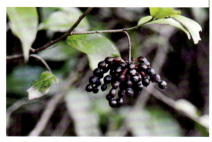

假鹰爪果实

【药　　名】酒饼叶、串珠酒饼叶、假酒饼叶。

【来　　源】为番荔枝科植物假鹰爪 *Desmos chinensis* Lour. 的叶。

【识别特征】直立或攀援灌木。枝粗糙，有纵条纹或灰白色凸起的皮孔。单叶互生；叶片长圆形上面绿色，有光泽，下面粉绿色。花单朵与叶互生或对生，黄绿色，下垂；萼片3；花瓣6，长圆形。果实伸长，在种子间缢缩成念珠状，聚生于果梗上，子房柄明显。种子球形。花期夏季；果期秋季至翌年春季。

【生境分布】生于丘陵山坡、林缘灌木丛中或低海拔荒野、路边、山谷、沟边等地。分布于广东、海南、广西、贵州、云南等地。

【性味功效】辛，温，有小毒。祛风利湿，化瘀止痛，健脾和胃，截疟杀虫。内服煎汤3～15克。外用适量

【配伍禁忌】

1. 胃肠胀气，消化不良，肾炎水肿：单味水煎服。

2. 脚趾湿烂而痒：单味捣敷患处或水煎洗。

【其他功用】根（假鹰爪根）可祛风止痛，行气化瘀，杀虫止痒；枝皮（鸡爪枝皮）可止痛，杀虫。

【现代研究与应用】主要成分有黄酮类化合物和多种生物碱，具有抗肿瘤和抗HIV的作用。

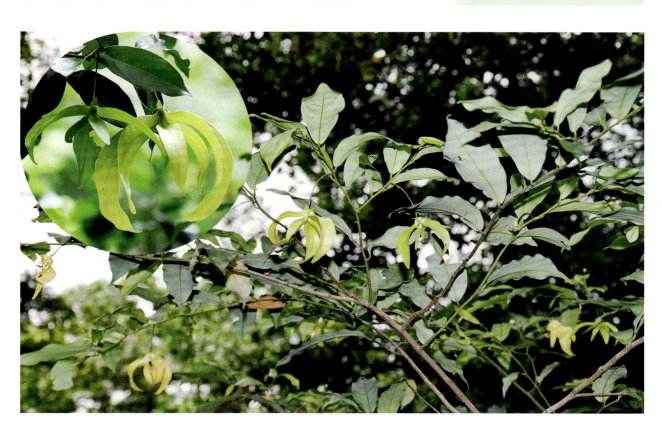

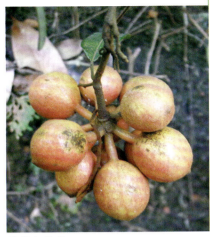

瓜馥木果实

瓜馥木

【药　　名】广香藤、降香藤、黑风藤。

【来　　源】为番荔枝科植物瓜馥木 Fissistigma oldhamii (Hemsl.) Merr. 的根。

【识别特征】攀援灌木。小枝、叶背、叶柄和花均被黄褐色柔毛。叶互生；叶片革质，长圆形，先端圆或微凹，基部阔楔形或圆形。花1～3朵集成密伞花序；萼片3，阔三角形；花瓣6，2轮，外轮卵状长圆形，内轮较小。果球形，密被黄棕色绒毛。种子圆形。花期4—9月；果期7月至翌年2月。

【生境分布】生于山谷、溪边或潮湿的疏林中。分布于浙江、江西、福建、台湾、湖南、广东、广西、海南、云南等地。

【性味功效】微辛，平。祛风除湿，活血止痛。内服煎汤15～30克。

【配伍禁忌】

1. 风湿性关节痛，坐骨神经痛：常与五加皮、虎刺等配伍使用。

2. 腰痛：鲜品常与鲜南蛇藤、鲜虎刺、鲜牛膝配伍使用。

3. 胃痛：常与紫薇、大蓟配伍使用。

【现代研究与应用】主要成分有丁香酸、反式桂皮酸、木番荔枝碱、瓜馥木碱甲等，具有抗急性关节肿、镇痛等作用。

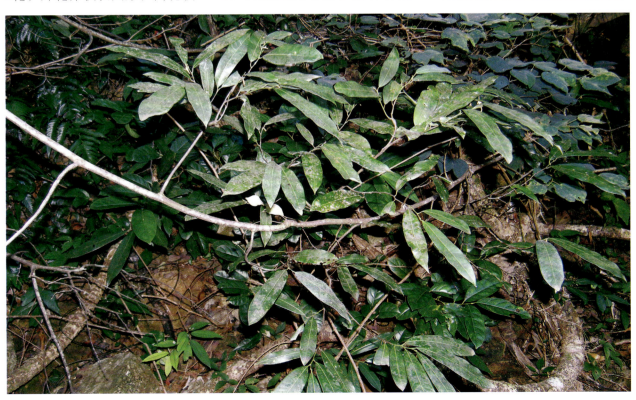

樟科

阴香

【药　　名】广东桂皮、小桂皮、山肉桂。

【来　　源】为樟科植物阴香 Cinnamomum burmannii (C.G. et Th.Nees) Bl. 的树皮。

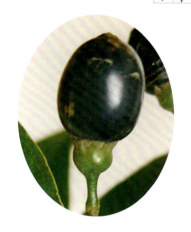

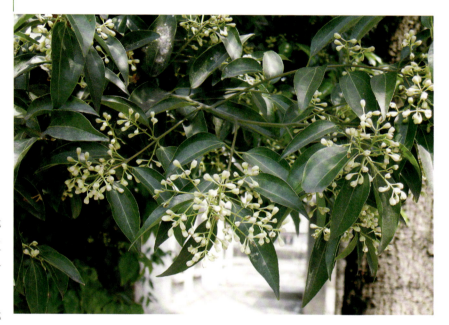

【识别特征】常绿乔木。树皮光滑，灰褐色或黑褐色，内皮红色，味似肉桂。叶互生或近对生；叶片革质，卵圆形，全缘，上面绿色，下面粉绿色，两面无毛，离基三出脉。圆锥花序腋生或近顶生，密被灰白色微柔毛，少花，疏散，最末花序轴有3朵花呈聚伞状排列；花两性，绿白色，花梗被灰白色微柔毛。果实卵形，先端具齿裂。花期9—12月；果期11月至翌年3月。

【生境分布】生于疏林、密林、灌木丛中或溪边路旁。分布于福建、广东、海南、广西、云南等地。

【性味功效】辛、微甘，温。温中止痛，祛风散寒，解毒消肿，止血。内服煎汤6~9克。外用适量。

【配伍禁忌】

1. 寒性胃痛：单味水煎服。
2. 跌打损伤：常与杨梅树皮配伍使用。
3. 风湿关节痛：常与五指毛桃配伍使用。

【其他功用】阴香根或根皮（阴香根）可温中行气止痛；叶（阴香叶）可祛风化湿，止泻，止血。

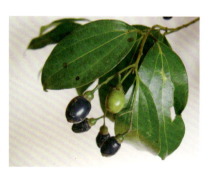

阴香果枝

【现代研究与应用】主要成分有桂皮醛、丁香油酚、芳樟醇、黄樟醚等，具有抗溃疡作用。

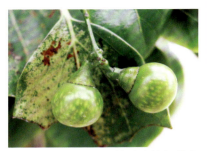

樟（香樟）果实

樟

【药　　名】樟木、樟材、香樟木。

【来　　源】为樟科植物樟 Cinnamomum camphora (L.) Presl的木材。

樟（香樟）茎和果枝

【识别特征】常绿大乔木。树皮灰黄褐色，纵裂。枝、叶及木材均有樟脑气味。叶互生；叶柄短；叶片薄革质，卵形全缘，上面绿色，有光泽，下面灰绿色，微有白粉，离基三出脉，侧脉及支脉脉腋在叶下面有明显腺窝，叶上面明显隆起，窝内常被柔毛。圆锥花序腋生。花两性，绿白色或黄绿色；花被筒倒锥形，花被裂片椭圆形。果实近球形，紫黑色；果托杯状，先端平截。花期4—5月；果期8—11月。

【生境分布】生于山坡或沟谷，常栽培于低山平原。分布于浙江、江西、福建、台湾、湖北、湖南、广东、海南、广西、四川、云南等地。

【性味功效】辛，温。祛风散寒，温中理气，活血通络。内服煎汤10～20克。外用适量。

【配伍禁忌】

1. 胃寒胀痛：单味（樟树叶）水煎服。

2. 脚气，痰壅呕逆，心胸满闷：单味生姜汁炙，倒筛为散，以粥调服。

禁忌：孕妇禁服。

【其他功用】根（樟根）可温中止痛，辟秽和中，祛风除湿；树皮（樟树皮）可祛风除湿，暖胃和中，杀虫疗疮。叶可祛风除湿，杀虫解毒；果实（樟木子）可祛风散寒，温胃和中，理气止痛；病态果实（樟梨子）可健胃温中，理气止痛。根、干、枝、叶经蒸馏精制而成的颗粒状物（樟脑）可通关窍，利滞气，辟秽浊，杀虫止痒，消肿止痛。

【现代研究与应用】主要成分有樟脑、樟烯、黄樟醚、新木姜子碱、左旋-表儿茶精、右旋-表儿茶精、月桂酸、脂肪油等，具有兴奋、消炎、抗菌、止咳等作用。[1]

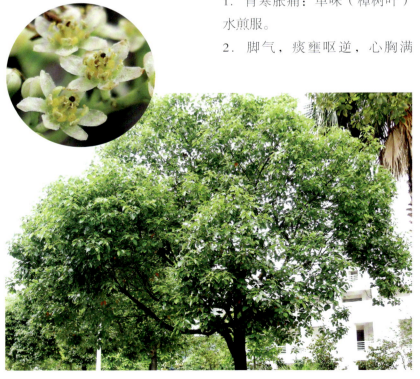

肉 桂

【药　　名】玉桂、牡桂、筒桂。
【来　　源】为樟科植物肉桂 Cinnamomum cassia Presl 的树皮。

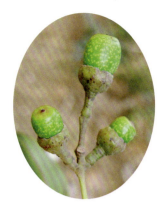

肉桂幼果（桂子）

【识别特征】常绿乔木。芳香，树皮灰褐色；枝条被灰黄色短柔毛。叶互生或近对生；叶片长椭圆形，边缘内卷，上面绿色，有光泽，下面淡绿色，离基三出脉，革质。圆锥花序腋生或近顶生，花序分枝末端具3朵花呈聚伞状排列。花两性，白色。果实椭圆形，紫色，无毛；果托浅杯状。花期6—8月；果期10—12月。

【生境分布】生于常绿阔叶林中，但多栽培。在福建、台湾、海南、广东、广西等地均有栽培，尤以广西栽培为多。

【性味功效】辛、甘，大热。补火助阳，引火归元，散寒止痛，温通经脉。内服煎汤1～5克。

【配伍禁忌】
1. 肾阳不足，命门火衰：常与附子、熟地、山茱萸等配伍使用。
2. 下元虚冷，虚阳上浮：常与山茱萸、五味子、牡蛎等配伍使用。
3. 阴疽：常与熟地黄、鹿角胶、麻黄等配伍使用。
4. 寒疝腹痛：常与小茴香、吴茱萸等配伍使用。

禁忌：有出血倾向者及孕妇慎用。不宜与赤石脂同用。

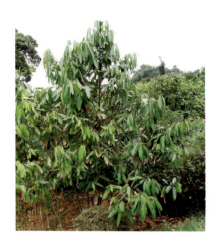

【其他功用】嫩枝（桂枝）可散寒解表，温经，通阳；叶（肉桂叶）可温中散寒，解表发汗；果实（桂丁）可温里散寒，降逆止痛。

【现代研究与应用】主要成分有桂皮醛、醋酸桂皮酯等，具有调节胃肠运动、抗溃疡、抗血小板聚集、抗炎、抗菌、抗肿瘤等作用。中药材肉桂是五苓散、人参养荣丸、十全大补丸等制剂的重要组成药物。

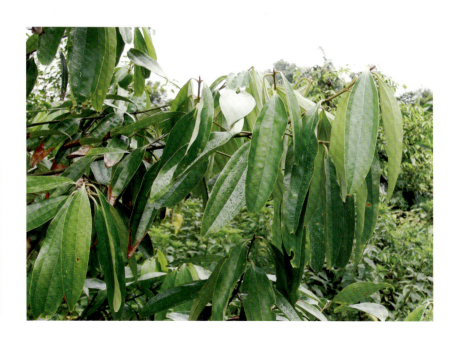

黄 樟

【药　　名】樟木、油樟、臭樟。

【来　　源】为樟科植物黄樟 Cinnamomum porrectum (Roxb.) Kosterm. 的根、树皮或叶。

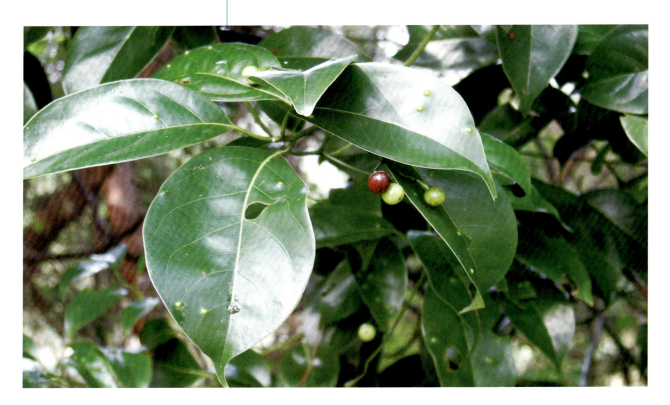

【识别特征】常绿乔木。树皮暗灰褐色，纵裂。枝条绿褐色毛。叶互生；叶片椭圆状卵形，全缘，上面深绿色，有光泽，下面带粉绿色，革质。圆锥花序腋生或近顶生。花两性，黄绿色；花梗细；花被筒倒锥形，花被裂片椭圆形，具点，先端钝尖。果实球形，黑色；果托倒锥形，有纵长条纹。花期3—5月；果期4—10月。

【生境分布】生于常绿阔叶林或灌木丛中。分布于江西、福建、湖南、广东、海南、广西、贵州、云南等地。

【性味功效】辛、微苦，温。祛风散寒，温中止痛，行气活血。内服煎汤10～15克。外用适量。

【配伍禁忌】

1. 胃寒气痛：常与盘柱南五味子根、细辛、乌药等配伍使用。
2. 跌打肿痛：鲜叶捣敷患处。
3. 皮肤瘙痒：鲜叶水煎外洗。

禁忌：孕妇禁服。

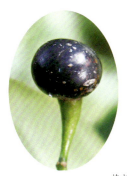

黄樟果

【现代研究与应用】主要成分有黄樟醚、β-蒎烯、水芹烯等。

香叶树

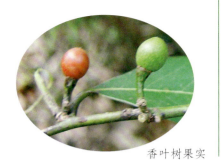

香叶树果实

【药　　名】冷青子、千年树、香叶子。

【来　　源】为樟科植物香叶树 Lindera communis Hemsl. 的枝叶或茎皮。

【识别特征】常绿小乔木或灌木。单叶互生；叶片厚革质，椭圆形，先端尖，基部阔楔形，上面无毛，光亮，下面淡灰色或淡褐色。花单性，雌雄异株；伞形花序1个或2个同生于叶腋，具短梗；苞片被毛，早落；花黄色，有毛。核果卵形，熟时红色，位于一小花被杯内。花期3—4月；果期9—10月。

【生境分布】生于丘陵和山地下部的疏林中。分布于陕西、甘肃、江西、浙江、福建、台湾、湖北、湖南、广东、四川、贵州、云南等地。

【性味功效】涩、微辛，微寒。解毒消肿，散瘀止痛。内服煎汤3～9克。外用适量。

【配伍禁忌】

1. 外伤出血，疮疖，无名肿毒：鲜品捣敷患处。
2. 感冒，消化不良：单味泡水服。

【现代研究与应用】主要成分有α-联苯双脂、倍半萜烯类或氧衍生物化合物等，具有抑菌作用。

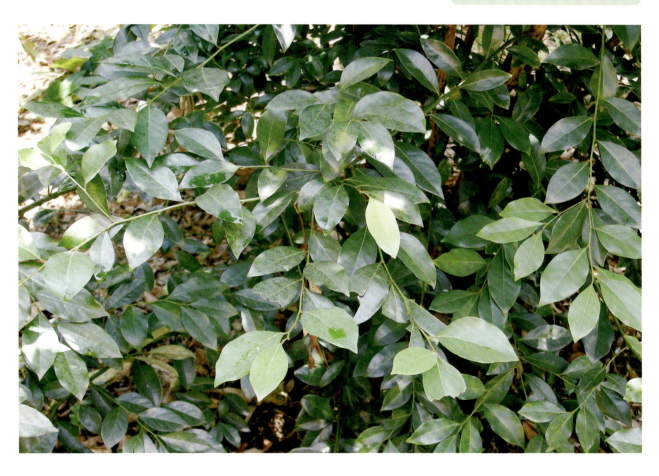

山鸡椒

【药　　名】山苍子、澄茄子、荜澄茄。

【来　　源】为樟科植物山鸡椒 *Litsea cubeba* (Lour.) Pers. 的果实。

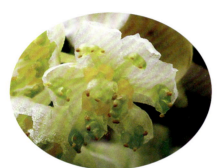

山鸡椒果实

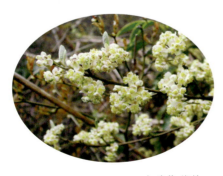

山鸡椒花

山鸡椒花枝

【现代研究与应用】主要成分有柠檬醛、月桂酸等，具有抗血小板聚集、抗心肌缺血和心肌梗死、平喘、抗过敏、抗菌的作用。

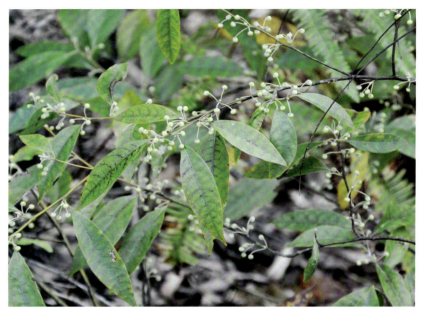

【识别特征】落叶灌木或小乔木。叶和果实有芳香气。叶片披针形，先端渐尖，基部楔形，全缘，上面深绿色，下面苍白绿色，两面均无毛，中脉、侧脉在两面均突起。花先叶开放，雌雄异株；伞形花序单生或簇生，花淡黄色；花被裂片6片，倒卵圆形。浆果状核果近球形，无毛，幼时绿色，成熟时黑色。花期2—4月；果期6—8月。

【生境分布】生于向阳山坡、丘陵、林缘灌丛或疏林中。分布于华南、西南及安徽等地。

【性味功效】辛、微苦，温。内服煎汤3～10克。外用适量。

【配伍禁忌】

1．胃寒腹痛，呕吐：常与干姜、良姜配伍使用。

2．单纯性消化不良：常与茶叶、鸡矢藤配伍使用。

3．支气管哮喘：常与胡颓叶、地黄根配伍使用。

禁忌：实热及阴虚火旺者不宜服用。

【其他功用】叶（山苍子叶）可理气散结，解毒消肿，止血；根（豆豉姜）可祛风散寒除湿，理气通络止痛。

潺槁木姜子

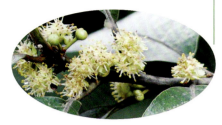

潺槁木姜子花枝

【药　　名】大疳根、香胶木、残槁薑。
【来　　源】为樟科植物潺槁木姜子 Litsea glutinosa (Lour.) C. B. Rob. 的树皮、叶。

【识别特征】常绿灌木或小乔木。全株有香气。小枝灰褐色，幼时有灰黄色绒毛；顶芽卵圆形，鳞片外面披灰黄色绒毛。单叶互生；叶柄有黄色绒毛；叶片倒卵形。幼时两面均有毛，老时上面仅中脉略有毛。伞形花序生于小枝上部叶腋，单生或几个生于短枝上；花单性，雌雄异株；苞片4片；花被不完全或缺。果实球形。花期5—6月；果期9—10月。

【生境分布】生于山地林缘、溪旁、疏林或灌木丛中。分布于福建、广东、广西、云南等地。

【性味功效】甘、苦，凉。拔毒生肌止血，消肿止痛。外用适量。

潺槁树木姜子

【配伍禁忌】
1. 疮疡、乳腺炎初期：单味药捣敷患处。
2. 跌打损伤，骨折，疮疖红肿：鲜品捣敷。

【其他功用】根可清湿热，拔毒消肿，祛风湿，止痛。

【现代研究与应用】主要成分有柚皮苷、紫云英苷、鞣质、阿拉伯木聚糖等。

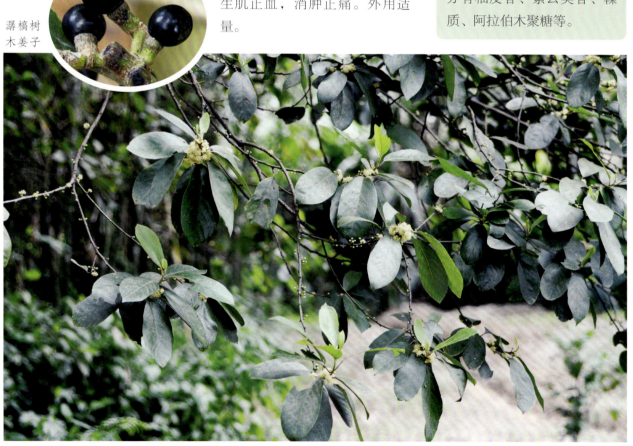

豺皮樟

【药　　名】过山香、大灰木、豺皮黄肉楠。

【来　　源】为樟科植物豺皮樟 *Litsea rotundifolia* Hemsl.var. oblongifolia (Nees) Allen 的根及树皮。

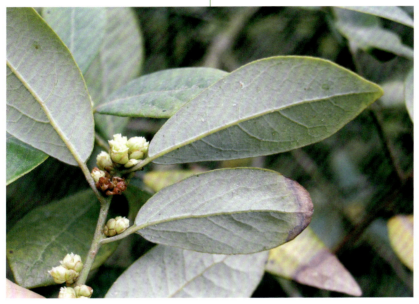

豺皮樟花枝

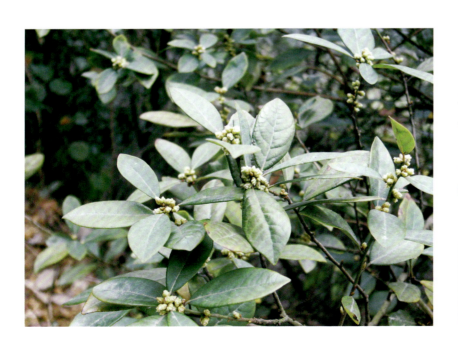

【识别特征】常绿灌木或小乔木。树皮灰褐色。叶互生；叶柄密被褐色长柔毛；叶片革质，倒卵状长圆形，上面有光泽，下面带苍白色。花单性，雌雄异株；伞形花序腋生或节间生。果实球形，近无柄，初时红色，熟时黑色。花期8—9月；果期9—11月。

【生境分布】生于低山灌木丛、疏林或丘陵地带。分布于浙江、江西、福建、台湾、湖南、广东、广西等地。

【性味功效】辛，温。行气活血止痛，祛风湿。内服煎汤15～30克。

【配伍禁忌】

1. 胃冷作痛：单味水酒各半炖服。

2. 血痢：单味煎服。

3. 跌打损伤：常与算盘子根配伍使用。

禁忌：病因风热者禁用。

【现代研究与应用】主要成分有生物碱、酚类、氨基酸等。

莲叶桐科

红花青藤

【药　　名】三叶青藤、毛青藤。

【来　　源】为莲叶桐科植物红花青藤 Illigera rhodantha Hance 的根或茎藤。

【识别特征】藤本。茎具棱。叶互生；叶为指状复叶，小叶3片，小叶片卵形上面中脉被短柔毛。聚伞花序组成圆锥花序，生于叶腋，密被黄褐色绒毛；萼片5，紫红色，长圆形，花瓣与萼片同形，玫瑰红色。果具4翅，不等大。花期6—11月；果期12月至翌年4—5月。

【生境分布】生于山谷密林或疏林灌丛中或溪边杂木林中。分布于广东、广西、云南等地。

【性味功效】甘、辛，温。祛风止痛，散瘀消肿。内服煎汤9～15克。外用适量。

【配伍禁忌】

风湿性关节炎，跌打肿痛：单味水煎冲酒服，并以药酒外擦。

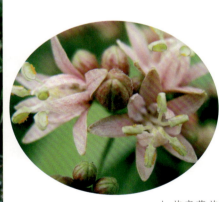

红花青藤花

【现代研究与应用】主要成分有挥发油，具有抗炎的作用。

毛茛科

野棉花

【药　名】满天星、清水胆、土白头翁。
【来　源】为毛茛科植物野棉花 Anemone vitifolia Buch.- Ham. 的根。

【识别特征】多年生草本。根茎斜生。基生叶2～5片；叶片心状卵形，顶端急尖，边缘有小牙齿，下面密被白色绒毛。花葶粗壮直立，有柔毛；聚伞花序，二至四回分枝；苞片3，轮生，叶状，但较小；花梗密被短绒毛；花两性，萼片5，花瓣状，白色或带粉红色，倒卵形。聚合果球形，瘦果密被棉毛。花期7—10月；果期8—11月。

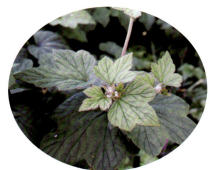

野棉花叶形

【生境分布】生于山地草坡、疏林中或沟边地带。分布于湖南、四川、云南、贵州、西藏等地。

【性味功效】苦，寒；有毒。清湿热，解毒杀虫，理气散瘀。内服煎汤6～12克。外用适量。

【配伍禁忌】

1. 疟疾：常与常山、黄豆配伍使用。
2. 痈疽不溃：单味水煎服。
3. 蜈蚣咬伤、对口疮：单味捣敷患处。

禁忌：内服宜慎。

【现代研究与应用】主要成分为毛茛苷等。

威灵仙

【药　　名】灵仙、黑角威灵仙、黑骨头。

【来　　源】为毛茛科植物威灵仙 Clematis chinensis Osbeck 的根及根茎。

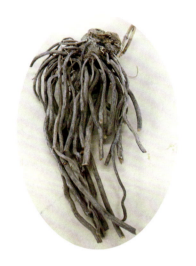

威灵仙根

【现代研究与应用】根含多种三萜类皂苷，如威灵仙次皂苷。具镇痛、利胆、对抗组织胺的兴奋、引产、抗微生物的作用。威灵仙是风湿骨痛药酒、活络消痛片、威灵仙跌打片等重要的组成药物。

【识别特征】木质藤本。干后全株变黑色。叶对生；一回羽状复叶，小叶5；小叶窄卵形，全缘。圆锥状聚伞花序，多花，腋生或顶生；花两性；萼片4，长圆形，开展，白色，先端常凸尖。瘦果扁卵形，疏生紧贴的柔毛，宿存花柱羽毛状。花期6—9月；果期8—11月。

【生境分布】生于山坡、山谷灌木丛中，沟边路旁草丛中。分布于陕西、江苏、安徽、浙江、江西、福建、台湾、河南、湖北、湖南、广东、广西、四川、贵州、云南等地。

【性味功效】辛、咸，温。祛风湿，通经络。内服煎汤6～10克。外用适量。

【配伍禁忌】

1. 风湿痹痛，拘挛麻木：常单用，或与羌活、防风、川芎配伍使用。

威灵仙果实特写

2. 痰饮积聚：常与半夏、姜汁配伍使用。

3. 诸骨鲠喉：单用或加砂糖、米醋煎服。

禁忌：气血亏虚者及孕妇慎服。

【其他功用】叶（威灵仙叶）可消炎解毒。

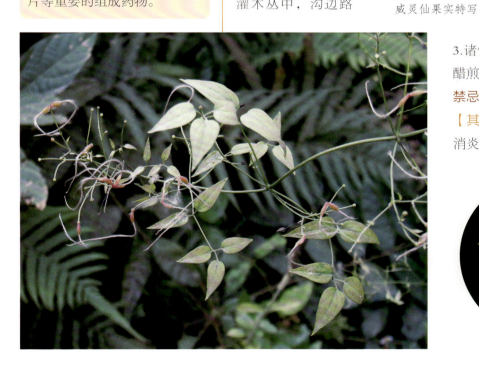

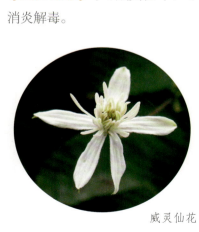

威灵仙花

丝铁线莲

【药　　名】甘木通、眼蛇药。

【来　　源】为毛茛科植物丝铁线莲 Clematis filamentosa Dunn的叶、根。

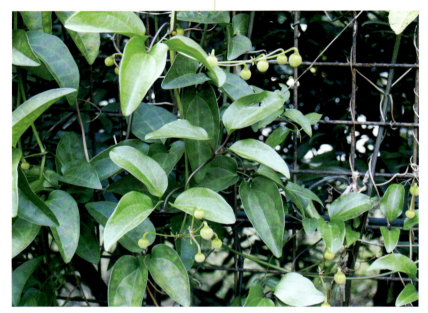

丝铁线莲（甘木通）

【识别特征】多年生常绿木质藤本。茎圆柱形，有纵沟。叶对生，三出复叶；小叶片纸质，卵圆形，全缘，基出掌状脉5条。腋生圆锥花序或总状花序，常有7～12朵花；花两性，花梗基部具线状披针形苞片；萼片4，白色，开展，先端钝圆，外面有锈褐色或淡褐色绒毛，内面无毛；花瓣无。瘦果狭卵形，常偏斜，棕色，宿存花柱羽毛状。花期11—12月；果期1—2月。

【生境分布】生于溪边、山谷的灌木丛中或密林中。分布于广东、海南、广西、云南等地。

【性味功效】甘，微凉。清肝火，宁心神，降血压，通络止痛。内服煎汤9～15克。外用适量。

【配伍禁忌】

1. 风湿关节痛，妇女产后风湿痛：单味水煎服或浸酒服。
2. 风火牙痛、虫牙痛：根捣烂塞入患牙处。
3. 无名肿痛：鲜品捣敷患处。

禁忌：气血亏虚者及孕妇慎服。

【现代研究与应用】主要成分有黄酮类、还原性糖、多糖类、甾体、酚性物质、鞣质、氨基酸等，具有降压、增加冠脉流量、耐缺氧等作用。

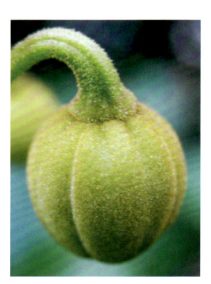

丝铁线莲花蕾

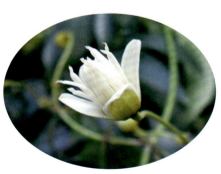

丝铁线莲花

大叶铁线莲

【药　　名】草牡丹、牡丹藤、草本女萎。

【来　　源】为毛茛科植物大叶铁线莲 Clematis heracleifolia DC. 的全株。

【识别特征】直立草本，基部木质。主根粗大，表面棕黄色。茎粗壮，纵条纹明显，密生白色糙绒毛。叶对生，三出复叶；小叶片厚纸质，宽卵形，先端短尖，基部圆形或楔形，边缘有不整齐粗锯齿，齿尖有短尖头，上面暗绿色，下面有毛，脉上尤多。聚伞花序顶生或腋生，花梗粗壮，有白色糙绒毛，每花下有一个线状披针形苞片；花杂性，两性花与雄花异株；花萼片4，蓝紫色，窄长圆形，先端反卷。瘦果卵形，红棕色，宿存花柱羽毛状。花期8—9月；果期9—10月。

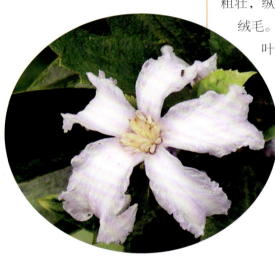

大叶铁线莲花

【生境分布】生于山坡沟谷、路旁或林边。分布于河北、山西、吉林、辽宁、江苏、浙江、安徽、山东、河南、湖北、湖南、陕西等地。

【性味功效】甘、苦，微温。祛风除湿，止泻痢，消痈肿。内服煎汤9~15克。外用适量。

【配伍禁忌】

1. 风湿性关节肿痛：常与五加皮、牛膝、威灵仙配伍使用。
2. 结核性溃疡、瘘管：单味药水煎洗患处。

禁忌：气血亏虚者及孕妇慎服。

【现代研究与应用】主要成分有皂苷、黄酮、花色苷、木脂素、香豆素、生物碱、挥发油等。

棉团铁线莲

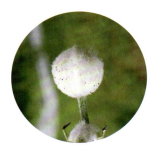

棉团铁线莲花蕾

【药　　名】威灵仙、灵仙、能消。

【来　　源】为毛茛科植物棉团铁线莲 Clematis hexapetala Pall. 的根及根茎。

【识别特征】直立草本。茎圆柱形，有纵沟，疏生柔毛。叶对生；叶片近革质，绿色，干后常变黑色，一至二回羽状深裂，裂片线状披针形、长椭圆状披针形，全缘，网脉突起。聚伞花序顶生或腋生，通常具3花，有时为单花，花梗有柔毛；苞片线形。花两性，萼片4～8，通常6片，长椭圆形或狭倒卵形，白色，开展，外面密生白色棉毛，花蕾时像棉花球，内面无毛。瘦果倒卵形，密生柔毛，宿存花柱羽毛状。花期6—8月；果期7—10月。

【生境分布】生于干山坡、山坡草地或固定的沙丘上。分布于黑龙江、吉林、辽宁、内蒙古、河北、陕西、山西、甘肃、山东及中南地区。

【性味功效】辛、咸，温。祛风湿，通经络。内服煎汤6～10克。外用适量。

【配伍禁忌】

1. 风邪偏胜，疼痛游走：常与防风等配伍使用。
2. 脚气肿痛：常与防己、木瓜、牛膝等配伍使用。
3. 湿热痹痛，得热痛甚：常与防己、黄檗等配伍使用。
4. 筋脉拘挛，骨节变形：常与

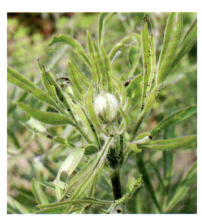

棉团铁线莲花蕾

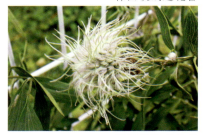

棉团铁线莲果实

木瓜、伸筋草、白花蛇等配伍使用。

禁忌：气血亏虚者及孕妇慎服。

【现代研究与应用】主要成分有白头翁素、铁线莲苷B等成分，具有镇痛、利胆、引产、抗微生物、保护心肌缺血和抗利尿的作用。中药材威灵仙是风湿骨痛药酒、活络消痛片、威灵仙跌打片等制剂重要的组成药物。

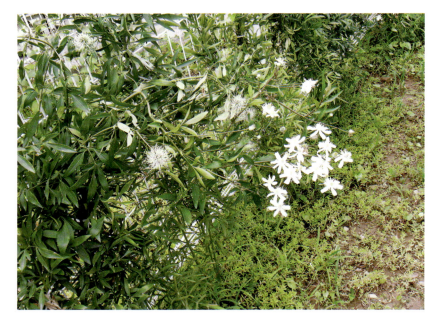

柱果铁线莲

【药　　名】灵仙、黑角威灵仙、黑骨头。

【来　　源】为毛茛科植物柱果铁线莲 *Clematis uncinata* Champ. 的根及根茎。

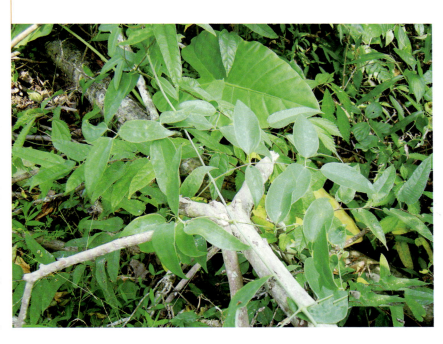

【识别特征】藤本。茎圆柱形，有纵条纹，茎和叶均无毛，干时常变黑色。叶对生；一至二回羽状复叶；小叶片纸质，宽卵形，全缘，两面网脉突起。圆锥状聚伞花序腋生或顶生，多花；花白色，开展，干时变黑色；瘦果圆柱状钻形，宿存花柱羽毛状。花期6—7月；果期7—9月。

【生境分布】生于山地、山谷、溪边的灌木丛中、林边。分布于陕西、甘肃、江苏、安徽、浙江、江西、福建、台湾、湖南、广东、广西、四川、贵州、云南等地。

【性味功效】辛、咸，温。祛风湿，通经络。内服煎汤6～10克。外用适量。

【配伍禁忌】

1. 疝气，腰疼风冷，手足顽麻：常与当归、肉桂等配伍使用。
2. 脚气久不愈：常与牛膝配伍使用。
3. 停痰宿饮，喘咳呕逆，不能进食：常与姜半夏、皂角水配伍使用。
4. 肠风病甚不愈：常与鸡冠花配伍使用。

禁忌：气血亏虚者及孕妇慎服。

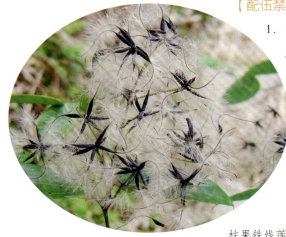

柱果铁线莲果实

【现代研究与应用】主要成分为皂苷等，具有抗炎镇痛作用。

大花还亮草

【药　　名】还魂草、对叉草、绿花草。

【来　　源】为毛茛科植物大花还亮草 Delphinium anthriscifolium var. majus Pamp. 的全草。

【识别特征】草本。叶为二至三回近羽状复叶，叶片菱状卵形或三角状卵形。总状花序。萼片堇色或紫色，椭圆形种子扁球形。花期3—5月；果期6—8月。

【生境分布】生于溪边、田埂、潮湿的林边。分布于山西、江苏、安徽、浙江、江西、福建、河南、湖南、广东、广西、贵州等地。

【性味功效】辛、苦，温；有毒。清热解毒，祛痰止咳。内服煎汤，3~6克。外用适量，捣汁涂或煎汤洗。

【配伍禁忌】

1. 积食胀满，潮热：常与蓬蘽、麦芽、红糖配伍水煎服。
2. 痈疮癣癫：单味捣敷患处和煎汤洗。
3. 肿毒：单味煎汤洗。

禁忌：虚寒泻痢患者及孕妇慎服。

【现代研究与应用】主要成分为二萜生物碱，具有镇痛、镇静、抗癫痫、脱毒、防治阿尔茨海默病等作用。

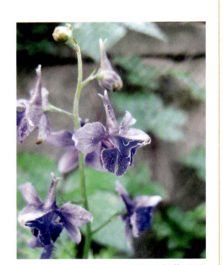

大花还亮草的花

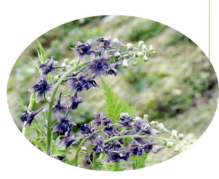

大花还亮草花枝

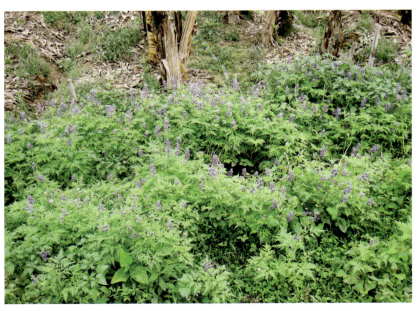

白头翁

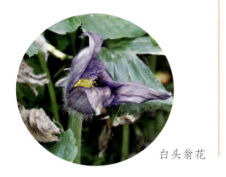

白头翁花

【药　　名】白头公、野丈人。
【来　　源】为毛茛科植物白头翁 *Pulsatilla chinensis* (Bunge) Regel的根。

【识别特征】多年生草本。主根粗壮，圆锥形。基生叶4～5片，开花时长出地面，叶3全裂；叶柄被密长柔毛；叶片宽卵形，下面密被长毛，3全裂。花单生，具3苞片，基部合生，裂片条形，外面密被长柔毛；花两性；花萼6片，蓝紫色，排成2轮。瘦果被长柔毛，顶部有羽毛状宿存花柱。花期4—5月；果期6—7月。

【生境分布】生于平原或低山山坡草地、林缘、干旱多石的坡地。分布于东北、华北、陕西、甘肃、山东、江苏、安徽、河南、湖北、四川等地。

【性味功效】苦，寒。清热解毒，凉血止痢，燥湿杀虫。内服煎汤6～15克。外用适量。

【配伍禁忌】

1. 热毒血痢：常与黄连、黄檗、秦皮配伍使用。
2. 产后下痢疾：常与阿胶、黄檗、甘草配伍使用。
3. 赤痢日久不愈，腹中冷痛：常与干姜、赤石脂等配伍使用。
4. 阴痒：常与秦皮配伍煎汤外洗。

禁忌：虚寒泻痢患者慎服。

【其他功用】花（白头翁花）可清热解毒，杀虫。茎叶（白头翁茎叶）可泻火解毒，止痛，利尿消肿。

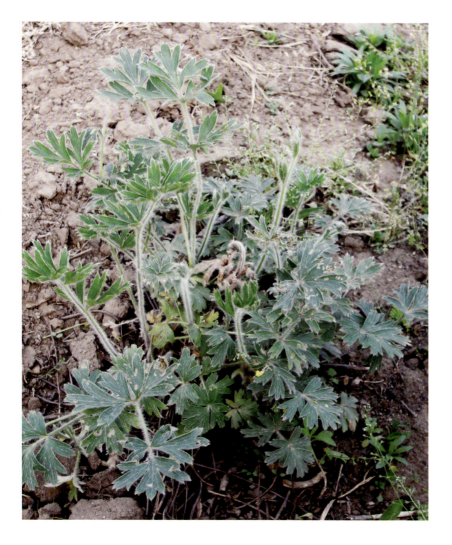

【现代研究与应用】主要成分有白头翁皂苷、白头翁素、胡萝卜苷等，具有抗菌、抗阿米巴原虫、抗病原体等作用。

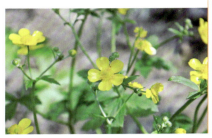

禺毛茛花

禺毛茛

【药　　名】自扣草、鹿蹄草、假芹菜。

【来　　源】为毛茛科植物禺毛茛 Ranunculus cantoniensis DC. 的全草。

【识别特征】多年生草本。须根多数，簇生。茎直立，上部有分枝，密生开展的黄白色糙毛。叶为三出复叶；叶片宽卵形；中央小叶具长柄，3裂，边缘具密锯齿；侧生小叶具较短柄，2~3深裂，两面有毛。花疏生；两性；花梗密生开展的黄白色糙毛；萼片5，卵形，有糙毛；花瓣5，椭圆形，黄色。瘦果扁，狭倒卵形。花、果期4—7月。

【生境分布】生于平原或丘陵田边、沟旁水湿地。分布于江苏、浙江、江西、福建、台湾、湖北、湖南、广东、广西、四川、贵州、云南等地。

【性味功效】微苦、辛，温；有毒。清肝明目，除湿解毒，截疟。外用适量。

【配伍禁忌】

1. 风湿性关节炎、类风湿性关节炎：单味捣烂，贴敷穴位，发泡除去。

2. 淋巴结核：单味药入油熬成膏或以凡士林调匀涂患处。

禁忌：有刺激性，不宜内服。

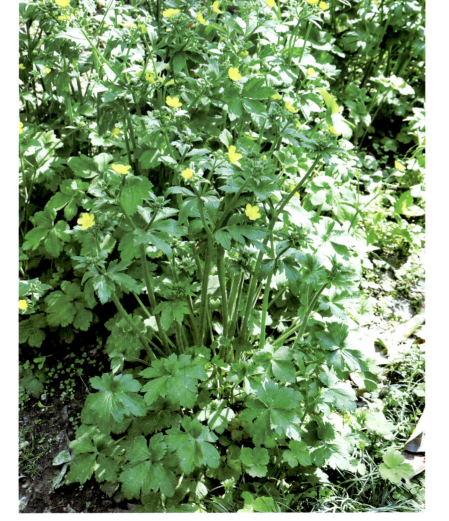

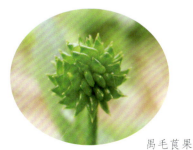

禺毛茛果

【现代研究与应用】主要成分有原白头翁素、黄酮类、酚类、有机酸等。

毛茛

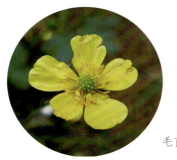

毛茛花

【药　　名】辣子草、烂肺草、野芹菜。

【来　　源】为毛茛科植物毛茛 *Ranunculus japonicus* Thunb. 的全草及根。

【识别特征】多年生草本。茎直立，具分枝，中空，有毛。基生叶为单叶，有开展的柔毛；叶片圆心形常3深裂，中央裂片3浅裂，边缘有粗齿或缺刻，侧裂片不等2裂，两面被柔毛；茎上部叶较小，3深裂；最上部叶为宽线形，全缘。聚伞花序有多数花，疏散；花两性；花瓣5，倒卵状圆形，黄色。瘦果斜卵形，扁平。花、果期4—9月。

【生境分布】生于田野、路边、水沟边草丛中或山坡湿草地。分布于全国各地（西藏除外）。

【性味功效】辛，温；有毒。退黄，定喘，截疟，镇痛，消翳。外用适量。

【配伍禁忌】

1. 疟疾：鲜品捣敷寸口脉上（太渊穴），用布包好，1小时后皮肤起泡，去药，用针破之。

2. 黄疸：鲜品捣烂成丸，敷臂上，夜即起泡，用针刺破出黄水。

禁忌：有毒，不内服。皮肤有破损及过敏者禁用，孕妇慎用。

【其他功用】果实（毛茛实）外用可祛寒，止血，截疟。

【现代研究与应用】主要成分有原白头翁素等。

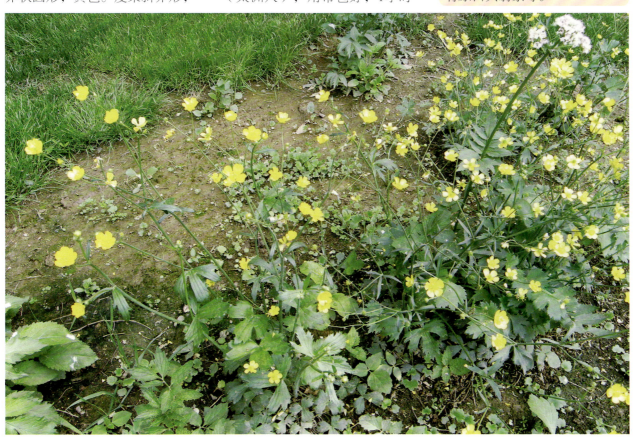

多叶唐松草

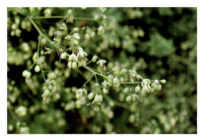

马尾连花序

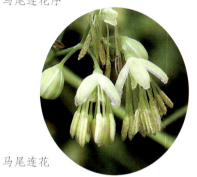

马尾连花

【药　　名】马尾黄连、马尾连。
【来　　源】为毛茛科植物多叶唐松草 Thalictrum foliolosum DC. 的根及根茎。

【识别特征】多年生草本。茎直立，上部有长分枝。叶互生；茎中部以上为三回三出或羽状复叶，小叶草质。圆锥花序近伞房状，分枝极多；花杂性，有多数花，萼片4，花瓣状，狭椭圆形，淡黄绿色或浅紫色。瘦果纺锤形。花期8—9月；果期9—10月。

【生境分布】生于山地林中或草坡处。分布于四川、云南、西藏等地。

【性味功效】苦，寒。清热燥湿，泻火解毒。内服煎汤3～15克。外用适量。

【配伍禁忌】

1. 胃热疼痛、吐酸：常与吴茱萸配伍使用。
2. 痈肿疮疡：常与蒲公英、甘草配伍使用。
3. 矽肺：常与青藤香、当归、黄芪配伍使用。

禁忌：脾胃虚寒者慎服。

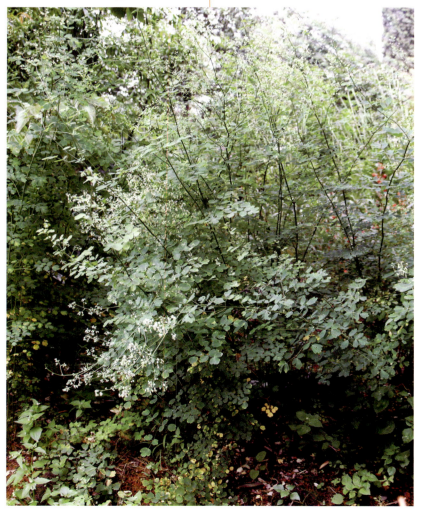

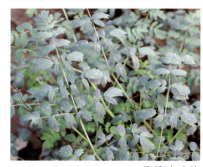

马尾连叶片

【现代研究与应用】主要成分有小檗碱、掌叶防己碱、药根碱等，具有抗癌、抗菌的作用。

金莲花

【药　　名】旱地莲、金芙蓉、旱金莲。

【来　　源】为毛茛科植物金莲花 *Trollius chinensis* Bunge 的花。

【识别特征】多年生草本。茎直立，不分枝，疏生2～4叶。基生叶五角形，3全裂，中央全裂片菱形，边缘具不等大的三角形锐锯齿；侧全裂片斜扇形；茎生叶互生，与基生叶相似。花两性，单朵顶生或2～3朵排列成稀疏的聚伞花序；萼片金黄色，椭圆状卵形；花瓣狭线形。果为蓇葖果。花期6—7月；果期8—9月。

【生境分布】生于山地草坡、疏林下或湿草甸。分布于吉林西部、辽宁、内蒙古、河北、山西、河南等地。

【性味功效】苦，微寒。清热解毒，消肿，明目。内服煎汤3～6克。外用适量。

【配伍禁忌】

1. 慢性扁桃体炎：单味水泡服。

2. 急性中耳炎，急性鼓膜炎，急性结膜炎：常与菊花、生甘草配伍使用。

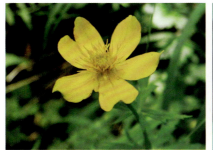

金莲花的花

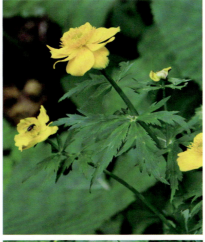

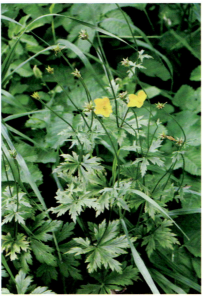

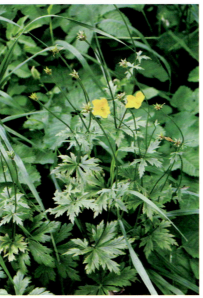

金莲花聚合果

金莲花

【现代研究与应用】主要成分有荭草苷、牡荆苷、黄酮类及生物碱等，具有抗菌、抗癌、降压、抗炎、解痉的作用。中药材旱地莲金莲花片、金莲花注射液等制剂的重要原料。

芍药科

芍 药

【药　名】木芍药、白芍、赤芍。
【来　源】芍药科植物芍药 Paeonia lactiflora Pall. 的根。

【识别特征】多年生草本。根肥大，圆柱形或纺锤形。茎直立。叶互生；二回三出复叶，小叶片椭圆形，边缘具白色软骨质细齿，两面无毛，下面沿叶脉疏生短柔毛，近革质。花两性，数朵生茎顶和叶腋；花瓣倒卵形，白色，栽培品花瓣各色并具重瓣。蓇葖果卵形，先端具喙。花期5—7月；果期6—8月。

【生境分布】生于山坡草地和林下。分布于我国华北、东北、陕西、甘肃。各地多有栽培。

【性味功效】苦，微寒。清热凉血，散瘀止痛。内服煎汤6～12克。

【配伍禁忌】
1. 温热病热入营血，身发斑疹：常与牡丹皮等配伍使用。
2. 因血热所致吐衄：多与生地黄等凉血药配伍使用。
3. 经闭痛经：多与益母草、丹参等活血调经药配伍使用。
4. 癥瘕积聚：常与桂枝、茯苓等配伍使用。

禁忌：血虚无瘀之证及痈疽已溃者慎服。不宜与藜芦同用。

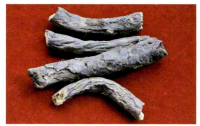

芍药药材（赤芍）

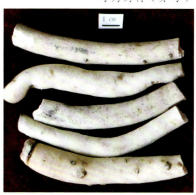

芍药药材（白芍）

【现代研究与应用】主要成分有芍药苷、芍药内酯苷、苯甲酰芍药苷、苯甲酸、鞣质等，具有抗血栓、抗血小板聚集、降血脂、抗动脉硬化、抗肿瘤、保肝的作用。中药材白芍是中成药艾附暖宫丸的重要组成药物，中药材赤芍是中成药再造丸的重要原料。

芍药花

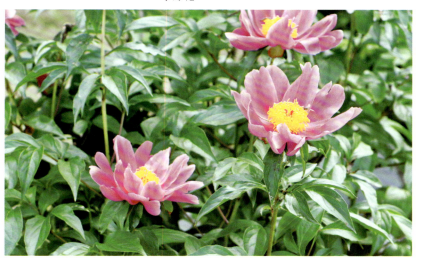

牡 丹

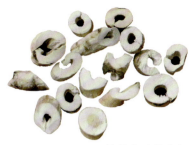

牡丹皮（根皮）

【药　　名】牡丹皮、丹皮、丹根。
【来　　源】芍药科植物牡丹 *Paeonia suffruticosa* Andr. 的根皮。

【识别特征】落叶小灌木。根粗大。茎直立，枝粗壮，树皮黑灰色。叶互生，纸质，通常二回三出复叶，或二回羽状复叶，近枝顶的叶为三小叶，顶生小叶常深3裂。花两性，单生枝顶，萼片5，宽卵形，绿色，宿存；花瓣5或重瓣，倒卵形，变异很大。蓇葖果长圆形，密被黄褐色硬毛。花期4—5月；果期6—7月。

【生境分布】全国各地多有栽培。

【性味功效】苦、辛，微寒。清热凉血，活血散瘀。内服煎汤6～12克。

【配伍禁忌】
1. 身发斑疹、血热妄行，吐血衄血：常配生地黄、赤芍等同用。
2. 温病伤阴，邪伏早凉，热退无汗：常与青蒿、鳖甲等配伍使用。
3. 瘀滞经闭、痛经：常与丹参、当归等活血调经药配伍使用。
4. 肠痈腹痛：常与大黄、桃仁等配伍使用。

禁忌：血虚、虚寒诸证，孕妇及月经过多者禁服。

【其他功用】花（牡丹花）可活血调经。

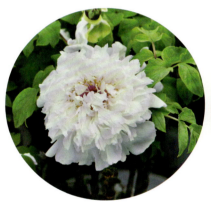
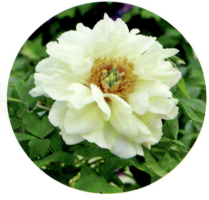

【现代研究与应用】主要成分有牡丹酚原苷、牡丹酚苷、牡丹酚、芍药苷、氧化芍药苷、丹皮酚苷、挥发油、甾醇等，具有中枢抑制、抗炎、抗菌、抗凝血、降血压、减少心输出量等作用。中药材丹皮是六味地黄丸、加味逍遥散、济生肾气丸等制剂的重要组成药物。

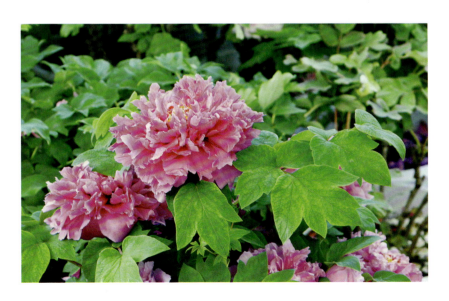

金鱼藻科

金鱼藻

【药　　名】细草、软草、鱼草。

【来　　源】为金鱼藻科植物金鱼藻 Ceratophyllum demersum L. 的全草。

【识别特征】多年生沉水草本，全株暗绿色。茎细柔，有分枝。叶轮生。花小，单性，雌雄同株或异株，腋生，无花被。小坚果卵圆形，光滑。花期6—7月；果期8—10月。

【生境分布】生于淡水池、沼泽、湖泊及河沟中。全国大部分地区均有分布。

【性味功效】甘、淡，凉。凉血止血，清热利水。内服煎汤3～6克。

【配伍禁忌】

1. 内伤吐血：常与仙桃草、见血清等配伍使用。
2. 慢性支气管炎：单味药制成散剂、水丸或蜜丸使用。

禁忌：虚寒性出血及大便溏泄者禁服。

【现代研究与应用】主要成分为质体蓝素及铁氧化还原蛋白等，具有降低血清胆甾醇的作用。

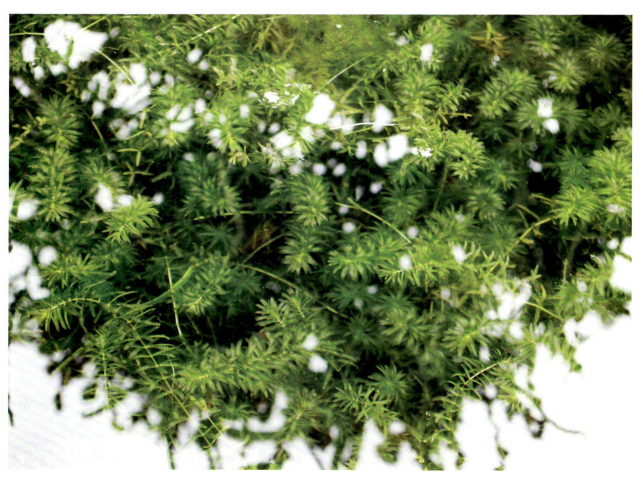

睡莲科

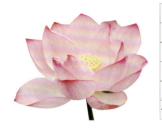

莲

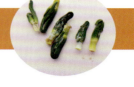

【药　　名】莲子、藕实、莲蓬子。
【来　　源】为睡莲科植物莲 *Nelumbo nucifera* Gaertn. 成熟种子。

【识别特征】多年生水生草本。根茎横生，肥厚，节间膨大。节上生叶，露出水面；叶柄着生于叶背中央；叶片圆形，全缘或稍呈波状。花单生于花梗顶端；芳香，红色、粉红色或白色；花瓣椭圆形。花后结莲蓬，倒锥形，有小孔20～30个，每孔内含果实1枚；坚果椭圆形，果皮革质，坚硬，熟时黑褐色。花期6—8月；果期8—10月。

【生境分布】生于水泽、池塘、湖沼或水田内，野生或栽培。广布于南北各地。

【性味功效】甘、涩，平。补脾止泻，益肾固精。内服煎汤6～15克。

【配伍禁忌】
1. 脾虚泄泻，食欲不振：常与人参、茯苓、白术等配伍使用。
2. 肾虚不固，遗精滑泄：常与沙苑子、芡实、龙骨等配伍使用。
3. 脾虚带下：常与白术、茯苓配伍使用。
4. 虚烦，失眠，惊悸：常与酸枣仁、茯神、远志等宁心安神药配伍使用。

禁忌：中满痞胀、大便燥结者禁服。

【其他功用】根茎（莲藕）可清热生津，凉血，散瘀，止血；根茎节部（藕节）、种皮（莲衣）可收敛止血；叶（荷叶）可清热解暑，散瘀止血；雄蕊（莲须）可清心益肾，涩精止血；子叶及胚根（莲子心）可清心，平肝，止血，固精；老熟果实（石莲子）可清湿热，开胃进食，清心宁神，涩精止泄；花蕾（莲花）可散瘀止血，去湿消风；花托（莲房）可散瘀止血；叶柄或花柄（荷梗）可解暑清热，理气化湿；叶基部（荷叶蒂）可解暑去湿，祛瘀止血，安胎。

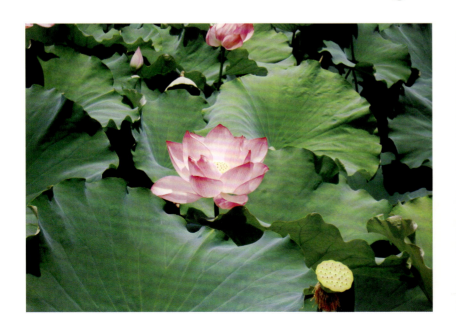

【现代研究与应用】主要成分有淀粉、生物碱、黄酮类、蛋白质、多糖、脂肪等，具有收敛、镇静作用。中药材莲子是中成药参苓白术散、启脾丸等制剂的重要组成药物。

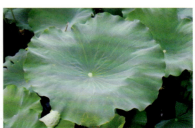

芡 实

【药　　名】芡实、鸡头米、鸡头子。

【来　　源】为睡莲科植物芡实 *Euryale ferox* Salisb. 成熟的种仁。

【识别特征】一年生水生草本。地下茎粗短。初生叶沉水；后生叶漂浮水面，革质，圆形，边缘向上折，上面多皱折，下面紫色；叶柄和花梗多刺。花单生在花梗顶端，部分露于水面；萼片密生钩状刺；花瓣多数，紫红色。浆果球形，污紫红色，密生有刺；种子球形，黑色。花期6—9月；果期7—10月。

【生境分布】栽培或野生于湖沼、池塘中。分布于全国各地。

【性味功效】甘、涩，平。固肾涩精，补脾止泄。内服煎汤9～15克。

芡实果实

【配伍禁忌】

1. 神经衰弱、倦怠疲乏：常与合欢皮、甘草、红茶、红糖等配伍使用。
2. 小儿遗尿、哮喘：常与核桃仁、红枣等配伍煮粥服用。
3. 脾肾虚热及久痢：常与山药、茯苓、白术、莲肉、薏苡仁、白扁豆、人参等配伍使用。
4. 记忆力减退：常与龙眼肉、酸枣仁等配伍使用。

禁忌：大便干结或腹胀者忌食。

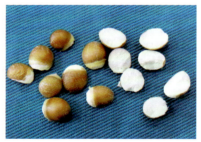
芡实种仁

【现代研究与应用】主要成分有淀粉、蛋白质、脂肪、碳水化合物、粗纤维、钙、磷、铁、硫胺素、核黄素、烟酸、抗坏血酸、胡萝卜素等，具有抗氧化、抗心肌缺血等作用。中药材芡实是锁阳固精丸、乌鸡白凤丸等制剂的重要组成药物。

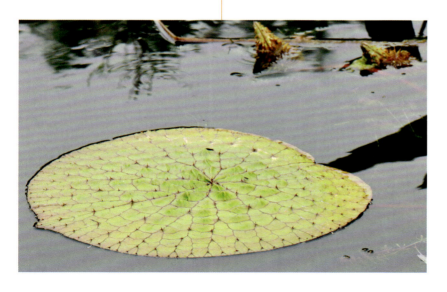

小檗科

豪猪刺

【药　名】鸡足黄连、鸡脚刺、土黄连。

【来　源】为小檗科植物豪猪刺 *Berberis julianae* Schneid. 的根或茎。

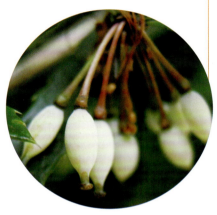

豪猪刺果实

【识别特征】常绿灌木。多分枝，幼枝淡黄色，具显著的棱；刺3分叉。叶常5片簇生，革质；叶片椭圆形，边缘具细长的针状锯齿，上面深绿色，有光泽，下面灰白色。花簇生于叶腋；花黄色，花瓣6，先端微缺，近基部具2个长圆形腺体。浆果椭圆形，熟时蓝黑色，表面被淡蓝色粉。种子通常1颗。花期5—6月；果期8—10月。

【生境分布】生于向阳杂木林中。分布于江西、陕西、湖北、四川等地。

【性味功效】苦，寒。清利湿热，泻火解毒。内服煎汤6~9克。外用适量。

【配伍禁忌】

1. 急性胃肠炎，咽喉炎，眼结膜炎：单味茎叶煎水代茶饮。
2. 无名肿毒，丹毒，湿疹：单味研细末，水调敷。

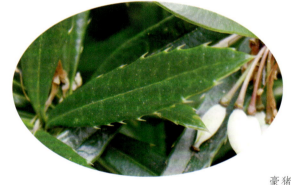

豪猪刺叶

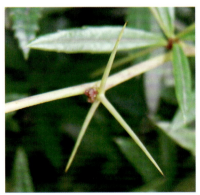

豪猪刺茎刺

【现代研究与应用】主要成分有小檗碱、小檗胺、掌叶防己碱、药根碱等。

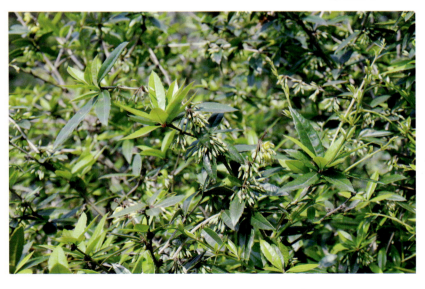

八角莲

【药　　名】八角连、八角乌、八角盘。

【来　　源】为小檗科植物八角莲 Dysosma versipellis (Hance) M.Cheng ex Ying 的根及根茎。

【识别特征】多年生草本。茎直立，淡绿色。根茎粗壮，横生，具明显的碗状节。叶1片，盾状着生；叶片圆形，边缘4～9浅裂或深裂，边缘具针刺状锯齿，下面生柔毛。花排成伞形花序，生于叶基部；花下垂，花冠深红色；萼片6，外面被疏毛；花瓣6，勺状倒卵形。浆果椭圆形。种子多数。花期4—6月；果期8—10月。

八角莲花序

【生境分布】生于山坡林下阴湿处。分布于浙江、江西、河南、湖北、湖南、广东、广西、四川、贵州、云南等地。

【性味功效】苦、辛，温；有毒。化痰解毒，祛瘀散结。内服煎汤3～12克。外用适量。

【配伍禁忌】

1. 痰咳：与猪肺煲服。

2. 喉蛾：研末与薄荷吹入喉中。

3. 带状疱疹，单纯性疱疹：根研末，醋调涂患处。

4. 乳腺癌：与黄杜鹃、紫背天葵酒浸内服外涂。

禁忌：孕妇禁服，阳盛热极或体质虚弱者慎服。

【其他功用】叶（八角莲叶）可清热解毒，止咳平喘。

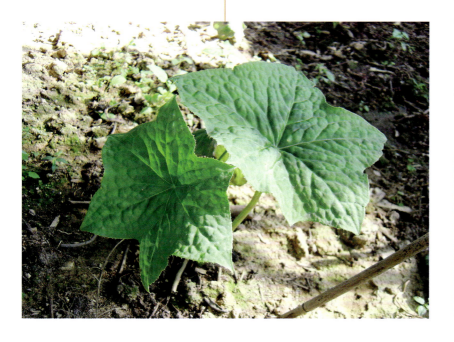

【现代研究与应用】主要成分有鬼臼毒素、鬼臼苦素、木脂素、山荷叶素、槲皮素等，具有抗病毒、抑制小肠平滑肌等作用。中药材八角莲是八角莲注射液的重要原料。

箭叶淫羊藿

【药　　名】仙灵脾、刚前、羊角风。

【来　　源】为小檗科植物箭叶淫羊藿 Epimedium sagittatum (Sieb. et Zucc.) Maxim. 的茎、叶。

【识别特征】多年生常绿草本。茎有条棱。一回三出复叶，小叶革质，狭卵形，先端尖，基部心形，小叶基部两侧呈不对称心形；顶生小叶基部裂片，均等，侧生小叶基部裂片不对称。圆锥花序顶生，挺直；花白色，多数。蓇葖果有喙。种子深褐色。花期2—3月；果期5—6月。

【生境分布】生于山地、密林、岩石缝中、溪旁或阴处潮湿地。分布于陕西、甘肃、江苏、安徽、浙江、江西、福建、台湾、湖北、湖南、广东、广西、四川、贵州等地。

【性味功效】辛、甘，温。补肾壮阳，强筋健骨，祛风除湿。内服煎汤6～10克。

【配伍禁忌】

1. 肾阳虚之阳痿：单味浸酒服，或与熟地、枸杞子、巴戟天等配伍使用。

2. 肾阳虚之妇女宫冷不孕：常与鹿茸、当归、仙茅等配伍使用。

3. 肾阳虚之遗尿、尿频：常与巴戟天、桑螵蛸等配伍使用。

4. 肝肾不足的筋骨痹痛、风湿拘挛麻木：单味浸酒服，或与威灵仙、苍耳子、桂心等配伍使用。

禁忌：阴虚而相火易动者禁服。

【其他功用】根（淫羊藿根）可补肾助阳、祛风除湿。

【现代研究与应用】主要成分有淫羊藿苷黄酮苷、皂苷、鞣质、植物甾醇、挥发油等，具有降压、强心、抗心律失常、镇咳、祛痰、平喘、抗炎、抗衰老等作用。中药材淫羊藿心神宁、引阳索、补骨强身等中成药的重要组成药物。

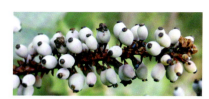

阔叶十大功劳果实

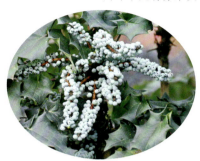

阔叶十大功劳

【药　　名】功劳木、土黄柏、大老鼠黄。

【来　　源】为小檗科植物阔叶十大功劳 Mahonia bealei (Fort.) Garr.的茎或茎皮。

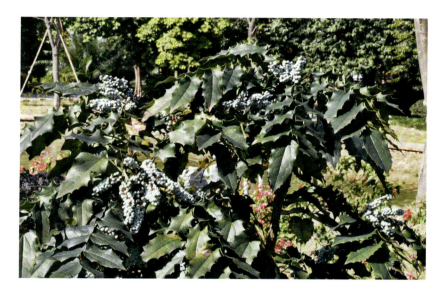

【识别特征】常绿灌木。茎表面褐色，粗糙，断面黄色，叶互生，厚革质；具柄，基部扩大抱茎；奇数羽状复叶，侧生小叶，阔卵形，顶生小叶较大，有柄，小叶边缘反卷，每边有大的刺状锯齿，上面深绿色，有光泽，下面黄绿色。总状花序生于茎顶，直立；花簇生，黄褐色，花瓣长圆形。浆果卵圆形，成熟时蓝黑色，被白粉。花期8—10月；果期10—12月。

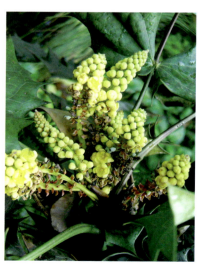

阔叶十大功劳花枝

【生境分布】生于向阳山坡的灌丛中，也有栽培。分布于陕西、安徽、浙江、江西、福建、河南、湖北、湖南、四川等地。

【性味功效】苦，寒。清热，燥湿，解毒。内服煎汤5～10克。外用适量。

【配伍禁忌】

1. 肠炎、痢疾：常与桃金娘根、石榴叶配伍使用。

2. 目赤肿痛：常与野菊花配伍使用。

3. 湿疹、疮毒、烫火伤：常与苦参配伍煎水洗患处，并以单品焙干为末，与麻油或凡士林调膏外涂。

4. 皮肤烂痒：单品晒干研粉，擦伤处。

禁忌：体质虚寒者忌用。

【其他功用】根（十大功劳根）可清热，燥湿，消肿，解毒；叶（十大功劳叶）可清虚热，燥湿，解毒；果实（功劳子）可清虚热，补肾，燥湿。

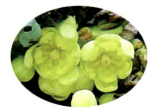

阔叶十大功劳花

【现代研究与应用】主要成分为小檗碱。

南天竹

【药　　名】红杷子、天竺子、南竹子。

【来　　源】为小檗科植物南天竹 *Nandina domestica* Thunb. 的果实。

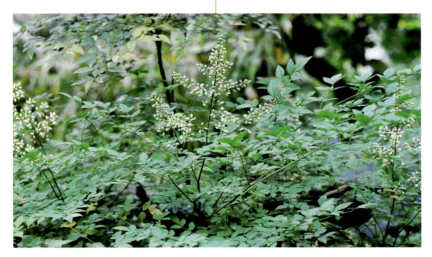

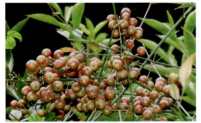
南天竹果实

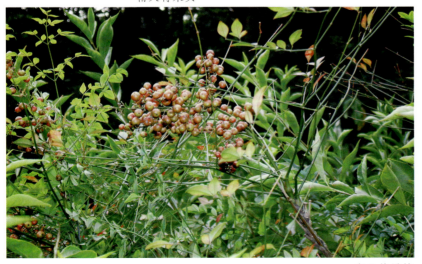
南天竹果枝

【识别特征】常绿灌木。茎直立，圆柱形，丛生，幼嫩部分常为红色。叶互生，革质，有光泽；叶柄基部膨大成鞘状；叶常为三回羽状复叶，小叶椭圆状披针形，全缘，冬季常变为红色。花成大型圆锥花序，花萼呈白色花瓣状。浆果球形，熟时红色，内含种子2颗，种子扁圆形。花期5—7月；果期8—10月。

【生境分布】生于疏林及灌木丛中，多栽培于庭院。分布于江苏、浙江、安徽、四川、贵州、陕西等地。

【性味功效】酸、甘，平；有毒。敛肺止咳，平喘。内服煎汤6～15克。

【配伍禁忌】

1. 百日咳：常与冰糖炖服。
2. 解砒毒：单味煎服。

禁忌：外感咳嗽初起慎服。

【其他功用】叶（南天竹叶）可清热利湿，泻火，解毒；根（南天竹根）可清热，止咳，除湿，解毒；茎枝（南天竹梗）可清湿热，降逆气。

【现代研究与应用】主要成分有生物碱及翠菊苷、脂肪酸、蹄纹天竺素-3-木糖葡萄糖苷等成分，具有增加冠脉流量、抑制心血管系统、兴奋子宫平滑肌等作用。

木通科

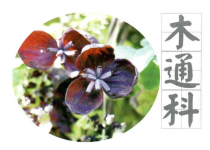

五叶木通雌花

木　通

【药　　名】野木瓜、羊开口、八月炸藤

【来　　源】为木通科植物木通 Akebia quinata Decne. 的根与藤茎。

【识别特征】落叶木质藤本。茎纤细，茎皮灰褐色，有圆形凸起的皮孔；掌状复叶互生或簇生，小叶5；叶柄纤细，小叶倒卵形。伞房花序式的总状花序腋生，基部为雌花，以上为雄花；雄花萼淡紫色，阔椭圆形；雌花萼暗紫色。果孪生或单生，长圆形，成熟时紫色，开裂；种子卵状长圆形，略扁平。花期4—5月；果期6—8月。

【生境分布】常生长于低海拔山坡林下草丛中。分布于我国长江流域各省区。

【性味功效】苦，寒。利尿通淋，清心除烦，通经下乳。内服煎汤3～6克。

【配伍禁忌】

1. 产后乳汁不下：常与钟乳、栝楼根、甘草配伍使用。

2. 小儿心热：常与生地黄、甘草配伍使用。

3. 睾丸炎：单味煎水外洗。

禁忌：滑精、气弱、津伤口渴者及孕妇慎服。

【其他功用】根（木通根）可祛风除湿，活血行气，利尿，解毒。

【现代研究与应用】藤茎含有齐墩果酸、三萜皂苷等，具有利尿、抗抑郁、抗肿瘤、抗菌、降压作用。中药材木通是大黄清胃丸、八正合剂等中成药的重要组成药物

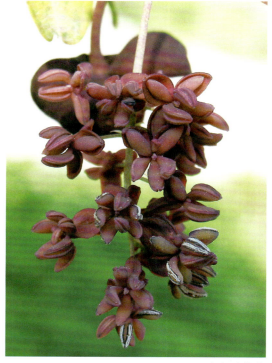

五叶木通雄花

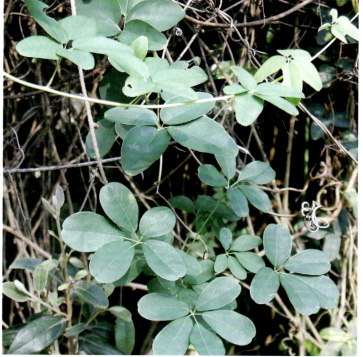

五叶木通

大血藤科

大血藤

【药　　名】大血藤、血藤、红皮藤。

【来　　源】为大血藤科植物大血藤 *Sargentodoxa cuneata* (Oliv.) Rehd. et Wils. 的藤茎。

【识别特征】落叶木质藤本。茎红褐色；三出复叶互生；小叶革质，顶生小叶倒卵圆形；侧生小叶斜卵形。总状花序，花单性异株，辐射对称，花瓣6，极小，花萼6，花瓣状；果实为聚合浆果，近球形，成熟时黑蓝色。花期4—5月；果期6—9月。

【生境分布】生于山坡灌丛、疏林和林缘。分布于陕西、四川、贵州、湖南、湖北、云南、江西、广西、广东、海南、安徽、浙江等地。

【性味功效】苦、涩，平。清热解毒，活血，祛风，杀虫。内服煎汤9～15克，研末或浸酒。外用适量，捣敷。

【配伍禁忌】

1. 小儿疳积、蛔虫或蛲虫症：常与红石耳、白糖配伍使用。
2. 钩虫病：常与钩藤、喇叭花、凤叉蕨配伍水煎服。
3. 风湿痹痛：常与牛膝、威灵仙等配伍使用。
4. 血虚经闭：常与益母草、叶下红、香附配伍使用。

禁忌：孕妇不宜多服。

【现代研究与应用】主要成分有大黄素、大黄素甲醚、胡萝葡苷、β-谷甾醇、硬脂酸、毛柳苷、鹅掌楸苷等。

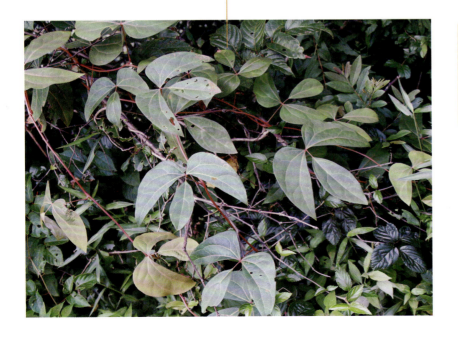

防己科

古山龙

【药　　名】黄连藤、黄藤、黄肚木通。

【来　　源】为防己科植物古山龙 Arcangelisia gusanlung H.S.Lo 的根茎或藤茎。

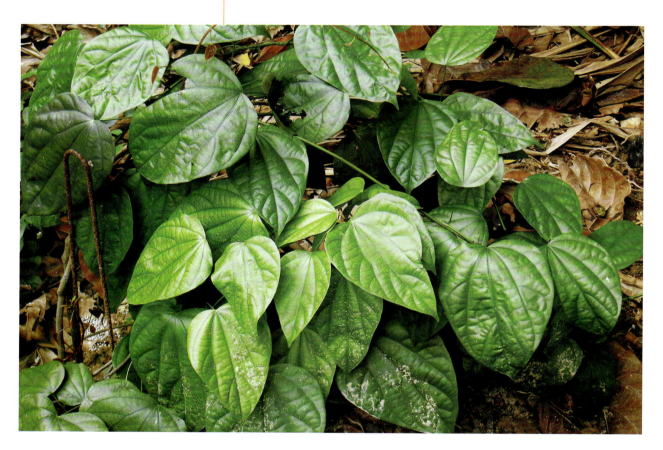

【识别特征】木质大藤本。老株藤茎表面褐色，具纵条纹，断面鲜黄色。单叶互生；叶柄基部膝状，先端稍膨大；叶片近革质，阔卵形，先端骤尖，基部近平截，基出脉3～5条，全缘。花单性，圆锥花序常在老干上生出。核果长圆形，后变黄色。花期6—8月；果期8—10月。

【生境分布】生于林中较阴湿处或山腰密林中。分布于广东、海南、云南等地。

【性味功效】苦，寒；有毒。清热利湿，解毒杀虫。内服煎汤10～20克，外用适量。

【配伍禁忌】

1. 细菌性痢疾：常与鲜刺苋、鲜火炭母配伍使用。

2. 疟疾：常与过江龙配伍使用。

3. 上呼吸道感染：常与裸花紫珠、黑面叶、车前草等配伍使用。

4. 百日咳：常与百部、杏仁、甘草配伍使用。

【现代研究与应用】主要成分为小檗碱、药根碱等。

木防己

【药　　名】土木香、金锁匙、盘古风。

【来　　源】为防己科植物木防己 *Cocculus orbiculatus* (L.)DC. 的根。

【识别特征】木质藤本。老枝表面具直线纹。单叶互生；叶片形状变异极大，边全缘或裂。聚伞花序单生或呈圆锥花序式排列，腋生或顶生；花单性，雌雄异株。核果近球形，成熟时紫红色或蓝黑色。花期5—8月；果期8—10月。

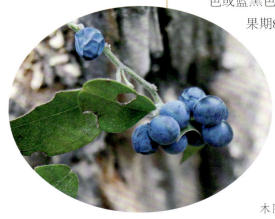

木防己果枝

【生境分布】生于山坡、灌木丛、林缘、路边或疏林中。分布于华东、中南、西南，河北、辽宁、陕西等地。

【性味功效】苦、辛，寒。祛风除湿，通经活络，解毒消肿。内服煎汤5～10克。外用适量。

【配伍禁忌】

1. 产后风湿关节痛：常与福建胡颓子根配伍使用。
2. 风湿痛、肋间神经痛：常与牛膝配伍使用。
3. 肾炎水肿、尿路感染：常与车前子配伍使用。
4. 遗尿、小便涩：常与葵子、防风配伍使用。

禁忌：阴虚、无湿热者及孕妇慎服。

【其他功用】茎（小青藤、臭藤子）可祛风除湿，理气止痛，利水消肿；花（木防己花）可解毒化痰。

【现代研究与应用】主要成分为生物碱，具有镇痛、解热、抗炎、降压、肌肉松弛、抗心律失常、抑制血小板聚集等作用。

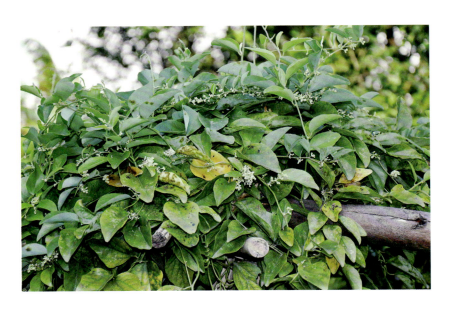

苍白秤钩风

【药　　名】穿墙风、九层皮、土防己。

【来　　源】为防己科植物苍白秤钩风 *Diploclisia glaucescens* (Bl.) Diels的藤茎。

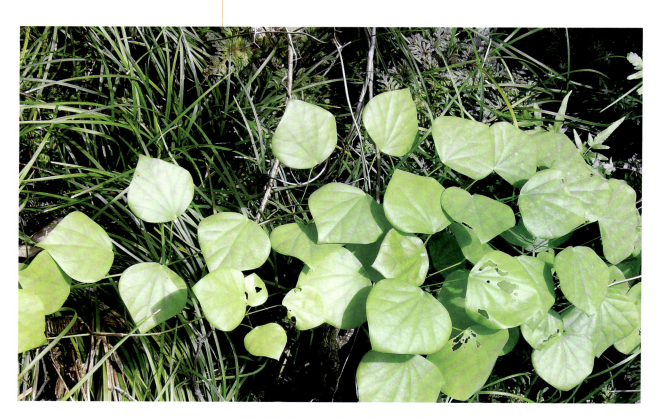

【识别特征】常绿木质藤本。茎粗壮，具厚而深裂的树皮。叶纸质，三角状扁圆形，边缘略成波状，下面粉绿色，掌状脉5～7条。聚伞圆锥花序狭而长，数个簇生于枝上，多少下垂；花单性，淡黄色，有黑色斑纹。核果黄红色，长圆状狭倒卵形，被白粉。花期春季。

【生境分布】生于土山或石林中，攀援于树上。分布于我国西南部和南部。

【性味功效】微苦，寒。祛风除湿，清热解毒。内服煎汤15～30克。外用适量。

【配伍禁忌】

1. 尿路感染：单味水煎服。
2. 毒蛇咬伤：单味水煎服，并以鲜茎叶捣敷伤口周围。

【现代研究与应用】主要成分为生物碱。

蝙蝠葛

【药　　名】北豆根、野豆根、北山豆根。

【来　　源】为防己科植物蝙蝠葛 *Menispermum dauricum* DC. 的根茎。

【识别特征】多年生缠绕藤本。根茎细长、横走，黑褐色，有分枝。小枝绿色，有细纵纹。叶互生；圆肾形，边缘浅裂，上面绿色，下面苍白色，掌状脉5～7条；叶柄盾状着生。腋生短圆锥花序；花小，黄绿色；单性异株。核果扁球形，熟时黑紫色。花期5—7月；果期7—9月。

【生境分布】生于山坡林缘、灌丛中、田边、路旁及石砾滩地，或攀援于岩石上。分布于华北、东北、华东及陕西、宁夏、甘肃等地。

【性味功效】苦，寒；有毒。清热利咽，祛风除湿，解毒杀虫。内服煎汤3～9克。外用适量。

【配伍禁忌】

1. 咽喉肿痛：常与桔梗、酸浆配伍使用。
2. 慢性扁桃体炎：常与金莲花、生甘草配伍使用。
3. 肺热咳嗽：常与前胡、牛蒡子、枇杷叶配伍使用。
4. 湿热黄疸：常与茵陈、生大黄、栀子配伍使用。

禁忌：脾虚便溏者禁服。

【其他功用】藤茎（蝙蝠藤）可清热解毒，消肿止痛；叶（蝙蝠葛叶）可散结消肿，祛风止痛。

蝙蝠葛花枝

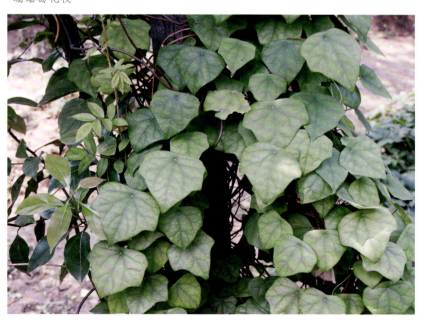

【现代研究与应用】主要成分有山豆根碱、青藤碱、粉防己碱、蝙蝠葛任碱等，具有抗心律失常、降压、抑制血小板聚集、抗炎、镇痛、肌肉松弛、抑菌、镇咳祛痰、局部麻醉作用。

细圆藤

【药　　名】黑风散、小广藤、铁线藤。

【来　　源】为防己科植物细圆藤 *Pericampylus glaucus* (Lam.) Merr. 的藤茎和叶。

【识别特征】攀援木质藤本。枝常纤细下垂，嫩枝被灰黄色柔毛，老枝变无毛，紫褐色，具纵条纹。叶片纸质，三角状卵形掌状脉通常5条。聚伞花序常伞房状，腋生；花小，单性异株。核果红色或紫色。花期4—5月；果期6—7月。

【生境分布】生于山谷水沟、路旁，山坡疏、密林中。分布于浙江、江西、福建、台湾、湖南、广东、广西、四川、贵州、云南等地。

【性味功效】苦、辛，凉。清热解毒，息风止痉，祛除风湿。内服煎汤9～15克。外用适量。

【配伍禁忌】

1. 疮疖肿、毒蛇咬伤：单味鲜叶捣敷。

2. 小儿惊风：单味水煎服。

【其他功用】根（黑风散根）可清热解毒，利咽，止咳。

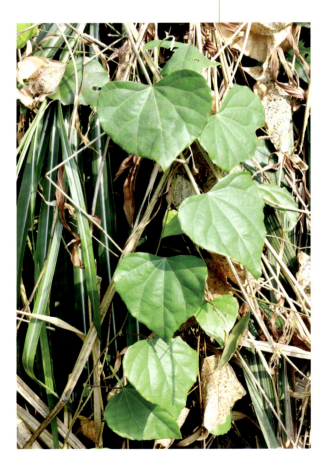

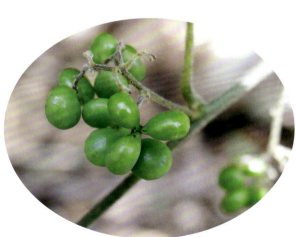

细圆藤果枝

【现代研究与应用】主要成分为三萜类，具有抗肿瘤的作用。

金线吊乌龟

【药　　名】白药子、白药根、山乌龟。

【来　　源】为防己科植物金线吊乌龟 Stephania cepharantha Hayata 的块根。

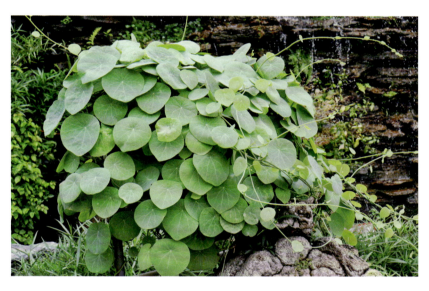

【识别特征】多年生落叶藤本。块根肥厚，呈不规则块状。老茎基部稍木质化。叶互生；叶柄盾状着生；叶片圆三角形，全缘或呈波状，上面绿色，下面粉白色，掌状脉5～9条，纸质。花小，单性，雌雄异株；雄株为复头状聚伞花序，腋生；花瓣，淡绿色；雌株为单头状聚伞花序，腋生。核果紫红色，球形。花期6—7月；果期8—9月。

【生境分布】生于肥沃湿润的草丛、山坡路旁阴处或灌木林中，亦生于石灰质山上。分布于江苏、浙江、安徽、福建、江西、湖南、广东、广西、台湾等地。

【性味功效】苦、辛，凉；有毒。清热解毒，祛风止痛，凉血止血。内服煎汤9～15克。外用适量。

【配伍禁忌】

1. 水肿、关节炎、蛇咬伤、疮毒痈疽：常与乌金草、毕血莲配伍使用。
2. 鹤膝风：常与大蒜、葱、韭菜苋配伍使用。
3. 肺虚之通身汗出不止：常与炙甘草、芍药配伍使用。

禁忌：脾虚及泄泻者禁服。

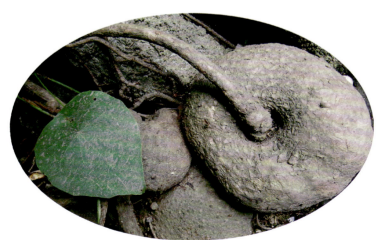

金线吊乌龟块根

【现代研究与应用】主要成分为头花千金藤碱、异粉防己碱等，具有扩张微血管、抗变态反应的作用。

血散薯

【药　　名】金不换、一滴血、独脚乌桕。

【来　　源】为防己科植物血散薯 *Stephania dielsiana* Y.C.Wu 的块根。

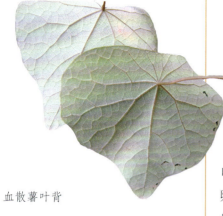

血散薯叶背

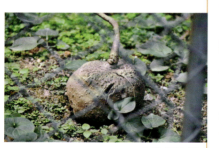

血散薯块根

【识别特征】多年生草质藤本。块根近长圆纺锤形，常露于地面；外皮褐色、粗糙。茎常带紫红色，枝、叶折断有红色液汁流出。叶互生，纸质；叶片阔三角状卵形，全缘或具数个不规则粗齿。复伞形聚伞花序腋生，雌雄异株；雄花序复伞形，花萼、花瓣均紫色；雌花序头状。核果较小。花期5—7月；果期7—8月。

【生境分布】生于山谷、溪边、林中、石缝及峭壁上。分布于湖南、广东、广西、贵州等地。

【性味功效】苦，寒。清热解毒，散瘀止痛。内服煎汤6～15克。外用适量。

【配伍禁忌】民间常以单味用治上呼吸道感染、咽炎、疮痈、胃肠炎、牙痛、神经痛、跌打损伤等症。

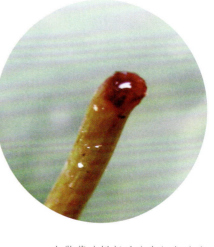

血散薯叶折断后流出红色汁液

【现代研究与应用】主要成分有可列班宁、青风藤碱、千金藤碱等，具有抗肿瘤的作用。

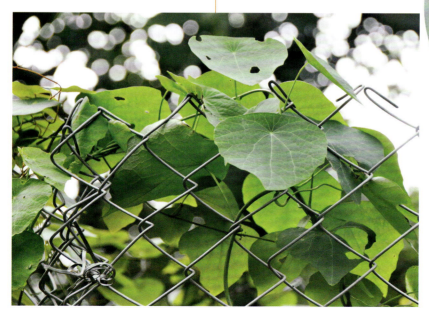

粪箕笃

【药　　名】青蛙藤、犁壁藤。

【来　　源】为防己科植物粪箕笃Stephania longa Lour.的根、根茎或全株。

【识别特征】多年生草质藤本。叶互生，基部常扭曲；叶片三角状卵形，下面淡绿色或粉绿色；掌状脉10～11条。花小，单性，雌雄异株；复伞形聚伞花序腋生；雄花绿黄色。核果红色。花期春末夏初；果期秋季。

【生境分布】生于灌木丛中。分布于福建、台湾、广东、广西、云南等地。

【性味功效】苦，寒。清热解毒，利湿消肿，祛风活络。内服煎汤3～9克。

【配伍禁忌】

1. 小便不利：常与车前草配伍使用。

2. 风湿痹痛、腰肌劳损：单味水煎服或外洗。

3. 风湿性关节炎、坐骨神经痛：常与薏苡仁配伍使用。

4. 乳腺炎：单味水煎服，并以鲜叶捣敷。

禁忌：孕妇禁服。

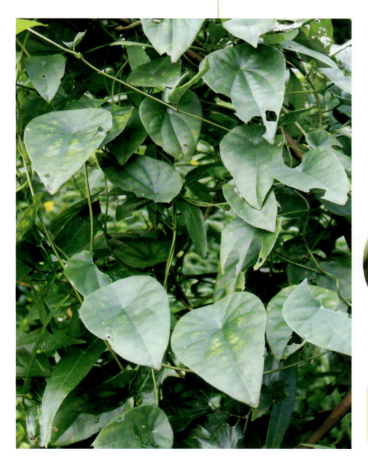

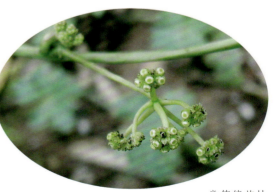

粪箕笃花枝

【现代研究与应用】主要成分有千金藤波林碱、粪箕笃碱、粪箕笃酮等。

青牛胆

【药　　名】金果榄、金线吊葫芦、地苦胆。

【来　　源】为防己科植物青牛胆 *Tinospora sagittata* (Oliv.) Gagnep. 的块根。

【识别特征】多年生常绿缠绕藤本。根细长，串生数个块根；块根团块状，外皮黄棕色，味苦。分枝纤细，圆柱形。叶纸质，披针形，基部箭形或戟形。花单性异株，黄白色，组成总状花序或圆锥花序，腋生，疏散；雄花序常几个簇生，雌花序常单生。核果近球形，白色，熟时红色，秋季成熟。

【生境分布】生于山谷溪边疏林下或石缝间。分布于陕西、江西、湖北、湖南、广东、广西、四川、贵州等地。

【性味功效】苦，寒。清热解毒，消肿止痛。内服煎汤3～9克。外用适量。

【配伍禁忌】

1. 白喉、急性咽喉炎、扁桃体炎：常与八爪金龙、硼砂、冰片配伍使用。

2. 喉痹：常与八爪金龙、山乌龟配伍使用。

3. 小儿喘息型支气管炎：单味水煎服。

4. 肾炎：常与金钱草、车前草配伍使用。

5. 急性痢疾：单品研细粉服。

禁忌：脾胃虚弱以及无热毒结滞者慎服。

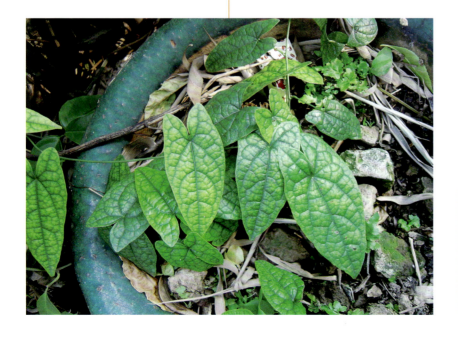

【现代研究与应用】主要成分有掌叶防己碱、千金藤宁碱、蝙蝠葛任碱，具有抗炎、镇痛、抑菌、抗溃疡、抗肿瘤、降血糖等作用。

中华青牛胆

【药　　名】打不死、宽筋藤、大接筋腾。

【来　　源】为防己科植物中华青牛胆 *Tinospora sinensis* (Lour.) Merrr.的茎藤。

【识别特征】落叶藤本。老茎肥壮，表皮褐色，膜质，有光泽，散生瘤突状皮孔，叶痕明显；嫩枝绿色，被柔毛。叶膜质；叶片阔卵状圆形，两面毛，掌状脉。总状花序先叶抽出，单生或簇生叶腋；花单性异株，淡绿色；核果红色，近球形。花期4月；果期5—6月。

【生境分布】生于疏林下或河边、村旁的灌丛中，也有栽培。分布于广东、海南、广西、云南等地。

【性味功效】微苦，凉。祛风止痛，舒筋活络。内服煎汤10～30克。外用适量。

【配伍禁忌】

1. 风湿性关节炎：常与山苍子根、大血藤、骨碎补等配伍使用。

2. 骨折、跌打损伤：单味水煎服，并以鲜品捣敷。

3. 风湿、筋骨痛、半身不遂：单味水煎或泡酒服。

4. 外伤出血：单味水煎服，并以单品研末撒于患处。

禁忌：孕妇及产后忌服。

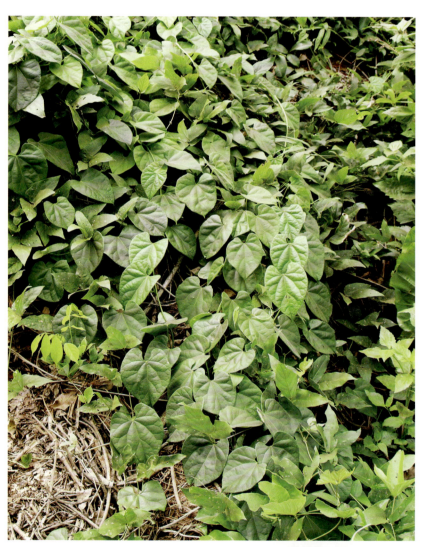

【现代研究与应用】主要成分有生物碱、香豆素、氨基酸、糖类等，具有抗辐射、抗糖尿病活性、抗结核、抗菌作用。

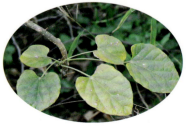

马兜铃科

马兜铃

【药　名】天仙藤、兜铃苗、青木香藤。

【来　源】为马兜铃科植物马兜铃 *Aristolochia debilis* Sieb.et Zucc.的茎叶。

【识别特征】草质藤本。根圆柱形。茎柔弱。叶互生；叶片卵状三角形，先端钝圆，基部心形；基出脉5~7条，各级叶脉在两面均明显。花单生或2朵聚生于叶腋；小苞片三角形，易脱落；花被基部膨大成球形，向上收狭成一长管，管口扩大成漏斗状，黄绿色，口部有紫斑。蒴果近球形，具6棱，成熟时由基部向上6瓣开裂。种子扁平。花期7—8月；果期9—10月。

【生境分布】生于山谷、沟边阴湿处或山坡灌丛中。分布于山东、河南及长江以南各地。

【性味功效】苦，温。行气活血，通络止痛。内服煎汤3~6克。外用适量。

【配伍禁忌】

1. 胃脘痛、疝气痛、产后腹痛：常与木香、香附、川楝子、乌药等配伍使用。
2. 妊娠水肿：常与香附、陈皮、乌药等配伍使用。
3. 风湿痹痛：常与独活、威灵仙、五加皮等配伍使用。
4. 癥瘕积聚：常与乳香、没药、延胡索等配伍使用。

禁忌：体虚者慎服。不可以长期或大量连续服用。

【其他功用】根（青木香）可行气止痛，解毒消肿，平肝降压；果实（马兜铃）可清肺降气，止咳平喘，清肠消痔。

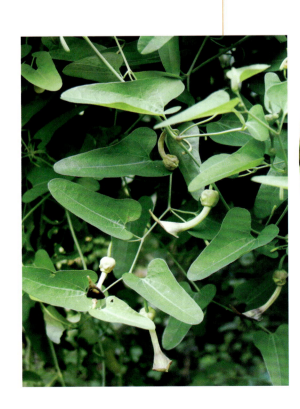

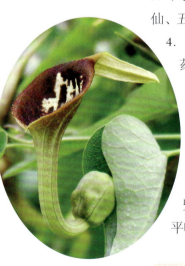

马兜铃花

【现代研究与应用】主要成分为马兜铃酸D、木兰花碱和β-谷甾醇等，具有箭毒样作用和阻断神经节作用。

广防己

【药　　名】水防己、白解头、墨蛇胆。

【来　　源】为马兜铃科植物广防己 *Aristolochia fangchi* Y.C.Wu ex L.D.Chow et S.M.Hwang 的根。

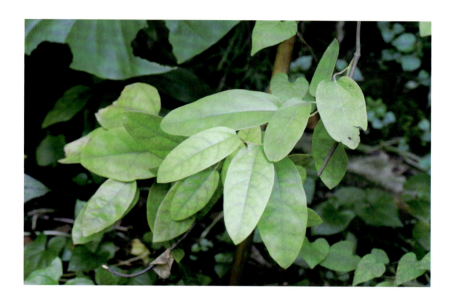

【现代研究与应用】主要成分有马兜铃酸、对香豆酸、马兜铃内酰胺、木兰花碱、木防己素等。

【识别特征】多年生攀援藤本。根部粗大，圆柱形，栓皮发达。茎棕黑色。叶互生；叶片长圆形，全缘，主脉3条，基出。花单生于叶腋；花被筒状，紫色，上有黄色小斑点，中部收缩成管状，略弯曲。蒴果；种子多数。花期5—6月；果期7—8月。

【生境分布】生于山坡密林或灌丛中。分布于广东、广西、云南等地。

【性味功效】苦、辛，寒。祛风止痛，清热利水。内服煎汤4.5～9克。

【配伍禁忌】

1. 身痛、关节痛：常与威灵仙、蚕沙、鸡血藤配伍使用，水煎服。

2. 水肿、小便不利：常与黄芪、白术、甘草、生姜、大枣配伍使用，水煎服。

禁忌：长期服用会导致肾衰竭。

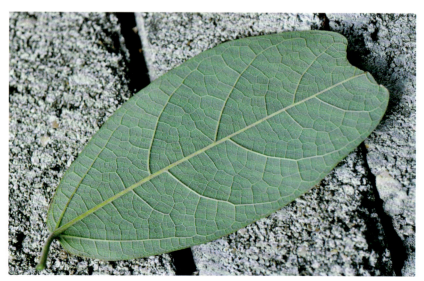

广防己叶背

尾花细辛

【药　　名】圆叶细辛、白三百棒、马蹄香。
【来　　源】为马兜铃科植物尾花细辛Asarum caudigerum Hance的全草。

【识别特征】多年生草本。根茎粗壮。叶片阔卵形，上面深绿色，两面被毛。花被绿色，被紫红色圆点状短毛丛；花被裂片直立，喉部稍缢缩，内壁有柔毛和纵纹，花被裂片先端骤窄成细长尾尖。蒴果近球形。花期4—5月，云南、广西可晚至11月。

【生境分布】生于林下阴湿处或溪边。分布于浙江、江西、福建、台湾、湖北、湖南、广东、广西、四川、贵州、云南等地。

【性味功效】辛、微苦，温；有小毒。温经散寒、化痰止咳，消肿止痛。内服煎汤3～6克。外用适量。

【配伍禁忌】
1. 痰饮咳嗽、喉痒、吐清痰：单味水煎服或酒煎服。
2. 跌打损伤：常与土鳖虫泡酒服，或以药渣捣敷患处。
3. 神经衰弱、阳痿：单味水煎服或炖肉吃。
4. 腿部骨髓炎：单味捣敷。

禁忌：阴虚头痛、肺热咳嗽者及孕妇禁服。

【现代研究与应用】主要成分有龙脑、黄樟醚、甲基丁香油酚、乙酸松油醇酯等。

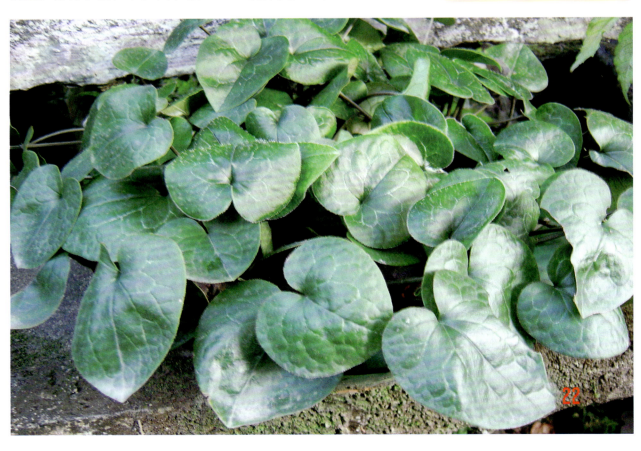

杜 衡

【药　　名】马细辛、马蹄细辛、杜细辛。

【来　　源】为马兜铃科植物杜衡 Asarum forbesii Maxim. 的全草、根茎或根。

【识别特征】多年生草本。根茎短。叶片阔心形，上面深绿色，中脉两旁有白色云斑，下面浅绿色。花暗紫色；花被管钟状或圆筒状，喉部不缢缩，花被裂片直立，卵形，平滑。花期4—5月。

【生境分布】生于林下或沟边阴湿地。分布于江苏、安徽、浙江、江西、河南、湖北、四川等地。

【性味功效】辛，温；有毒。祛风散寒，消痰行水，活血止痛，解毒。内服煎汤1.5～6克。外用适量。

【配伍禁忌】

1. 风寒头痛、发热：常与川芎、葱白配伍使用。
2. 肋间神经痛：常与枳壳配伍使用。
3. 瘰疬（颈淋巴结核）：常与威灵仙、牛膝配伍使用。

禁忌：体虚多汗、咳嗽咯血患者及孕妇禁服。

【现代研究与应用】主要成分有杜衡素、榄香脂素、细辛脑和亚油酸等，具有镇静、抗惊厥、镇痛、降脂、抗过敏作用。

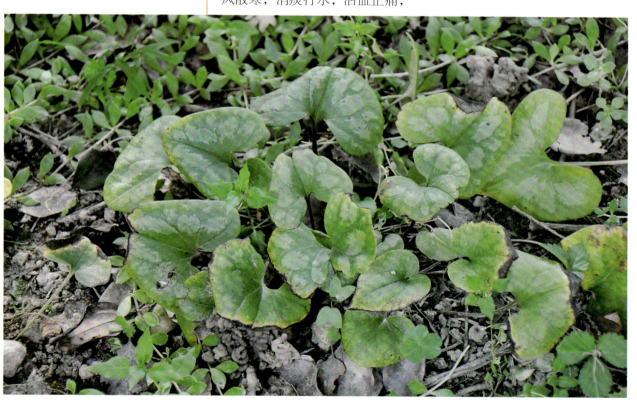

辽细辛

【药　　名】北细辛、独叶草、万病草。

【来　　源】为马兜铃科植物辽细辛 Asarum heterotropoides F. Schmidt var. mandshuricum (Maxim.) Kitag. 的根及根茎。

【识别特征】多年生草本。根茎横走。叶卵状心形或近肾形。花紫棕色；花梗花期在顶部成直角弯曲，果期直立；花被管壶状，喉部稍缢缩，花被裂片三角状卵形，由基部向外反折，贴靠于花被管上。蒴果半球状。花期5月；果期6—7月。

【生境分布】生于林下坡地或山沟阴湿而肥沃的地上。分布于东北、山西、陕西、山东、河南等地。

【性味功效】辛，温；有毒。散寒祛风，止痛，温肺化饮，通窍。内服煎汤1～3克。外用适量。

【配伍禁忌】

1. 风湿寒痹痛：常与防风、独活、秦艽等配伍使用。
2. 偏正头痛：常与川芎、防风等配伍使用。
3. 寒痰停饮、气逆咳嗽：常与干姜、五味子等配伍使用。

禁忌：阴虚、血虚、气虚多汗及火升炎上者禁服。反藜芦。

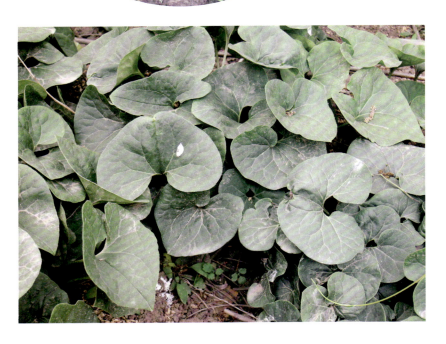

辽细辛花

【现代研究与应用】主要成分有甲基丁香油酚、黄樟醚、细辛醚、细辛脂素等，具有镇痛、解热、抑菌、抗炎、镇咳、抗组织胺、抗变态反应及局部麻醉等作用。

金耳环

【药　　名】土细辛、一块瓦、马蹄细辛。

【来　　源】为马兜铃科植物金耳环 Asarum insigne Diels 的全草。

【识别特征】多年生草本。根状茎粗短，根丛生，稍肉质，有浓烈的麻辣味。叶片长卵形，先端急尖或渐尖，基部耳状深裂，叶面中脉两旁有白色云斑，叶背可见细小颗粒状油点。花紫色；花被管钟状，中部以上扩展成一环突，然后缢缩，花被裂片宽卵形，中部至基部有一半圆形垫状白色斑块。花期3—4月。

【生境分布】生于林下阴湿地或土石山坡上。分布于广东、广西、江西等地。

【性味功效】辛、苦，温；有毒。温经散寒，祛痰止咳，散瘀消肿，行气止痛。内服煎汤1.5～3克。外用适量。

【配伍禁忌】

1. 毒蛇咬伤：常与红花、吴茱萸、徐长卿、白芷等配伍使用。
2. 龋齿疼痛：单味研末填塞龋齿内。

【现代研究与应用】主要成分有龙脑、乙酸龙脑酯、黄樟醚、甲基丁香油酚、细辛醚等。

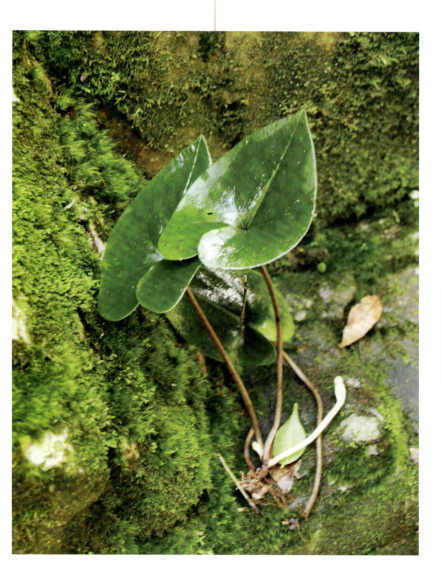

猪笼草科

猪笼草

【药　　名】猪仔笼、猴子笼、担水桶。

【来　　源】为猪笼草科植物猪笼草 Nepenthes mirabilis (Lour.) Druce的茎叶。

【识别特征】食虫草本。叶互生；叶柄叶片状，半抱茎；叶片末端形成瓶状的食虫囊；食虫囊近圆筒状，盖近圆形或宽卵形，有2纵棱，棱上通常生缘毛。花红色或红紫色，雌雄异株；总状花序被长柔毛；萼片4，狭倒卵形，外面被柔毛；花瓣缺。蒴果熟后开裂为4瓣果，具宿存萼片。种子丝状，两端尖。花期4—11月；果期8—12月。

【生境分布】生于向阳的潮湿地带。分布于广东、广西、海南等地。

【性味功效】甘、淡，凉。润肺止咳，清热利湿排石，解毒消肿。内服煎汤15～30克。外用适量。

【配伍禁忌】

高血压：常与豨莶草、桑椹子配伍使用。

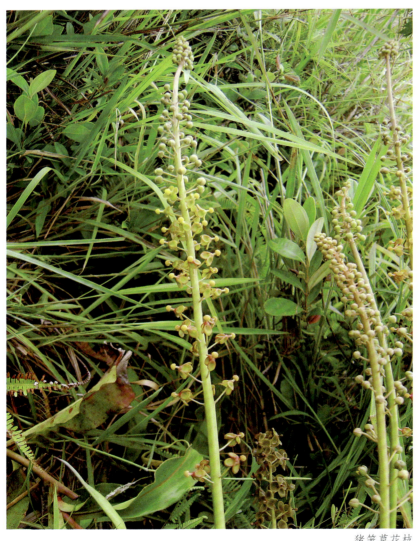

猪笼草花枝

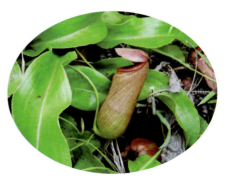

【现代研究与应用】主要成分有黄酮苷、酚类、氨基酸、糖类、蒽醌苷等成分。

胡椒科

石蝉草

【药　　名】胡椒草、散血丹、散血胆。

【来　　源】为胡椒科植物石蝉草 Peperomia dindygulensis Miq. 的全草。

【识别特征】一年生肉质草本。茎直立或基部匍匐状，分枝，下部节上常生不定根。叶对生或3～4片轮生；叶片椭圆形；叶脉5条，基出。穗状花序腋生或顶生，单生或2～3丛生；总花梗被疏柔毛；苞片圆形，盾状，有腺点。浆果球形。花期4—7月及10—12月。

【生境分布】生于山谷、溪边、林下石缝内、湿润岩石上。分布于福建、台湾、广东、海南、广西、贵州、云南等地。

【性味功效】辛，凉。清热解毒，化瘀散结，利水消肿。内服煎汤10～30克。外用适量。

【配伍禁忌】

1. 支气管炎、肺热咳嗽：常与石仙桃、白及配伍使用。
2. 麻疹盛发期：鲜品水煎，调蜜服。
3. 跌打肿痛、外伤出血：单味捣敷。
4. 胃癌：石蝉草配黄药子各3g，浸酒口服，能缓和症状。

【现代研究与应用】主要成分有木脂素类化合物、草胡椒素B、草胡椒素C、黄酮等。

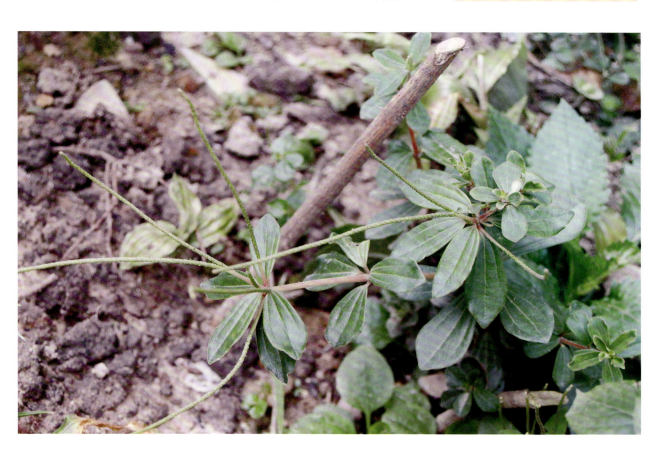

草胡椒

【药　　名】草胡椒、透明草、软骨草。
【来　　源】为胡椒科植物草胡椒 *Peperomia pellucida*（Linn.）Kunth的全草。

【识别特征】一年生肉质草本。茎直立或基部有时平卧，分枝，无毛，下部节上常生不定根。叶互生，膜质，半透明，阔卵形，顶端短尖或钝，基部心形。穗状花序顶生和与叶对生，细弱。浆果球形，极小。花期4—7月。

【生境分布】生于林下湿地、石缝中或宅舍墙脚下。分布于福建、广东、广西、云南等地。

【性味功效】辛，凉；有毒。清热解毒，散瘀止痛。内服煎汤15～30克。外用适量。

【配伍禁忌】
1. 烧伤、烫伤、跌打肿痛、外伤出血：鲜品捣烂绞汁外涂或捣敷。
2. 痈肿疮毒：鲜品捣烂敷患处。

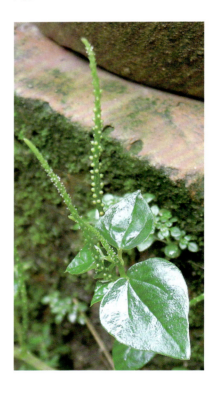

【现代研究与应用】主要成分有木脂素类化合物、欧芹脑、β-谷甾醇、菜油甾醇、豆甾醇等，具抗肿瘤、抗炎和镇痛等作用。

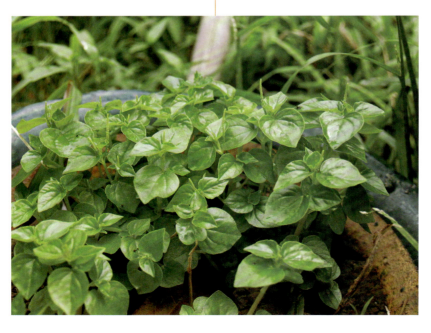

山 蒟

【药　　名】酒饼藤、山蒌、绿藤。
【来　　源】为胡椒科植物山蒟 Piper hancei Maxim. 的茎叶或根。

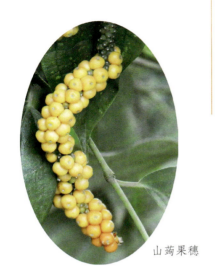

山蒟果穗

【识别特征】攀援藤本。除花序轴和苞片柄外均光滑无毛。茎、枝具细纵纹，节上生不定根。叶互生，纸质，卵状披针形或椭圆形，少披针形，叶脉5～7条。花单性，雌雄异株，聚集成与叶对生的穗状花序。浆果球形，黄色。花期3—8月。

【生境分布】生于山地溪涧边、密林或疏林中，攀援于树上或岩石上。分布于浙江、江西、福建、广东、海南、广西、贵州及云南等地。

【性味功效】辛、温。祛风除湿，活血消肿，行气止痛，化痰止咳。内服煎汤9～15克。外用适量。

【配伍禁忌】
1．风湿痹痛：新鲜茎叶水煎服，或与威灵仙、秦艽、川芎等配伍使用。
2．风湿劳伤：常与威灵仙、兔耳风配伍使用。
3．慢性胃炎：常与高良姜、野花椒、乌贼骨配伍使用。
禁忌：孕妇及阴虚火旺者禁服。

【现代研究与应用】主要成分有海风藤酮、山蒟酮、山蒟醇等。具有抑制血小板聚集等作用。

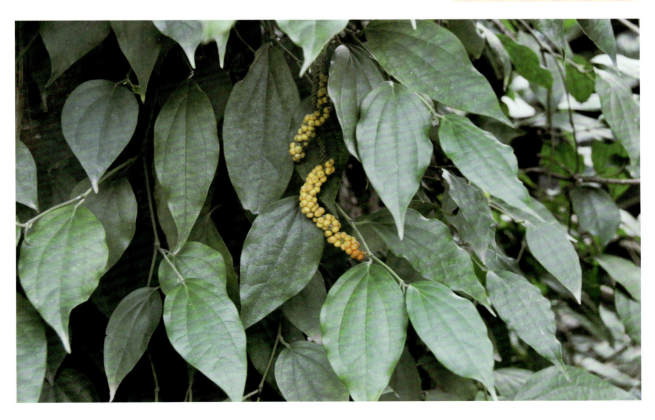

荜 拔

【药　　名】毕勃、蒟蒌、荜茇。
【来　　源】为胡椒科植物荜拔 *Piper longum* Linn.未成熟或成熟的果穗。

【识别特征】攀援藤本。枝有粗纵棱和沟槽。叶纸质，下部叶卵圆形，向上渐次为卵状长圆形，顶端骤然紧缩具短尖头，基部阔心形。花小，单性，雌雄异株，聚集成与叶对生的穗状花序。花期7—10月。

【生境分布】生于疏荫杂木林中。分布于云南东南至西南部，广西、广东和福建有栽培。

【性味功效】辛、温。温中散寒，下气止痛，醒脾开胃。内服煎汤1.5～3克。外用适量。

【配伍禁忌】

1. 脾虚呕逆、腰部冷痛：常与木香、附子、胡椒、桂皮、干姜(炮)、诃黎勒皮（焙）、姜厚朴等配伍使用。
2. 龋齿疼痛：常配胡椒研末，填塞龋齿孔中。
3. 胃寒脘腹冷痛、呕吐、呃逆、泄泻：常与干姜、厚朴、附子等配伍使用。

禁忌：阴虚火旺者、气虚体弱、发热高烧者忌食。

【其他作用】根（荜拔根）可温中行气，降逆消食，散寒止痛，截疟。

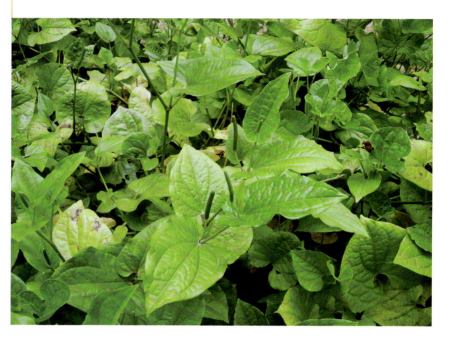

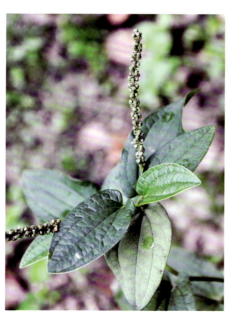

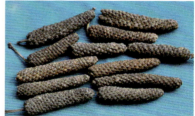

荜拔药材

【现代研究与应用】主要成分有胡椒碱、棕榈酸、四氢胡椒酸、挥发油等，具有镇静、镇痛、解热等作用。中药材荜茇是抱龙丸、苏合香丸等制剂的重要组成药物。

假 蒟

【药　　名】假蒌、臭蒌。

【来　　源】为胡椒科植物假蒟 *Piper sarmentosum* Roxb. 的茎、叶或全草。

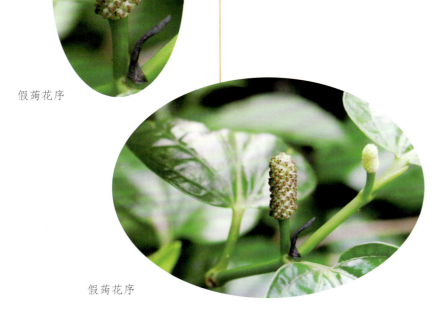

假蒟花序

假蒟花序

【识别特征】多年生匍匐草本，揉之有香气。茎节膨大，常生不定根。叶互生，近膜质，有细腺点，下部叶阔卵形，叶脉7条；上部的叶卵状披针形。花单性，雌雄异株；穗状花序。浆果近球形，具角棱，下部嵌生于花序轴中。花期夏季。

【生境分布】生于山谷密林中或村旁湿润处。分布于福建、广东、海南、广西、贵州及西藏南部等地。

【性味功效】苦，温。祛风散寒，行气止痛，活络，消肿。内服煎汤9~15克。外用适量。

【配伍禁忌】

1. 伤风咳嗽：与猪血炖服。
2. 哮喘：常与柠檬叶配伍使用。
3. 风湿痹痛：单味水煎服，或倍量浸酒内服外搽。

【其他功用】根（假蒟根）可祛风除湿，消肿，止痛，解毒，截疟；果穗（假蒟子）可温中散寒，行气止痛，化湿消肿。

【现代研究与应用】主要成分为细辛脑、细辛醚等，具有抑制血小板聚集作用。

三白草科

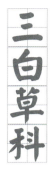

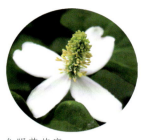

鱼腥草花序

蕺 菜

【药　　名】蕺菜、鱼腥草、臭腥草。
【来　　源】为三白草科植物蕺菜 *Houttuynia cordata* Thunb. 的带根全草。

【识别特征】多年生腥臭草本。茎下部伏地，节上轮生小根。叶互生，薄纸质，有腺点；托叶膜质，条形，下部与叶柄合生为叶鞘，基部扩大，略抱茎；叶片卵形，先端短渐尖，基部心形，全缘，上面绿色，下面常呈紫红色。穗状花序生于茎顶，与叶对生；总苞片4枚，长圆形，白色；花小而密。蒴果卵圆形，先端开裂。种子多数，卵形。花期5—6月；果期10—11月。

【生境分布】生长于沟边、溪边及潮湿的疏林下。分布于陕西、甘肃及长江流域以南各地。

【性味功效】辛，微寒。清热解毒，排脓消痈，利尿通淋。内服煎汤15～25克。外用适量。

【配伍禁忌】

1. 肺痈之咳吐脓血：常与桔梗、芦根、薏苡仁等配伍使用。
2. 肺热咳嗽、痰黄黏稠：常与桑白皮、贝母、瓜蒌等配伍使用。
3. 热毒疮痈、红肿热痛：常与蒲公英、野菊花、连翘等配伍使用，亦可鲜品捣烂外敷。
4. 热淋小便涩痛：常与车前子、海金沙等配伍使用。

禁忌：虚寒证者慎服。

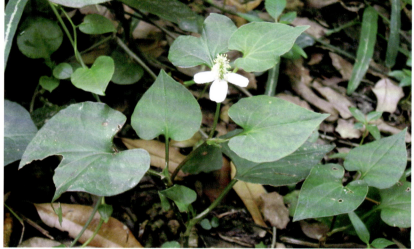

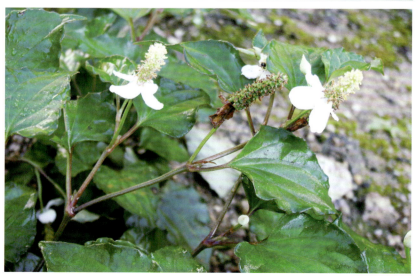

【现代研究与应用】主要成分为癸酰乙醛、月桂醛、月桂烯等，具有抗菌、抗病毒、抗炎、增强免疫、利尿的作用。中药材鱼腥草是中成药急支糖浆、复方鱼腥草片等制剂的重要组成药物。

三白草

【药　　名】水木通、五路白、白花照水莲。
【来　　源】为三白草科植物三白草 *Saururus chinensis* (Lour.) Baill. 的地上部分。

【识别特征】多年生湿生草本。地下茎有须状小根；茎直立，粗壮。单叶互生，纸质，密生腺点；叶柄基部与托叶合生成鞘状，略抱茎；叶片阔卵形，全缘；花序下的2～3片叶常于夏初变为白色，呈花瓣状；总状花序生于茎上端，与叶对生，白色；花两性。蒴果近球形，表面多凸起，成熟后顶端开裂。种子多数，圆形。花期5—8月；果期6—9月。

【生境分布】生于沟边、池塘边等近水处。分布于河北、河南、山东和长江流域及其以南各地。

【性味功效】甘、辛，寒。清热利水，解毒消肿。内服煎汤10～30克。外用适量。

【配伍禁忌】
1. 湿热淋证：常与车前子、鸭跖草等配伍使用。
2. 血淋：常与白茅根、小蓟等配伍使用。
3. 水肿、小便不利：常与车前草、桂枝等配伍使用。
4. 痢疾：常与马齿苋等配伍使用。
5. 赤白带下：常与鸡冠花、椿根皮等配伍使用。

禁忌：脾胃虚寒者慎服。

【其他功用】根（三白草根）可利水除湿，清热解毒。

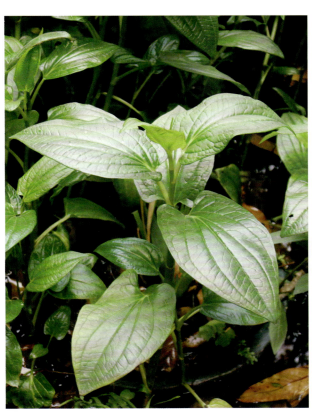

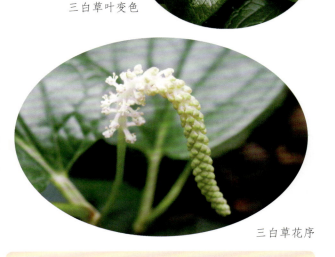

三白草叶变色

三白草花序

【现代研究与应用】主要成分有挥发油、槲皮素、槲皮苷等，具有中枢抑制和抗精神病作用。

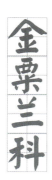

金粟兰科

丝穗金粟兰

【药　　名】剪草、四块瓦、银线草。

【来　　源】为金粟兰科植物丝穗金粟兰 Chloranthus fortunei (A. Gray) Solms-Laub. 的全草或根。

【识别特征】多年生草本。茎直立，单生或数个丛生，下部节上对生2片鳞状叶。叶对生，通常4片生于茎上部，纸质，宽椭圆形，边缘有锯齿，齿尖有一腺体，近基部全缘，嫩叶背面密生细小腺点，但老叶不明显；侧脉4～6对，网脉明显；鳞状叶三角形；托叶条裂成钻形。穗状花序单一，由茎顶抽出；花白色，有香气。核果球形，淡黄绿色，有纵条纹。花期4—5月；果期5—6月。

【生境分布】生于山坡或低山林下阴湿处和山沟草丛中。分布于山东、江苏、安徽、浙江、台湾、江西、湖北、湖南、广东、广西、四川等地。

【性味功效】辛、苦，平；有毒。祛风活血，解毒消肿。内服煎汤3～6克。

【配伍禁忌】

1. 疖肿：鲜全草加醋捣碎，敷患处。

2. 毒蛇咬伤：鲜叶适量，雄黄少许，捣碎敷患处。

3. 皮肤瘙痒：单味水煎，熏洗患处。

禁忌：内服不可过量，孕妇禁服。

【现代研究与应用】主要成分为萜类化合物，具有抗菌及抗肿瘤活性。

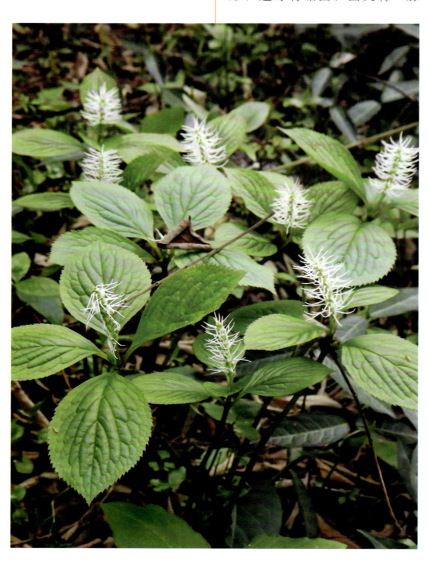

宽叶金粟兰

【药　名】四大天王、四块瓦、四季风。

【来　源】为金粟兰科植物宽叶金粟兰 Chloranthus henryi Hemsl. 的全草。

【现代研究与应用】主要成分为挥发油，具舒筋活血、消肿止痛、杀虫功效。

【识别特征】多年生草本。茎直立不分枝。叶对生，常4片生于茎上部，宽椭圆形顶端尖，基部楔形，边有钝齿，齿端有腺体。穗状花序单个，两歧或总状分枝，顶生。核果卵球形。花期4—6月；果期7—8。

【生境分布】生于山地林下阴湿处。分布于华北、华中、华南、西南等地。

【性味功效】苦、辛，温；有毒。活血驱风、消肿解毒、散寒止痛。内服煎汤3～10克。外用鲜品适量，捣烂敷患处。

【配伍禁忌】

1. 小儿高热惊风：单味捣烂冲开水取汁服，并用叶适量火烤热搽全身。

2. 毒蛇咬伤、蜂蜇伤、痈疮疔肿：四块瓦根与七叶一枝花配伍使用。

3. 风湿痛、跌打损伤：常与八角枫、莪术、大血藤、钩藤、骨碎补、白花丹、海金沙、白珠树、当归配伍使用。

禁忌：内服宜慎，孕妇禁服。

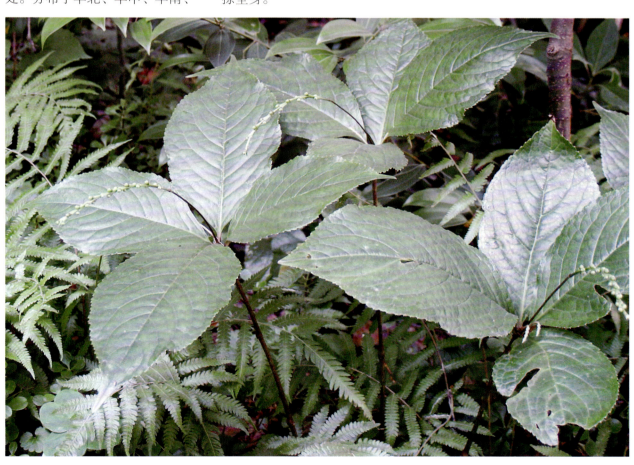

及 己

【药　　名】毛叶细辛、牛细辛、四叶细辛。

【来　　源】为金粟兰科植物及己 *Chloranthus serratus* (Thunb.) Roem. et Schult. 的根。

【识别特征】多年生草本。根茎横生，粗短，有多数土黄色须根。茎直立，单生或数个丛生，具明显的节，下部节上对生2片鳞状叶。叶对生，4~6片生于茎上部；叶椭圆形，边缘具锐而密的锯齿，齿尖有一腺体；侧脉6~8对；鳞片叶膜质，三角形；托叶小。穗状花序顶生；花白色。核果近球形，绿色。花期4—5月；果期6—8月。

【生境分布】生于山地林下阴湿处和山谷溪边草丛中。分布于江苏、安徽、浙江、江西、福建、湖北、湖南、广东、广西、四川等地。

【性味功效】苦，平；有毒。活血散瘀，祛风止痛，解毒杀虫。内服煎汤1.5~3克。外用适量。

【配伍禁忌】

1. 跌打损伤，骨折，瘀滞疼痛：常单用及捣敷，或与桃仁、红花等配伍使用。
2. 经闭腹痛：常与刘寄奴、益母草等配伍使用。
3. 风湿痹痛：常单味煎服或泡酒服。
4. 热毒蕴积之疔疮疖肿、毒蛇咬伤：单用鲜品，或配雄黄少许捣敷。

禁忌：内服宜慎，孕妇禁服。

【其他功用】茎叶（对叶四块瓦）可祛风活血，解毒止痒。

【现代研究与应用】主要成分有二氢焦莪术呋喃烯酮、菖蒲酮、银线草内酯等。

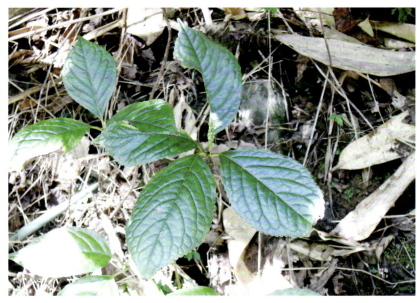

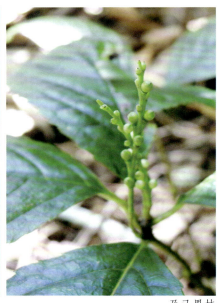

及己果枝

金粟兰

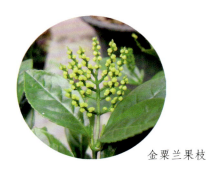

金粟兰果枝

【药　名】珠兰、真珠兰、鸡爪兰。

【来　源】为金粟兰科植物金粟兰 *Chloranthus spicatus* (Thunb.) Makino的全株或根、叶。

【识别特征】半灌木。茎圆形。叶对生；叶片厚纸质，椭圆形，边缘具锯齿，齿端有一腺体，腹面深绿色，光亮，背面淡黄绿色，侧脉6～8对，两面稍凸起。穗状花序排列成圆锥花序状，通常顶生；花小，黄绿色，芳香。花期4—7月；果期8—9月。

【生境分布】生于山区丛林中，现各地多栽培。分布于福建、广东、四川、贵州、云南等地。

【性味功效】辛、甘，温。祛风湿，活血止痛，杀虫。内服煎汤15～30克。外用适量。

【配伍禁忌】

1. 风湿疼痛、跌打损伤、癫痫：单味水煎或泡酒服。
2. 皮炎顽癣：鲜叶揉烂外敷。

禁忌：孕妇忌服。

【现代研究与应用】主要成分有单萜烯、倍半萜烯、氧化合物、金粟兰内酯、异莪术呋喃二烯、银线草呋喃醇等。

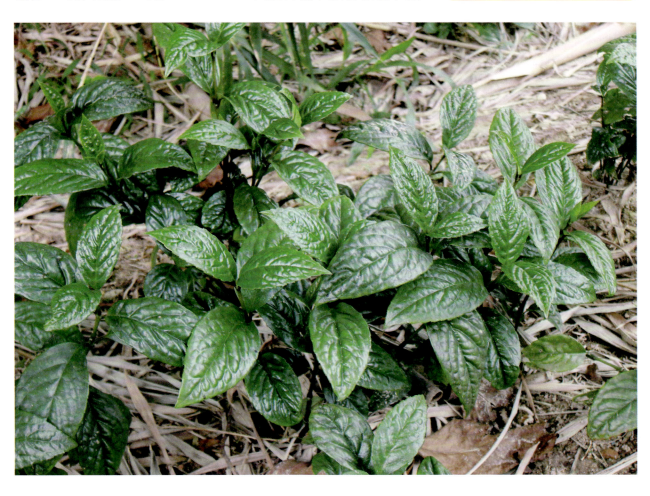

草珊瑚

【药　　名】肿节风、九节茶、接骨草。

【来　　源】为金粟兰科植物草珊瑚 Sarcandra glabra (Thunb.) Nakai 的全草。

【识别特征】常绿半灌木。茎数枝丛生，绿色，节部明显膨大。叶对生，叶柄基部合生成鞘状；托叶钻形；叶片椭圆形、卵形，革质，边缘具粗锐锯齿，齿尖有一腺体。穗状花序顶生，分枝；花黄绿色。核果球形，熟时亮红色。花期6—7月；果期8—10月。

【生境分布】生于山谷林下阴湿处。分布于浙江、安徽、福建、台湾、江西、湖南、广东、广西、四川、贵州、云南、台湾等地。

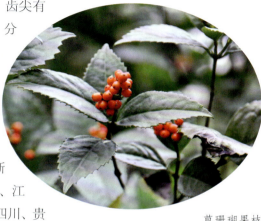

草珊瑚果枝

【性味功效】辛、苦，平。清热凉血，活血消斑，祛风通络。内服煎汤9～30克。外用适量。

【配伍禁忌】

1. 风湿痹痛：常与五加皮、桑寄生等配伍使用。

2. 痛经、瘀血内阻之产后腹痛：常与益母草、川芎等配伍使用。

3. 跌打损伤、骨折：常与地鳖虫、红花等配伍使用。

禁忌：阴虚火旺者及孕妇禁服。

【现代研究与应用】主要成分有左旋类没药素甲、异秦皮定、延胡索酸、琥珀酸、挥发油、黄酮苷及香豆精衍生物等。具有抗肿瘤、抗菌、抗病毒、促进骨折愈合等作用。中药材草珊瑚是有肿节风片、肿节风注射液、血康口服液等制剂的重要原料。

草珊瑚花枝

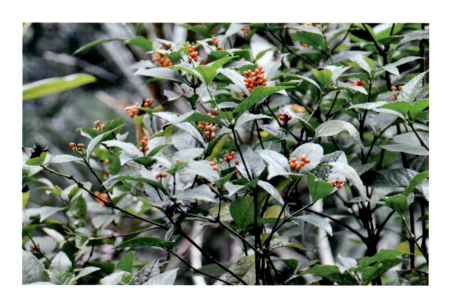

罂粟科

白屈菜

【药　　名】假黄连、黄汤子、小野人血草。

【来　　源】为罂粟科植物白屈菜 *Chelidonium majus* L. 的全草。

【识别特征】多年生草本，含橘黄色乳汁。主根粗壮，圆锥形，土黄色，密生须根。茎直立，多分枝，有白粉具柔毛。叶互生，一至二回奇数羽状分裂，边缘具不整齐缺刻，上面褐色，下面绿白色。花数朵，排成伞形聚伞花序；花瓣4，卵圆形，黄色，两面光滑。蒴果长角形，直立，灰绿色。种子多数细小，褐色，有光泽。花期5—8月；果期6—9月。

【生境分布】生于山谷湿润地、水沟边、绿林草地或草丛中、住宅附近。分布于东北、华北、西北及江苏、江西、四川等地。

【性味功效】苦，凉；有毒。解痉止痛，止咳平喘。内服煎汤9～18克。外用适量。

【配伍禁忌】

1. 慢性胃炎、胃肠道痉挛性疼痛：常与橙皮配伍使用。
2. 食管癌：常与半枝莲、藤梨根配伍使用。
3. 肠炎、痢疾：常与叶下珠配伍使用。
4. 肝硬化腹水：常与茵陈、蒲公英配伍使用。

禁忌：有毒，用量不宜过大。

【其他功用】根（白屈菜根）可散瘀，止血，止痛，解蛇毒。

【现代研究与应用】主要成分有黄连碱、小檗碱、白屈菜红碱等，具有镇痛、对抗平滑肌痉挛、镇咳、祛痰、平喘、抗炎、抗菌、抗病毒、抗肿瘤等作用。中药材白屈菜是消嗽散、复方白屈菜等中成药的重要组成药物。

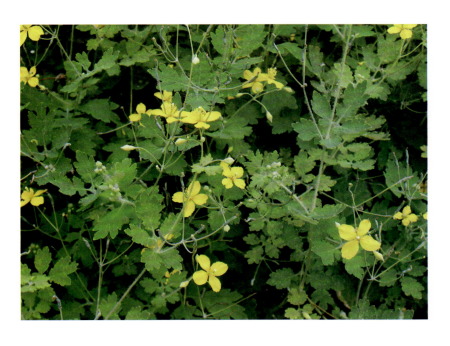

延胡索

【药　　名】延胡索、元胡、玄胡索。
【来　　源】为罂粟科植物延胡索 Corydalis yanhusuo W. T. Wang 的块茎。

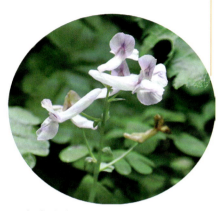

延胡索花枝

【识别特征】多年生草本。块茎圆球形，质黄。茎直立，常分枝，基部以上具鳞片，通常具3～4枚茎生叶，鳞片和下部茎生叶常具腋生块茎。叶二回三出或近三回三出，小叶三裂或三深裂。总状花序疏生5～15花。花紫红色。外花瓣宽展。上花瓣与距常上弯；距圆筒形；下花瓣，向前渐增大成宽展的瓣片。蒴果线形。花期3—4月；果期4—5月。

【生境分布】生于丘陵草地。分布于安徽、江苏、浙江、湖北、河南（陕西、甘肃、四川、云南和北京有引种栽培）。

【性味功效】辛、苦，温。活血，行气，止痛。内服煎汤3～10克。外用适量。

【配伍禁忌】
1. 经前腹痛胀、气滞血瘀：常与乌药、香附等配伍使用。
2. 产后因寒而小腹痛：常与当归、龙眼肉配伍使用。
3. 跌打损伤、血瘀作痛：常与桃仁、红花等配伍使用，或单味研末调服。
4. 肝肾亏虚之腰腿疼痛：常与牛膝、当归、补骨脂配伍使用。

禁忌：孕妇禁服，体虚者慎服。

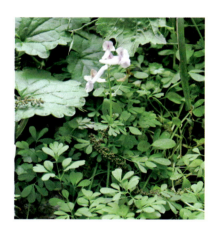

【现代研究与应用】主要成分有延胡索甲素、延胡索乙素、延胡索丙素等，具有对中枢神经镇痛、镇静、催眠、扩张冠状动脉、抑制心脏、抗心律失常，抗胃溃疡等作用。中药材延胡索是安胃片、元胡止痛片、妇女痛经丸等中成药的重要组成药物。

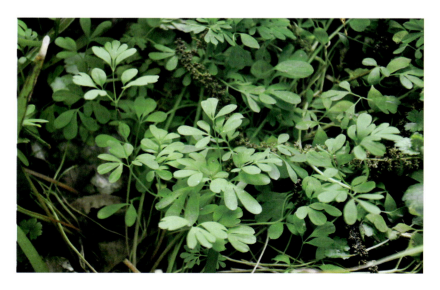

血水草

【药　　名】一口血、斗篷草、血水芋。

【来　　源】为罂粟科植物血水草 *Eomecon chionantha* Hance 的全草。

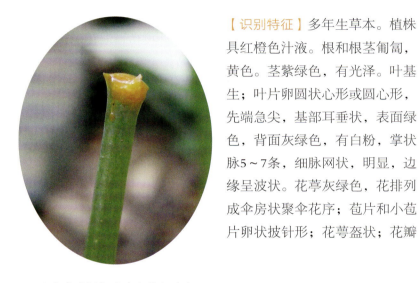

血水草叶折断后流出黄色汁液

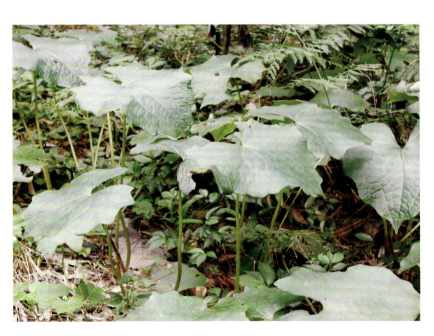

【识别特征】多年生草本。植株具红橙色汁液。根和根茎匍匐，黄色。茎紫绿色，有光泽。叶基生；叶片卵圆状心形或圆心形，先端急尖，基部耳垂状，表面绿色，背面灰绿色，有白粉，掌状脉5～7条，细脉网状，明显，边缘呈波状。花葶灰绿色，花排列成伞房状聚伞花序；苞片和小苞片卵状披针形；花萼盔状；花瓣4，白色，倒卵形。蒴果长椭圆形。花期3—6月；果期5—7月。

【生境分布】生于山谷、溪边、林下阴湿肥沃地，常成片生长。分布于安徽、浙江、江西、福建、河南、湖北、湖南、广东、广西、四川、贵州、云南等地。

【性味功效】苦，寒；有毒。清热解毒，活血止痛，止血。内服煎汤6～30克。外用适量。

【配伍禁忌】

1. 急性结膜炎：鲜品水煎服。
2. 小儿胎毒、疮痒：常与苦参、燕窝泥配伍外搽或水洗。
3. 口腔溃疡：单味捣烂，绞汁漱口。
4. 毒蛇咬伤：单味捣烂，兑淘米水外洗，外敷。

【其他功用】根及根茎（血水草根）可清热解毒，散瘀止痛。

【现代研究与应用】主要成分为血根碱、白屈菜红碱等。

博落回

【药　　名】落回、勃勒回、号筒草。

【来　　源】为罂粟科植物博落回 *Macleaya cordata* (Willd.) R. Br. 的根或全草。

博落回果实

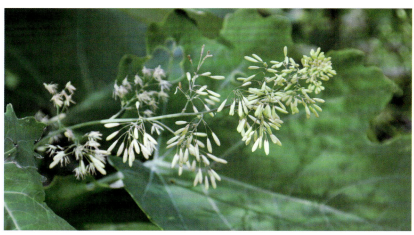
博落回花枝

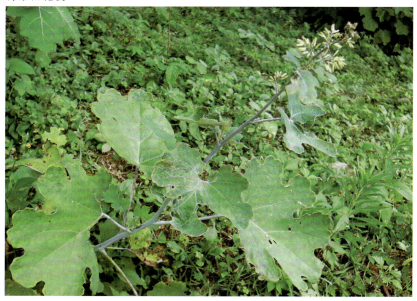

【识别特征】多年生大型草本，基部灌木状。具乳黄色浆汁。根茎粗大，橙红色。茎中空，上部多分枝。单叶互生；叶片宽卵形，上面绿色，下面多白粉，基出脉5，边缘波状。大型圆锥花序多花，生于茎或分枝顶端；萼片黄白色。蒴果倒披针形，扁平，外被白粉。种子卵球形，种皮蜂窝状。花期6—8月；果期7—10月。

【生境分布】生于丘陵或低山林、灌丛、草丛、村边或路旁等处。分布于江苏、安徽、浙江、江西、福建、台湾、湖北、湖南、广东、广西、海南、贵州、四川、云南等地。

【性味功效】苦、辛，寒；有毒。散瘀，祛风，解毒，止痛，杀虫。仅供外用，适量。

【配伍禁忌】

1. 脓肿：鲜根捣烂外敷。
2. 水火烫伤：根研末，以棉花籽油调搽。
3. 蜈蚣、黄蜂咬伤：鲜茎折断，以流出的黄色汁液搽患处。

禁忌：有毒，禁内服。

【现代研究与应用】主要成分有血根碱、白屈菜红碱、博落回碱、原阿片碱、黄连碱、刻叶紫堇明碱等，具有抗菌、杀虫、杀蛆作用。

北越紫堇

【药　　名】黄堇。

【来　　源】为罂粟科紫堇属植物北越紫堇 *Corydalis balansae* Prain 的全草。

【识别特征】灰绿色丛生草本。茎具棱，疏散分枝。叶互生；叶片卵形，二至三回羽状全裂。总状花序，多花而疏离；花黄色至黄白色。蒴果线状长圆形，种子黑亮，扁圆形。

【生境分布】生于丘陵林下或沟边潮湿处。分布于珠江流域和长江流域中、下游诸省。

【性味功效】微苦，凉；有毒。清热祛火。内服煎汤3~9克。外用适量捣烂敷患处。

【配伍禁忌】

1. 肺结核咯血：单味水煎服。
2. 牛皮癣：常与菝葜、白酒等配伍外用。
3. 丹毒：常与黄酒、红糖等配伍使用。

禁忌：有毒慎服，孕妇禁服。

【现代研究与应用】主要成分有原阿片碱、咖坡任碱、咖坡明碱、咖坡定碱、右旋四氢掌叶防己碱、消旋四氢掌叶防己碱、紫堇碱等。

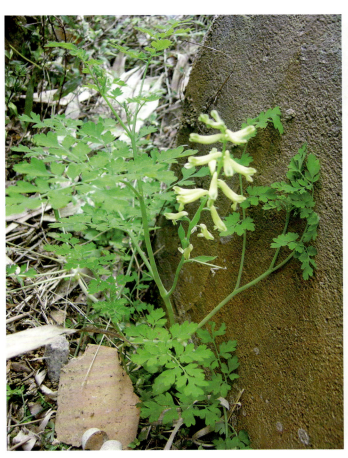
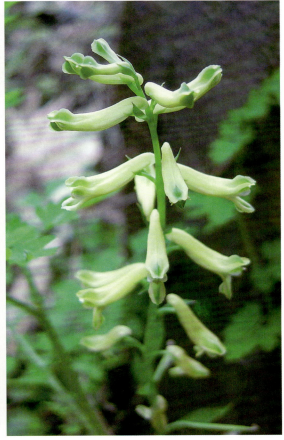

北越紫堇花枝

地丁草

【药　　名】地丁、苦地丁。

【来　　源】为罂粟科紫堇属植物地丁草 Corydalis bungeana Turcz. 的全草。

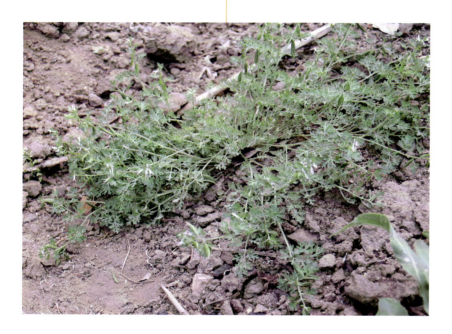

【识别特征】多年生草本。根细直，淡黄棕色。茎丛生。叶互生，灰绿色，二至三回羽状全裂。总状花序顶生，果期延长；花淡紫色；花瓣4。蒴果狭扁椭圆形，花柱宿存。种子扁球形，黑色。花期4—5月；果期5—6月。

【生境分布】生于旷野、宅边草丛或丘陵、山坡疏林下。分布于辽宁、内蒙古、河北、山西、陕西、宁夏、甘肃、山东、河南等地。

【性味功效】苦，寒。清热毒，消痈肿。内服煎汤9～15克。外用适量捣敷。

【配伍禁忌】

1. 麻疹热毒：常与连翘、菊花等配伍使用。
2. 急性黄疸型肝炎：常与茵陈等配伍使用。
3. 急性阑尾炎：常与丹皮、生地榆、赤芍等配伍使用。

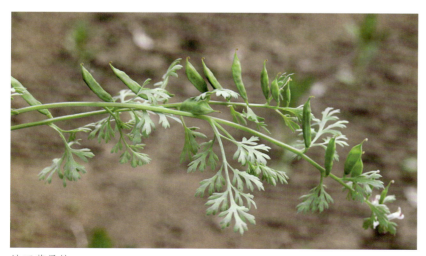

地丁草果枝

【现代研究与应用】主要成分有原阿片碱、消旋的和右旋的紫堇醇灵碱等，具有抗菌、抗病毒的作用。中药材苦地丁是中成药清血解毒丸、解热感冒片及苦丁注射液等制剂的重要组成药物。

白花菜科

黄花草

【药　　名】黄花菜、臭矢菜。

【来　　源】为白花菜科植物黄花草 *Cleome viscosa* L. 的全草。

【识别特征】一年生直立草本。全株密被粘质腺毛与淡黄色柔毛，有恶臭气味。掌状复叶；小叶倒披针状椭圆形。花单生叶腋；花瓣淡黄色或橘黄色，倒卵形或匙形。果直立，圆柱形，密被腺毛，成熟后开裂。种子黑褐色。

【生境分布】生于田野、荒地。分布于安徽、浙江、江西、福建、台湾、湖南、广东、广西、海南、云南等地。

【性味功效】苦、辛，温；有毒。散瘀消肿，祛风止痛，生肌疗疮。内服煎汤6～9克。

【配伍禁忌】

1. 跌打肿痛、劳伤腰痛：单味捣烂外敷。
2. 疮疡溃疡：单味煎水外洗，并研粉撒布患处。
3. 劳伤过度，肢体无力：单味煎水冲红糖服用。

禁忌：有毒慎服。孕妇禁服。

【其他功用】种子（黄花菜子）可驱虫消疳。

【现代研究与应用】主要成分有麦角甾-5-烯-3-O-α-L-鼠李吡喃苷、黄花菜醛酸、氨基酸等。

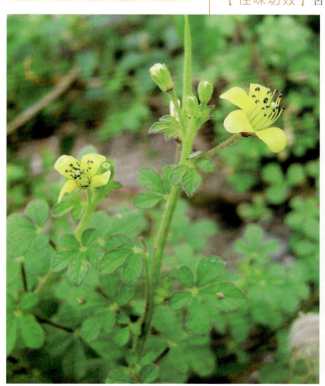

黄花草

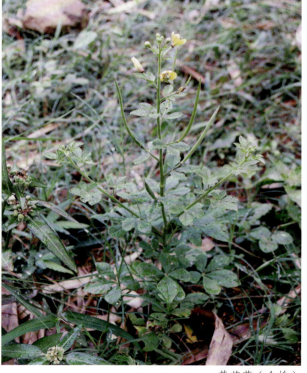

黄花草（全株）

十字花科

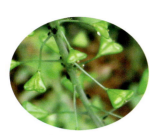

荠菜果实

荠

【药　　名】荠菜、地菜。

【来　　源】为十字花科植物荠 *Capsella bursa-pastoris* （L.） Medic. 的全草。

【识别特征】一年或二年生草本。茎直立。基生叶丛生，呈莲座状，大头羽状分裂，长圆形至卵形，顶端渐尖，浅裂；茎生叶窄披针形，基部箭形，抱茎，边缘有锯齿。总状花序顶生或腋生；萼片长圆形；花瓣白色。短角果倒三角形，扁平。种子2行，长椭圆形，浅褐色。花、果期4—6月。

【生境分布】全国各地均有分布或栽培。

【性味功效】甘、淡、凉。凉肝止血，平肝明目，清热利湿。内服煎汤15～30克。

【配伍禁忌】

1. 高血压：常与夏枯草等配伍使用。
2. 崩漏及月经过多：常与龙芽草等配伍使用。
3. 目赤涩痛：根捣绞取汁，点目中。
4. 水肿：常与车前子等配伍使用。

【现代研究与应用】主要成分有荠菜酸、乙酰胆碱、谷甾醇、季胺化合物、二硫酚硫酮、维生素C、粗纤维、胡萝卜素等，具有缩短凝血时间、降压、抗癌等作用。

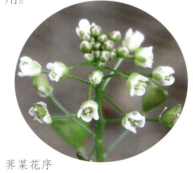

荠菜花序

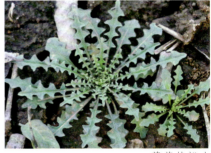

荠菜基部叶

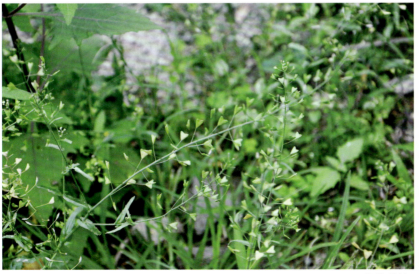

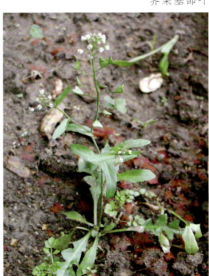

荠菜果枝

弯曲碎米荠

【药　　名】弯曲碎米荠、白带草。

【来　　源】为十字花科植物弯曲碎米荠 Cardamine flexuosa With. 的全草。

【识别特征】一年或二年生草本。茎自基部多分枝，斜升，呈铺散状。奇数羽状复叶；小叶3～7对。总状花序生于枝顶，花多数，形小；花瓣4，白色。长角果线形而扁。种子长圆形而扁，黄褐色。花期3—5月；果期4—6月。

【生境分布】生于田边、路旁及湿润草地。分布于辽宁、河北、陕西、甘肃、河南及长江以南各地。

【性味功效】甘、淡，凉。清热利湿，安神，止血。内服煎汤15～30克。

【配伍禁忌】

1. 湿热泻痢：常与火炭母、车前子等配伍使用。
2. 吐血、便血：常与侧柏叶、生地黄、荆芥炭等配伍使用。
3. 眼赤涩痛：常与蒲公英、千里光、蝉蜕、防己等配伍使用。

禁忌：风寒感冒、口淡、咳嗽痰稀白者不宜服用。

【现代研究与应用】主要成分有蛋白质、脂肪、碳水化合物、多种维生素、矿物质等。

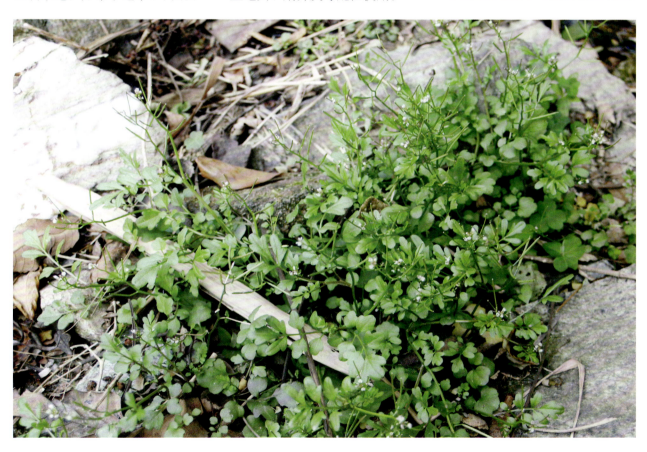

菘 蓝

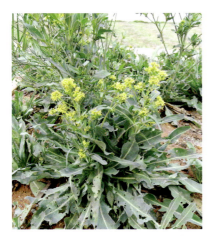

菘蓝（板蓝根花期）

【药　　名】板蓝根。

【来　　源】为十字花科植物菘蓝 *Isatis indigotica* Fort. 的根。

【识别特征】二年生草本。常被粉霜。根肥厚，近圆锥形，表面土黄色，具短横纹及少数须根。基生叶莲座状，长圆形；茎顶叶宽条形，全缘。总状花序顶生或腋生，在枝顶组成圆锥状；萼片4；花瓣4，黄色。短角果近长圆形，扁平。种子1颗，长圆形，淡褐色。花期4—5月；果期5—6月。

【生境分布】全国各地均有栽培。

【性味功效】苦，寒。清热，解毒，凉血，利咽。内服煎汤9～15克。

【配伍禁忌】

1. 乙型脑炎轻型或中型：常与大青叶、金银花、玄参、生地黄、生石膏、黄芩、干地龙等配伍使用。
2. 风热上攻、咽喉肿痛：常与玄参、马勃、牛蒡子等配伍使用。
3. 温毒发斑：常与生地黄、紫草、黄芩等配伍使用。
4. 丹毒、痄腮：常与玄参、连翘、牛蒡子等配伍使用。

禁忌：体虚而无实火热毒者忌服，脾胃虚寒者慎用。

【其他功用】叶（大青叶）可清热解毒，凉血消斑。

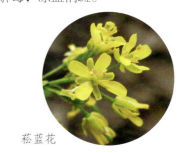

菘蓝花

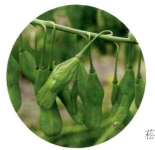

菘蓝果实

【现代研究与应用】主要成分有靛蓝、靛玉红、β－谷甾醇、棕榈酸、尿苷、次黄嘌呤、尿嘧啶、青黛酮和胡萝卜苷等，具有抑菌、抗病毒、增强免疫功能、解热、抗白血病的作用。中药材板蓝根是中成药板蓝根冲剂、复方鱼腥草片、感冒退热冲剂、清开灵等制剂的重要组成药物；中药材大青叶是中成药感冒退热冲剂、清温解毒丸和验方大青汤、荆防止痒方等的重要组成药物。

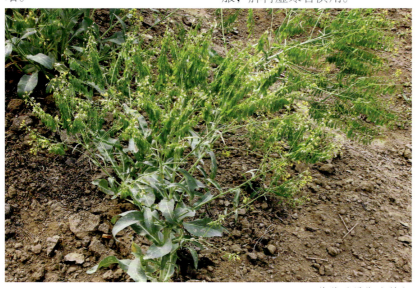

菘蓝（果期全株）

北美独行菜

【药　　名】葶苈子、琴叶葶苈。

【来　　源】为十字花科植物北美独行菜 Lepidium virginicum L. 的种子。

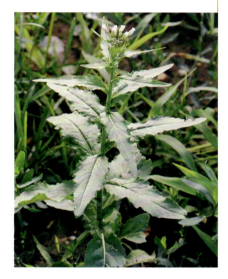

【识别特征】一年或二年生草本。茎直立，单一。叶互生；基生叶具柄，羽状分裂，裂片大小不等，卵形，边缘有锯齿；茎生叶倒披针形，先端急尖，基部渐狭。总状花序顶生；萼4，片椭圆形；花瓣4，白色，倒卵形。短角果近圆形，扁平，边缘有窄翅，顶端微缺。种子卵形，光滑，红棕色，边缘有白色窄翅。花期4—5月；果期6—7月。

【生境分布】生于路旁、荒地及田野。分布于山东、安徽、江苏、浙江、江西、福建、湖北等地。

【性味功效】辛、苦，寒。泻肺降气，祛痰平喘，利水消肿，泄热逐邪。内服煎汤3～9克。

【配伍禁忌】

1. 痰涎壅盛、喘息不得平卧：常与大枣、紫苏子、桑白皮等配伍使用。

2. 湿热水肿腹满：常与防己、椒目、大黄等配伍使用。

3. 结胸、胸水、腹水肿满：常与杏仁、大黄、芒硝等配伍使用。

禁忌：肺虚喘咳、脾虚肿满者慎服；不宜久服。

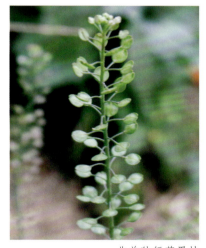

北美独行菜果枝

【现代研究与应用】主要成分有芥子苷、脂肪油、蛋白质、糖类等，具强心的作用。中药材葶苈子是强心栓、降血脂胶囊等中成药的重要组成药物。

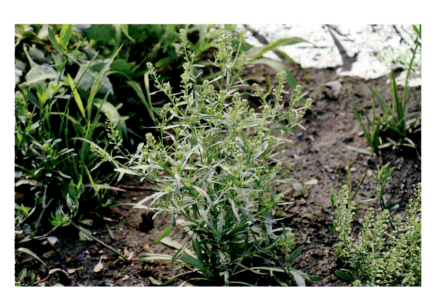

蔊 菜

【药　　名】蔊菜、塘葛菜。
【来　　源】为十字花科植物蔊菜 *Rorippa indica* (L.) Hiern的全草。

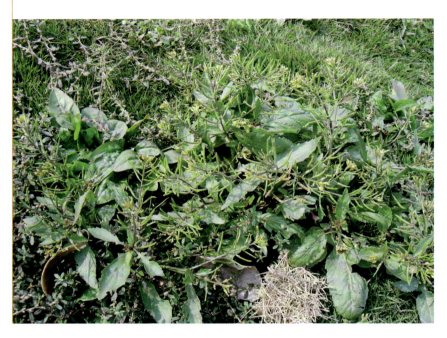

【识别特征】一年或二年生直立草本，植株较粗壮。叶互生，叶形多变化；基叶及茎下部叶通常大头羽状分裂，卵状披针形，边缘具不规则牙齿；茎上部叶片宽披针形，边缘具疏齿。总状花序顶生或侧生；花小，多数；萼片4；花瓣4，鲜黄色。长角果线状圆柱形，短而粗，直立或稍内弯，成熟时果瓣隆起。种子多数，卵圆形。花期4—5月。

【生境分布】生于路旁、田边、园圃、河边、屋边墙脚及山坡路旁等较潮湿处。分布于山东、河南、江苏、浙江、台湾、湖南、江西、广东、陕西、甘肃等地。

【性味功效】辛、苦，微温。祛痰止咳，解表散寒，活血解毒，利湿退黄。内服煎汤10~30克。

【配伍禁忌】

1. 痰多咳嗽：常与杏仁、制半夏、陈皮等配伍使用。
2. 肺寒痰多咳嗽：常与苏子、白芥子等配伍应用。
3. 风寒感冒：常与葱白配伍使用。
4. 咽喉肿痛、发热：常与鸭跖草、葎草等配伍使用。

禁忌：不宜与黄荆叶同用。

【现代研究与应用】主要成分有蔊菜素、有机酸、黄酮类化合物、生物碱等，具有止咳、祛痰、抗菌的作用。

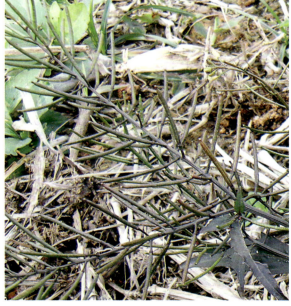

蔊菜果枝

萝卜

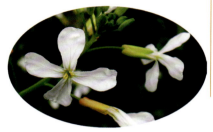

萝卜花

【药　　名】莱菔、莱菔子。

【来　　源】为十字花科植物萝卜 Raphanus sativus L. 的成熟种子。

【识别特征】一年或二年生草本。肉质直根长圆形、球形或圆锥形，外皮绿色或白色。茎有分枝，无毛，稍具粉霜。基生叶和下部茎生叶大头羽状半裂，上部叶长圆形，有锯齿或近全缘。总状花序顶生及腋生；萼片长圆形；花瓣白色或粉红色，倒卵形，具紫纹。长角果圆柱形，每颗种子间有明显的缢缩痕。种子1～6颗，卵形，微扁，红棕色，有细网纹。花期4—5月；果期5—6月。

【生境分布】原产我国，全国各地均有栽培，且有大量的栽培品种。

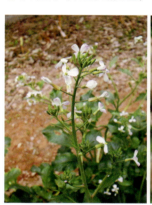
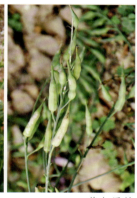

萝卜花枝　　萝卜果枝

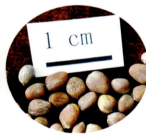

莱菔种子

【性味功效】辛、甘，凉。消食除胀，降气化痰。内服煎汤6～10克。

【配伍禁忌】

1. 脘腹胀满、嗳气吞酸：常与山楂、神曲、陈皮等配伍使用。
2. 食积气滞兼脾虚：常与白术、山楂、神曲、陈皮等配伍使用。
3. 咳喘痰壅、胸闷兼食积：常与白芥子、紫苏子等配伍使用。

禁忌：气虚及无食积、痰滞者慎用。不宜与人参同用。

【其他功用】开花结实后的老根（地骷髅）可行气消积，化痰，解渴，利水消肿；基生叶（莱菔叶）可消食理气，清肺利咽，散瘀消肿。

【现代研究与应用】主要成分有莱菔素、芥子碱、脂肪油(油中含大量芥酸、亚油酸、亚麻酸)、β-谷甾醇、糖类及多种氨机酸、维生素等，具有降血压、抗菌、祛痰、镇咳、平喘、改善排尿功能及降低胆固醇、防止动脉硬化的作用。中药材莱菔子是保和丸、舒肝和胃丸、痰饮丸、鸡鸣定喘丸、和中理脾丸、定喘丸、利膈丸等中成药的重要组成药物。

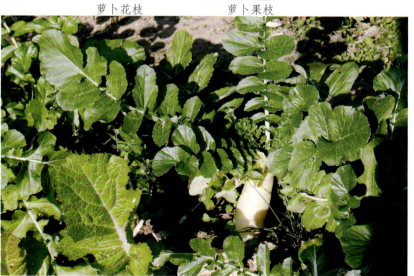

菥蓂

【药　　名】苏败酱、遏蓝菜、瓜子草。

【来　　源】为十字花科植物菥蓂 *Thlaspi arvense* L. 的全草。

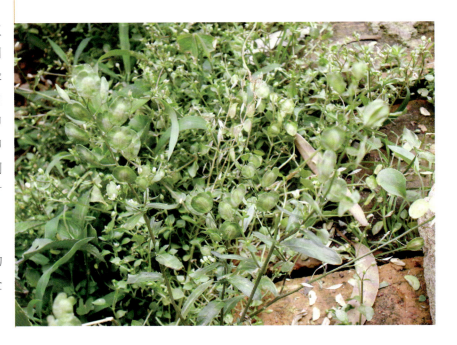

【识别特征】一年生草本。茎直立，具棱。基生叶倒卵状长圆形，基部抱茎，两侧箭形，边缘具疏齿。总状花序顶生；花白色；花梗细；萼片4，直立，卵形，顶端圆钝；花瓣长圆状倒卵形，顶端圆钝或微凹。短角果倒卵形，扁平，顶端凹入，边缘有翅。种子卵形，扁平，棕褐色。花期3—4月；果期5—6月。

【生境分布】生于平地路旁、沟边或村落附近。分布几乎遍及全国。

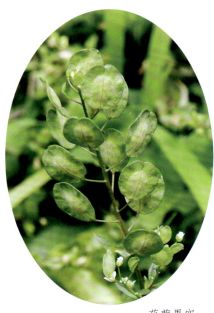

菥蓂果实

【性味功效】苦、甘，微寒。清热解毒，利水消肿。内服煎汤10～30克。

【配伍禁忌】

1. 肺痈：常与桔梗、鱼腥草、冬瓜仁等配伍使用。
2. 肠痈：常与金银花、蒲公英、赤芍等配伍使用。
3. 痈疮肿痛：常与忍冬藤、连翘等配伍使用。

【其他作用】

种子（菥蓂子）可以明目、祛风湿。

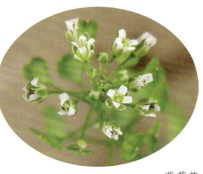

菥蓂花

【现代研究与应用】主要成分有黑芥子油苷、黑芥子苷等，具有杀菌、增加尿酸排出的作用。

堇菜科

长萼堇菜

【药　　名】紫地丁、铧头草、犁头草。

【来　　源】为堇菜科植物长萼堇菜 Viola inconspicua Bl. 的全草。

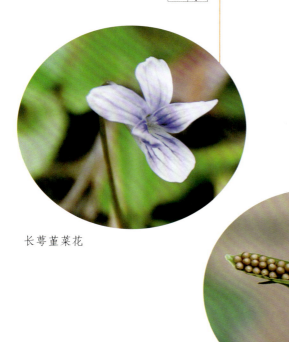

长萼堇菜花

长萼堇菜果实

【识别特征】多年生草本。无地上茎。根状茎较粗壮。叶基生，莲座状；叶片戟形，两侧垂片发达。花淡紫色，有暗色条纹；花梗细弱；花瓣长圆状倒卵形，侧方花瓣里面基部有须毛，距管状，末端钝。蒴果长圆形。花、果期3—11月。

【生境分布】生于林缘、山坡草地、田边及溪旁等处。分布于陕西、甘肃、江苏、台湾、湖北、湖南、广东、海南、广西、四川、贵州、云南等地。

【性味功效】苦、辛，寒。清热解毒，凉血消肿，利湿化瘀。内服煎汤9～15克。

【配伍禁忌】

1. 扁桃体炎：常与朱砂根配伍使用。
2. 支气管炎：常与枇杷叶（去毛）配伍使用。
3. 毒蛇咬伤：常与半边莲、连线草等配伍使用。

禁忌：虚寒者忌服。

【现代研究与应用】主要成分有苷类、黄酮类、蜡、酯类等。

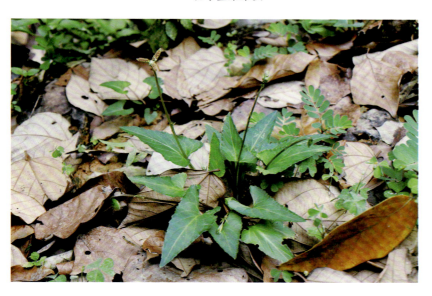

紫花地丁

【药　　名】紫花地丁、光瓣堇菜、犁头草。

【来　　源】为堇菜科植物紫花地丁 Viola philippica Cav. et Descr. 的全草。

【识别特征】多年生草本。根茎垂直，淡褐色。叶多数，基生，莲座状；叶片下部者通常较小，呈三角状卵形，上部者较长，呈长圆形，边缘具圆齿；托叶与叶柄合生。花紫堇色或淡紫色，喉部色较淡并带有紫色条纹。蒴果长圆形；种子卵球形，淡黄色。花、果期4月中旬至9月。

【生境分布】生于田间、荒地、山坡草丛、林缘或灌丛。分布于全国大部分地区。

【性味功效】辛、微苦，寒。清热解毒，散瘀消肿。内服煎汤15～30克。

【配伍禁忌】

1. 痈肿、疔疮、丹毒：常与金银花、蒲公英、野菊花等配伍使用。
2. 乳痈：常与蒲公英配伍使用。
3. 肠痈：常与大黄、红藤、白花蛇舌草等配伍使用。

禁忌：阴疽漫肿无头及脾胃虚寒者慎服。

【现代研究与应用】主要成分有苷类、黄酮类。全草含棕榈酸、反式对羟基桂皮酸、丁二酸、二十四酰对羟基苯乙胺、山柰酚-3-O-鼠李吡喃糖苷等，具抗菌、抗病毒、解热、消炎、消肿的作用。中药材紫花地丁是中成药紫花地丁软膏、紫花地丁浸膏片等制剂的重要组成药物。

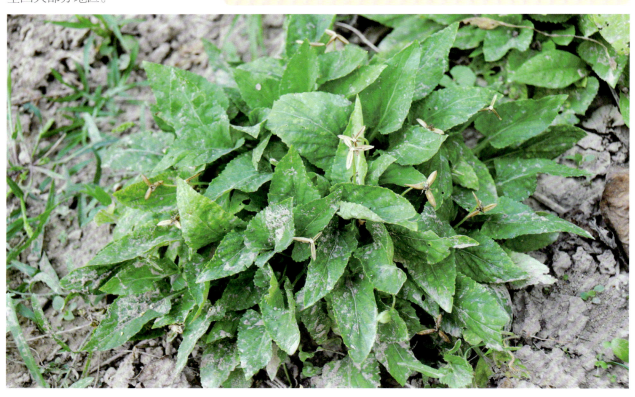

远志科

小花远志

【药　　名】金牛草、细叶金不换、细金牛。

【来　　源】为远志科植物小花远志 *Polygala arvensis* Willd. 的带根全草。

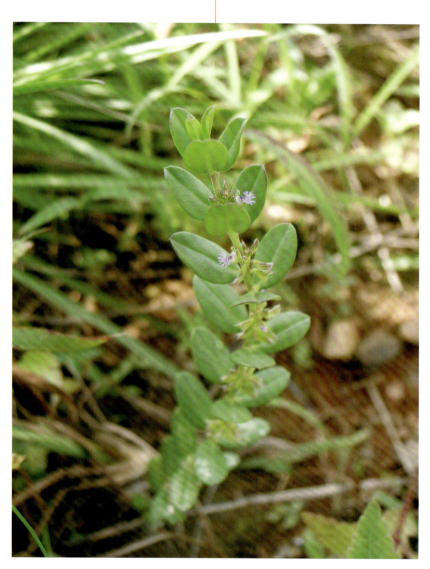

【识别特征】一年生草本。根木质。茎多分枝，密被毛。单叶互生，叶片厚纸质，倒卵形；先端钝，具刺毛状锐尖头，基部阔楔形至钝，全缘，绿色，主脉上面微凹，背面稍隆起。总状花序腋生或腋外生；花瓣3，白色或紫色，侧瓣三角状菱形，边缘皱波状。蒴果近圆形。种子长圆形，黑色。花、果期7—10月。

【生境分布】生于山坡路旁草丛中或空旷平地。分布于江苏、安徽、浙江、江西、湖南、广东、海南、广西、云南、贵州等地。

【性味功效】辛、甘，平。祛痰止咳，散瘀，解毒。内服煎汤15～30克。外用适量捣敷。

【配伍禁忌】

麻风病神经反应：常与两面针根等配伍使用。

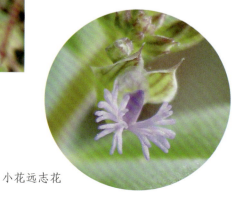

小花远志花

黄花倒水莲

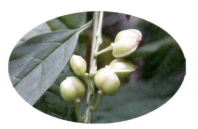

黄花倒水莲果实

【药　　名】黄花倒水莲、黄花远志。

【来　　源】为远志科植物黄花倒水莲 Polygala fallax Hemsl. 的茎、叶。

【识别特征】灌木或小乔木。根粗壮，多分枝，表皮淡黄色。枝灰绿色，密被毛。单叶互生，叶椭圆状披针形，全缘。花两性，总状花序顶生或腋生，下垂；花瓣黄色，3枚。蒴果倒心形至圆形，绿黄色，具半同心圆状凸起的棱。种子圆形，棕黑色。花期5—8月；果期8—12月。

【生境分布】生于山谷林下、水旁阴湿处。分布于江西、福建、湖南、广东、广西、云南等地。

【性味功效】甘、微苦，平。补虚健脾，散瘀通络。内服煎汤15～30克。

【配伍禁忌】

1. 营养不良性水肿：常与绵毛旋覆花根、何首乌、黄精、土党参等配伍使用。

2. 贫血：常与土党参、鸡血藤等配伍使用。

3. 产后腰痛：常与野花生根等配伍使用。

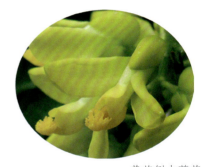

黄花倒水莲花

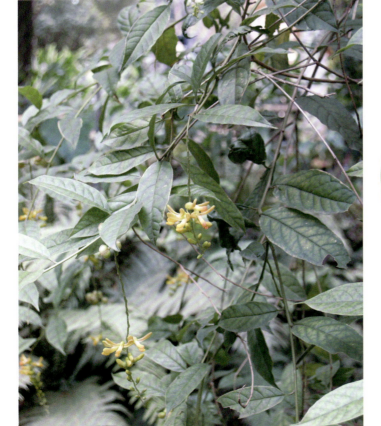

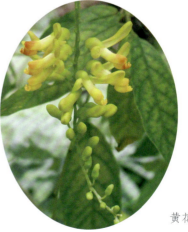

黄花倒水莲花枝

【现代研究与应用】主要成分有棕榈酸、对羟基苯甲醛、1,3-二羟基酮、芥子酸、阿魏酸等，具有降压等作用。

华南远志

【药　名】金不换、紫背金牛、大金牛草。

【来　源】为远志科植物华南远志 *Polygala glomerata* Lour. 的带根全草。

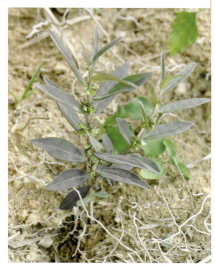

华南远志花枝

【识别特征】一年生直立草本。根粗壮，橘黄色。茎基部木质化，分枝圆柱形，被毛。单叶互生；叶片纸质，倒卵形，全缘；主脉上面具槽，下面隆起。花两性，总状花序腋上生，花少而密集；花瓣3，淡黄色或白带淡红色，基部合生，龙骨瓣顶端背部具2束条裂鸡冠状附属物。蒴果圆形，具狭翅及缘毛，顶端微凹。种子卵形，黑色，密被白毛。花期7—9月；果期8—10月。

【生境分布】生于草地或灌丛中。分布于西南及福建、湖南、广东、海南、广西等地。

【性味功效】辛、甘、平。祛痰，消积，散瘀，解毒。内服煎汤15～30克。

【配伍禁忌】

1. 风热咳嗽：常与牛大力、红苓根、白茅根等配伍使用。
2. 小儿疳积：常以紫背金牛研粉，调热粥或蒸猪肝服用。
3. 产后瘀血痛：常以酒配合服用。

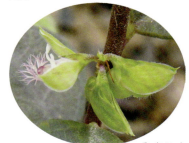

华南远志花

【现代研究与应用】主要成分有三萜皂苷类、寡糖多酯类、山酮类、新山酮类、苯甲酮苷类、新苯甲酮苷类、远志醇衍生物、有机酸和酯类等，具有神经营养作用。

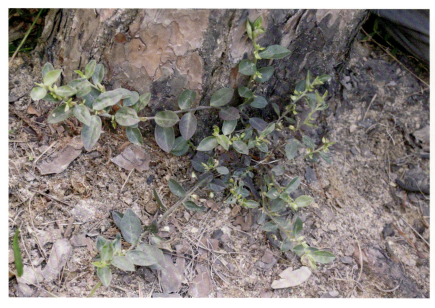

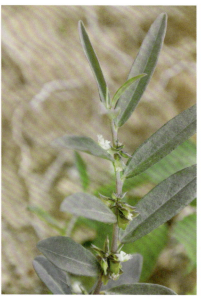

华南远志花枝

远 志

【药　　名】远志。

【来　　源】为远志科植物远志 *Polygala tenuifolia* Willd. 的根。

【识别特征】多年生草本。根圆柱形，茎丛生，具纵棱槽，被毛。单叶互生，线形，全缘。总状花序偏侧状生于小枝顶端，花稀疏；花瓣紫色，侧瓣长圆形，基部与龙骨瓣合生，龙骨瓣具流苏状附属物；蒴果圆形，具狭翅。种子卵形，黑色。花、果期5—9月。

远志花

【生境分布】生于草原、山坡草地、灌丛中以及杂木林下。分布于东北、华北、西北和华中以及四川等地。

【性味功效】苦、辛，温。安神益智，祛痰开窍，消散痈肿。内服煎汤3～9克。

【配伍禁忌】

1. 心神不宁、失眠、惊悸：常与茯神、龙齿、朱砂等配伍使用。
2. 外感风寒、咳嗽痰多：常与杏仁、贝母、瓜蒌、桔梗等配伍使用。
3. 癫痫昏仆、痉挛抽搐：常与半夏、天麻、全蝎等配伍使用。

禁忌：凡实热或痰火内盛者以及胃溃疡或胃炎患者慎用。

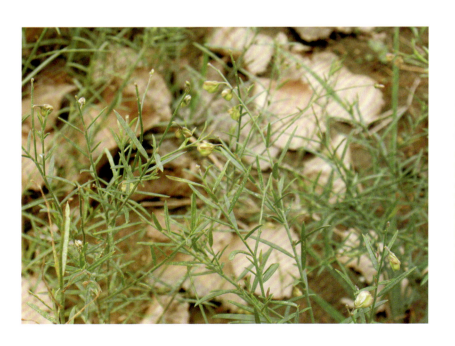

【现代研究与应用】主要成分有皂苷、远志酮、生物碱、糖及糖苷、远志醇、细叶远志定碱、脂肪油、树脂等，具有镇静、催眠、抗惊厥、抗菌、祛痰、镇咳、降压的作用。中药材远志是天王补心丹、半夏片、宁志丸、平补镇心丹、归脾丸等中成药的重要组成药物。

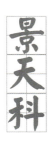

景天科

伽蓝菜

【药　　名】鸡爪三七、裂叶落地生根。

【来　　源】为景天科植物伽蓝菜 *Kalanchoe laciniata* (L.) DC. 的全草。

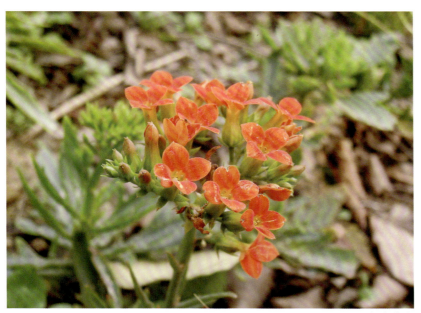

伽蓝菜花

【识别特征】多年生草本。粗壮，少分枝，全株蓝绿色，老枝变红。叶对生；叶片长圆状倒卵形；中部叶羽状深裂，裂片条形，边缘有浅锯齿；顶生叶较小，披针形。聚伞花序圆锥形或伞房状，顶生；萼片4深裂；花冠高脚碟状，黄色或橙红色，花冠管伸出花萼处。蓇葖果长圆形；种子多数。花期3月。

【生境分布】生于湿润沙质地上，多为栽培。分布于福建、台湾、广东、广西、云南等地。

【性味功效】苦，寒。散瘀止血，清热解毒。内服煎汤10～15克。

【配伍禁忌】

1. 痈肿初起：常与榔榆叶等配伍使用。

2. 跌打损伤、扭伤：常以黄酒冲服使用。

3. 毒蛇咬伤：常以酒冲服，并以渣敷伤口周围。

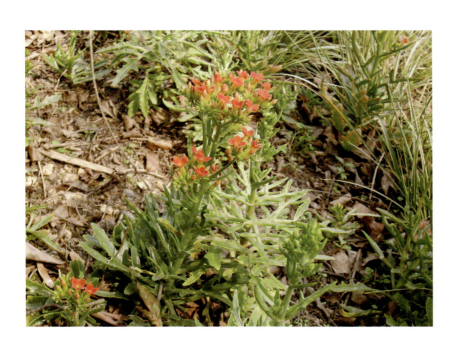

落地生根

【药　　名】落地生根。

【来　　源】为景天科植物落地生根 Kalanchoe pinnata Pers. 的根及全草。

【识别特征】多年生肉质草本。茎有分枝，节明显，上部紫红色，密被椭圆形皮孔。叶对生，单叶或羽状复叶，复叶有小叶3～5片；叶柄紫色，半抱茎；叶片肉质，椭圆形，边缘有圆齿，圆齿底部易生芽，落地即成一新植株。圆锥花序顶生，花大，下垂；花萼钟状；花冠管状，淡红色或紫红色，基部膨大成球状。蓇葖果包于花萼及花冠内。种子细小，多数。花期3—5月；果期4—6月。

【生境分布】生于山坡、沟谷、路旁湿润的草地上。分布于云南、广西、广东、福建、台湾等地。

【性味功效】苦、酸，寒。凉血止血，清热解毒。内服煎汤，鲜全草30～60克，根3～6克。

【配伍禁忌】

1. 跌打损伤、吐血：鲜叶调酒、赤砂糖炖服。
2. 疗疮痈疽、无名肿痛：鲜叶捣敷患处。
3. 乳痈、乳岩：常用落地生根鲜叶捣敷患处。

禁忌：脾胃虚寒者慎服。

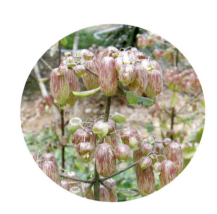

落地生根果枝

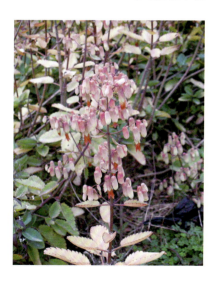

【现代研究与应用】主要成分有抗坏血酸、阿魏酸、对香豆酸等有机酸及槲皮素、山柰酚、β-谷甾醇、落地生根毒素A等，具有广谱杀菌作用。

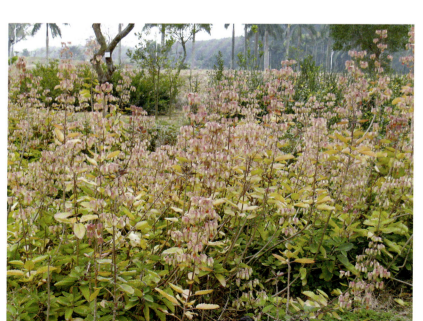

瓦 松

【药　　名】瓦松、狗指甲。

【来　　源】为景天科植物瓦松 *Orostachys fimbriatus* (Turcz.) Berger 的全草。

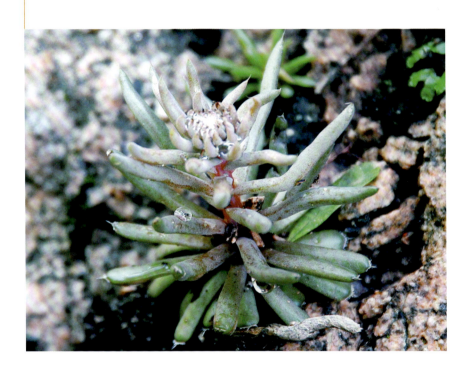

【识别特征】二年或多年生草本。全株粉绿色，无毛，密生紫红色斑点。根多分枝，须根状。茎直立，不分枝。基生叶莲座状，肉质，匙状线形，绿色或带紫或具白粉，边缘流苏状，先端有一针状尖刺；茎生叶互生，全缘。总状花序紧密，下部有分枝组成尖塔形；花小，两性；萼片5；花瓣淡红色。蓇葖果长圆形。种子多数，细小。花期8—9月；果期9—11月。

【生境分布】生于山坡石上或屋瓦上。分布于东北、华北、西北、华东地区及湖北等地。

【性味功效】酸、苦，凉；有毒。凉血止血，清热解毒，收湿敛疮。内服煎汤5~15克。

【配伍禁忌】

1. 肺热咯血：常与仙鹤草、藕节等配伍使用。
2. 腮腺炎：常与松香、乳香、没药等配伍使用。
3. 痔疮：常与连翘、薏苡仁等配伍使用。
4. 急性无黄疸型肝炎：常与麦芽、垂柳嫩枝等配伍使用。

禁忌：脾胃虚寒者慎服。内服用量不宜过大。

【现代研究与应用】主要成分有槲皮素、山柰酚、槲皮素-3-葡萄糖苷、草酸等，具有强心的作用。

景天三七

【药　　名】景天三七、土三七、费菜。

【来　　源】为景天科植物费菜Sedum aizoon L.的根或全草。

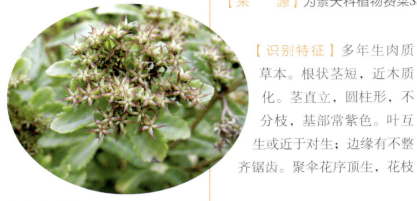

景天三七果枝

【识别特征】多年生肉质草本。根状茎短，近木质化。茎直立，圆柱形，不分枝，基部常紫色。叶互生或近于对生；边缘有不整齐锯齿。聚伞花序顶生，花枝平展，多花；萼片5；花瓣5，黄色。蓇葖果黄色或红棕色，呈星芒状排列。种子细小，褐色。花期6—7月；果期8—9月。

【生境分布】生于温暖向阳的山坡岩石或草地。分布于东北、西北、华东大部分地区。

【性味功效】甘、微酸，平。散瘀，止血，宁心安神，解毒。内服煎汤15～30克。

【配伍禁忌】

1. 跌打损伤：常与土大黄、水苦荬等配伍使用。

2. 癔病、惊悸、失眠、烦躁惊狂：常以猪心炖服。

3. 白细胞减少症：常与槲蕨、虎杖、当归等配伍使用。

禁忌：孕妇禁服。

【现代研究与应用】主要成分有景天庚糖、蔗糖、果糖、齐墩果酸、熊果酸、氢醌、左旋景天宁、消旋景天胺等，具有镇静、降压、抗血凝的作用。中药材景天三七是中成药养心片的重要组成药物。

佛甲草

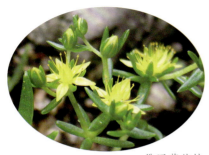
佛甲草花枝

【药　名】禾雀舌、狗牙半支、鼠牙半枝莲。

【来　源】为景天科植物佛甲草 *Sedum lineare* Thunb.的根或全草。

【识别特征】多年生肉质草本。根多分支，须根状。茎纤细3叶轮生，叶线形。花序聚伞状，顶生，疏生花；花瓣5，黄色。蓇葖果成熟时呈五角星状。种子小，卵圆形。花期4—5月；果期7—8月。

【生境分布】生于低山阴湿处或山坡、山谷岩石缝中。分布于中南及陕西、甘肃、江苏、安徽、江西、福建、台湾、四川、贵州、云南等地。

【性味功效】甘、淡，寒。清热解毒，利湿，止血。内服煎汤9～15克。

【配伍禁忌】

1. 胰腺癌：常与鲜荠菜等配伍使用。
2. 乳痈红肿：常与蒲公英、金银花等配伍使用。
3. 黄疸型肝炎：常与当归、红枣等配伍使用。

【现代研究与应用】主要成分有圣草素、红车轴草素、香豌豆苷、三十三烷等。

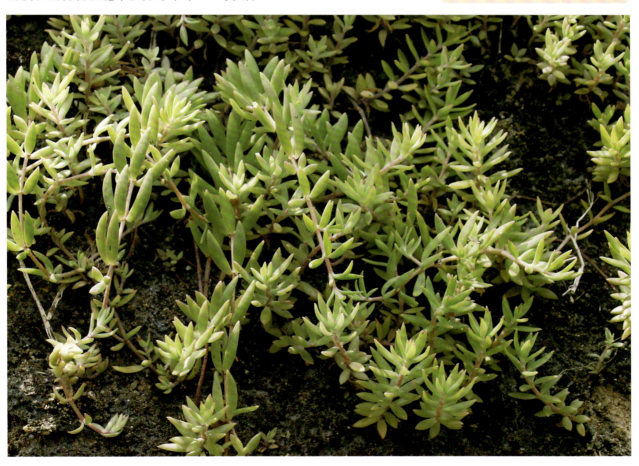

垂盆草

【药　　名】垂盆草。

【来　　源】为景天科植物垂盆草 Sedum sarmentosum Bumge 的全草。

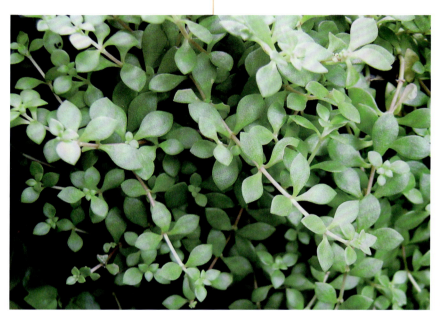

【识别特征】多年生肉质草本。根纤维状，不育茎匍匐而节上生根。3叶轮生，叶倒披针形，先端近急尖，基部急狭。聚伞花序顶生，分枝，花小，无梗；萼片5裂；花瓣5，黄色。蓇葖果内有多数细小的种子。花期5—7月；果期7—8月。

【生境分布】生于向阳山坡、石隙、沟边及路旁湿润处。分布于华东、华中、东北等地。

【性味功效】甘、淡、微酸，凉。清热利湿，解毒消肿。内服煎汤15～30克。

【配伍禁忌】

1. 湿热黄疸：常与虎杖、茵陈等配伍使用。

2. 痈肿疮疡：常与野菊花、紫花地丁、半边莲等配伍使用。

3. 毒蛇咬伤：常与白花蛇舌草、鱼腥草等配伍使用。

禁忌：脾胃虚寒者慎服。

【现代研究与应用】主要成分有生物碱、景天庚糖、果糖、蔗糖等，具有保肝、免疫抑制作用。中药材垂盆草是中成药垂盆草冲剂、垂盆草片的重要组成药物。

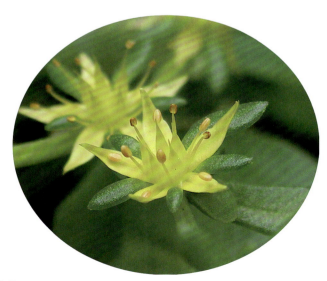

垂盆草花

虎耳草科

常　山

【药　　名】黄常山、鸡骨风、互草。

【来　　源】为虎耳草科植物常山 *Dichroa febrifuga* Lour. 的根。

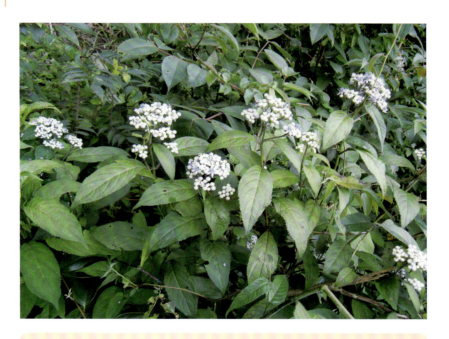

【识别特征】灌木。小枝圆柱状或稍具四棱，常呈紫红色。叶对生；叶形状变化大，椭圆形或披针形，先端渐尖，基部楔形，边缘具锯齿，侧脉每边8～10条。伞房状圆锥花序顶生，有时叶腋有侧生花序，花蓝色或白色；花瓣长圆状椭圆形，稍肉质，花后反折。浆果蓝色。花期2—4月；果期5—8月。

【生境分布】生于阴湿林中。分布于华南、西南、中南及陕西、甘肃、西藏等地。

【性味功效】苦、辛，寒；有毒。截疟，劫痰。内服煎汤5～9克。

【配伍禁忌】

1. 疟疾：常与厚朴、陈皮、甘草等配伍使用。
2. 温疟不食：常与知母、地骨皮、竹叶等配伍使用。
3. 多痰：常与甘草配伍使用。

禁忌：正气不足、久病体弱者及孕妇慎服。

【其他功用】嫩枝叶（蜀漆）可祛痰，截疟。

【现代研究与应用】主要成分有黄常山碱甲、常山碱乙、常山碱丙、黄常山定碱、常山素、香豆酸及伞形花内酯等，具有抗疟、抗阿米巴原虫、解热、降压、抗肿瘤、抗病毒、抗钩端螺旋体及催吐作用。

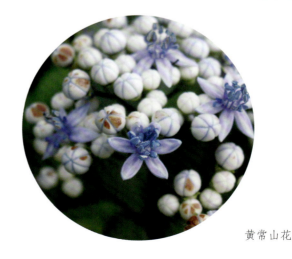

黄常山花

羽叶鬼灯檠

【药　　名】岩陀、蛇疙瘩、大红袍。

【来　　源】为虎耳草科植物羽叶鬼灯檠 Rodgersia pinnata Franch. 的根茎。

【识别特征】多年生草本。近羽状复叶；叶柄基部和叶片着生处具褐色毛；基生叶和下部茎生叶通常具小叶6~9枚；小叶椭圆形，先端短渐尖，基部渐狭，边缘有重锯齿。多歧聚伞花序圆锥状，多花；萼片5；花瓣不存在。蒴果紫色。花期6—7月；果期7—8月。

【生境分布】生于林下、林缘、灌丛及高山草甸等处。分布于四川、贵州、云南等地。

【性味功效】苦、涩，凉。活血调经，祛风除湿，收敛止泻。内服煎汤15~30克。

【配伍禁忌】

1. 月经不调：常与益母草等配伍使用。

2. 劳伤疼痛：常与大血藤、见血飞、紫金莲等配伍使用。

3. 刀伤出血：研细粉撒于伤口。

禁忌：孕妇禁服。

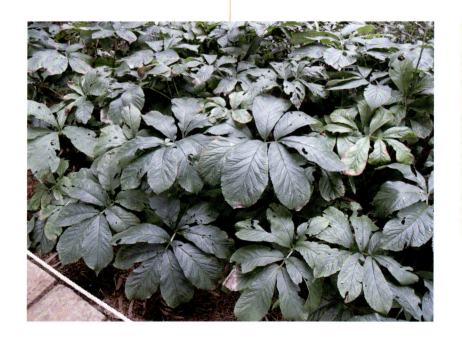

【现代研究与应用】主要成分有单萜二糖苷类化合物、齐墩果烷型三萜类化合物、苯丙素苷类异构体、岩白菜素类化合物、黄酮类、黄烷类、单宁类、没食子酸、甾醇类及饱和脂肪酸等，具有抗骨质疏松和抗肿瘤的作用。

虎耳草

【药　　名】虎耳草。

【来　　源】为虎耳草科植物虎耳草Saxifraga stolonifera Curtis的全草。

【识别特征】多年生草本。根纤细；匍匐茎细长，红紫色。叶基生；叶片肉质，圆形，基部心形，边缘有浅裂片和不规则细锯齿，上面绿色，常有白色斑纹，下面紫红色，两面被毛。花茎有分枝；圆锥状花序；萼片卵形；花多数，花瓣5，白色或粉红色。蒴果卵圆形，先端2深裂，呈喙状。花期5—8月；果期7—11月。

【生境分布】生于林下、灌丛、草甸和阴湿岩隙。分布于华东、中南、西南及河北、陕西、甘肃等地。

【性味功效】苦、辛，寒；有毒。疏风，清热，凉血，解毒。内服煎汤10~15克。

【配伍禁忌】

1. 风热咳嗽：常与桔梗、甘草等配伍使用。
2. 肺痈吐脓：常与金银花、生甘草或鱼腥草、金荞麦等配伍使用。
3. 皮肤风疹：常与苍耳子、紫草、芦根等配伍使用。
4. 荨麻疹：常与土茯苓、忍冬藤、野菊花等配伍使用。

禁忌：孕妇慎服。

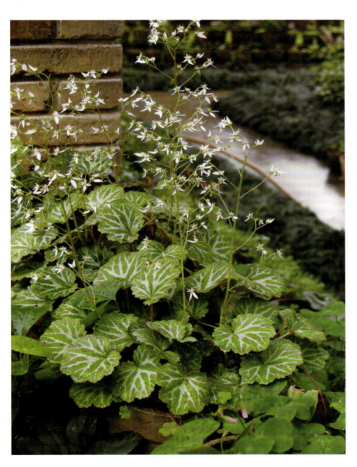

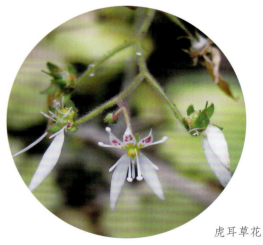

虎耳草花

【现代研究与应用】主要成分有儿茶酚、挥发油、白菜素、槲皮苷、槲皮素、没食子酸、琥珀酸等，具有强心、利尿的作用。中药材虎耳草是中成药复方虎耳草素片的重要组成药物。

石竹科

石 竹

【药　　名】瞿麦。

【来　　源】为石竹科植物石竹 Dianthus chinensis L. 的地上部分。

石竹花

【识别特征】多年生草本。茎疏丛生，直立，上部分枝。叶片线状披针形，先端渐尖，基部稍狭，中脉较显。花单生枝端或数花集成聚伞花序；花萼圆筒形，萼齿披针形；花瓣通常紫红色，喉部有斑纹，先端浅裂成锯齿状。蒴果圆筒形；种子黑色，扁圆形。花期4—8月；果期5—9月。

【生境分布】生于山坡草丛中。全国大部分地区均有分布。

【性味功效】苦，寒。利尿通淋，破血通经。内服煎汤9～15克。

【配伍禁忌】

1. 热淋：常与萹蓄、木通、车前子等配伍使用。

2. 石淋：常与石韦、滑石、冬葵子等配伍使用。

3. 血热瘀阻之经闭或月经不调：常与桃仁、红花、丹参、赤芍等配伍使用。

禁忌：孕妇忌服。

【现代研究与应用】主要成分有花色苷、水杨酸甲酯、丁香油酚、维生素A样物质、皂苷、糖类等，具有利尿、兴奋肠管、抑制心脏、降低血压和抑菌的作用。中药材瞿麦是中成药金砂五淋丸等制剂的重要组成药物。

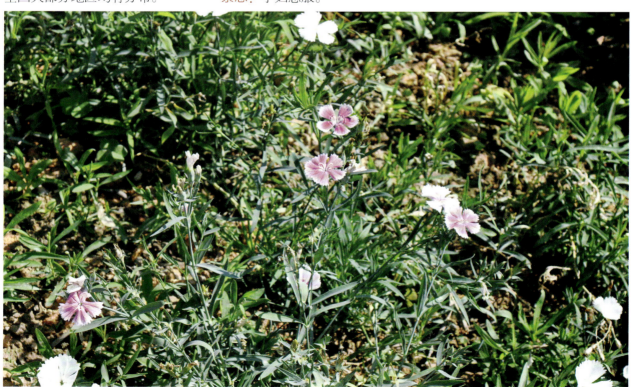

荷莲豆草

【药　　名】荷莲豆草、团叶鹅儿肠、荷莲豆菜。

【来　　源】为石竹科植物荷莲豆草 *Drymaria diandra* Bl. 的全草。

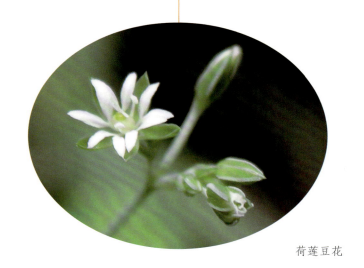

荷莲豆花

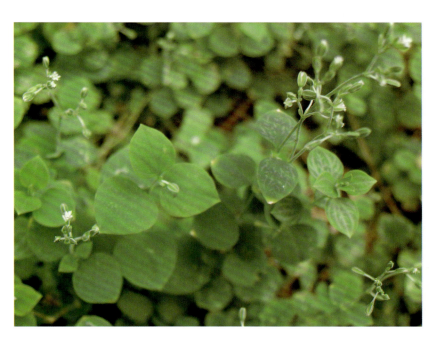

【识别特征】一年生披散草本。茎光滑，近基部分枝，枝柔弱。单叶对生；叶片卵圆形，先端圆而具小凸尖，基部宽楔形；基出脉3～5。花成顶生或腋生的聚伞花序；花小，绿色；萼片5；花瓣5，先端2裂。蒴果卵形。花期4—10月；果期6—12月。

【生境分布】生于山野阴湿地带。分布于西南、华南及福建、台湾等地。

【性味功效】苦，凉。清热解毒，活血解毒。内服煎汤6～9克。

【配伍禁忌】

1. 急性黄疸型肝炎：常与虎杖、地耳草等配伍使用。
2. 肾盂肾炎：常与金钱草、白茅根等配伍使用。
3. 肾结核：常与白及、金钱草、石莲子等配伍使用。

【现代研究与应用】主要成分有荷莲豆素、琥珀酸、月桂酸、肉豆蔻酸、亚麻酸、荷莲豆碱等。

瞿 麦

【药　　名】瞿麦。

【来　　源】为石竹科植物瞿麦 Dianthus superbus L. 的地上部分。

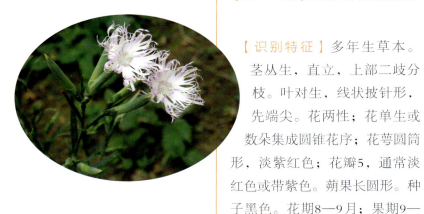

瞿麦全株

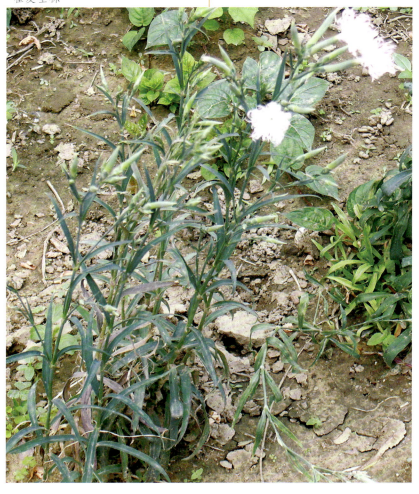

【识别特征】多年生草本。茎丛生，直立，上部二歧分枝。叶对生，线状披针形，先端尖。花两性；花单生或数朵集成圆锥花序；花萼圆筒形，淡紫红色；花瓣5，通常淡红色或带紫色。蒴果长圆形。种子黑色。花期8—9月；果期9—11月。

【生境分布】生于山坡、草地、路旁或林下。全国大部分地区有分布。

【性味功效】苦，寒。利尿通淋，破血通经。内服煎汤9～15克。

【配伍禁忌】

1. 热淋：常与萹蓄、木通、车前子等配伍使用。
2. 石淋：常与石韦、滑石、冬葵子等配伍使用。
3. 血热瘀阻之经闭或月经不调：常与桃仁、红花、丹参、赤芍等配伍使用。

禁忌：孕妇忌服。

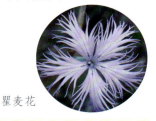

瞿麦花

【现代研究与应用】主要成分有花色苷、水杨酸甲酯、丁香油酚、维生素A样物质、皂苷、糖类等，具有利尿、兴奋肠管、抑制心脏、降低血压和抑菌的作用。中药材瞿麦是中成药肾石通冲剂等制剂的重要组成药物。

剪夏罗

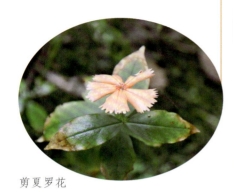

剪夏罗花

【药　　名】剪春罗、山茶田。

【来　　源】为石竹科植物剪夏罗Lychnis coronata Thunb.的根及全草。

【识别特征】多年生草本。根茎横走，竹节状，表面黄色，具条状根；茎直立，丛生，光滑。单叶对生；叶片卵状椭圆形，先端渐尖，基部楔形，边缘有浅细锯齿。花1～5朵集成聚伞花序；花萼筒状，先端5裂；脉10条；花瓣5，橙红色，先端有不规则缺刻状齿。蒴果具宿存萼。种子多数。花期7月；果期8月。

【生境分布】生于山坡疏林内或林缘草丛中的较阴湿处。分布于华中及浙江、江西、贵州等地。其他各省区有栽培。

【性味功效】甘、微苦，寒。清热除湿，泻火解毒。内服煎汤根9～15克，全草15～30克。

【配伍禁忌】

1．因饮冷水等引起的身热无汗、口渴：常与高粱泡根、仙鹤草等配伍使用。

2．关节炎：单味水煎冲黄酒服。

3．腹泻：单味水煎服。

【现代研究与应用】主要成分为黄酮类，具有抑制病毒复制的作用。

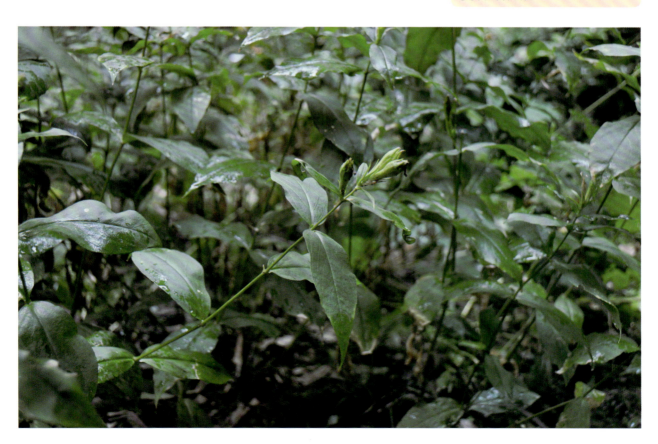

牛繁缕

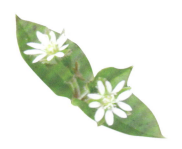

【药　　名】鹅肠菜、鹅肠草、鹅儿肠。

【来　　源】为石竹科植物牛繁缕 *Malachium aquaticum* (L.)Fries. 的全草。

【识别特征】二年生或多年生草本。茎多分枝，下部伏卧，上部直立，节膨大，带紫色。叶对生；叶片卵形，先端急尖，基部稍心形。二歧聚伞花序顶生；萼片5；花瓣5，白色，2深裂至基部。蒴果卵形。种子多数，扁圆形。花期5—8月；果期6—9月。

【生境分布】生于山野阴湿处或路旁田间草地。全国各地均有分布。

【性味功效】甘、酸，平。清热解毒，散瘀消肿。内服煎汤15～30克。

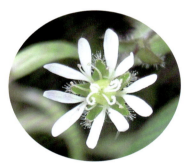

牛繁缕花

【配伍禁忌】

1. 痔疮肿痛：单味水煎液加盐熏洗。
2. 痢疾：单味水煎加糖服。
3. 牙痛：捣烂加盐咬在患处。

【现代研究与应用】主要成分有谷甾醇、芹菜素、胡萝卜苷、牡荆苷和6-C-β-D-葡萄糖-8-C-β-D-半乳糖芹菜素等。

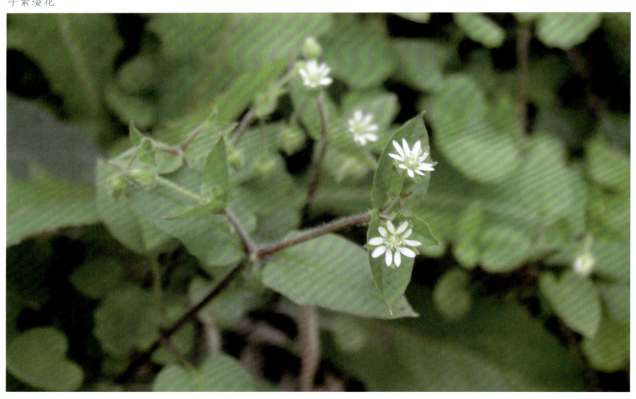

孩儿参

【药　　名】太子参、童参、孩儿参。

【来　　源】为石竹科植物孩儿参 *Pseudostellaria heterophylla* (Miq.) Pax 的根。

【识别特征】多年生草本。块根长纺锤形，四周疏生须根。茎直立，单生，下部带紫色，上部绿色，有明显膨大的节。单叶对生；向上渐大，在茎顶的叶最大，通常两对密接成4叶轮生状。花二型。蒴果宽卵形，含少数种子；种子褐色，扁圆形。花期4月；果期5—6月。

【生境分布】生于山坡林下和岩石缝中。分布于东北、华北、西北、华东及湖北、湖南等地。

【性味功效】甘、微苦，微寒。益气生津，补脾润肺。内服煎汤10～15克。

【配伍禁忌】

1. 肺虚咳嗽：常与麦冬、甘草等配伍使用。
2. 病后虚弱：常与生地黄、白芍、生玉竹等配伍使用。
3. 心悸：常与南沙参、丹参、苦参等配伍使用。
4. 神经衰弱：常与当归、酸枣仁、远志、炙甘草等配伍使用。

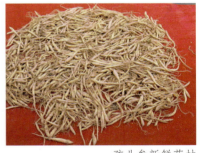

孩儿参新鲜药材

【现代研究与应用】主要成分有氨基酸、多糖、皂苷、黄酮、鞣质、香豆素、甾醇、三萜、多种微量元素等，具有刺激淋巴细胞的作用。中药材太子参是中成药舒心宁片、维血宁等的重要组成部分。

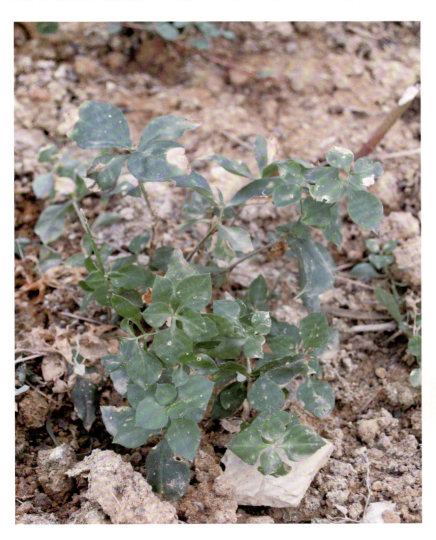

漆姑草

【药　　名】羊儿草、地松、珍珠草。

【来　　源】为石竹科植物漆姑草 Sagina japonica (Sweet) Ohwi 的全草。

【识别特征】一年生小草本。茎纤细，丛生，下部半卧，上部直立。单叶对生；叶片线形。花小形，通常单一，腋生于茎顶；花梗细；萼片5；花瓣5，白色卵形。蒴果卵圆形；种子细，褐色。花期5—6月；果期6—8月。

【生境分布】生于山地或田间路旁阴湿草地。分布于东北、华北、华东、中南、西南及陕西、广西等地。

【性味功效】苦、辛，凉。清热解毒，杀虫止痒。内服煎汤10～30克。外用适量捣敷。

【配伍禁忌】

1. 毒蛇咬伤：常与雄黄捣烂敷。
2. 牙痛：叶捣烂，塞入牙缝。
3. 慢性鼻炎、鼻窦炎：鲜品捣烂塞鼻孔。

【现代研究与应用】主要成分有挥发油、皂苷、黄酮等，具有抗肿瘤、镇咳祛痰、镇痛、兴奋肠平滑肌等作用。

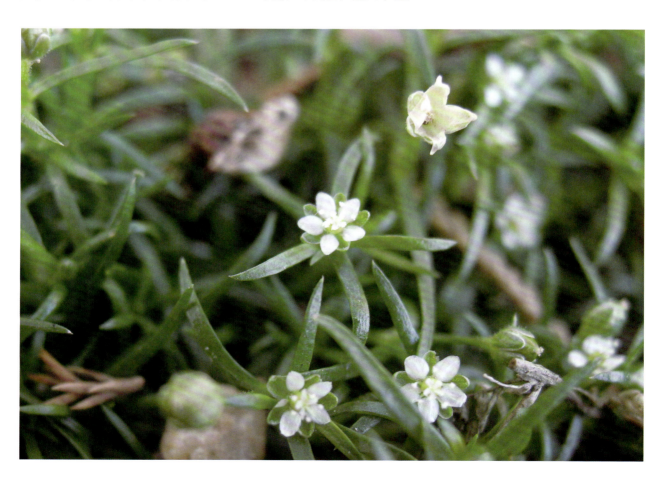

长蕊石头花

【药　　名】银柴胡、霞草、长蕊丝石竹。

【来　　源】为石竹科植物长蕊石头花 Gypsophila oldhamiana Miq. 的根。

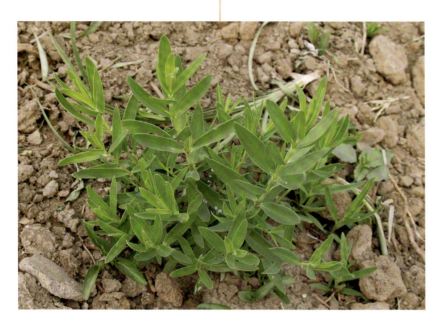

【识别特征】多年生草本。根粗大，褐色；茎分歧，木质化，数个丛生，节部稍膨大。叶披针形，微抱茎，两面粉绿色。顶生聚伞花序圆锥状；花瓣粉红色。蒴果卵状球形。花期7—10月；果期8—10约。

【生境分布】生于向阳坡、山顶及山沟旁多石质地、海滨荒山及沙坡地。分布于我国东北、华北及西北，朝鲜也有分布。

【性味功效】甘，微寒。清虚热，除疳热。内服煎汤3～9克。

【配伍禁忌】

1. 阴虚发热，潮热盗汗：常与地骨皮、青蒿、鳖甲等配伍使用。

2. 疳积发热：常与胡黄连、鸡内金、使君子等配伍使用。

3. 小儿夏季热：常与沙参、西瓜翠衣等配伍使用。

禁忌：外感风寒、血虚无热者忌用。

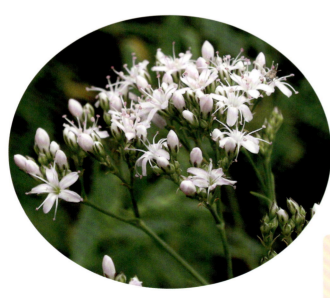

长蕊石头花（银柴胡）

【现代研究与应用】主要成分有甾体类、黄酮类等，具有解热、降低主动脉类脂质的含量、抗动脉粥样硬化、杀精子的作用。中药材银柴胡是中成药复方银柴胡片的重要组成药物。

雀舌草

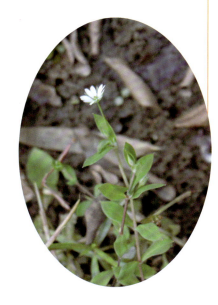

【药　　名】天蓬草。

【来　　源】为石竹科植物雀舌草 Stellaria uliginosa Murr. 的全草。

【识别特征】二年生草本。茎纤细，丛生，下部平卧，上部有稀疏分枝，绿色或带紫色。单叶对生；无柄；叶片长圆形，先端渐尖，基部渐狭，全缘或浅波状，两面无毛。聚伞花序顶生或腋生；花柄细长如丝；萼片5；花瓣5，白色，2深裂几达基部。蒴果与宿存萼等长或稍短，6齿裂，含多数种子。种子肾形，褐色，具皱纹状凸起。花期4—11月；果期6—12月。

【生境分布】生于田间、溪岸或潮湿地区。分布于我国东北、华北、西南及陕西、甘肃、青海等地。

【性味功效】甘、微苦，温。祛风除湿，活血消肿，解毒止血。内服煎汤30～60克。

【配伍禁忌】
1. 伤风感冒：常与红糖配伍使用。
2. 小儿腹泻：常与马齿苋等配伍使用。
3. 疔疮：常加食盐捣烂敷贴。
4. 毒蛇咬伤：雀舌草煎水服；外用鲜草捣烂敷贴伤口。

【现代研究与应用】民间习用草药，常用治伤风感冒、痢疾、痔漏、跌打损伤等症。

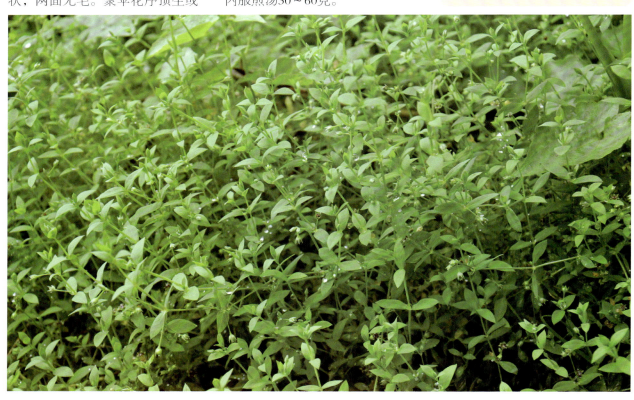

粟米草科

粟米草

【药　　名】粟米草。
【来　　源】为粟米草科植物粟米草 *Mollugo pentaphylla* L. 的全草。

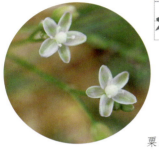
粟米草花

【识别特征】一年生草本。茎铺散，多分枝。基生叶莲座状，倒披针形；茎生叶常3~5片假轮生或对生，披针形，中脉明显。二歧聚伞花序顶生或腋生；萼片5，宿存。蒴果卵圆形。种子多数，黄褐色。花、果期8—9月。

【生境分布】生于阴湿处或田边。分布于山东以南至西南。

【性味功效】淡、涩，凉。清热化湿，解毒消肿。内服煎汤10~30克。

【配伍禁忌】
1. 肠炎腹泻、痢疾：常与车前草、萹蓄、仙鹤草等配伍使用。
2. 目赤肿痛：常与天胡荽、问荆、千里光等配伍使用。
3. 疮疖：常以鲜粟米草全草捣烂外敷。

禁忌：忌辣椒、烧酒及姜、葱。

【现代研究与应用】主要成分有β-谷甾醇、齐墩果酸、粟米草精醇、牧荆素、圣草素等，具有抗真菌、杀精子的作用。

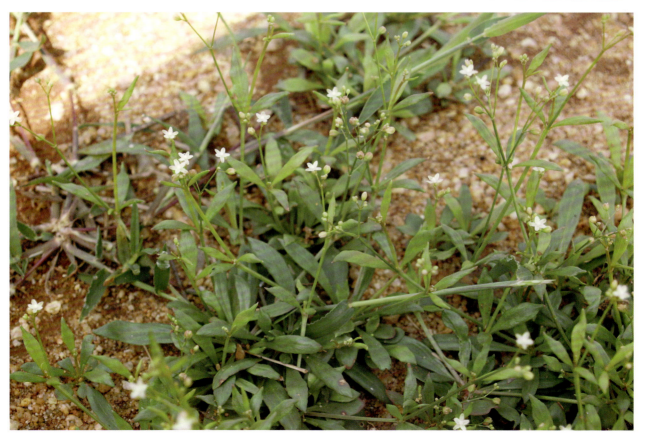

马齿苋科

马齿苋

【药　　名】马齿苋。

【来　　源】为马齿苋科植物马齿苋 Portulaca oleracea L.的全草。

【识别特征】一年生草本，肥厚多汁。茎圆柱形，下部平卧，上部斜倚，多分枝，向阳面常带淡褐红色。叶互生或近对生，叶片扁平，肥厚，倒卵形，先端圆钝，上面暗绿色，下面暗红色。花常3～5朵簇生枝端；总苞片4～5枚，三角状卵形；萼片2，对生；花瓣5，淡黄色。蒴果卵球形。种子黑色。花期5—8月；果期7—10月。

【生境分布】生于田野路边或庭院废墟等向阳处。分布于全国各地。

【性味功效】酸，寒。清热解毒，凉血止血，止痢。内服煎汤9～15克。

【配伍禁忌】

1. 大肠湿热、腹痛泄泻：常与黄芩、黄连等配伍使用。
2. 大肠湿热、便血痔血：常与地榆、槐角、凤尾草等配伍使用。
3. 热毒血痢：常与粳米煮粥，空腹服食。

禁忌：脾胃虚寒、肠滑作泄者忌服。

马齿苋花枝

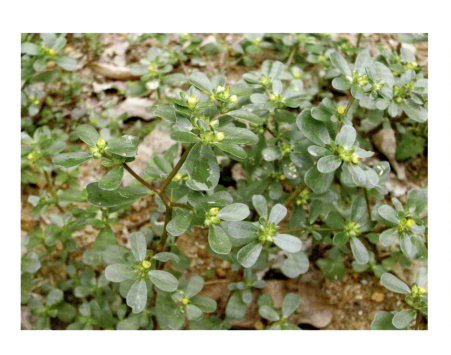

【现代研究与应用】主要成分有黄酮类、氨基酸、蔗糖、葡萄糖、果糖、硫胺素、核黄素、有机酸、L-去甲基肾上腺素和多巴胺等，具有抑菌、抗氧化、延缓衰老、润肤美容、兴奋子宫平滑肌、利尿、降低胆固醇的作用。中药材马齿苋是中成药痢炎宁片、马齿苋片、止痢冲剂、痢疾丸等制剂的重要组成药物。

土人参

【药　　名】土人参。

【来　　源】为马齿苋科植物土人参 Talinum paniculatum (Jacq.) Gaertn. 的根。

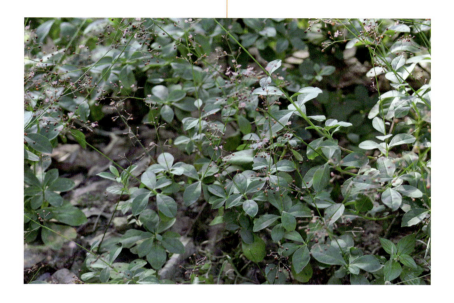

【生境分布】生于田野、路边、墙脚石旁、山坡沟边等阴湿处。分布于我国华东、华南、西南大部分地区。

【性味功效】甘、淡，平。补气润肺，止咳，调经。内服煎汤30～60克。

【配伍禁忌】

1. 脾虚泄泻：常与大枣等配伍使用。
2. 月经不调：常与紫茉莉根、益母草等配伍使用。
3. 多尿症：常与金樱根等配伍使用。

禁忌：中阳衰微、寒湿困脾者慎服。

【其他功用】叶（土人参叶）可通乳汁，消肿毒。

【识别特征】一年生草本，肉质。主根粗壮有分枝，皮黑褐色，断面乳白色。茎直立，肉质，基部近木质，多少分枝，圆柱形。叶互生，倒卵形，先端渐尖，全缘，基部狭楔形。圆锥花序顶生或侧生，二歧状分枝，小枝及花梗均具苞片；花小，两性，淡紫红色；萼片2，早落；花瓣5。蒴果近球形，熟时灰褐色。种子多数，细小，黑色，有光泽。花期6—7月；果期9—10月。

土人参果枝

【现代研究与应用】主要成分为环烯醚萜、三萜皂苷、香豆素、挥发油、糖类等，具有抗氧化、营养神经、健脾等作用。

蓼科

金线草

【药　　名】九龙盘。
【来　　源】为蓼科植物金线草 Antenoron filiforme (Thunb.) Rob. et Vaut. 的全草。

【识别特征】多年生草本。根状茎粗壮。茎直立，具毛，有纵沟，节部膨大。叶椭圆形，顶端急尖，基部楔形，全缘，两面及叶柄均具毛；托叶鞘筒状，膜质，褐色，具短缘毛。总状花序呈穗状，通常数个，顶生或腋生，花排列稀疏；花被红色。瘦果卵形，双凸镜状，褐色，有光泽，包于宿存花被内。花期7—8月；果期9—10月。

【生境分布】生于山地林缘、路旁阴湿地。分布于华东、华中、华南、西南地区及陕西、甘肃等地。

【性味功效】辛、苦，凉；有毒。凉血止血，清热解毒，散瘀止痛。内服煎汤9～30克。

【配伍禁忌】
1. 肺结核咯血：常与千日红、筋骨草、苎麻根等配伍使用。
2. 痢疾：常与龙芽草等配伍使用。
3. 风湿骨痛：常与白九里明等配伍使用。

禁忌：孕妇慎服。

【其他功用】根（金线草根）可凉血止痛，散瘀止痛，清热解毒。

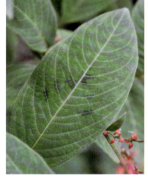
金线草叶

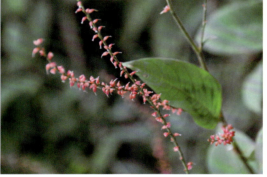
金线草花枝

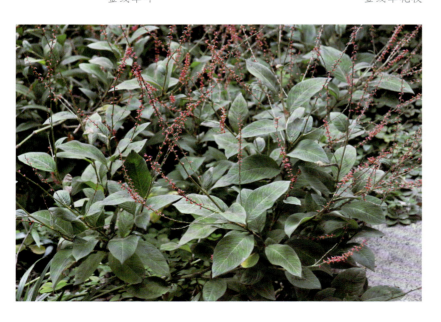

【现代研究与应用】主要成分有5-羟基-2-O-β-D-吡喃葡萄糖基-龙脑、腺苷、鼠李黄素、豆甾醇、正二十九烷酸、胡萝卜苷、谷甾醇等，具有抗炎、镇痛、抗凝血的作用。

金荞麦

- 【药　　名】金荞麦。
- 【来　　源】为蓼科植物金荞麦 *Fagopyrum dibotrys* (D.Don) Hara 的根茎。

【识别特征】多年生宿根草本。主根粗大，呈结节状，横走，红棕色。茎直立，多分枝，淡绿微带红色，全株微被白色柔毛。单叶互生；叶片为戟状三角形，无柄抱茎，全缘；托叶鞘抱茎。花白色，顶生或腋生；花被片5。瘦果红棕色。花期7—8月；果期10月。

【生境分布】生于路边、沟旁较阴湿地。分布于华东、中南、西南及陕西、甘肃等地。

【性味功效】酸、苦，寒。清热解毒，祛痰利咽，活血消痈。内服煎汤15～30克。

【配伍禁忌】

1. 肺痈：常与鱼腥草、金银花、芦根等配伍使用。
2. 肺热咳嗽：常与天花粉、矮地茶、射干等配伍使用。
3. 疮痈疔肿：常与蒲公英、紫花地丁等配伍使用。

【其他功用】茎叶可清热解毒，健脾利湿，祛风通络。

【现代研究与应用】主要成分有香豆酸、阿魏酸等，具有祛痰、解热、抗炎、抗肿瘤的作用。中药材金荞麦是中成药复方金荞麦片等制剂的重要组成药物。

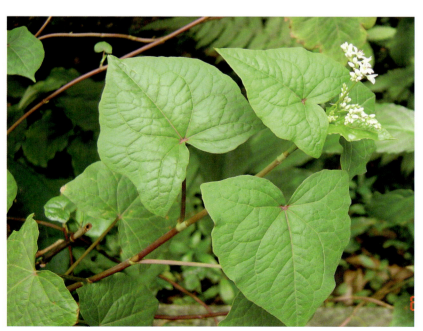

金荞麦花枝

竹节蓼

【药　　名】竹节蓼。
【来　　源】为蓼科植物竹节蓼 Homalocladium platycladium L.H.Bailey 的全草。

【识别特征】多年生草本。茎基部圆柱形，木质化，上部枝扁平，呈带状，深绿色，具光泽，有明显的细线条，节处略收缩。叶互生，多生于新枝上；无柄；托叶鞘退化成线状；叶片菱状卵形，先端渐尖，基部楔形，全缘或在近基部有一对锯齿。花小，两性，簇生于节上，具纤细柄；苞片膜质；花被5深裂，淡绿色，后变红。瘦果三角形，平滑，包于肉质紫红色或淡紫色的花被内，呈浆果状。花期9—10月；果期10—11月。

【生境分布】多栽于庭院。分布于福建、广东、广西等地。

【性味功效】甘、淡，平。清热解毒，祛瘀消肿。内服煎汤15～30克。

【配伍禁忌】

1. 跌打损伤：常用鲜竹节蓼与酒煎服。
2. 毒蛇咬伤：常与红乌桕木、咸苏木、假紫苏、千斤拔等配伍使用。
3. 蜈蚣咬伤：常以竹节蓼捣烂搽伤口周围。

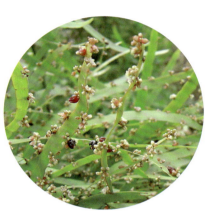
竹节蓼花果枝

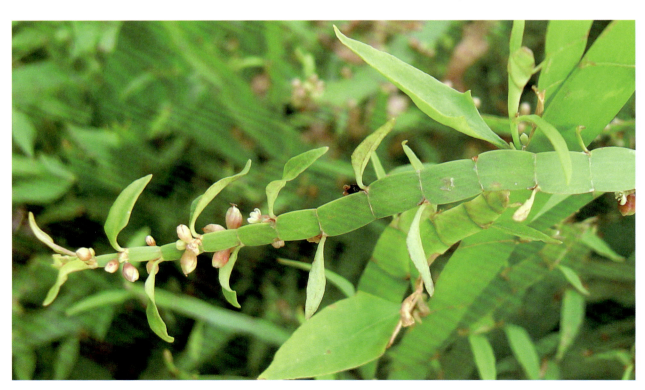

萹 蓄

【药　　名】萹蓄。
【来　　源】为蓼科植物萹蓄 Polygonum aviculare L. 的地上部分。

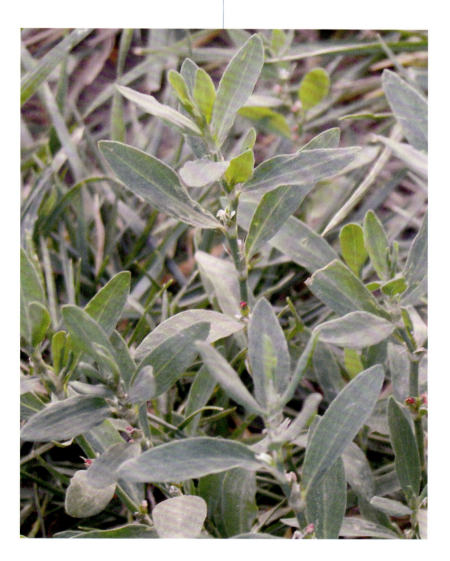

【识别特征】一年生或多年生草本。全株被白色粉霜。茎平卧，基部分枝，绿色，具明显沟纹。单叶互生；托叶鞘抱茎；叶片窄长椭圆形，侧脉明显。花小，常1~5朵簇生叶腋，花被绿色。瘦果，棕黑色，无光泽。花期4—8月；果期6—9月。

【生境分布】生于山坡、田野、路旁。分布于全国各地。

【性味功效】苦，微寒。利尿通淋，杀虫止痒。外用6~12克。

【配伍禁忌】

1. 热淋、石淋：常与木通、瞿麦等配伍使用。
2. 血淋：常与大蓟、小蓟、白茅根等配伍使用。
3. 湿疹、湿疮、阴痒：常与地肤子、蛇床子、荆芥等配伍煎水外洗。

禁忌：脾胃虚弱及阴虚患者慎服。

【现代研究与应用】主要成分有槲皮素、萹蓄苷、槲皮苷、咖啡酸、绿原酸、钾盐、硅酸等，具有利尿、驱虫、抗菌、降压的作用。中药材萹蓄是中成药肾石通冲剂（肾石通颗粒）、金砂五淋丸等制剂的重要组成药物。

拳 参

【药　　名】拳参。

【来　　源】为蓼科植物拳参 *Polygonum bistorta* L. 的根茎。

【识别特征】多年生草本。根茎肥厚，弯曲，外皮紫棕色。茎直立，单一。基生叶有长柄；叶片革质，长圆披针形；茎生叶互生，向上柄渐短至抱茎，膜质托叶鞘筒状。总状花序呈穗状顶生；小花密集，淡红色或白色。瘦果红棕色，光亮。花期6—9月；果期9—11月。

【生境分布】生于山野草丛中或林下阴湿处。分布于华东及河北、山西、内蒙古、辽宁、河南、湖北、新疆等地。

【性味功效】苦、涩，微寒；有毒。清热解毒，凉血止血，镇肝息风。内服煎汤4.5～9克。

【配伍禁忌】

1. 热病高热神昏、惊痫抽搐：常与钩藤、全蝎、僵蚕、牛黄等配伍使用。

2. 赤痢脓血、湿热泄泻：常与银花炭、白头翁、秦皮、黄连等配伍使用。

3. 血热妄行所致的吐血、衄血、崩漏等出血证：常与贯众、白茅根、大蓟、生地黄等配伍使用。

禁忌：无实火热毒者不宜使用。阴证疮疡患者忌服。

【现代研究与应用】主要成分有鞣质、淀粉、糖类及果酸、树胶、黏液质、蒽醌衍生物、树脂等，具有抗菌、止血的作用。中药材拳参是中成药蛇伤解毒片、痢泻灵片、感冒退烧片等制剂的重要组成药物。

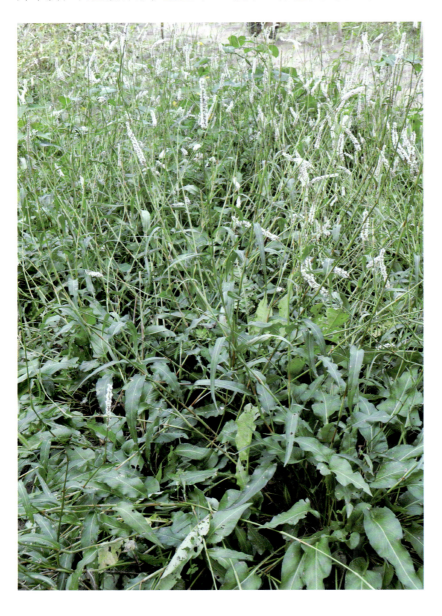

头花蓼

【药　　名】石莽草。

【来　　源】为蓼科植物头花蓼 Polygonum capitatum Buch.-Ham. ex D. Don 的全草。

【识别特征】多年生草本。枝丛生，匍匐或斜生，分枝紫红色。单叶互生；托叶膜质，被长柔毛；叶卵形，先端急尖，基部楔形，全缘。花序头状，单生或成对着生枝顶；花小，淡红色，花被5深裂。瘦果卵形，具3棱，黑色，密生小点，有光泽，包于宿存花被内。花期6—9月；果期9—11月。

【生境分布】生于山坡、沟边、田边阴湿处及岩石缝中。分布于华中、西南及广西。

【性味功效】苦、辛，凉。清热利湿，活血止痛。内服煎汤15～30克。

【配伍禁忌】

1. 疮疡、麻风溃烂：常与九里明、爬山虎、桉树叶等配伍使用。
2. 风湿痛：单味水煎熏洗。
3. 痢疾：单味水煎服。

禁忌：孕妇及无实热者忌用。

【现代研究与应用】主要成分有苯甲醛、乙酸、β-谷甾醇、没食子酸等，具有抗感染、解热的作用。中药材石莽草是中成药热淋清颗粒剂、盆炎康颗粒剂和保列通颗粒剂的重要组成药物。

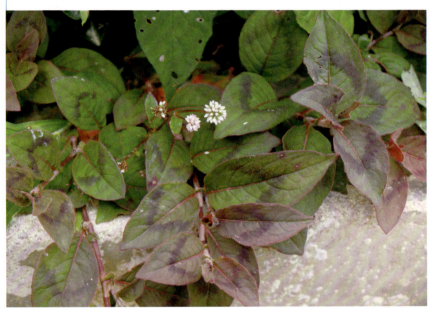

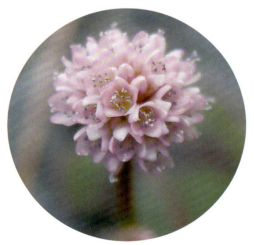

头花蓼花序

火炭母

【药　　名】火炭母草。

【来　　源】为蓼科植物火炭母Polygonum chinense L.的地上部分。

【识别特征】多年生草本。茎近直立或蜿蜒。叶互生；托叶鞘膜质，斜截形；叶卵形，先端渐尖，基部截形，全缘。头状花序排成伞房花序或圆锥花序；花序轴密生腺毛；花白色或淡红色；花被5裂。瘦果卵形，黑色。花期7—9月；果期8—10月。

【生境分布】生于山谷、水边、湿地。分布于华南、华中及台湾、福建、浙江。

【性味功效】酸、甘、寒。清热利湿，凉血解毒，平肝明目。内服煎汤15～30克，鲜用加倍。

【配伍禁忌】

1. 小儿支气管炎：常与野花生、仙鹤草、鱼腥草、枇杷叶、甘草等配伍使用。

2. 湿热黄疸：常与鸡骨草等配伍使用。

3. 防中暑：常与海金沙藤、地胆草等配伍使用。

4. 治赤白痢：常与海金沙配伍使用。

【其他功用】根（火炭母草根）可补益脾胃，清热解毒，活血消肿。

【现代研究与应用】主要成分有β-谷甾醇、山柰酚、槲皮素、没食子酸、麦芽糖、亚麻酸等，具有抗菌、抗乙型肝炎病毒、收缩平滑肌和骨骼肌、降压、中枢抑制的作用。中药材火炭母草是中成药消炎止痢丸、胃肠宁片、火炭母草滴眼剂等制剂的重要组成药物。

火炭母花枝

水 蓼

【药　　名】辣蓼、水蓼草。

【来　　源】为蓼科植物水蓼 *Polygonum hydropiper* Linn. 的全草。

【识别特征】一年生草本。多分枝，节稍膨大。叶互生；托叶鞘膜质；叶片披针形，先端渐尖，基部楔形，全缘或微波状，上面深绿色，下面被灰白色绵毛。总状花序顶生或腋生；花小，绿白色或粉红色，密生；花被4~5裂，有脉。瘦果卵圆形，扁平，褐黑色而光亮，包于宿存花被内。花期初夏；果期秋季。

【生境分布】生于近水草地、流水沟中或阴湿处。南北各地均有分布。

【性味功效】辛，温。解毒，健脾，化湿，活血，截疟。内服煎汤10～20克。

【配伍禁忌】

1. 小儿疳积：常与麦芽等配伍使用。
2. 肠炎、痢疾：常以辣蓼根研末使用。
3. 疟疾：常与桃叶等配伍使用。

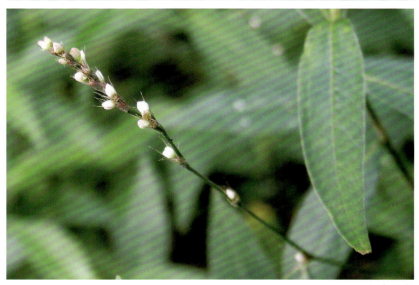

水蓼花序

【现代研究与应用】主要成分有芦丁、槲皮素、山柰酚等，具有抑菌的作用。中药材辣蓼是中成药枫蓼肠胃片、枫蓼肠胃康合剂等制剂的重要组成药物。

何首乌

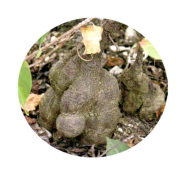
何首乌块根

【药　　名】何首乌。

【来　　源】为蓼科植物何首乌 *Polygonum multiflorum* Thunb. 的块根。

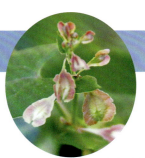
何首乌果实

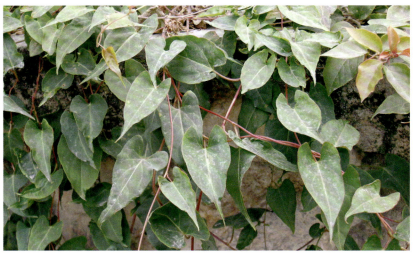

【识别特征】多年生缠绕藤本。根细长，末端成肥大的块根，外表红褐色至暗褐色。叶互生；托叶鞘膜质；叶片狭卵形，先端渐尖，基部心形，全缘。圆锥花序；花小，花被绿白色。瘦果椭圆形，黑色。花期8—10月；果期9—11月。

【生境分布】生于草坡、路边、山坡石隙及灌木丛中。分布于华东、华中、华南和西南等地。

【性味功效】苦、甘、涩，微温。养血滋阴，润肠通便，祛风，解毒。内服煎汤3～6克。

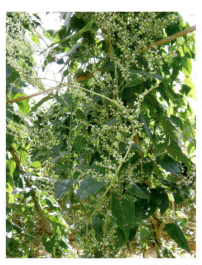
何首乌花枝

【配伍禁忌】

1. 血虚萎黄、失眠健忘：常与熟地黄、当归、酸枣仁等配伍使用。

2. 肝肾亏虚、腰膝酸软、耳鸣耳聋：常与桑椹、黑芝麻、杜仲等配伍使用。

3. 年老体弱之人血虚肠燥便秘：常与肉苁蓉、当归、火麻仁等配伍使用。

禁忌：大便溏泄及有湿痰者慎服。忌铁器。

【其他功用】叶（何首乌叶）可解毒散结，杀虫止痒；藤（夜交藤）能养心，安神，通络，祛风。

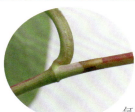
何首乌托叶鞘

【现代研究与应用】主要成分为大黄酚、大黄素、卵磷脂、粗脂肪等，具有降血脂、抗动脉粥样硬化、增强免疫、延缓衰老、保肝、抗菌的作用。中药材何首乌是中成药人参首乌精、乌发丸、延寿片、补益活络丸、和络舒肝片、健身宁片、健肾生发丸等制剂的重要组成药物；中药材夜交藤是天麻钩藤饮、滋肾宁神丸等中成药的重要组成药物。

红 蓼

【药　　名】荭草。

【来　　源】为蓼科植物红蓼 Polygonum orientale L. 的茎叶。

【识别特征】一年生草本。茎直立，中空，多分枝，密生长毛。叶互生；托叶鞘筒状，下部膜质，褐色，上部草质，被长毛；叶片宽卵形先端渐尖，基部近圆形，全缘。总状花序由多数小花穗组成，顶生或腋生；花淡红色或白色。瘦果近圆形，黑色，有光泽。花期7—8月；果期8—10月。

【生境分布】生于路旁和水边湿地。除西藏外，分布几遍全国。

【性味功效】辛，平；有毒。祛风除湿，清热解毒，活血，截疟。内服煎汤9～15克。

【配伍禁忌】

1. 风湿关节炎：常与鲜鹅不食草等配伍使用。
2. 水肿：常与地胆草、楤木、紫苏、樟柴等配伍使用。
3. 外伤骨折：常与石胡荽等配伍使用。

禁忌：内服用量不宜过大。孕妇禁服。

【其他功用】果实（水红花子）可活血消积，健脾利湿，清热解毒，明目；花序（荭草花）可行气活血，消积，止痛；根（荭草根）可清热解毒，除湿通络，生肌敛疮。

【现代研究与应用】主要成分有槲皮苷、黄酮类、月橘素、荭草素等，具有增加心肌营养血流量、抗急性心肌缺血、抗张支气管、抗菌的作用。

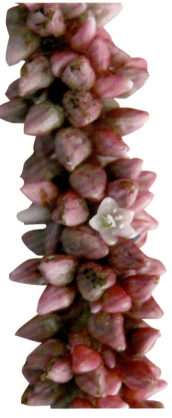

红蓼花序

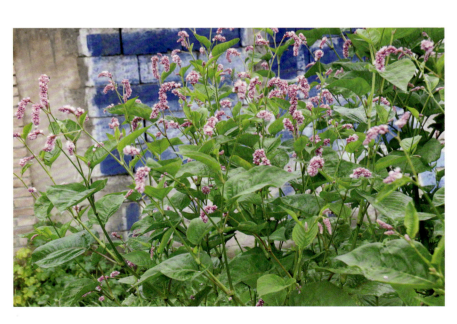

杠板归

【药　　名】杠板归。

【来　　源】为蓼科植物杠板归 *polygonum perfoliatum* L.的全草。

【识别特征】多年生蔓生藤本。茎有棱，棱上有倒钩刺。叶互生；叶柄盾状着生；托叶鞘叶状，抱茎；叶片近三角形，浅绿色，下面叶脉疏生钩刺。短穗状花序顶生或生于上部叶腋；花两性；花小，多数；花被白色或淡红色，果时变为深蓝色。瘦果球形，暗褐色，有光泽。花期6—8月；果期9—10月。

【生境分布】生于荒芜的沟岸、河边及村庄附近。全国均有分布。

【性味功效】酸、苦，平。清热解毒，利湿消肿，散瘀止血。内服煎汤10～15克。

【配伍禁忌】

1. 急性扁桃体炎：常与石豆兰、一枝黄花等配伍使用。
2. 血淋：常与小通草、杉树胶、车前草等配伍使用。
3. 痔疮、肛漏：常与猪大肠炖汤服。

禁忌：体质虚弱及孕妇慎服。

【其他功用】根（杠板归根）可解毒消肿。

【现代研究与应用】主要成分有山柰酚、咖啡酸甲酯、槲皮素、阿魏酸、香草酸、原儿茶酸等，具有抗菌、抗病毒、抗高血压的作用。中药材杠板归是杠板归注射液、杠板归胶囊、杠板归软膏等制剂的重要组成药物。

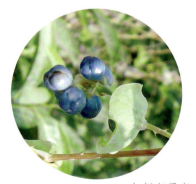

杠板归果实

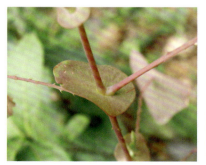

杠板归托叶

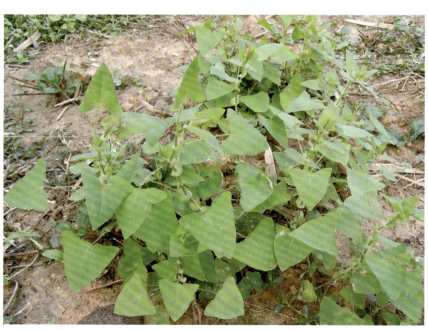

习见蓼

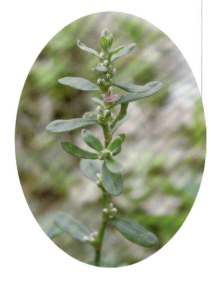

【药　　名】小萹蓄、腋花蓼。

【来　　源】为蓼科植物习见蓼 *Polygonim plebeium* R. Br. 的全草。

【识别特征】一年生草本。茎匍匐状，多分枝；枝披散，柔弱。叶互生；无柄；托叶鞘膜质透明；叶线狭长圆形。花极小，簇生于托叶鞘内；花被片5深裂；瘦果卵形。花、果期5—6月。

【生境分布】生于原野、荒地、路旁。长江以南各地，北至河北、陕西均有分布。

【性味功效】苦，凉。利尿通淋，清热解毒，化湿杀虫。内服煎汤10～15克。

【配伍禁忌】

1. 热淋：常与萹蓄、水灯芯、车前草等配伍使用。
2. 阴虚之膀胱炎、尿道炎：常与瞿麦、广金钱草等配伍使用。
3. 气阴两虚之肾炎水肿：常与玉米须、白茅根等配伍使用。

【现代研究与应用】主要成分有槲皮素、芦丁、齐墩果酸、β-谷甾醇、白桦脂酸等。

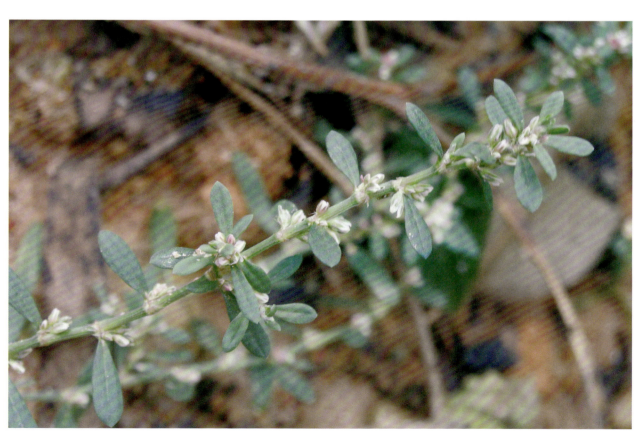

赤胫散

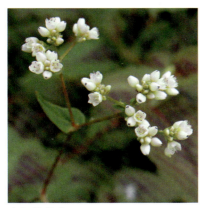

赤胫散花枝

【药　　名】赤胫散。

【来　　源】为蓼科植物赤胫散 *Polygonum runcinatum* Buch.-Ham. ex D. Don 的全草。

【识别特征】一年生或多年生草本。根茎细弱黄色，须根黑棕色。茎纤细，直立或斜上，稍分枝，紫色，有节。叶互生；托叶鞘筒状；叶片卵形，大头羽裂，上面中部有紫黑色斑纹。头状花序簇生于枝顶，常成对；花被粉红色。瘦果卵圆形，黑褐色。花期7—8月。

【生境分布】生于路边、沟渠、草丛等阴湿地或栽培。分布于西南及华中、西北等地。

【性味功效】苦、微酸、涩，平。清热解毒，活血舒筋。内服煎汤9～15克。

【配伍禁忌】

1. 肺热咳嗽，咯血：常与墨旱莲、白茅根、仙鹤草、藕节等配伍使用。
2. 腰痛：常与木香等配伍使用。
3. 乳腺炎：常与野荞麦捣烂加酒敷患处。

【现代研究与应用】主要成分为挥发油。

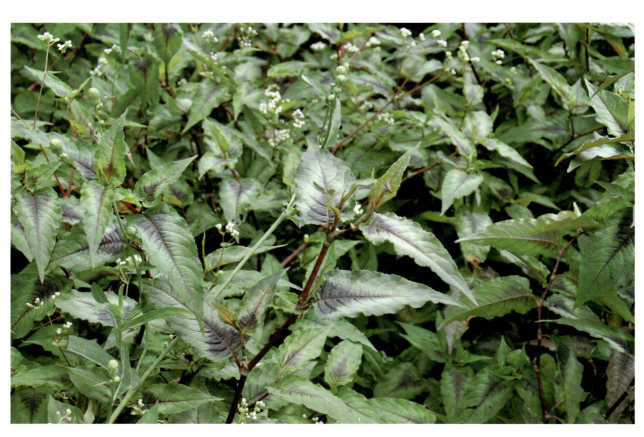

虎 杖

【药　　名】虎杖。

【来　　源】为蓼科植物虎杖 *Reynoutria japonica* Houtt. 的根茎及根。

【识别特征】多年生灌木状草本。根状茎横卧地下，木质，黄褐色，节明显。茎直立，丛生，中空，散生紫红色斑点。叶互生；托叶鞘膜质，早落；叶片宽卵状椭圆形，先端急尖，基部圆形或阔楔形，全缘。花单性，雌雄异株，成腋生的圆锥花序；花被淡绿色。瘦果椭圆形，有3棱，黑褐色。花期6—8月；果期9—10月。

【生境分布】生于山谷溪边。分布于华东、中南、西南及河北、陕西、甘肃等地。

【性味功效】微苦，微寒。利湿退黄，清热解毒，散瘀止痛，止咳化痰。内服煎汤9～15克。

【配伍禁忌】

1. 湿热黄疸：常与茵陈、黄柏、栀子等配伍使用。
2. 经闭、痛经：常与桃仁、延胡索、红花等配伍使用。
3. 肺热咳嗽：常与贝母、枇杷叶、杏仁等配伍使用。

禁忌：孕妇忌服。

【其他功用】叶（虎杖叶）可祛风湿、解毒。

虎杖雌花枝

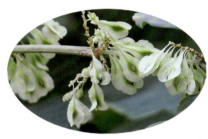

虎杖果实

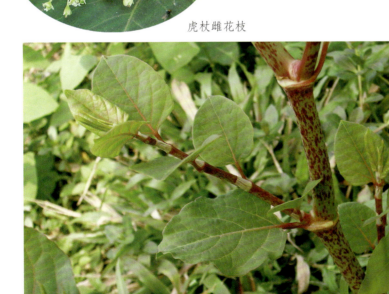

虎杖茎上褐红色斑纹和节上膜质托叶鞘

【现代研究与应用】主要成分为虎杖苷、黄酮类、大黄素、大黄素甲醚、白藜芦醇、多糖等，具有降压、降血脂、镇咳、平喘、抗氧化、抗菌、抗病毒、抗肿瘤、镇静、止血、抗炎的作用。中药材虎杖是中成药维血宁、伤湿镇痛膏、驱风药酒、和络舒肝片、荡涤灵的重要组成药物。

羊 蹄

【药　　名】羊蹄。

【来　　源】为蓼科植物羊蹄 *Rumex japonicus* Houtt. 的根。

【识别特征】多年生草本。根粗壮，断面黄色。茎直立，通常不分枝。单叶互生，具柄；叶片长圆形，基生叶较大，先端急尖，基部圆形，边缘微波状皱褶。总状花序顶生，每节花簇略下垂；花两性；花被片淡绿色。瘦果宽卵形，具3锐棱，两端尖，暗褐色，光亮。花期4月；果期5月。

【生境分布】生于山野、路旁、湿地。分布于我国东北、华北、华东、中南各地。

【性味功效】苦，寒。清热通便，凉血止血，杀虫止痒。内服煎汤9～15克。

【配伍禁忌】

1. 痔疮出血：常与虎杖、水黄连等配伍使用。
2. 疥疮：常与草乌、硫黄等研末外敷。
3. 热结便秘：常与玄明粉等配伍使用。

禁忌：脾胃虚寒者禁服。

【其他功用】果实（羊蹄实）可凉血止血，通便；叶（羊蹄叶）可凉血止血，通便，解毒消肿，杀虫止痒。

【现代研究与应用】主要成分有大黄素、大黄素甲醚、大黄酚等，具有抑菌、抗氧化的作用。中药材羊蹄是羊蹄软膏、复方羊蹄酊等制剂的重要组成药物。

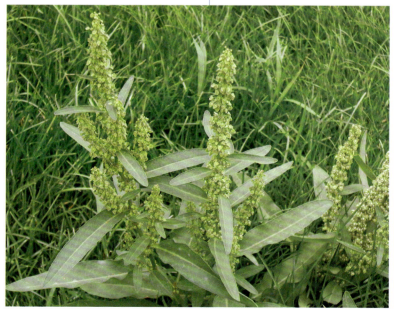
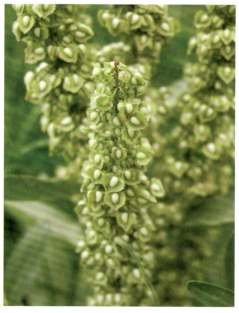

羊蹄果枝

长刺酸模

【药　　名】野菠菜、假菠菜、刺果酸模。

【来　　源】为蓼科植物长刺酸模 *Rumer maritimus* L. 的根或全草。

【识别特征】一年生草本。茎直立，粗壮，分枝，有明显的沟纹，中空。叶片披针形，两端渐狭，全缘。花簇腋生于圆锥形的穗状花序上；花两性，绿色。瘦果卵形，褐色，光亮，包于宿存的花被内。花、果期5—7月。

【生境分布】生于山野或路旁阴湿地。分布于东北、东南沿海及贵州、云南等地。

【性味功效】酸、苦，寒。凉血，解毒，杀虫。内服煎汤10～15克。

【配伍禁忌】

1. 肺结核咯血：常与石仙桃等配伍使用。
2. 疮疡肿痛：常与黄糖捣敷。
3. 秃疮癣癫：用酒炒热敷患处。

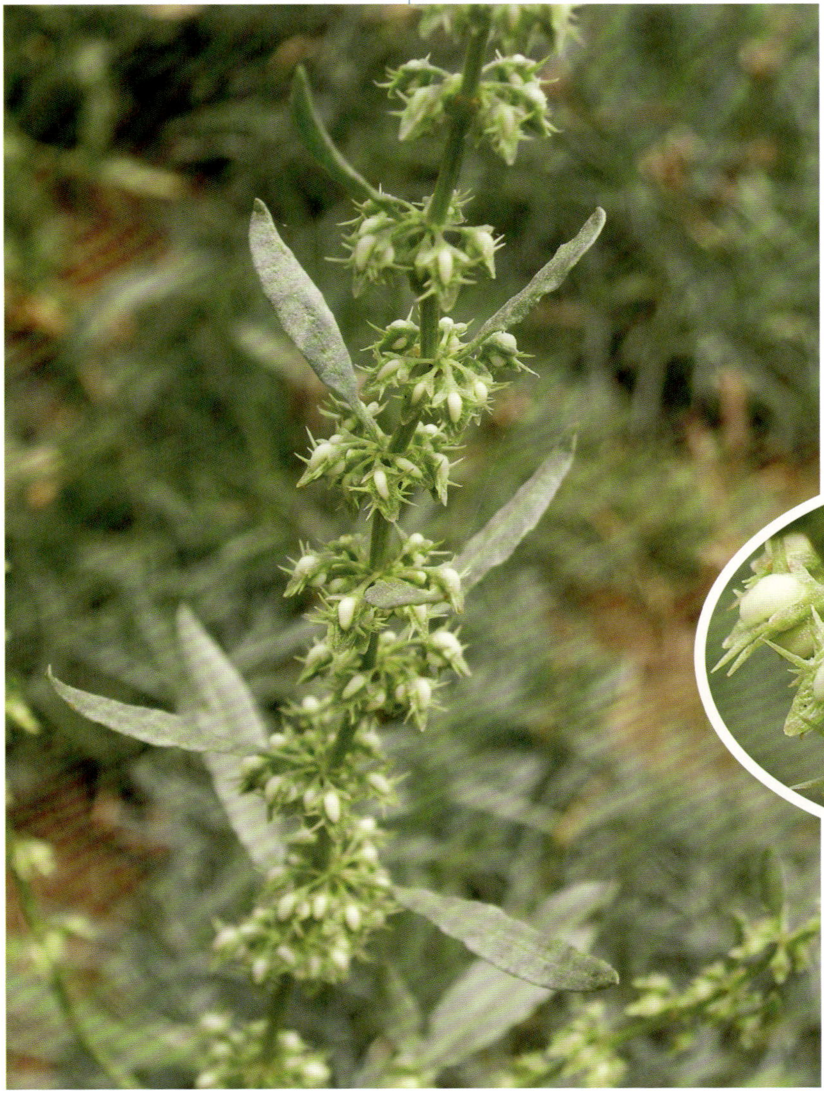

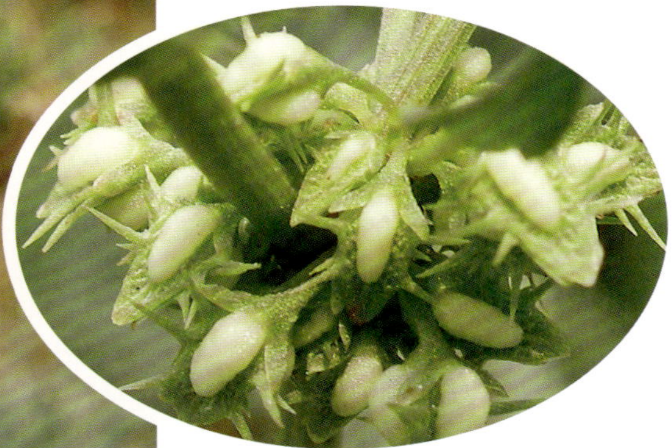

长刺酸模果实

【现代研究与应用】主要成分有大黄酚、山柰酚、槲皮素等，具有抗真菌的作用。

掌叶大黄

【药　　名】大黄。

【来　　源】为蓼科植物掌叶大黄 Rheum palmatum L. 的根。

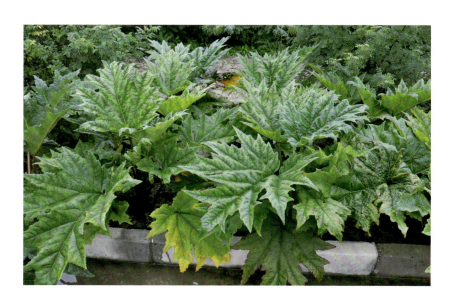

【识别特征】多年生草本。根及根状茎粗壮，肥厚，外皮暗褐色，断面深黄色，根状茎横切面外围有排列紧密的环星点。茎直立，粗壮，无毛。基生叶和下部叶具粗壮的长叶柄；叶片宽卵形或近圆形，掌状浅裂至半裂，基部浅心形；茎生叶较小。花序圆锥状，顶生。花小，淡红紫色，数朵簇生；花被片6，排成2轮；小坚果长方状椭圆形，具3棱，沿棱生翅，顶端微凹，基部近心形，棕色。花期6月；果期7—8月。

【生境分布】生于荒漠草地和山地林缘潮湿处。分布于甘肃、四川、青海、云南及西藏等地。

【性味功效】苦，寒。泻下攻积，清热泻火，凉血解毒，逐瘀通经，利湿退黄。内服煎汤3～15克。用于泻下不宜久煎。

【配伍禁忌】

1. 大便燥结、积滞泻痢、热结便秘：常与芒硝、厚朴、枳实等配伍使用。

2. 火热亢盛、目赤暴痛、热毒疮疡：常与黄连、黄芩、丹皮、赤芍等配伍使用。

3. 产后瘀滞腹痛、瘀血凝滞、月经不通、瘀滞作痛：与桃仁、赤芍、红花等配伍使用。

4. 黄疸湿热：多与茵陈、栀子等药配伍使用。

5. 烫伤及热毒疮疡：可将大黄研末外敷，具有清热解毒的作用。

禁忌：胃气虚弱、肠胃无积滞者，孕妇及月经期、哺乳期慎用。

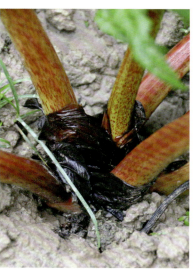

掌叶大黄托叶鞘

【现代研究与应用】主要成分是蒽醌苷及双蒽酮苷、鞣质等，具有收敛、致泻、降压、降胆固醇的作用。中药材大黄是栀子金花丸、大黄泻火散、凉膈丸、济众酊、黄连上清丸等制剂的重要组成药物。

商陆科

商 陆

【药　　名】商陆。

【来　　源】为商陆科植物商陆 Phytolacca acinosa Roxb. 的根。

【识别特征】多年生草本。根粗壮，肉质，倒圆锥形，外皮淡黄色，有横长皮孔，侧根甚多。茎绿色或紫红色，多分枝。单叶互生；叶片卵状椭圆形，先端尖，基部楔形，全缘。总状花序顶生或侧生，花序直立；花被片，初白色后渐变为淡红色。浆果扁圆状，有宿萼，熟时紫黑色。种子肾形，黑色。花、果期5—10月。

【生境分布】生于路旁林下，或栽培于庭园。分布于全国大部分地区。

【性味功效】苦，寒；有毒。逐水消肿，通利二便，解毒散结。内服煎汤3～10克。

【配伍禁忌】

1. 水肿、臌胀：常与泽泻、茯苓皮等配伍使用。

2. 淋巴结结核：单味加红糖，水煎服。

3. 肿满、小便不利：常与麝香等配伍使用。

禁忌：体虚水肿者慎服，孕妇忌服。

【其他功用】花（商陆花）可祛痰开窍；叶（商陆叶）可清热解毒。

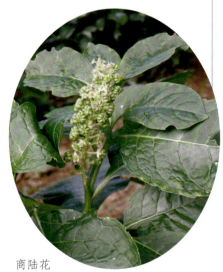

商陆花

【现代研究与应用】主要成分有商陆碱、三萜皂苷、加利果酸、甾族化合物、生物碱、硝酸钾等，具有祛痰、镇咳、利尿、抗菌、抗炎；抗病毒、抗肿瘤的作用。

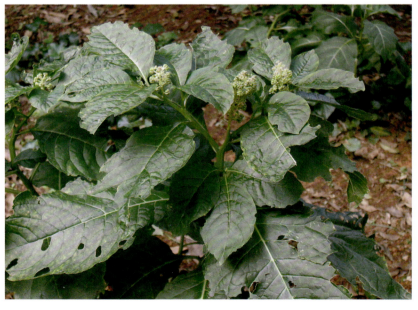

垂序商陆

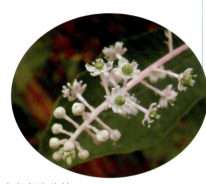

垂序商陆花枝

【药　　名】商陆、野胭脂。

【来　　源】为商陆科植物垂序商陆 Phytolacca americana L. 的根。

【识别特征】多年生草本。根肥大，倒圆锥形。茎直立，圆柱形，有时带紫红色。叶片椭圆状卵形，顶端急尖，基部楔形。总状花序顶生或侧生；花白色，微带红晕，花被片5。果序下垂，浆果扁球形，多汁液，熟时紫黑色，成串下垂。花期6—8月；果期8—10月。

【生境分布】生于疏林下、林缘、路旁、山沟等湿润处。我国大部分地区有栽培，多逸为野生。

【性味功效】微甜、苦，寒；有毒。止咳，利尿，消肿。内服煎汤3～10克。

【配伍禁忌】

1. 白带：加猪肉炖服。
2. 肿毒：和盐少许，捣烂外敷。
3. 腹中症结：捣汁或蒸烂，热敷患处。

禁忌：脾虚水肿者及孕妇忌服。

【其他功用】种子（美商陆子）能利尿；叶（美商陆叶）有解热作用，并治脚气。

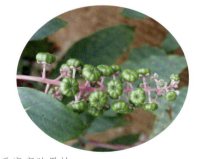

垂序商陆果枝

【现代研究与应用】主要成分有商陆碱、硝酸钾、皂苷、商陆毒素等，具有催吐、抗菌的作用。

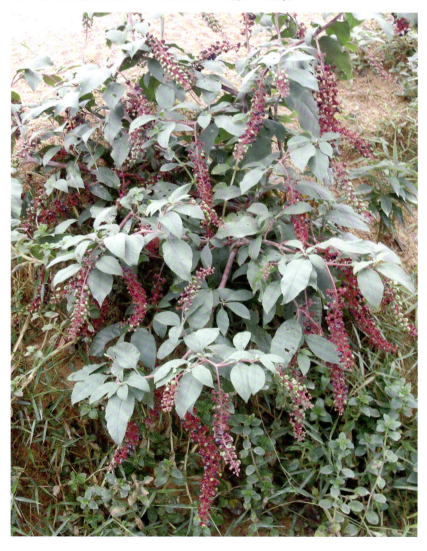

藜科

藜

【药　　名】藜、灰灰菜。

【来　　源】为藜科植物藜 Chenopodium album L. 的幼嫩全草。

【识别特征】一年生草本。茎直立，粗壮，具条棱及紫红色条纹，多分枝。叶互生；叶片棱状卵形，先端急尖或微钝，基部楔形，有时嫩叶上面有紫红色粉，下面常被粉质。花小，两性，黄绿色，聚生成花簇，再集成圆锥状花序，生于叶腋和枝顶；花被片5。胞果稍扁，近圆形，果皮与种子贴生。种子黑色有光泽，表面有浅沟纹。花期8—9月；果期9—10月。

【生境分布】生于荒地、路旁及山坡。全国各地均有分布。

【性味功效】甘，平；有毒。清热祛湿，解毒消肿，杀虫止痒。内服煎汤15～30克。

【配伍禁忌】

1. 痢疾腹泻：单味水煎服。
2. 皮肤湿毒、周身发痒：常与野菊花等量煎汤熏洗。
3. 龋齿：单味水煎，漱口。
4. 毒虫咬伤、癜风：鲜茎叶捣烂外涂。

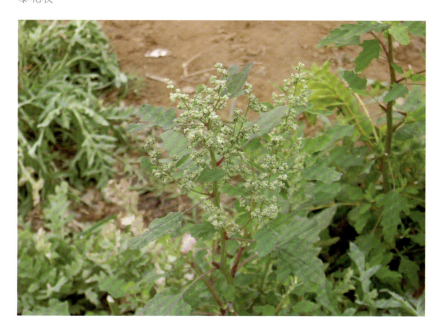

藜花枝

【现代研究与应用】主要成分有挥发油、L-亮氨酸、β-谷甾醇、齐墩果酸等，具有抗菌等作用。

土荆芥

【药　　名】土荆芥。

【来　　源】为藜科植物土荆芥Chenopodium ambrosioides L.的带果穗全草。

【识别特征】一年生或多年生直立草本，有强烈香味。茎直立，多分枝。单叶互生；叶片披针形，下部的叶边缘有不规则钝齿，上部叶较小，揉之有特殊香气。穗状花序腋生；花小，绿色；两性或雌性；簇生于上部叶腋；花被5裂。胞果扁球形，完全包于花被内。种子黑色或暗红色，有光泽。花期8—9月；果期9—10月。

【生境分布】生于旷野、路旁和溪边。分布于华东、中南、西南等地。

【性味功效】辛、苦，微温；有毒。祛风除湿，杀虫止痒，活血消肿。内服煎汤3～9克。

【配伍禁忌】

1. 胆道蛔虫病：常与牡荆根、香薷鬼针草等配伍使用。
2. 头虱：捣烂加茶油敷。
3. 湿疹：单味水煎，洗患处。

禁忌：不宜多服、久服、空腹服。服前不宜用泻药。孕妇及有肾、心、肝功能不良或消化道溃疡者禁服。

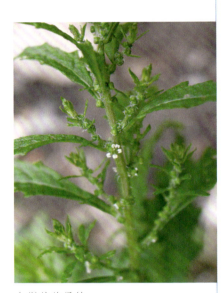

土荆芥花果枝

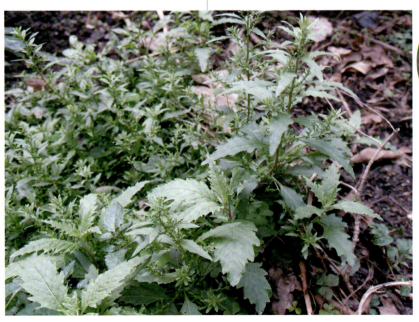

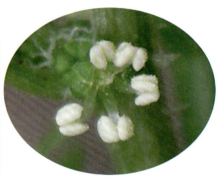

土荆芥花

【现代研究与应用】主要成分有挥发油、山柰酚、槲皮素、异鼠李素等，具有驱肠虫、抗菌、抗疟原虫的作用。

杂配藜

【药　　名】大灰灰菜、大叶藜、杂灰菜。
【来　　源】为藜科植物杂配藜 Chenopodium hybridum L. 的全草。

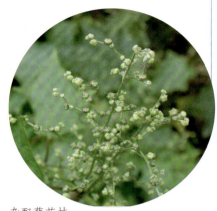

杂配藜花枝

【识别特征】一年生草本。茎直立、粗壮，具淡黄色或紫色条纹。单叶互生；叶片卵形，先端尖，基部近截形，边缘有不规则波状浅裂。松散的大圆锥花序顶生或腋生，花两性或兼有雌性；花被5裂，裂片卵形。胞果薄膜质，双凸镜形。种子椭圆形，黑色。花期7—8月；果期8—9月。

【生境分布】生于村边、菜地及林缘草丛中。分布于东北、华北、西北、西南及江苏、浙江、山东等地。

【性味功效】甘，平。调经止血，解毒消肿。内服煎汤3～9克，或熬膏。外用适量，捣敷。

【配伍禁忌】民间常用治月经不调、崩漏、吐血、衄血、咯血、尿血、血痢、便血、疮疡肿毒。

【现代研究与应用】主要成分为槲皮素（quercetin）等。

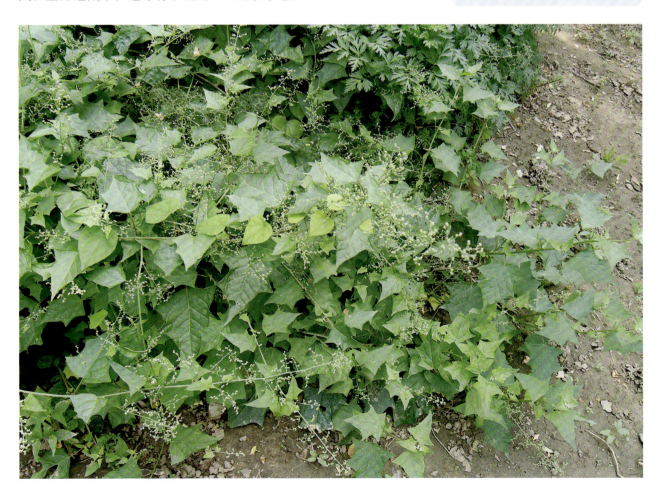

地 肤

【药　　名】地肤子、扫帚苗。

【来　　源】为藜科植物地肤 *Kochia scoparia* (L.) Schrad. 的成熟果实。

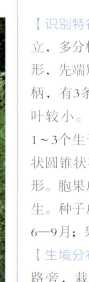

地肤全株

【识别特征】一年生草本。茎直立，多分枝。叶互生；叶片披针形，先端短渐尖，基部渐狭入短柄，有3条明显的主脉；茎上部叶较小。花两性或雌性，通常1~3个生于上部叶腋，构成疏穗状圆锥状花序；花被片5，近球形。胞果扁球形，果皮与种子离生。种子扁球形，黑褐色。花期6—9月；果期8—10月。

【生境分布】生于荒野、田边、路旁，栽培于庭园。几遍布全国。

【性味功效】辛、苦，寒。利尿通淋，清热利湿，止痒。内服煎汤9~15克。

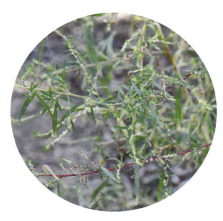

地肤花果枝

【配伍禁忌】

1. 膀胱湿热、小便不利、淋沥涩痛：常与木通、瞿麦、冬葵子等配伍使用。

2. 风疹、湿疹：常与白鲜皮、蝉蜕、黄柏等配伍使用。

3. 湿热带下：常与黄柏、苍术等配伍使用。

禁忌：内无湿热、小便过多者忌服。

【现代研究与应用】主要成分有三萜皂苷、脂肪油、维生素A类等，具有抑菌等作用。

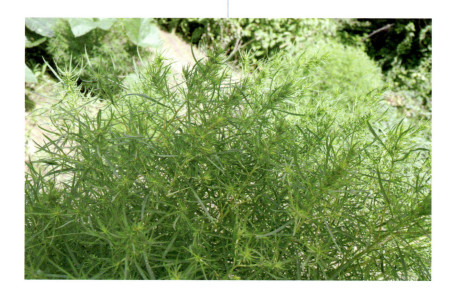

苋科

粗毛牛膝

【药　　名】土牛膝、倒扣草。

【来　　源】为苋科植物粗毛牛膝 Achyranthes aspera L. 的全草。

【识别特征】多年生草本。茎四棱形，有柔毛，节部稍膨大，分枝对生。叶对生；叶片纸质，宽卵状倒卵形，先端圆钝，具突尖，基部楔形，两面密生粗毛。穗状花序顶生，直立；花疏生；苞片披针形，小苞片刺状；花被片披针形，花后变硬且锐尖，具1脉。胞果卵形。种子卵形，棕色。花期6—8月；果期10月。

【生境分布】生于山坡疏林或村庄附近空旷地。分布于华南、西南及江西、福建、台湾、湖北、湖南等地。

【性味功效】苦、酸，微寒。活血化瘀，利尿通淋，清热解表。内服煎汤10～15克。

【配伍禁忌】

1. 血滞经闭：常与鲜马鞭草等配伍使用。

2. 血淋：常与酒配伍使用。

3. 冻疮：常与生姜等配伍外洗。

禁忌：孕妇禁服。

【现代研究与应用】主要成分有蜕皮甾酮、倒扣草苷、蛋白质、生物碱、精氨酸等，具有抗生育、抗菌、强心的作用。

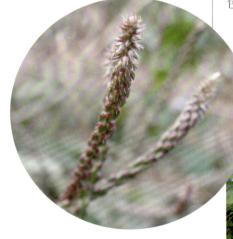

粗毛牛膝花序

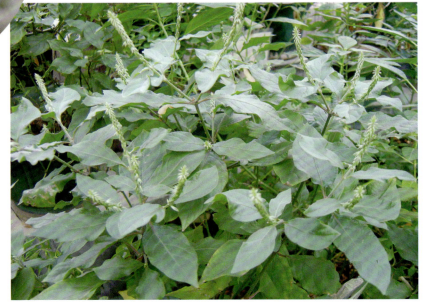

牛 膝

【药　　名】牛膝。

【来　　源】为苋科植物牛膝 Achyranthes bidentata Bl. 的根。

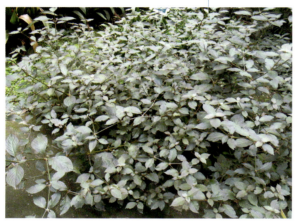
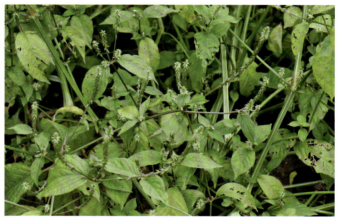

【识别特征】多年生草本。根圆柱形，土黄色。茎有棱，绿色或带紫色，分枝对生，节膨大。单叶对生；叶片椭圆形，先端渐尖，基部宽楔形，全缘，两面被柔毛。穗状花序腋生及顶生；花多数，密生；花被片披针形，有1中脉。胞果长圆形，黄褐色，光滑。种子长圆形，黄褐色。花期7—9月；果期9—10月。

【生境分布】栽培或野生于屋旁、山坡草丛中。除东北外全国广布。

【性味功效】苦、酸、甘、平。活血通经，补肝肾，强筋骨，引火（血）下行，利尿通淋。内服煎汤5～12克。

【配伍禁忌】

1. 瘀阻经闭、痛经、月经不调、产后腹痛：常与当归、桃仁、红花等配伍使用。
2. 水肿、小便不利：常与地黄、泽泻、车前子等配伍使用。
3. 肝肾亏虚之腰痛、腰膝酸软：常与杜仲、续断、补骨脂等配伍使用。
4. 胃火上炎之齿龈肿痛、口舌生疮：常与地黄、石膏、知母等配伍使用。

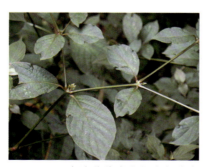

牛膝茎节膨大部分与花序

禁忌：中气下陷、脾虚泄泻、下元不固、梦遗失精、月经过多者及孕妇均忌服。

【现代研究与应用】主要成分有三萜皂苷、蜕皮甾酮、牛膝甾酮、紫茎牛膝甾酮、生物碱类、香豆素类、精氨酸等，具有镇痛、抗炎、利胆、提高机体免疫功能、兴奋子宫平滑肌、抑制心脏的作用。中药材牛膝是中成药伤湿镇痛膏、加味天麻胶囊、回春酒、延寿片、驱风蛇酒、肾石通冲剂、健肾生发丸等制剂的重要组成药物。

凹头苋

【药　　名】野苋、光苋菜。

【来　　源】为苋科植物凹头苋 Amaranthus lividus L. 的全草或根。

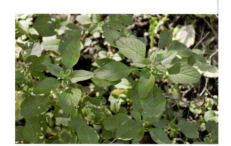

【识别特征】一年生草本。茎伏卧而上升，基部分枝。单叶互生；叶片卵形，先端凹缺或钝，基部宽楔形，全缘。花单性或杂性，花小；簇生于叶腋，或顶生为穗状花序、圆锥花序；花被片3，向内曲。胞果扁卵形，不裂，微皱缩而近平滑。种子环形，黑色，边缘具环状边。花期7—8月；果期8—9月。

【生境分布】生于庭院、路边等地。分布于全国各地。

【性味功效】甘，微寒。清热解毒，利尿。内服煎汤9～30克。

【配伍禁忌】

1. 痢疾：常与车前子等配伍使用。

2. 痔疮肿痛：常与猪大肠等配伍使用。

3. 甲状腺肿大：常以猪肉或冰糖煎服。

【其他功用】种子（野苋子）可清肝明目，利尿。

【现代研究与应用】主要成分有苋菜红苷、芍药花素-葡萄糖苷、锦葵花素-3-葡萄糖苷等。

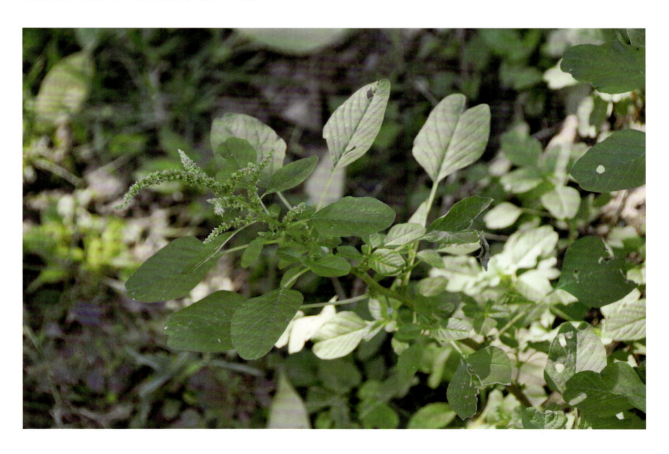

野 苋

【药　　名】凹头苋、光苋菜。

【来　　源】为苋科植物反枝苋 Amaranthus retroflexus L.的全草或根。

【识别特征】一年生草本。茎直立，粗壮，密生柔毛。叶片菱状卵形，顶端锐尖，基部楔形，全缘，两面有柔毛，下面毛较密。圆锥花序顶生及腋生，直立，由多数穗状花序形成；花被片白色，有1淡绿色细中脉。胞果扁卵形，淡绿色，包裹在宿存花被片内。种子近球形，棕色。花期7—8月；果期8—9月。

【生境分布】生于旷野、田间或村舍附近草地。分布于东北、华北、西北及山东、台湾、河南等地。

【性味功效】甘，微寒。清热解毒，利尿。内服煎汤9～30克。外用适量，捣敷。

【配伍禁忌】

1. 痢疾：常与车前子等配伍使用。
2. 蛇头疔：常与食盐捣敷。
3. 毒蛇咬伤：常与杨梅鲜树皮等配伍使用。

【其他功用】种子（野苋子）可清肝明目，利尿。

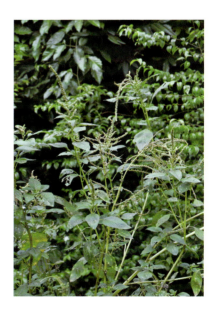

【现代研究与应用】主要成分有亚麻酸、棕榈酸、油酸、肉豆蔻酸、蛋氨酸、葡糖胺等。

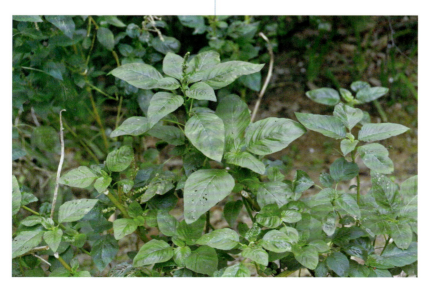

刺 苋

【药　名】野苋菜、勒苋菜、笋苋菜。

【来　源】为苋科植物刺苋 Amaranthus spinosus L. 的全草或根。

【识别特征】多年生直立草本。多分枝，有纵条纹。叶互生；叶柄旁有2刺；叶片卵状披针形，先端圆钝，基部楔形，全缘。圆锥花序腋生及顶生；花单性，雌花簇生于叶腋，呈球状；雄花集为顶生圆柱形穗状花序；花小，苞片常变形成2锐刺；花被片绿色；萼片5。胞果长圆形。种子近球形，黑色。花期5—9月；果期8—11月。

【生境分布】生于旷野、田间或村舍附近草地。全国大部分地区有分布。

【性味功效】甘，凉。清热解毒，利尿，止痛。内服煎汤9～30克。外用适量，捣敷；或煎汤熏洗。

【配伍禁忌】

1. 痢疾：单味水煎服。
2. 乳痈：鲜品共鸭蛋水煎服；另用鲜品和冷饭捣烂外敷。
3. 痔疮肿痛：配猪大肠水煎，饭前服。
4. 蛇头疔：鲜品和食盐捣烂，敷患处。
5. 毒蛇咬伤：鲜品捣烂绞汁服。

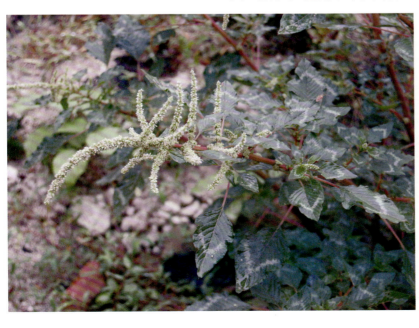

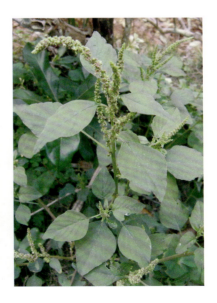

【现代研究与应用】主要成分有正烷烃和异烷烃、甾醇、脂肪酸、黄酮等。

莲子草

【药　　名】虾钳菜、节节花。

【来　　源】为苋科植物莲子草Alternanthera sessilis (L.) R. Br. ex DC.的全草。

【识别特征】多年生草本。茎多分枝，具纵沟。单叶对生；叶片条状披针形，先端渐尖，基部渐窄，全缘。头状花序腋生，无总梗；花密生，花轴密生白柔毛。胞果倒心形，边缘常具翅，包于宿存花被片内。种子卵球形。花期5—7月；果期7—9月。

【生境分布】生于旷野路边、水边、田边潮湿处。分布于华东、中南和西南等地。

【性味功效】甘，寒。凉血散瘀，清热解毒，除湿通淋。内服煎汤10～15克。

【配伍禁忌】

1. 痢疾：常与翻白草根、马齿苋等配伍使用。

2. 黄疸：常与金钱草等配伍使用。

3. 急性阑尾炎：常与十大功劳、白花蛇舌草、大叶桉等配伍使用。

【现代研究与应用】主要成分有β-谷甾醇、豆甾醇、菜油甾醇、环桉烯醇、二十九烷等，具有抑菌的作用。

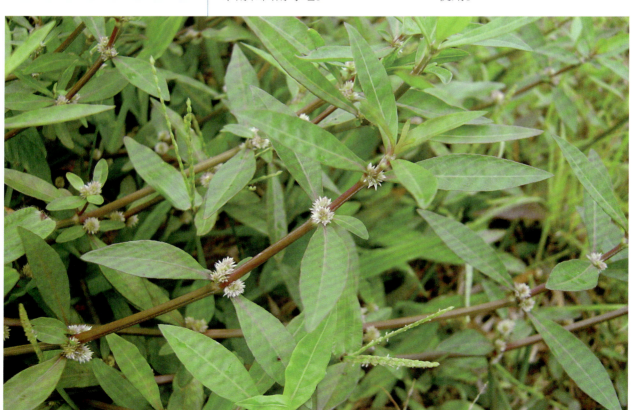

苋

【药　　名】苋菜、红苋菜、汉菜。
【来　　源】为苋科植物苋 Amaranthus tricolor L. 的茎叶。

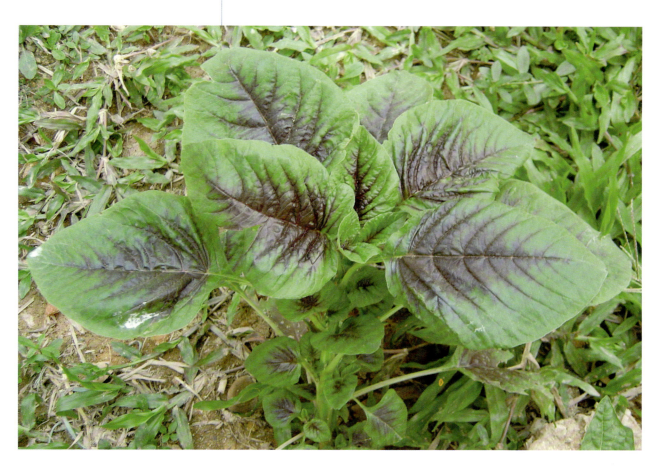

【识别特征】一年生草本。茎直立、粗壮。叶互生；叶片卵形，绿色或红色，紫色或黄色，或部分绿色夹杂其他颜色，钝头或微凹，基部广楔形，全缘。花簇腋生，花序在下部者呈球形，上部呈稍断续的穗状花序；萼片3。胞果卵状矩圆形。种子黑褐色。花期5—8月；果期7—9月。

【生境分布】全国各地均有栽培，有时逸为半野生。

【性味功效】甘，微寒。清热利湿，凉血止血，止痢。内服煎汤30～60克；或煮粥。外用适量，捣敷或煎液熏洗。

【配伍禁忌】

1. 产前后赤白痢：常以粳米煮粥使用。
2. 漆疮瘙痒：单味煎汤洗患处。
3. 对口疮：常与鲫鱼共捣烂，敷患处。

禁忌：脾虚便溏者慎服。忌与甲鱼和龟肉同食。

【现代研究与应用】主要成分有亚油酸、花生酸、棕榈酸、菠菜甾醇、维生素、正烷醇等，具有抗菌的作用。

青葙子

【药　　名】青葙子。

【来　　源】为苋科植物青葙 Celosia argentea L. 的成熟种子。

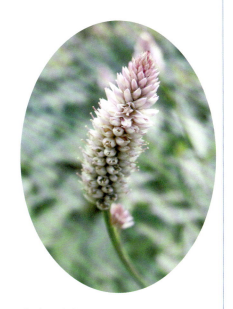

青葙子花序

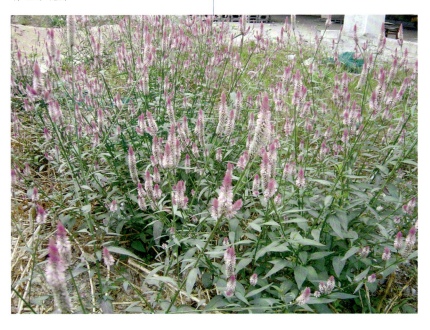

【识别特征】一年生草本。单叶互生；叶片纸质，披针形，先端长尖，基部渐狭且稍下延，全缘。花着生甚密，初为淡红色，后变为银白色，穗状花序单生于茎顶或分枝顶，呈圆锥形或圆柱形；花被片白色或粉红色。胞果卵状椭圆形。种子扁圆形，黑色，光亮。花期5—8月；果期6—10月。

【生境分布】生于坡地、路边、平原较干燥的向阳处。全国大部分地区均有野生或栽培。

【性味功效】苦，微寒。清热泻火，明目退翳。内服煎汤9～15克。外用适量，研末捣敷；捣汁灌鼻。

【配伍禁忌】

1. 肝热目赤、眼生翳膜、视物昏花：常与决明子、茺蔚子、羚羊角等配伍使用。

2. 肝肾亏损、目昏干涩：常与菟丝子、肉苁蓉、山药等配伍使用。

3. 肝火眩晕、烦躁不寐：常与石决明、栀子、夏枯草等配伍使用。

禁忌：青光眼患者禁用。

【其他功用】茎叶或根（青葙）可燥湿，清热，杀虫，凉血；花序（青葙花）可凉血，清肝，利湿，明目。

【现代研究与应用】主要成分有对羟基苯甲酸、棕榈酸胆甾烯酯、烟酸、β-谷甾醇、脂肪油、硝酸钾等，具有扩瞳、降血压的作用。中药材青葙子是中成药治惑丸等制剂的重要组成药物。

鸡冠花

【药　　名】鸡冠花。

【来　　源】为苋科植物鸡冠花 Celosia cristata L. 的花序。

【识别特征】一年生直立草本。粗壮。单叶互生，具柄；叶片长椭圆形，先端渐尖，基部渐窄成柄，全缘。穗状花序顶生，成扁平肉质卷冠状或羽毛状，中部以下多花；花被片淡红色至紫红色、黄白或黄色；苞片、小苞片和花被片干膜质，宿存；花被片5。胞果卵形，熟时盖裂，包于宿存花被内。种子肾形，黑色，光泽。花期5—8月；果期8—11月。

【生境分布】我国南北各地均有栽培，广布于温暖地区。

【性味功效】甘、涩，凉。收敛止带，止血，止痢。内服煎汤6～15克。外用适量，煎汤熏洗；或研末调敷。

【配伍禁忌】

1. 湿热带下：常与黄柏、车前子、苍术等配伍使用。

2. 血热妄行之崩漏：常与丹皮、赤芍、苎麻根、茜草等配伍使用。

3. 赤白下痢：常与黄连、黄柏、秦皮、白头翁等配伍使用。

禁忌：瘀血阻滞之崩漏及湿热下痢初起兼有寒热表证者不宜使用。

【其他功用】种子（鸡冠子）可凉血止血，清肝明目；茎叶或全草（鸡冠苗）可清热凉血，解毒。

【现代研究与应用】主要成分有山奈苷、苋菜红苷、松醇及硝酸钾等，具有引产、抗滴虫的作用。

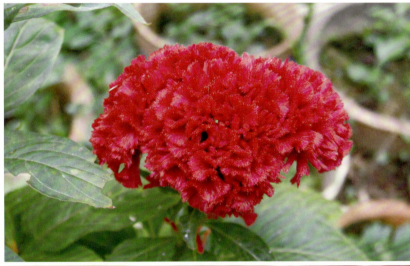

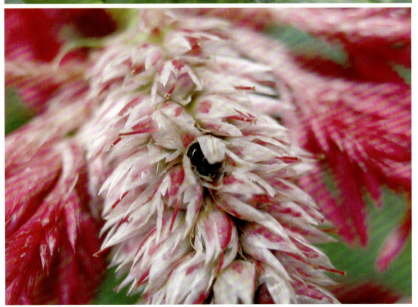

鸡冠花果实

杯 苋

【药　　名】杯苋、蛇见怕、细叶蛇总管。

【来　　源】为苋科植物杯苋 Cyathula prostrata (L.) Bl. 的地上部分。

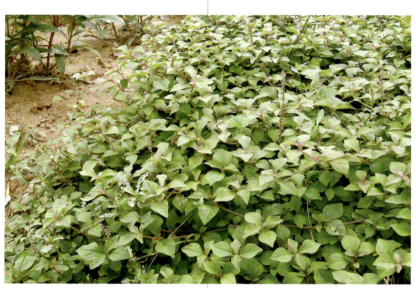

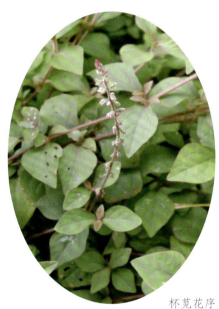

杯苋花序

【识别特征】多年生草本。茎钝四棱形，具分枝，有毛，节部带红色，加粗。叶对生；叶片菱状倒卵形，先端圆钝，微凸，中部以下骤然变细，基部圆形，上面绿色，下面苍白色，两面有长柔毛。总状花序由多数花丛而成，顶生和最上部叶腋生，直立。胞果球形。种子极小，褐色，光亮。花、果期6—11月。

【生境分布】生于山坡灌丛或小河边。分布于华南及台湾、云南等地。

【性味功效】苦，凉。清热解毒，活血散瘀。内服煎汤30～60克。外用适量，捣敷。

【配伍禁忌】

1. 痈疮肿毒、毒蛇咬伤、跌打瘀肿：鲜品加酒糟共捣烂，外敷。
2. 痢疾、咳嗽。单味药水煎服。

【现代研究与应用】主要成分为蜕皮甾酮等。

落葵科

落葵薯

【药　　名】藤三七、土三七、心叶落葵。

【来　　源】为落葵科植物落葵薯Anredera cordifolia (Tenore) Steenis的藤茎及小块茎。

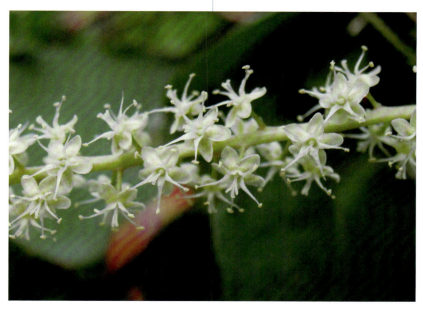

落葵薯花枝

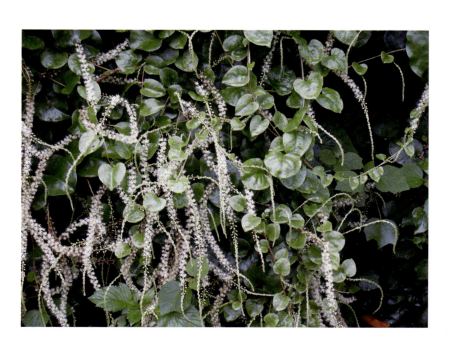

【识别特征】缠绕藤本。根状茎粗壮。叶片卵形至近圆形，顶端急尖，基部圆形或心形，稍肉质，腋生小块茎（珠芽）。总状花序多花，花序轴纤细，下垂；花被片白色，卵形、长圆形至椭圆形，顶端钝圆。花期6—10月。

【生境分布】生长于沟谷边、河岸上、荒地或灌丛中。我国各地引种栽培，重庆、贵州、湖南、广西、广东、香港、福建等地逸为野生。

【性味功效】微苦，温。滋补强壮，祛风除湿，活血祛瘀，消肿止痛。内服煎汤30～60克；或用鸡或瘦肉炖服。外用适量，捣敷。

【配伍禁忌】

1. 降血脂、降血压：常与枸杞子、嫩姜、米酒配伍做使用。
2. 腰膝痹痛、跌打损伤、骨折：炖肉，煎汤服。

【现代研究与应用】主要成分有蛋白质、碳水化合物、维生素、胡萝卜素等，具有清热除氧自由基的作用。

落 葵

【药　　名】潺菜、木耳菜。

【来　　源】为落葵科植物落葵 Basella alba L. 的叶或全草。

【识别特征】一年生缠绕草本。全株肉质，绿色或淡紫色。单叶互生；叶片卵形，先端渐尖，基部微心形，下延成柄，全缘，背面叶脉微凸起。穗状花序腋生或顶生；花无梗；萼片5；无花瓣。果实球形，暗紫色，多汁液。种子近球形。花期5—9月；果期7—10月。

【生境分布】生长于半阴、肥沃疏松的沙壤土中。长江流域以南各地均有栽培。

【性味功效】甘、酸，寒。滑肠通便，清热利湿，凉血解毒，活血。内服煎汤10～15克。外用适量，鲜品捣敷；或捣汁涂。

【配伍禁忌】

1. 大便秘结：单味煮服煮作副食。
2. 疔疮：鲜品捣烂涂贴。
3. 咳嗽：常与桑叶、薄荷等配伍使用。

禁忌：脾胃虚寒者慎服。

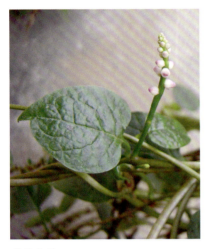

落葵花枝

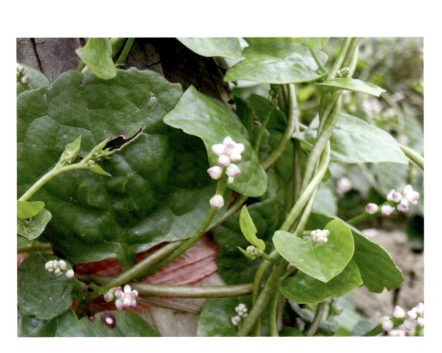

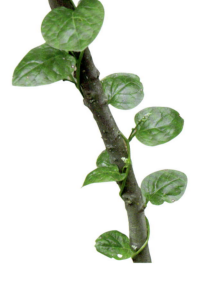

【现代研究与应用】主要成分有多糖、胡萝卜素、有机酸、维生素C、氨基酸、蛋白质等，具有解热、抗炎、抗病毒的作用。

蒺藜科

蒺 藜

【药　　名】刺蒺藜、白蒺藜。

【来　　源】为蒺藜科植物蒺藜 Tribulus terrestris L. 的果实。

【识别特征】一年生草本。茎平卧，由基部生出多数分枝。全株被柔毛。托叶披针形；偶数羽状复叶，小叶对生，矩圆形，全缘。花单生叶腋间，淡黄色；花瓣5，黄色，倒卵形。果五角形，由5个果瓣组成，成熟时分离，每果瓣两端有硬尖刺各1对，具细短刺。花期5—8月；果期6—9月。

【生境分布】生于荒丘、路旁。全国大部分地区均有分布。

【性味功效】苦、辛，平；有毒。平肝疏肝，祛风明目。内服煎汤6～9克。外用适量，水煎洗；或研末调敷。

【配伍禁忌】

1. 肝阳上亢、头晕目眩：常与钩藤、珍珠母、菊花等配伍使用。
2. 肝郁气滞、胸胁胀痛：常与柴胡、香附、青皮等配伍使用。
3. 风热目赤肿痛：常与菊花、蔓荆子、决明子、青葙子等配伍使用。
4. 风疹瘙痒：常与防风、荆芥、地肤子等配伍使用。

禁忌：血虚气弱者及孕妇慎服。

【其他功用】根可行气破血；茎叶（蒺藜苗）可祛风，除湿，止痒，消痈；花（蒺藜花）可平肝解郁，活血祛风，明目，止痒。

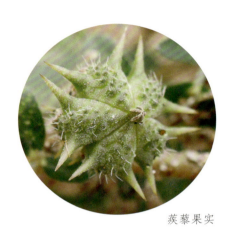

蒺藜果实

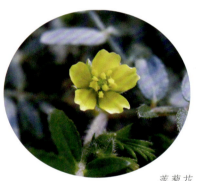

蒺藜花

【现代研究与应用】主要成分有脂肪油、挥发油、鞣质、树脂、甾醇、钾盐、皂苷、生物碱等，具有降压、强心、提高机体免疫功能、强壮、抗衰老、降低血糖、抗过敏的作用。中药材蒺藜是中成药安肾丸、桑枝膏丸等制剂的重要组成药物。

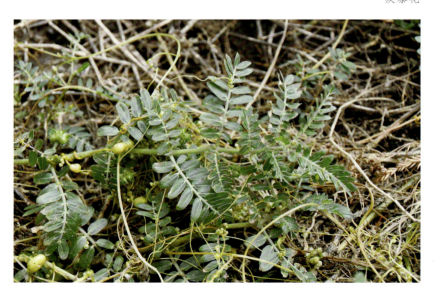

牻牛儿苗科

老鹳草

【药　　名】老鹳草。

【来　　源】为牻牛儿苗科植物老鹳草Geranium wilfordii Maxim.带果实的全草。

【识别特征】多年生草本。根茎直生，粗壮，具细长须根，上部围以残存基生托叶。叶基生和茎生叶对生；托叶卵状三角形或上部为狭披针形；基生叶圆肾形，5深裂；茎生叶对生；花序腋生和顶生；花瓣白色或淡红色。蒴果被毛。花期7—8月；果期8—10月。

【生境分布】生于山坡草地、平原路边和树林下。分布于东北、华北、华东及湖北、湖南等地。

【性味功效】苦、微辛，平。祛风通络，活血，清热利湿。内服煎汤9～15克。外用适量，捣烂加酒炒热外敷或制成软膏涂敷。

【配伍禁忌】

1. 风湿痹痛：常与桂枝、当归、红花、芍药等配伍使用。

2. 跌打损伤：常与当归、红花等配伍使用。

3. 湿热瘀滞肝阳之胁肋：常与柴胡、郁金香等配伍使用。

老鹳草果枝

【现代研究与应用】主要成分有老鹳草鞣质、金丝桃苷等，具有抗氧化、抑制诱变的作用。中药材老鹳草是中成药老鹳草软膏、豹骨追风膏、祛风止痛片等制剂的重要组成药物。

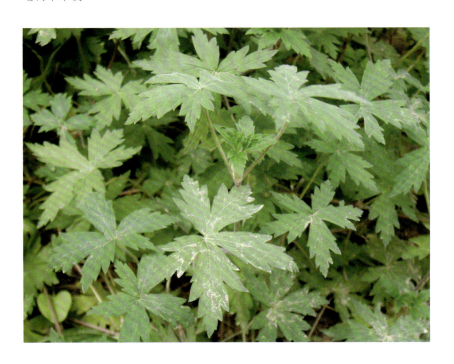

天竺葵

【药　　名】石蜡红、天竺葵。
【来　　源】为牻牛儿苗科植物天竺葵Pelargonium hortorum Bailey的花。

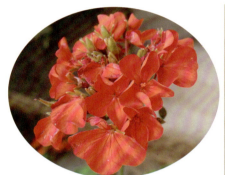

天竺葵花序

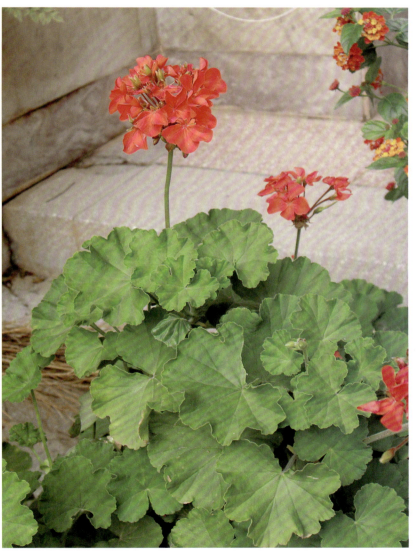

【识别特征】多年生草本。茎直立,基部木质化,上部肉质,具明显的节,密被毛,具浓烈鱼腥味。叶互生;叶片圆形,基部心形,边缘波状浅裂,具圆形齿,两面被透明短柔毛,表面叶缘以内有暗红色马蹄形环纹。伞形花序腋生,具多花,总花梗被短柔毛;总苞片数枚,宽卵形。芽期下垂,花期直立;萼片狭披针形,外面密腺毛和长柔毛,花瓣红色、橙红、粉红或白色,宽倒卵形。蒴果被柔毛。花期5—7月;果期6—9月。

【生境分布】全国各地均有栽培。

【性味功效】苦、涩,凉。清热解毒。外用适量,榨汁滴耳。

【现代研究与应用】主要成分有胆甾醇、谷甾醇、α-香树脂醇、β-香树脂醇等,具有抗肿瘤、抑菌的作用。

酢浆草科

阳 桃

【药　　名】阳桃、杨桃。

【来　　源】为酢浆草科植物阳桃 Averrhoa carambola L. 的果实。

【识别特征】乔木分枝甚多。树皮暗灰色。奇数羽状复叶互生；小叶全缘，卵形，先端渐尖，基部圆，一侧歪斜。花小，微香，数朵组成聚伞花序或圆锥花序，生于叶腋或老枝上；萼片5，覆瓦状排列；花冠近钟形；花瓣紫红色旋转状排列。浆果肉质，具3～5翅状棱，横切面呈星芒状。种子黑褐色。花期7—8月；果期8—9月。

【生境分布】多栽培于园林或村旁。分布于福建、台湾、海南、广西、云南等地。

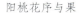
阳桃花序与果

【性味功效】酸、甘、寒。清热、生津、利尿、解毒。内服煎汤30～60克；鲜果生食，或捣汁饮。外用适量，绞汁滴耳。

【配伍禁忌】

1. 风热咳嗽：鲜品捣烂绞汁加冰糖炖服。
2. 咽喉痛：鲜品生食。
3. 中耳炎：捣汁滴入耳内。

禁忌：脾胃虚寒者忌服。

【其他功用】花（阳桃花）可截疟，止痛，杀虫，解毒；叶（阳桃叶）可祛风利湿，清热解毒，止痛；根（阳桃根）可祛风除湿，行气止痛，涩精止带。

【现代研究与应用】主要成分有亚油酸、十六碳酸、胡萝卜素类化合物、维生素、草酸、枸橼酸等。

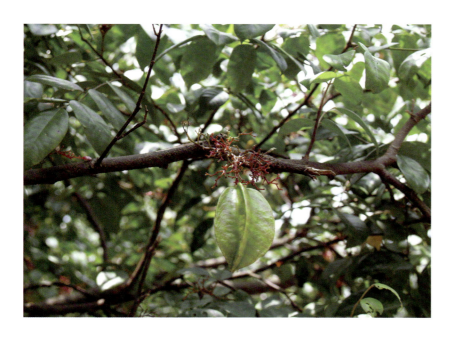

酢浆草

【药　　名】酢浆草。

【来　　源】为酢浆草科植物酢浆草 Oxalis corniculata L. 的全草。

【识别特征】多年生草本，全株被柔毛。茎细弱，多分枝。叶基生或茎上互生；托叶基部与叶柄合生；总叶柄较长；小叶3，倒心形，先端凹入，基部宽楔形。花单生或数朵集为伞形花序状，腋生；花瓣5，黄色。蒴果近圆柱形，有喙，熟时弹裂。种子长卵形，深褐色，有纵槽纹。花期5—8月；果期6—9月。

【生境分布】生于荒地、田野、道旁。分布于全国大部分地区。

【性味功效】酸，寒。清热利湿，凉血散瘀，解毒消肿。内服煎汤9～15克；或研末；或鲜品绞汁饮。外用适量，煎水洗、捣烂敷、捣汁涂或煎水漱口。

【配伍禁忌】

1. 黄疸：常与茵陈、金钱草、土大黄等配伍使用。
2. 月经不调：常与益母草、泽兰等配伍使用。
3. 失眠：常与松针、大枣等配伍使用。

禁忌：忌辣椒、烧酒及姜、葱。

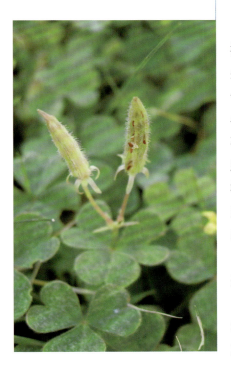

酢浆草果实

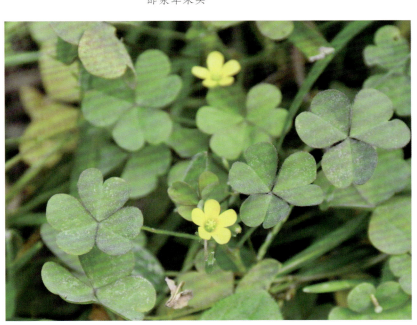

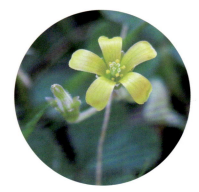

酢浆草花

【现代研究与应用】主要成分有抗坏血酸、丙酮酸、乙醛酸、脱氧核糖核酸、牡荆素、磷脂等，具有抗菌的作用。

注：同属植物红花酢浆草 Oxalis corymbosa DC. 民间也做酢浆草入药。

旱金莲

旱金莲科

【药　　名】旱金莲。

【来　　源】为旱金莲科植物旱金莲 Tropaeolum majus L.的全草。

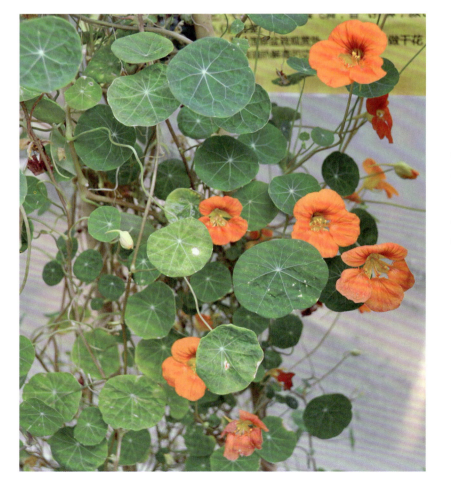

【识别特征】一年生或多年生攀援状肉质草本。叶互生；叶柄着生于叶片的近中心处；叶片盾状近圆形，叶脉由叶柄着生处向四面放射，边缘为波状钝角。单花腋生；多为黄色或橘红色；花托杯状；萼片5，基部合生，其中1片延长成一长距；花瓣5，上部2片常较大，下部3片较小，基部狭窄成爪，近爪处边缘有毛状裂。果扁球形，成熟时分裂成3个小核果。花期春、夏季。

【生境分布】我国南北各地有引种栽培，广西、云南有时逸为野生。

【性味功效】辛、酸，凉。清热解毒，凉血止血。内服煎汤15～30克。多外用，外用适量，捣敷或煎水洗。

【配伍禁忌】

1. 目赤肿痛：常与野菊花等捣敷眼眶。

2. 恶毒大疮：常与雾水葛、木芙蓉等捣敷患处。

3. 吐血、咯血：单味水煎服。

禁忌：体质虚寒者忌服。

【现代研究与应用】主要成分有木质素、异硫氰酸苄酯、旱金莲素、山柰酚葡萄糖苷等，具有抗菌、扩张冠脉的作用。

凤仙花科

凤仙花

【药　　名】急性子。

【来　　源】为凤仙花科植物凤仙花 *Impatiens balsamina* L. 的种子。

【识别特征】一年生草本。茎粗壮，肉质，直立。叶互生；叶片披针形，先端尖，基部楔形，边缘有锐锯齿，侧脉5～9对。花单生或2～3朵簇生于叶腋，花瓣白色、粉红色或紫色，旗瓣圆形，翼瓣2裂，唇瓣基部急尖成内弯的距。蒴果宽纺锤形，两端尖，密被柔毛。种子多数，圆球形，黑褐色。花期7—10月。

凤仙花花的形态

【生境分布】我国南北各地均有栽培。

【性味功效】辛、微苦，温；有毒。行瘀降气，软坚散结。内服煎汤3～4.5克。外用适量，研末或熬膏敷贴。

【配伍禁忌】

1. 痛经、闭经：常与丹参、泽兰、益母草等配伍使用。
2. 食管癌：常与威灵仙、半枝莲、瓜蒌仁等配伍使用。
3. 小儿痞积：常与大黄等配伍使用。

禁忌：内无瘀积者及孕妇禁用。

【其他功用】茎（凤仙透骨草）可祛风湿，活血止痛，解毒；花（凤仙花）可祛风除湿，活血止痛，解毒杀虫；根（凤仙根）能活血止痛，利湿消肿。

【现代研究与应用】主要成分有十八碳烯酸、甾醇类、三萜类成棕榈酸、硬脂酸等，具有抗生育、抗菌、兴奋子宫平滑肌的作用。

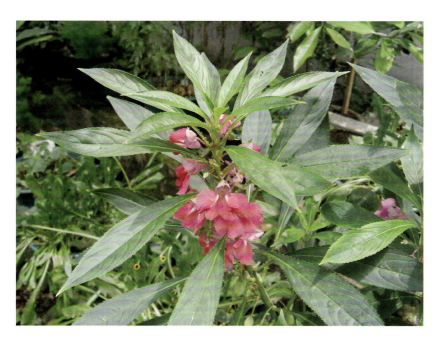

华凤仙

【药　　名】水凤仙。

【来　　源】为凤仙花科植物华凤仙 Impatiens chinensis L. 的全草。

【识别特征】一年生草本。茎上部直立，下部横卧，有不定根。叶对生；叶片线形，先端尖或钝，基部近心形，有托叶状的腺体，边缘疏生小锯齿。花较大，单生或2～3朵簇生于叶腋，无总花梗，紫红色或白色；萼片2；旗瓣圆形，翼瓣2裂，唇瓣漏斗状，基部渐狭成内弯或旋卷的长距。蒴果椭圆形。种子圆球形，黑色。花期夏季。

【生境分布】生于田边、水沟旁和沼泽地上。分布于浙江、江西、福建、湖南、广东、广西、云南等地。

【性味功效】苦、辛，平。清热解毒，活血散瘀，拔脓消痈。内服煎汤15～30克。外用适量，鲜品捣敷。

【配伍禁忌】

1. 肺结核：常与瘦猪肉炖服。
2. 蛇头指疮、痈疮肿毒：鲜品捣敷患处。

禁忌：孕妇慎服。

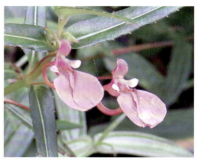

华凤仙花

【现代研究与应用】主要成分有黄酮、萘醌、甾醇、多肽等成分。

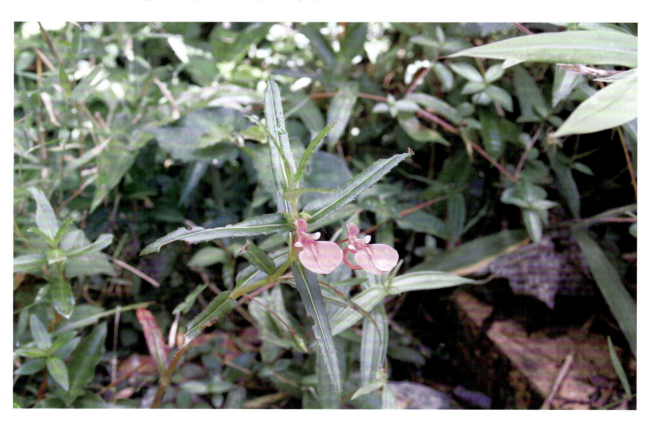

千屈菜科

耳基水苋

【药　　名】金桃仔、大仙桃草。

【来　　源】为千屈菜科植物耳基水苋Ammannia arenaria Kunth的全草。

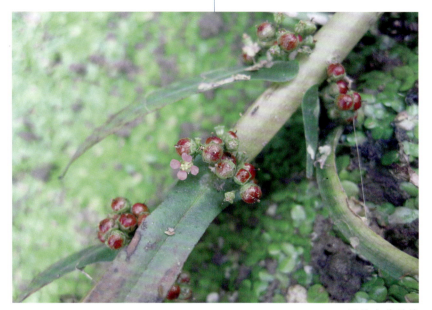

耳基水苋果枝

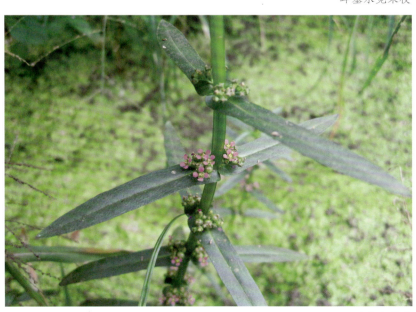

耳基水苋花

【识别特征】草本，直立。茎少分枝，上部的茎4棱或略具狭翅。叶对生，膜质，狭披针形，先端渐尖或稍急尖，基部扩大，半抱茎；无柄。聚伞花序腋生，通常有花3朵，多可至15朵；小苞片2枚；萼筒钟形，最初基部狭，结实时近半球形；花瓣4，紫色或白色。蒴果扁球形，成熟时突出于萼之外，紫红色；种子半椭圆形。花期8—12月。

【生境分布】生于水稻田及潮湿处。分布于河北、陕西、甘肃、安徽、江苏、浙江、河南、湖北等地。

【性味功效】甘、淡，平。健脾利湿，行气散瘀。内服煎汤12～24克，鲜品可至30克；或泡酒。

【配伍禁忌】

1. 脾虚厌食：常与生葱配伍使用。

2. 胸胁塞闷：研末泡酒服。

3. 胃冷吐蛔：常与生姜、红枣等配伍使用。

禁忌：孕妇禁服。

千屈菜

【药　　名】千屈菜。
【来　　源】为千屈菜科植物千屈菜 Lythrum salicaria L. 的全草。

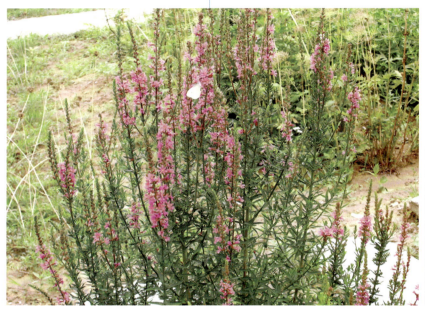
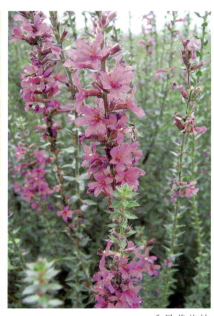

千屈菜花枝

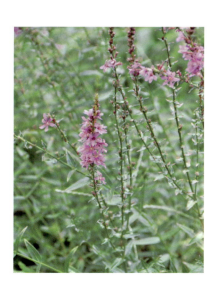

【识别特征】多年生草本。茎直立，多分枝，具4棱。叶对生或三叶轮生；叶片披针形，先端钝形或短尖，基部圆形或心形，有时略抱茎，全缘，无柄。花生叶腋组成小聚伞花序，因花梗及总梗极短，故花枝呈一大型穗状花序；萼筒有纵棱，裂片三角形；花瓣6，红紫色或淡紫色，倒披针状长椭圆形，基部楔形。蒴果扁圆形。种子多数，细小。花期7—8月。

【生境分布】生于河岸、湖畔、溪沟边和潮湿地。分布于全国各地。

【性味功效】苦。寒。清热解毒，收敛止血。内服煎汤10～30克。外用适量，研末敷；或捣敷；或煎水洗。

【配伍禁忌】
1. 肠炎、痢疾：常与马齿苋等配伍使用。
2. 血瘀经闭：常与红花等配伍使用。
3. 溃疡：常与向日葵盘等配伍使用。

禁忌：孕妇禁服。

【现代研究与应用】主要成分有千屈菜苷、胆碱、没食子鞣质、牧荆素、茳草素等，具降血糖、抗菌的作用。

圆叶节节菜

【药　　名】圆叶节节菜、水苋菜。

【来　　源】为千屈菜科植物圆叶节节菜 *Rotala rotundifolia*（Buch.-Ham. ex Roxb.）Koehne的全草。

【识别特征】一年生草本。茎直立，纤细，通常带紫色。叶对生；无柄或具短柄；叶片近圆形，先端圆形，基部钝形，或无柄时近心形，侧脉4对，背面明显。花单生于苞片内，组成顶生稠密的穗状花序，每株1～3个，有时5～7个；花极小；花瓣4，倒卵形，淡紫红色。蒴果椭圆形。花、果期12月至翌年6月。

【生境分布】生于水田边及潮湿处。分布于长江以南各地及台湾。

【性味功效】甘、淡，凉。清热利湿，消肿解毒。内服煎汤15～30克；或鲜品绞汁。外用适量，鲜品捣敷；或研末敷；或煎水洗。

【配伍禁忌】

1. 热痢：常与马齿苋、水黄连、银花藤等配伍使用。
2. 月经不调、痛经：常与茜草、益母草配伍使用。
3. 急性肝炎：常与金钱草、玉米须、红枣等配伍使用。
4. 流行性脑脊髓膜炎：常与天胡荽、马鞭草、地龙等配伍使用。

【现代研究与应用】含三十一烷、三十二烷醇、1,30-三十烷二醇、β-谷甾醇、β-D-葡萄糖苷、没食子酸和槲皮素、白桦脂酸和羽扇豆醇等成分。

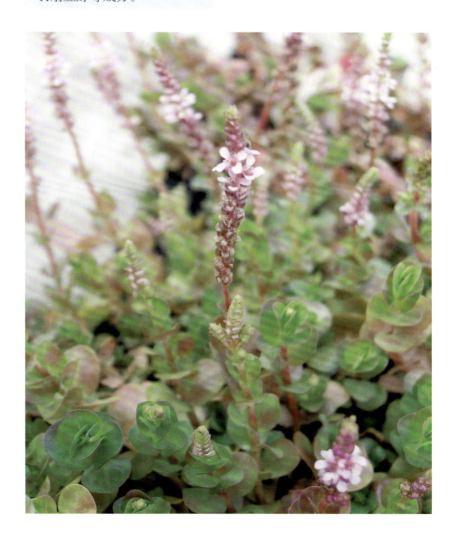

虾子花

【药　　名】虾子花、吴福花、破血药。

【来　　源】为千屈菜科植物虾子花 *Woodfordia fruticosa*（Linn.）Kurz 的根和花。

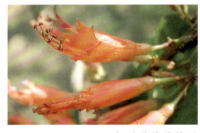

虾子花的花特写

【识别特征】灌木。叶对生，草质，披针形或狭披针形，近无毛，近无柄。聚伞花序腋生，圆锥状，花序轴被毛；小苞片早落；花两性；花萼筒状，鲜红色，先端6裂，萼齿之间有小附属体；花瓣6，通常不长于萼齿。蒴果狭椭圆形，包藏于萼管之内，2瓣裂，具多数种子。花期3—4月。

【生境分布】生于路旁、河边、山坡的向阳地。分布云南、广西等地。

【性味功效】微甘、涩、温。活血止血，舒筋活络。内服煎汤10～30克；或浸酒。

【配伍禁忌】

1. 痛经、经闭：常与泽兰、茜草、韭菜根、棕树根等配伍使用。
2. 风湿关节炎：单味泡酒服。
3. 肠风下血：单味煎服。

禁忌：久病，胃虚脾弱，泄泻不食者忌服。孕妇忌服。

【其他功能】叶（虾子花叶）可明目消翳。

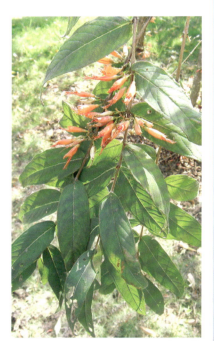

虾子花

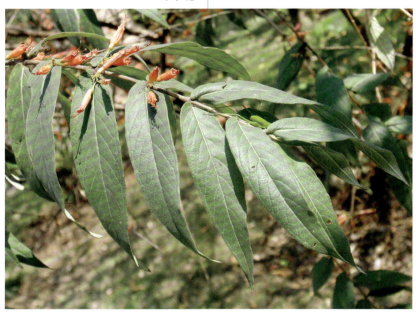

【现代研究与应用】主要成分有水解鞣质、黄酮类化合物等，具抗肿瘤、退热的作用。

石榴科

安石榴

【药　　名】石榴皮。

【来　　源】为石榴科植物石榴 Punica granatum L. 的果皮。

【识别特征】落叶灌木或乔木。枝顶常成尖锐长刺，幼枝具棱角，无毛，老枝近圆柱形。叶对生或簇生，纸质，矩圆状披针形，先端尖或微凹，基部渐狭；侧脉稍细密；叶柄短。花大，1～5朵生枝顶；萼筒钟状，6裂；花瓣6，红色、黄色或白色。浆果近球形，常为淡黄褐色、淡黄绿色或带红色，先端有宿存花萼裂片。种子多数，钝角形，红色至乳白色。花期5—6月；果期7—8月。

【生境分布】生于向阳山坡或栽培于庭院等处。我国大部分地区有分布。

【性味功效】酸、涩，温；有毒。涩肠止泻，止血，驱虫。内服煎汤3～10克。外用适量，煎水熏洗，研末撒或调敷。

【配伍禁忌】

1. 湿热泻痢：常与黄连、白头翁等配伍使用。
2. 便血：常与地榆、槐花等配伍使用。
3. 蛔虫、绦虫等虫积腹痛：常与乌梅、槟榔、川椒等配伍使用。

禁忌：用量不宜过大。

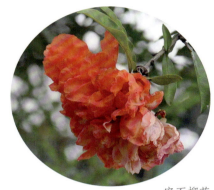

安石榴花

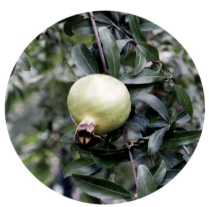

安石榴果枝

【现代研究与应用】主要成分有鞣质、石榴皮碱、伪石榴皮碱、异石榴皮碱、N-甲基异石榴皮、没食子酸、苹果酸、熊果酸、异槲皮苷、树脂、甘露醇、糖等，具有收敛、抗菌、抗病毒、驱虫的作用。

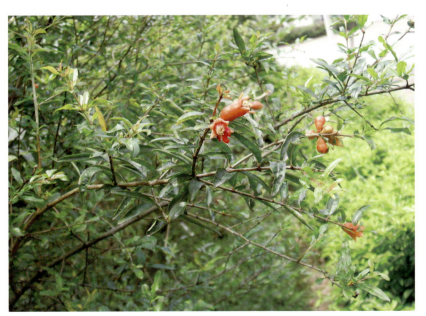

柳叶菜科

露珠草

【药　　名】牛泷草、夜抹光、三角叶。

【来　　源】为柳叶菜科植物露珠草 Circaea cordata Royle 的全草。

【识别特征】多年生草本。全株被毛。具地下匍匐枝；茎圆柱形，绿色，叶对生；密被短柔毛；叶片卵形或阔卵形，先端短渐尖，基部浅心形，边缘疏生浅锯齿或近全缘。总状花序顶生或腋生；花两性，白色；萼筒倒卵形，裂片2，长卵形；花瓣2，阔倒卵形，顶端2裂，白色。果实坚果状，倒卵状球形。花期7—9月；果期9—10月。

【生境分布】生于山坡路边、林下阴湿处。分布于我国华北、东北、华东、西南及陕西等地。

【性味功效】苦、辛，微寒凉；有毒。清热解毒，止血生肌。内服煎汤6～12克。外用适量，捣敷或研末调敷。

【配伍禁忌】

疥疮、脓包：常与雄黄、硫黄等配伍外敷。

禁忌：孕妇慎服。

露珠草花枝

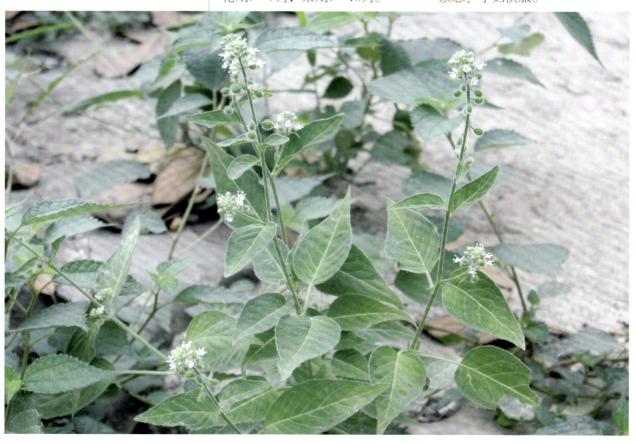

柳叶菜

【药　名】柳叶菜、水丁香、水接骨丹。

【来　源】为柳叶菜科植物柳叶菜 Epilobium hirsutum L. 的全草。

【识别特征】多年生草本。茎密生展开的白色长柔毛。下部叶对生，上部叶互生；无柄，叶基下延，略抱茎，两面被柔毛；叶片长圆状披针形，基部楔形，边缘具细齿。花两性，单生于叶腋，浅紫色；萼筒圆柱形，裂片4，外面被毛；花瓣4，宽倒卵形，先端凹缺，2裂。蒴果圆柱形，具4棱，4开裂，被长柔毛。种子棕色，先端具一簇白色种缨。花期4—11月。

【生境分布】生于林下湿处，沟边或沼泽地等处。分布于我国华北、东北及浙江、江西、西藏、新疆、台湾等地。

【性味功效】苦、淡，寒。清热解毒，利湿止泻，消食理气，活血接骨。内服煎汤6~15克。外用适量，捣烂敷或研粉调敷患处。

【配伍禁忌】

1. 牙痛：常与枸杞叶配伍使用。
2. 食积腹胀、胃痛：常与矮子常山配伍使用。
3. 月经不调、白带过多：常与丹参、郎头草等配伍使用。

【其他功用】花（柳叶菜花）可清热消炎、调经止带、止痛；根（柳叶菜根）可理气活血，止血。

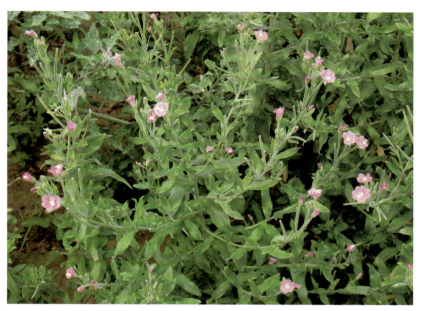

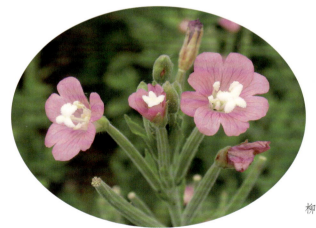

柳叶菜花枝

【现代研究与应用】主要成分为没食子酸、3-甲基没食子酸、原儿茶酸、金丝桃苷、山柰酚、槲皮素及其皂苷等。

草 龙

【药　　名】线叶丁香蓼、水仙桃、针筒草。
【来　　源】为柳叶菜科植物草龙 Ludwigia hyssopifolia (G. Don) Exell. 的全草。

【识别特征】一年生草本。茎直立，具3～4棱，分枝纤细。叶互生；先端渐狭或锐尖，基部狭楔形，侧脉每侧9～16，在近边缘不明显环结，下面脉上疏被短毛；叶柄长2～10毫米；托叶三角形，或无。花腋生；萼片4，披针形，3脉；花瓣4，黄色，长椭圆形，短于萼片。蒴果近无梗，幼时近四棱形，熟时近圆柱状，绿色或浅紫色。种子多数。花期夏、秋季。

【生境分布】生于沼泽、湿草地、田边、水沟边、河滩等处。分布于我国华南、西南及台湾各地。

【性味功效】淡、微涩，凉。清热解表，解毒利尿，凉血止血。内服煎汤10～30克。外用适量，捣敷或煎汤含漱。

【配伍禁忌】

1. 肺痈出血：配红糖水煎服。
2. 口腔炎、溃疡：单味煎服，或含漱。
3. 喉痛、咳嗽：单味煎服。
4. 小儿身热、疮疖：单味煎服。

【其他功用】根（草龙根）可平喘止咳，消积，散结。

【现代研究与应用】含黄酮苷、酚类、氨基酸和糖类等成分。

草龙的花、果实

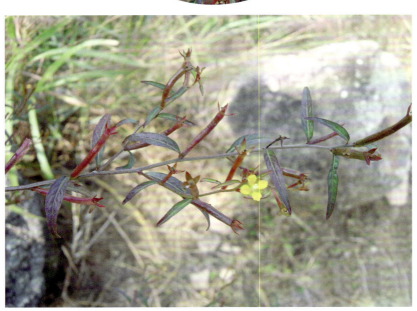

月见草

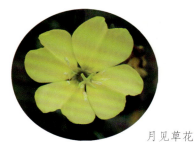

月见草花

【药　　名】月见草、山芝麻、夜来香。
【来　　源】为柳叶菜科植物月见草 Oenothera biennis L. 的根。

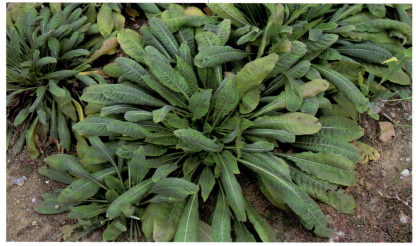

月见草基生叶

【识别特征】二年生草本。根粗壮，肉质。基部叶莲座状丛生，有长柄；叶片倒披针形，密生白色伏毛；下部茎生叶有柄，上部叶近无柄，叶片披针形或倒披针形，先端渐尖，基部楔形，两面生细毛。花茎圆柱形，粗壮，单一或上部稍分枝，疏生白色长硬毛。花单生于茎上部叶腋；萼筒先端4裂，花期反折；花瓣黄色，4片，倒卵状三角形，先端微凹。蒴果长圆形，成熟时4瓣裂。种子有棱角，紫褐色。花期6—7月；果期7—8月。

【生境分布】生于向阳山坡、荒草地、沙质地及路旁河岸沙砾地等处。分布于我国东北、华北及贵州等地。公园、庭园多有栽培。

【性味功效】甘，温。强筋骨，祛风湿。内服煎汤5～15克。

【配伍禁忌】民间习以单味用治风寒湿痹，筋骨酸软。

禁忌：儿童、子宫肌瘤患者与经期女性忌用。

【其他功用】种子的脂肪油（月见草油）可活血消肿，解毒，止血。

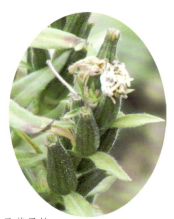

月见草果枝

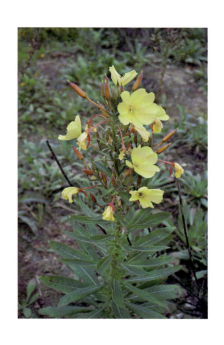

【现代研究与应用】主要成分有亚油酸、亚麻酸、油酸、棕榈酸、马斯里酸，具降血糖、降血脂、降血压、抗菌和抗氧化、抗衰老以及缓解更年期综合征的作用。种子的脂肪油（月见草油）是中成药月见草口服乳液、月见草油软胶囊等制剂的重要组成药物。

小二仙草科

小二仙草

【药　　名】小二仙草、豆瓣草、砂生草。

【来　　源】为小二仙草科植物小二仙草 *Haloragis micrantha* (Thunb.) R. Br. ex Sieb. et Zucc.的全草。

【识别特征】多年生纤弱草本，丛生。茎四棱形，带赤褐色，基部匍匐分枝。叶小，对生，茎上部叶有时为互生；叶片通常卵形或圆形，先端短尖或钝，边缘有小齿，基部圆形，两面均秃净，淡绿色或紫褐色。圆锥花序顶生；花小，两性；萼管具棱，裂片4，宿存；花瓣4，红色。核果近球形。花期6—7月；果期9—10月。

【生境分布】生于荒山及沙地上。分布于我国西南及江苏、浙江、安徽、福建、江西、湖南、广东、广西、海南、台湾等地。

【性味功效】苦、辛，凉。清热，利湿，通便，活血，解毒。内服煎汤10～20克，鲜品20～60克。外用适量，干品研末调敷或鲜品捣敷。

【配伍禁忌】

1. 感冒：常与菊花、桑叶等配伍使用。
2. 水肿：常与红糖配伍使用。
3. 血崩：常与金樱子根等配伍使用。

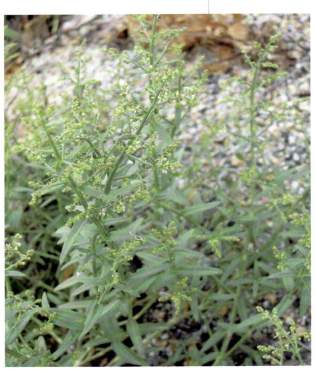
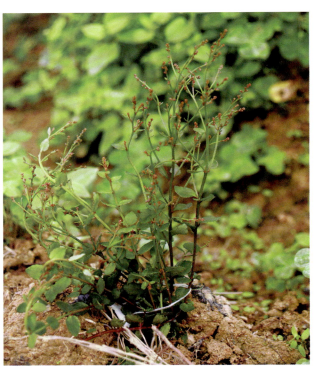

月见草

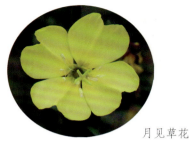

月见草花

【药　　名】月见草、山芝麻、夜来香。
【来　　源】为柳叶菜科植物月见草 Oenothera biennis L. 的根。

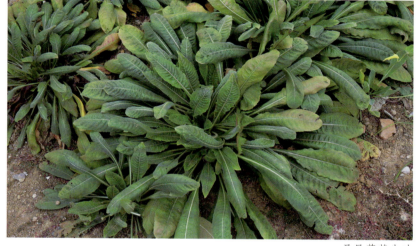

月见草基生叶

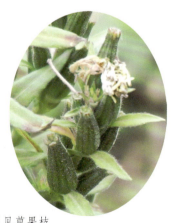

月见草果枝

【识别特征】二年生草本。根粗壮，肉质。基部叶莲座状丛生，有长柄；叶片倒披针形，密生白色伏毛；下部茎生叶有柄，上部叶近无柄，叶片披针形或倒披针形，先端渐尖，基部楔形，两面生细毛。花茎圆柱形，粗壮，单一或上部稍分枝，疏生白色长硬毛。花单生于茎上部叶腋；萼筒先端4裂，花期反折；花瓣黄色，4片，倒卵状三角形，先端微凹。蒴果长圆形，成熟时4瓣裂。种子有棱角，紫褐色。花期6—7月；果期7—8月。

【生境分布】生于向阳山坡、荒草地、沙质地及路旁河岸沙砾地等处。分布于我国东北、华北及贵州等地。公园、庭园多有栽培。

【性味功效】甘，温。强筋骨，祛风湿。内服煎汤5～15克。

【配伍禁忌】民间习以单味用治风寒湿痹，筋骨酸软。

禁忌：儿童、子宫肌瘤患者与经期女性忌用。

【其他功用】种子的脂肪油（月见草油）可活血消肿，解毒，止血。

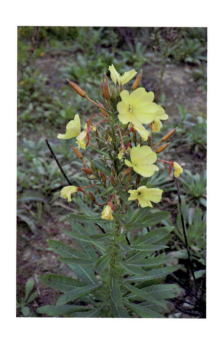

【现代研究与应用】主要成分有亚油酸、亚麻酸、油酸、棕榈酸、马斯里酸，具降血糖、降血脂、降血压、抗菌和抗氧化、抗衰老以及缓解更年期综合征的作用。种子的脂肪油（月见草油）是中成药月见草口服乳液、月见草油软胶囊等制剂的重要组成药物。

小二仙草科

小二仙草

【药　　名】小二仙草、豆瓣草、砂生草。

【来　　源】为小二仙草科植物小二仙草 *Haloragis micrantha* (Thunb.) R. Br. ex Sieb. et Zucc. 的全草。

【识别特征】多年生纤弱草本，丛生。茎四棱形，带赤褐色，基部匍匐分枝。叶小，对生，茎上部叶有时为互生；叶片通常卵形或圆形，先端短尖或钝，边缘有小齿，基部圆形，两面均秃净，淡绿色或紫褐色。圆锥花序顶生；花小，两性；萼管具棱，裂片4，宿存；花瓣4，红色。核果近球形。花期6—7月；果期9—10月。

【生境分布】生于荒山及沙地上。分布于我国西南及江苏、浙江、安徽、福建、江西、湖南、广东、广西、海南、台湾等地。

【性味功效】苦、辛，凉。清热，利湿，通便，活血，解毒。内服煎汤10～20克，鲜品20～60克。外用适量，干品研末调敷或鲜品捣敷。

【配伍禁忌】

1. 感冒：常与菊花、桑叶等配伍使用。
2. 水肿：常与红糖配伍使用。
3. 血崩：常与金樱子根等配伍使用。

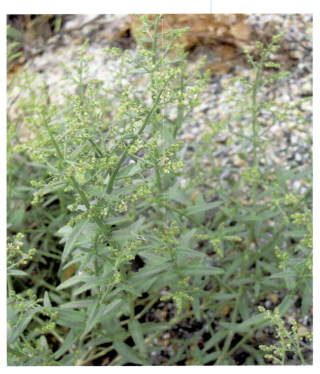
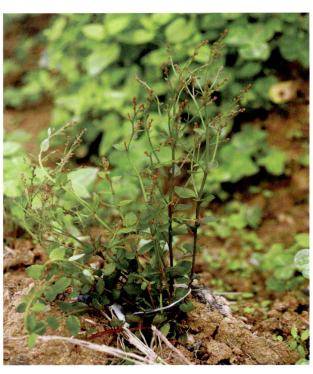

瑞香科

白木香

【药　　名】沉香、土沉香。

【来　　源】为瑞香科植物白木香 *Aquilaria sinensis* (Lour.) Spreng. 的含树脂木材。

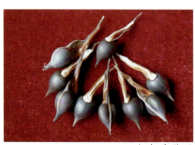
土沉香果实和种子

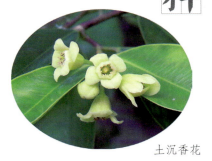
土沉香花

【性味功效】辛、苦，温。温中降逆，暖肾纳气。内服煎汤1.5～4.5克，后下；研末，0.5～1克；或磨汁服。

【配伍禁忌】

1. 腹胀气喘、坐卧不安：常与枳壳、莱菔子、生姜等配伍使用。
2. 胃冷久呃：常与紫苏、白豆蔻、柿蒂等配伍使用。
3. 冷痰虚热、诸劳寒热：常与附子等配伍使用。

禁忌：阴虚火旺、气虚下陷者慎服。

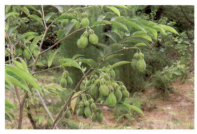
白木香种子

【识别特征】常绿乔木。树皮灰褐色；小枝、叶柄及花序均被柔毛或夹白色绒毛。叶互生；叶片革质，长卵形、倒卵形或椭圆形，先端渐尖，全缘。伞形花序顶生或腋生；花黄绿色。蒴果倒卵形，木质，表面密被灰白色茸毛，成熟时2瓣开裂。种子黑棕色，卵球形。花期4—5月；果期7—8月。

【生境分布】生于平地、丘陵土岭的疏林酸性黄壤土或荒山中，并有栽培。分布于广东、广西、海南、台湾等地。

【现代研究与应用】主要成分有倍半萜类以及苄基丙酮、对甲氧基苄基丙酮、茴香酸等。具抑制肠道蠕动、止痛的作用。中药材土沉香是中成药沉香化滞丸、七香止痛丸、平肝舒络丸等多种制剂的重要组成药物。

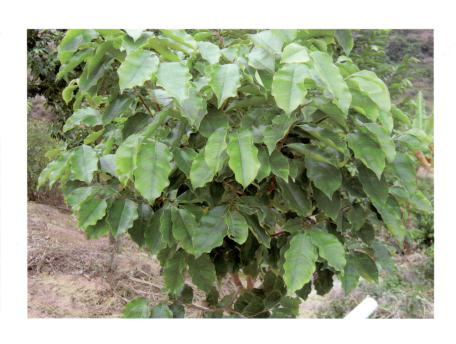
白木香果枝

结 香

【药　名】梦花、黄瑞香、打结花。

【来　源】为瑞香科植物结香 Edgeworthia chrysantha Lindl. 的花蕾。

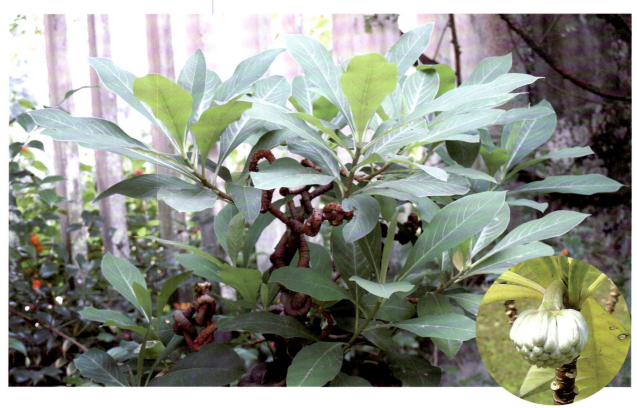

结香花序

【识别特征】落叶灌木。小枝粗壮，棕红色，三叉状分枝，具皮孔，被淡黄色或灰色绢状长柔毛。叶互生而簇生于枝顶；叶片纸质，椭圆状长圆形至倒卵披针形，先端急尖，基部楔形，上面被疏柔毛，下面粉绿色，被长硬毛，全缘。头状花序；总苞片披针形；总花梗粗短；花黄色，芳香；花萼圆筒状，先端4裂，花瓣状；花瓣无。核果卵形。花期3—4月；果期约8月。

【生境分布】生于山坡、山谷林下及灌丛中。分布于河北、江苏、浙江、安徽、江西、河南、广东、广西、四川、云南、陕西等地。

【性味功效】甘，平。滋养肝肾，明目消翳。内服煎汤3～15克。外用适量，捣烂敷患处。

【配伍禁忌】

夜盲症：常与夜明砂、谷精草、猪肝等配伍使用。

【其他功用】根（梦花根）可滋养肝肾，祛风活络。

【现代研究与应用】主要成分有香豆素类、黄酮类、甾类、有机酸及含氮化合物等。

狼 毒

【药　　名】瑞香狼毒、红狼毒。

【来　　源】为瑞香科植物狼毒 *Stellera chamaejasme* L. 的根。

【识别特征】多年生草本。茎丛生，基部木质化；根粗壮，圆锥形，木质多纤维。单叶互生；无柄或几无柄；叶片椭圆状针形，先端渐尖，基部楔形，两面无毛，全缘。花两性；头状花序，多数聚生枝顶，具总苞；花萼花瓣状，黄色或白色，先端5裂，裂片倒卵形，其上有紫红色网纹；萼筒圆柱状，有明显纵脉纹。果实圆锥形，干燥，包藏于宿存萼筒基部。花期5—6月；果期6—8月。

【生境分布】生于向阳坡、草丛中。分布于华北、东北、西南、西北等地。

【性味功效】苦、辛，平；有毒。泻水逐饮，破积杀虫。内服煎汤1～3克。外用适量，煎水洗或研粉敷患处。

【配伍禁忌】

1. 腹中冷痛、水谷阴结：常与附子、旋覆花等配伍使用。
2. 阴丸卒缩入腹、急痛欲死：常与防风、附子等配伍使用。

禁忌：体质虚弱者及孕妇禁用。

狼毒花序

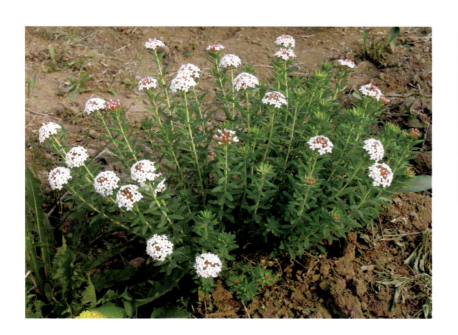

【现代研究与应用】主要成分有二萜类、黄酮类、木质素类、挥发油、香豆素类等。具有抗肿瘤、抗菌的作用。中药材狼毒是中成药狼毒丸、狼毒软膏等制剂的重要组成药物。

了哥王

【药　　名】了哥王、地锦皮。

【来　　源】为瑞香科植物了哥王 *Wikstroemia indica* (L.) C. A. Mey. 的茎叶。

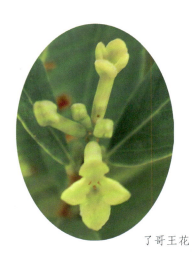

了哥王花

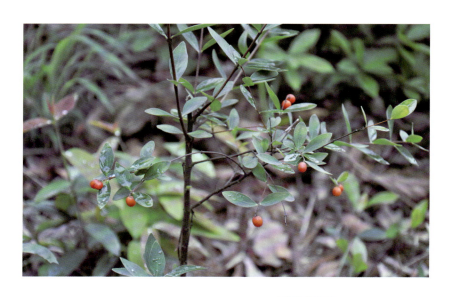

【识别特征】半常绿小灌木。茎直立，多分枝，幼枝红褐色。根皮和茎皮富含绵状纤维，不易折断。叶对生，几无柄；叶片倒卵形至长椭圆形，先端钝或短尖，全缘，基本楔形。花黄绿色，数花簇生于枝顶，排成聚伞状伞形花序或呈头状花序；花两性，无苞片，花被管状，先端4裂。核果卵形或椭圆形，熟时鲜红色。花、果期夏、秋季。

【生境分布】生于山坡灌木丛中、路旁和村边等处。分布于浙江、福建、江西、湖南、广东、广西、贵州、云南、台湾等地。

【性味功效】苦、辛，寒；有毒。清热解毒，化痰散结，消肿止痛。内服煎汤（久煎4小时以上）6～9克。外用捣敷，研末调敷或煎水洗。

【配伍禁忌】

1. 痰火病：加入食盐少许，捣烂敷患处。
2. 鹤膝风：常与接骨草配伍使用。
3. 疮疡、乳痈：捣烂敷患处。

禁忌：体质虚弱者慎服，孕妇禁服。

【其他功用】果实（了哥王子）可敷瘰疬、痈疽；根或根皮（了哥王根）可清热解毒，散结逐瘀，利水杀虫。

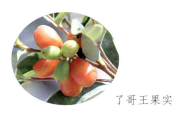

了哥王果实

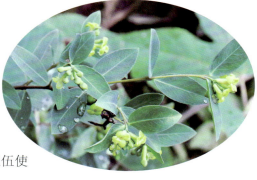

了哥王花枝

【现代研究与应用】主要成分为黄酮类、木质素类，具有抗炎、抗肿瘤、抑制中枢神经等作用。中药材了哥王是中成药了哥王片、了哥王胶囊、解毒消炎片及解毒消炎膏的主要组成药物。

紫茉莉科

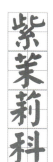
黄细心花

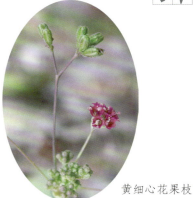
黄细心花果枝

黄细心

【药　　名】黄寿丹。

【来　　源】为紫茉莉科植物黄细心 *Boerhavia diffusa* L. 的根。

【识别特征】多年生草本。根长锥形，肉质，外表灰黄色或淡紫色。茎匍匐，多分枝。叶对生；叶片卵形、卵圆形或椭圆形，先端圆形或急尖，基部心形或浅心形，全缘或微波状。聚伞花序排成疏散的圆锥花序状，顶生或腋生；花小，两性，花下有棕黄色膜质苞片；花被管浅钟状，紫红色，先端5浅裂。蒴果倒卵形，具5棱。花期7—8月；果期8—9月。

【生境分布】生于较干燥的旷野及路旁草地上。分布于海南、广东、四川、云南、台湾。

【性味功效】苦、辛，温。活血化瘀，调经止带，健脾消疳。内服煎汤3~9克；或泡酒。

【配伍禁忌】

1. 小儿疳积：单味研粉，炖蛋服。
2. 筋骨疼痛、腰腿痛：单味泡酒或煎服。
3. 月经不调：单味炖肉服。

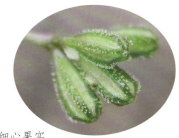
黄细心果实

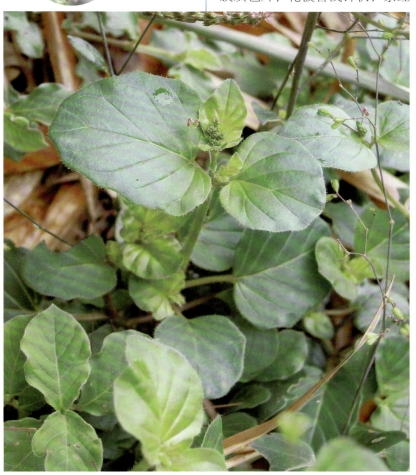

【现代研究与应用】主要成分有三十一烷、β-谷甾醇、熊果酸、三十醇、黄细心酮、抗病毒蛋白质、生物碱、微量元素等。具减慢心率、降血压、止血、抗炎等作用。

光叶子花

【药　　名】簕杜鹃、宝巾花、三角梅。
【来　　源】为紫茉莉科植物光叶子花 Bougainvillea glabra Choisy 的花。

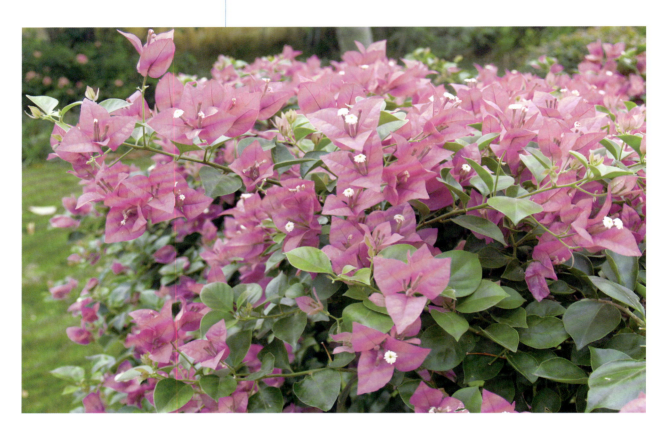

【识别特征】攀援灌木。茎粗壮，枝常下垂，有腋生直刺。叶互生；有柄；叶片纸质，卵形至卵状披针形，或阔卵形，先端渐尖，基部圆形或阔卵形，全缘。花顶生，通常3朵簇生在苞片内，花梗与苞片的中脉合生；苞片3枚，叶状，暗红色或紫色，长圆形或椭圆形；花被筒淡绿色，有毛，顶端5浅裂。瘦果有5棱。花期春冬间。

【生境分布】各地公园常有栽培。分布于福建、广东、海南、广西、云南等地。

【性味功效】苦、涩，温。活血调经，化湿止带。内服煎汤9～15克。

【配伍禁忌】民间常以单味用治血瘀经闭、月经不调、赤白带下、月经过多、外伤出血、骨折、跌打损伤等症。

【现代研究与应用】主要成分有C_{20-26}长链饱和脂肪酸、2-葡萄糖基芸香糖、甜菜花青素等，具有一定的抗血小板聚集的作用。

紫茉莉

【药　　名】紫茉莉根。

【来　　源】为紫茉莉科植物紫茉莉 Mirabilis jalapa L. 的根。

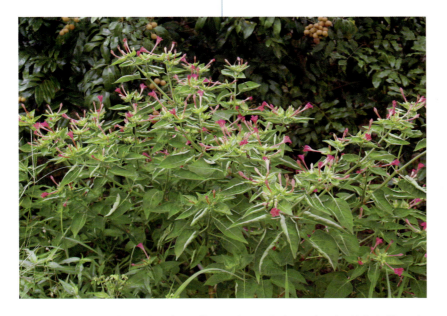

【识别特征】一年生或多年生草本。根肉质，圆锥形或纺锤形，表面棕褐色。茎直立，多分枝，圆柱形，节膨大。叶对生；具长柄；叶片纸质，卵形或卵状三角形，先端锐尖，基部截形或稍心形，全缘。聚伞花序顶生；花两性，单被，红色、粉红色、白色或黄色，花被筒圆柱状。瘦果，近球形，熟时黑色，有细棱，为宿存苞片所包。花期7—9月；果期9—10月。

【生境分布】生于水沟边、房前屋后墙角下或庭园中。全国各地有栽培。

【性味功效】甘、淡，微寒。清热利湿，解毒活血。内服煎汤15～30克，鲜品30～60克。外用适量，鲜品捣敷。

【配伍禁忌】

1. 淋证小便不利：常与猪鬃草等配伍使用。

2. 湿热下注之白浊、热淋：常与三白草根、木槿花、海金沙藤等配伍使用。

3. 白带：常与茯苓等配伍使用。

禁忌：脾胃虚寒者慎服，孕妇禁用。

【其他功用】叶（紫茉莉叶）可清热解毒，去湿活血；果实（紫茉莉子）可清热化痰，利湿解毒；花（紫茉莉花）可润肺，凉血。

【现代研究与应用】主要成分有直链烷烃、酮、醇、甾体化学物、脂肪酸及各种游离氨基酸等，具抗菌作用。

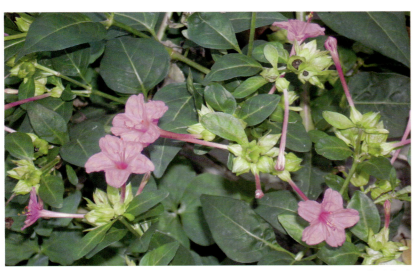

紫茉莉花

海桐花科

光叶海桐

【药　名】山饭树、山枝茶、一朵云。
【来　源】为海桐花科植物光叶海桐 Pittosporum glabratum Lindl. 的种子。

【识别特征】常绿小乔木。上部枝条有时轮生。单叶互生；叶片倒卵状长椭圆形及倒披针形，两面光滑，先端短尖或渐尖，基部呈楔形，边缘略呈波状。花黄色，生于小枝顶端，成伞房花序。花瓣5，黄白色。蒴果卵形或椭圆形，3瓣裂。种子具假种皮，深红色。花期4月；果熟期9月。

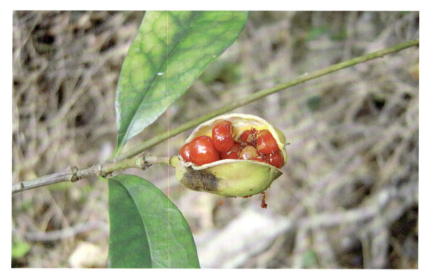

光叶海桐果实

【生境分布】生于林间阴湿地、山坡、溪边。分布于湖南、广东、广西、海南、四川、贵州等地。

【性味功效】苦、涩，平。清热，利咽，止泻。内服煎汤9～15克。外用适量，捣敷或研末敷，或煎水洗。

【配伍禁忌】

1. 毒蛇咬伤、疮疖肿毒、过敏性皮炎：鲜一朵云叶捣烂外敷或煎水洗。

2. 外伤出血：一朵云叶研粉外撒。

禁忌：孕妇及大便秘结者忌用。

【其他功用】叶（光叶海桐叶）可清热解毒；根或根皮（光叶海桐根）可祛风除湿，活血通络，止咳涩精。

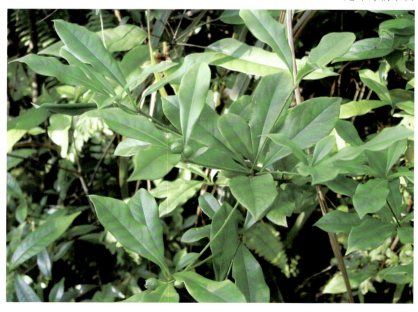

大风子科

泰国大风子

【药　　名】大风子。

【来　　源】为大风子科植物泰国大风子 *Hydnocarpus anthelminthica* Pierre. ex Gagnep. 的成熟种子。

【识别特征】常绿乔木。树干直立，枝伸长。叶革质，互生；叶片长椭圆形，先端钝尖，基部钝圆，全缘，两面无毛。花杂性或单性，1至数朵簇生；雄花萼片5，卵形，花瓣5，卵形，黄绿色。浆果球形，果皮坚硬。种子多数，卵形。花期1—3月。

【生境分布】生于山地疏林的半阴处及石灰岩山地林中。分布于海南、广西等地。

【性味功效】辛，热；有毒。祛风燥湿，攻毒杀虫。外用捣敷或

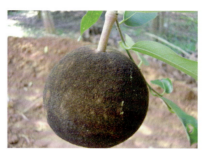

泰国大风子果实

煅存性研末调敷。内服入丸散0.3~1克。

【配伍禁忌】常作成药用治麻疯、疥癣、杨梅疮等症。

禁忌：一般只外用，内服宜慎。需内服时，当稀释于复方中用，并不得过量或持续服用。外用也不得过量或久用。阴虚血热、胃肠炎症、目症患者均忌服。

【其他功用】种仁的脂肪油（大风子油）外用可祛风燥湿，杀虫，治疗梅毒。

【现代研究与应用】主要成分有糖苷类、有机酸类等，具有抗菌作用。中药材大风子是大风丸、芦枫汤等中成药的重要组成药物。

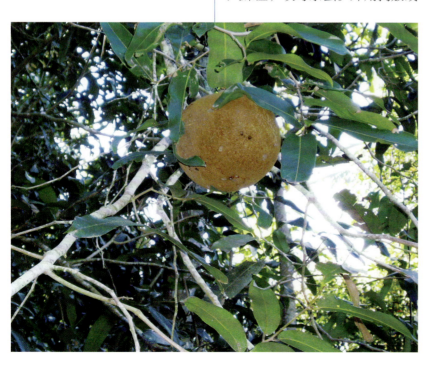

柽柳科

柽 柳

【药　　名】柽柳、河西柳。

【来　　源】为柽柳科植物柽柳 *Tamarix chinensis* Lour. 的嫩枝叶。

【识别特征】灌木或小乔木。幼枝柔弱，开展而下垂，红紫色或暗紫色。叶鳞片状，钻形或卵状披针形。每年开花2～3次；春季在去年生小枝上侧生总状花序，花稍大而稀疏；夏、秋季在当年生幼枝顶端形成总状花序组成顶生大型圆锥花序，常下弯，花略小而密生；花5数，粉红色，花瓣椭圆状倒卵形。蒴果3瓣裂。花期4—9月；果期6—10月。

【生境分布】生于河流冲积地、海滨、滩头、潮湿盐碱地和沙荒地。分布于河北、辽宁、江苏、安徽、山东、河南等地；我国东部至西南部各地有栽培。

【性味功效】甘、辛，平。疏风，解表，透疹，解毒。内服煎汤10～15克。外用煎水洗。

【配伍禁忌】

1. 斑疹不出：常与樱桃核配伍使用。

2. 感冒：常与霜桑叶、生姜配伍使用。

3. 吐血：常与茜草根配伍使用。

禁忌：麻疹已透及体虚多汗者禁服。

【其他功用】花（柽柳花）能清热毒，发麻疹。

【现代研究与应用】嫩枝含柽柳酚、柽柳酮、柽柳醇、β-甾醇等成分，具抗组胺、保肝、抗菌、抗炎、解热、镇痛作用。中药材柽柳是独圣散、竹叶柳蒡汤、柽叶煎等中药成方的重要组成药物。

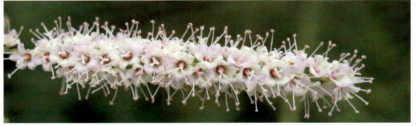

柽柳花枝

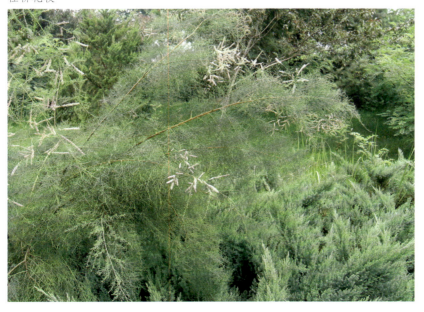

西番莲科

鸡蛋果

【药　　名】鸡蛋果，土罗汉果，芒葛萨。

【来　　源】为西番莲科植物鸡蛋果 *Passiflora edulis* Sims 的果实。

【识别特征】草质藤本。茎具细条纹，叶纸质，基部楔形或心形，掌状3深裂，中间裂片卵形，两侧裂片卵状长圆形，裂片边缘有内弯腺尖细锯齿，近裂片缺弯的基部有1~2个杯状小腺体，无毛。聚伞花序退化仅存1花，与卷须对生；花芳香，苞片绿色，边缘有不规则细锯齿；萼片5，外面绿色，内面绿白色，外面顶端具一角状附属器；花瓣5，与萼片等长；外副花冠裂片4~5轮，外2轮裂片丝状，约与花瓣近等长，基部淡绿色，中部紫色，顶部白色，内3轮裂片窄三角形；内副花冠非褶状，顶端全缘或为不规则撕裂状；雄蕊5枚，花丝分离，基部合生；花药长圆形，淡黄绿色。浆果卵球形，熟时紫色。花期6月；果期11月。

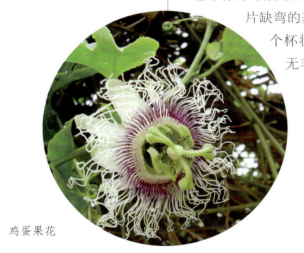

鸡蛋果花

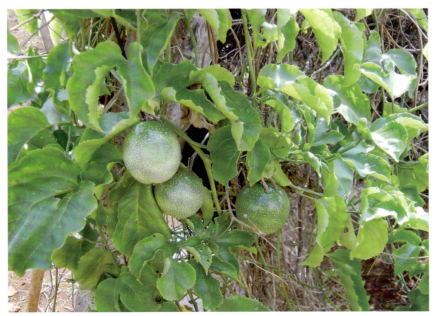

【生境分布】广东、海南、福建、云南、台湾有栽培，有时逸生于山谷丛林中。

【性味功效】甘、酸，平。清肺润燥，安神止痛，和血止痢。内服煎汤10~15克。

【配伍禁忌】民间习以单味用治咳嗽、咽干、声嘶、便秘、失眠、痛经、关节痛、痢疾等症。

【现代研究与应用】主要成分为半乳糖醛酸、甲基硝类化合物、醇、酸、苷类等。

龙珠果

【药　　名】龙吞珠、龙须果。

【来　　源】为西番莲科植物龙珠果 Passiflora foetida L. 的全株或果实。

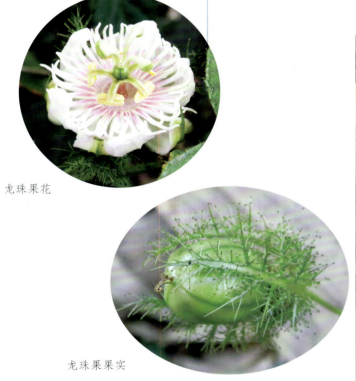

龙珠果花

龙珠果果实

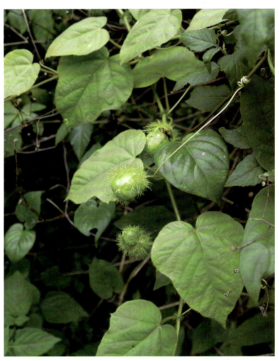

【识别特征】草质藤本。茎柔弱，圆柱形，常被柔毛，具腋生卷须。叶互生，裂片先端具腺体；托叶细绒状分裂；叶膜质，宽卵形至长圆状卵形，3浅裂，基部心形，边缘不规程波状，两面被丝状毛及混生腺毛或腺点。聚伞花序退化而仅具花1朵，腋生，5数，白色或淡紫色；苞片一至三回羽状分裂，小裂片丝状；萼片长圆形，背面近先端具一角状附属物；花瓣与萼片近等长；副花冠由3～5轮丝状裂片组成。浆果卵圆形。花期7—8月；果期翌年4—5月。

【生境分布】生于荒山草坡或灌丛中，亦有栽培。分布于福建、台湾、广东、海南、广西、云南等地。

【性味功效】甘、酸，平。清肺止咳，解毒消痈。内服煎汤9～15克。外用适量，捣敷。

【配伍禁忌】

1. 肺热咳嗽：单味煎服。
2. 烂脚痈疮：鲜茎叶适量，捣烂，外敷，或煎水洗。

【现代研究与应用】主要成分有牡荆素、异牡荆素、肥皂草苷、荭草素、异荭草素、藿香黄酮醇等。

蛇王藤

【药　名】蛇王藤、治蛇灵。

【来　源】为西番莲科植物蛇王藤 *Passiflora moluccana* Reinw. ex Bl. var. *teysmanniana* (Miq.) Wilde 的全草。

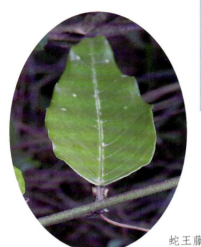

蛇王藤叶柄上的一对腺体

【识别特征】草质藤本，茎稍具棱。卷须腋生。叶互生或近对生；叶柄顶端有腺体2个；叶片长圆形或线形，上面无毛，光亮，下面具腺点或被柔毛；全缘。花两性；聚伞花序常退化，仅具花1~2朵，苞片和小苞片极小，线形；花白色，5数；花瓣长圆形，比萼片短；副花冠由许多线形裂片组成，排成2轮，青紫色或黄色。浆果卵圆形或近球形，粉绿色。种子多数。花期1—4月；果期5—8月。

【生境分布】生于湿润林缘或灌丛中。分布于广东、海南及广西等地。

【性味功效】辛、苦，平。清热解毒，消肿止痛。内服煎汤10~30克。外用适量，鲜叶捣烂敷患处。

【配伍禁忌】民间习以单味用治毒蛇咬伤、十二指肠溃疡、疮痈等症。

【现代研究与应用】主要成分有有机酸、微量元素、氨基酸、胆碱、柚皮苷、芹菜素-7-O-葡萄糖苷等。

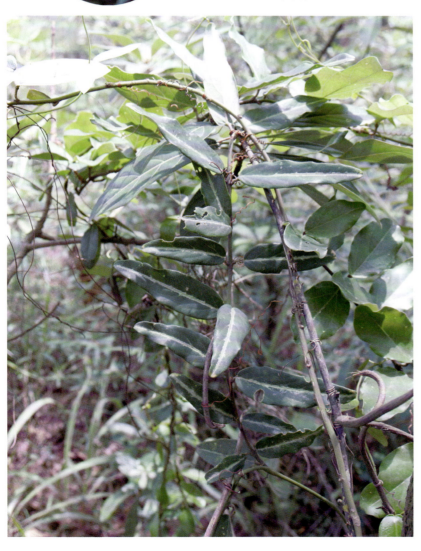

葫芦科

冬 瓜

【药　名】冬瓜皮。

【来　源】为葫芦科植物冬瓜 Benincasa hispida (Thunb.) Cogn. 的外层果皮。

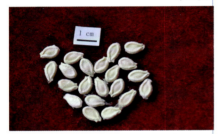

冬瓜皮

冬瓜子

【识别特征】一年生草本，蔓生或架生，全株被有黄褐色硬毛、长柔毛。茎有棱沟。单叶互生，叶柄粗壮；叶片肾状近圆形，5～7浅裂或有时中裂，裂片宽卵形，先端急尖，边缘有小齿，基部深心形，叶脉网状。花单性，雌雄同株；花单生于叶腋；花萼管状，裂片三角卵形，边缘有锯齿，反折；花冠黄色，5裂至基部，外展。瓠果大，肉质，长圆柱状或近球形，表面有硬毛和蜡质白粉。种子多数，卵形，白色或淡黄色，压扁。花期5—6月；果期6—8月。

【生境分布】全国各地均有栽培。

【性味功效】甘，微寒。清热利水，消肿。内服煎汤15～30克；或入散剂。外用煎水洗或研末调敷。

【配伍禁忌】

1. 水肿：常与五加皮、姜皮等配伍使用。
2. 体虚浮肿：常与杜赤豆、红糖等配伍使用。
3. 夏日暑热口渴、小便短赤：常与西瓜皮等配伍使用。

禁忌：因营养不良而致虚肿者慎用。

【其他功用】果实（冬瓜）可利尿，清热，化痰，生津，解毒；种子（冬瓜仁）可清肺化痰，消痈排脓，利湿；叶（冬瓜叶）可清热，利湿，解毒；藤茎（冬瓜藤）可清肺化痰，通经活络。

【现代研究与应用】种子主要成分有油、脂肪酸、脂类、甾醇、三萜类等，具有免疫促进的作用。中药材冬瓜子（种子）是中成药健脾糕片、阑尾消炎片、开噤散等制剂的重要组成药物；冬瓜皮（外层果皮）是多皮饮、䓻茎汤等中药成方的重要组成药物；冬瓜叶是中成药截疟青蒿丸的重要原料。

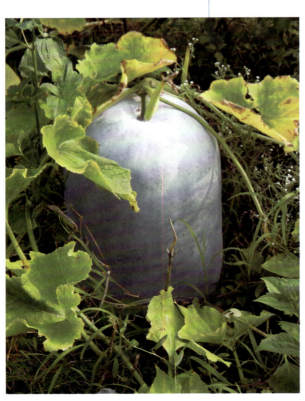

假贝母

【药　　名】土贝母。

【来　　源】为葫芦科植物假贝母 *Bolbostemma paniculatum* (Maxim.) Franguet 的鳞茎。

【识别特征】攀援性蔓性草本。鳞茎肥厚，肉质，白色，扁球形或不规则球形。茎纤细，有棱沟。叶柄纤细。叶片卵状近圆形，掌状5深裂，每裂片再3~5浅裂；侧裂片卵状长圆形，急尖，中间裂片长圆状披针形，渐尖，基部小裂片先端各有1个显著突起的腺体。卷须丝状，单一或二歧。雌雄异株；雌、雄花序均为疏散的圆锥状，花梗纤细，花黄绿色；花萼花冠相似，裂片均为卵状披针形，先端具长丝状尾。果实圆柱状，成熟后由果先端开裂，果盖圆锥形，具6颗种子，种子卵状菱形，暗褐色。花期6—8月；果期8—9月。

【生境分布】生于阴山坡，现已广泛栽培。分布于河北、山西、山东、河南、湖北、湖南、四川、陕西、甘肃等地。

【性味功效】苦，凉。清热化痰，散结拔毒。内服煎汤9~30克；或入丸散。

【配伍禁忌】

1. 乳痈初起：常与白芷、天花粉、乳香配伍使用。
2. 无名肿毒：常与生甘草、炙甘草、皂刺、半夏、甲片（炒黑）、知母等配伍。
3. 毒蛇咬伤：先饮麻油，再用土贝母研末以酒冲服。

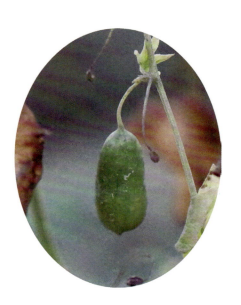

假贝母果实

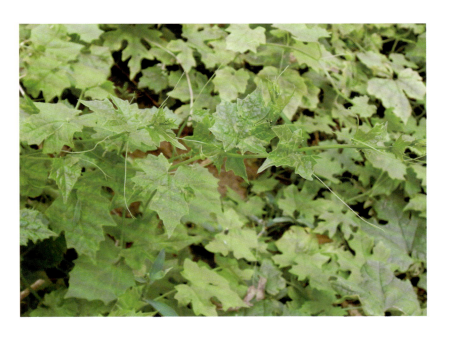

【现代研究与应用】主要成分有土贝母糖苷、假贝母皂苷等，具有溶血、杀精、抗蛇毒、抗炎、抗肿瘤的作用。

西 瓜

【药　　名】西瓜皮、西瓜翠衣。

【来　　源】为葫芦科植物西瓜 *Citrullus lanatus* (Thunb.) Matsum. et Nakai 的外层果皮。

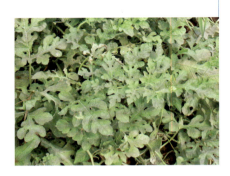

【识别特征】一年生蔓性草本。茎细弱，匍匐，有明显的棱沟。卷须二歧，被毛。叶互生；叶片三角状卵形、广卵形，3深裂或近3全裂，中间裂片较长，两侧裂片较短，裂片再作不规则羽状深裂或而复羽状分裂，两面均为淡绿色，边缘波状或具疏齿。雌雄同株，雄花、雌花均单生于叶腋；雄花小，花梗细，被长柔毛，花萼合生成广钟状，被长毛，先端5裂，裂片窄披针形，花冠合生成漏斗状；雌花较雄花大，花萼与雄花相似。瓠果近圆形或长椭圆形，表面绿色、浅绿色，多具深浅相间的条纹。种子多数，扁形，略呈卵形，黑色、红色、白色或黄色，或有斑纹，两面平滑，基部钝圆，经常边缘稍拱起。花、果期夏季。

【生境分布】全国各地有栽培。

【性味功效】甘，凉。清热利尿，解暑生津。内服煎汤9～30克；或焙干研末。外用：烧存性研末撒。

【配伍禁忌】

1. 肾炎水肿：常与白茅根配伍使用。

2. 心热燥、口舌生疮：常与炒栀子、赤芍、黄连、生甘草等配伍使用。

3. 糖尿病之口渴、尿混浊：常与冬瓜皮、天花粉等配伍使用。

禁忌：脾胃虚寒者忌用。

【其他功用】果瓤（西瓜）可清热利尿、解暑生津；种仁（西瓜种仁）可清肺化痰、和中润肠；果皮和皮硝混合制成的白色结晶性粉末（西瓜霜）可清热解毒，利咽消肿。

【现代研究与应用】主要成分有糖、蛋白质、鞣质、钾、钠、钙、镁、氨基酸等，具有抑菌、抗炎镇痛、祛痰的作用。中药材西瓜霜是中成药西瓜霜含片、西瓜霜润喉片、珠黄散等制剂的重要组成药物。西瓜脆衣是清暑益气汤等中药成方的重要组成药物。

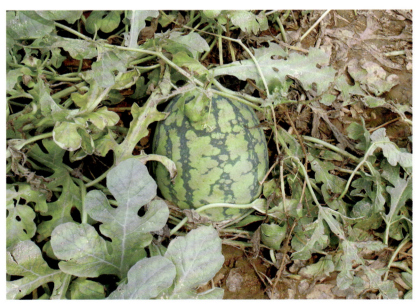

西瓜（果）

南 瓜

【药　　名】南瓜子。

【来　　源】为葫芦科植物南瓜 *Cucurbita moschata* (Duch. ex Lam.) Duch. ex Poiret 的种子。

南瓜雄花

南瓜雌花

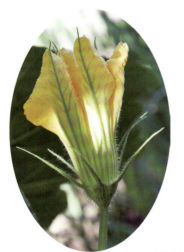

【识别特征】一年生蔓生草本。常节部生根，植株密被白色刚毛。单叶互生；叶柄粗壮，被刚毛；叶片宽卵形或卵圆形，有5角或5浅裂，先端尖，基部深心形，两面均被刚毛和茸毛，边缘有小而密的细齿。卷须稍粗壮，被毛，三至五歧。花单性，雌雄同株；雄花单生，花萼筒钟形，裂片条形，被柔毛，花冠黄色，钟状；雌花单生。果梗粗壮，有棱槽，瓜蒂扩大成喇叭状。瓠果形状多样，外面常有纵沟。种子多数，长卵形或长圆形，灰白色。花期6—7月；果期8—9月。

【生境分布】生于丘陵、山坡、村旁、山野等处。全国各地有栽培。

【性味功效】甘，平。杀虫，下乳，利水消肿。内服煎汤30～60克；研末或制成乳剂。外用适量，煎水熏洗。

【配伍禁忌】

1. 小儿蛔虫：常与韭菜叶、竹沥水等配伍使用。

2. 产后缺乳：常与红糖配伍使用。

【其他功用】叶（南瓜叶）可清热，解暑，止血；茎（南瓜藤）可清肺，平肝，和胃，通络；花（南瓜花）可清湿热，消肿毒；果实（南瓜）可解毒消肿；果瓤（南果瓤）外用可解毒敛疮；瓜蒂（南瓜蒂）可解毒，利水，安胎；根（南瓜根）可利湿，通乳。

【现代研究与应用】主要成分有脂肪酸、脂类、粗蛋白、氨基酸、无机元素等，具驱虫、抗吸血虫的作用。

绞股蓝

【药　　名】七叶胆、小苦药、遍地生根。

【来　　源】为葫芦科植物绞股蓝 Gynostemma pentaphyllum (Thunb.) Makino 的全草。

【识别特征】多年生攀援草本。茎细弱，多分枝，具纵棱和沟槽，无毛或疏被短柔毛。叶互生；卷须纤细，二歧，稀单一；叶片膜质或纸质，鸟足状，具5~9小叶，通常5~7，卵状长圆形或长圆状披针形，中央小叶较大，侧生小叶小，边缘具波状齿或圆齿状牙齿，两面均被短硬毛；侧脉6~8对。雌雄异株，雄花圆锥花序，花梗丝状；小苞片钻状；花萼筒极短，5裂，裂片三角形；花冠淡绿色，5深裂；雌花为圆锥花序，较雄花小。果实球形，成熟后为黑色，光滑无毛；内含种子2颗，卵状心形，灰褐色。花期3—11月；果期4—12月。

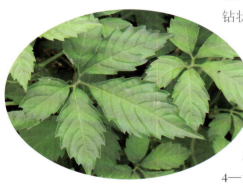

绞股蓝小叶呈鸟足状排列

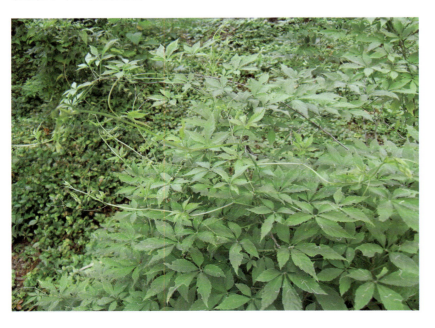

【生境分布】生于丘陵、山坡、村旁、山野等处。全国各地有栽培。

【性味功效】苦、微甘，凉。清热，补虚，解毒。内服煎汤15~30克；或泡茶饮。

【配伍禁忌】

1. 气虚、心阴不足、心悸失眠、烦热不宁：常与夜交藤、麦冬配伍使用。

2. 高血压、眩晕头痛、烦热不安、失眠烦躁：常与杜仲配伍使用。

3. 病毒性肝炎：常与金钱草、红糖配伍使用。

4. 高尿酸血症、痛风：常与猫须草配伍使用。

禁忌：体弱虚寒者慎服。

【现代研究与应用】主要成分有达玛烷型四环三萜皂苷、甾醇类、黄酮类、维生素、氨基酸类、无机元素等，具有调节免疫、抗肿瘤、延缓衰老、抗氧化、脑缺血损伤保护、肝脏保护、肾脏保护等作用。

苦 瓜

【药　　名】癞葡萄、红姑娘、凉瓜。
【来　　源】为葫芦科植物苦瓜 *Momordica charantia* L. 的叶、果实。

【识别特征】一年生攀援草本。多分枝，茎枝被细柔毛。卷须不分枝，纤细，被柔毛。叶柄细；叶片轮廓为卵状椭圆状肾形或近圆形，膜质，两面被柔毛，5～7深裂，裂片卵状长圆形，叶脉掌状。雌雄同株；雄花单生，有柄，中部或基部有苞片，苞片肾状圆心形，裂片卵状披针形，花冠黄色，5裂；雌花单生。果实长椭圆形、卵形或两端狭窄，全体具钝圆不整齐的瘤状突起，成熟时橘黄色。种子椭圆形扁平，包于红色肉质假种皮内。花期6—7月；果期9—10月。

【生境分布】广泛栽培于世界热带到温带地区。我国南北各地均有普遍栽培。

【性味功效】甘、苦，寒。祛暑涤热，明目，解毒。内服煎汤6～15克，鲜品30～60克。外用适量，捣烂敷或搽患处。

【配伍禁忌】
1. 糖尿病、喉炎、风热咳嗽：苦瓜干片研为粗末，纳入保温瓶中，用沸水适量冲泡代茶饮。
2. 热毒疮肿：苦瓜叶捣烂绞汁抹患处。
3. 鹅掌风：苦瓜叶适量煎汤洗，后以米糠油涂之。
4. 疔毒痛不可忍：苦瓜叶晒干研末，调酒送服。

禁忌：脾胃虚寒、腹部冷痛、泄泻者忌用。

【其他功用】种子（苦瓜子）可温补肾阳；叶（苦瓜叶）可清热解毒；花（苦瓜花）可治胃疼、眼疼、痢疾；根（苦瓜根）、茎（苦瓜藤）可清热解毒。

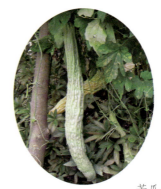

苦瓜果实

【现代研究与应用】主要成分有苦瓜混苷、5-羟色胺、氨基酸、半乳糖醛酸、果酸、有机酸等，具有降血糖、抗癌、抗病毒、抗菌的作用。

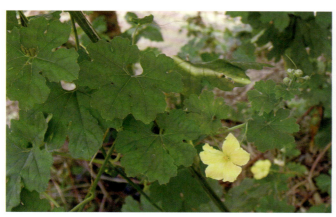

苦瓜雄花

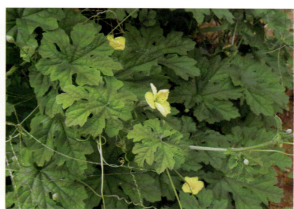

苦瓜雌花

木鳖子

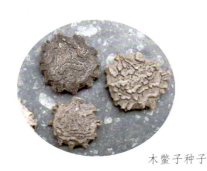
木鳖子种子

【药　　名】木鳖子、土木鳖。
【来　　源】为葫芦科植物木鳖子 *Momordica cochinchinensis* (Lour.) Spreng. 的种子。

【识别特征】多年生粗壮大藤本。全株近无毛。叶柄粗壮，基部和中部有2~4个腺体；叶片卵状心形或宽卵状圆形，质较硬，3~5中裂至深裂或不分裂，掌状脉。雌雄异株；雄花单生于叶腋或有时3~4朵着生在极短的总状花序梗上，单生时顶端有1大苞片，苞片兜状，圆肾形，两面被短柔毛，花萼筒漏斗状，花冠黄色；雌花单生于叶腋，花梗近中部生1苞片。果实卵球形，先端有1短喙，成熟时红色，密生刺状突起。种子多数，干后黑褐色，边缘有齿。花期6—8月；果期8—10月。

【生境分布】常生于山沟、林缘和路旁。分布于浙江、安徽、福建、江西、湖南、广西、广东、四川、贵州、云南、西藏和台湾。

【性味功效】苦、微甘，温；有毒。消肿散结，止痛。内服煎汤0.6~1.2克；多入丸散。外用适量，研末，用油或醋调涂患处。

【配伍禁忌】
1. 支气管炎：木鳖子与白胡椒、桃仁配伍，研成细末，以鸡蛋清调成膏，贴于足心。
2. 手癣：常与大枫子、防风、红花、地骨皮、五加皮、荆芥配伍使用。
3. 肝癌疼痛：木鳖子配独头蒜、雄黄制成膏剂，醋调以蜡纸包贴患处。

禁忌：孕妇及体虚者禁服。

【其他功用】根（木鳖子根）可解毒，消肿，止痛。

【现代研究与应用】主要成分有木鳖子皂苷、木鳖子定、木鳖糖蛋白、木鳖子酸、齐墩果酸、甾醇、木鳖子素等，具细胞毒作用。中药材木鳖子是独角膏、绿樱膏、小金丹等中成药方剂的重要组成药物。

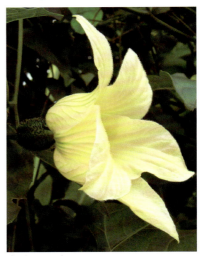
木鳖子雌花

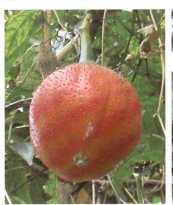
木鳖子成熟的果实

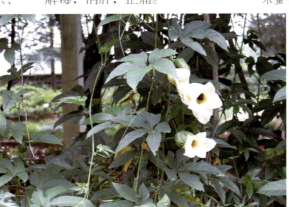

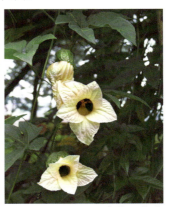
木鳖子雄花

罗汉果

【药　　名】罗汉果。

【来　　源】为葫芦科植物罗汉果 *Siraitia grosvenorii* (Swingle) C. Jeffrey ex Lu et Z. Y. Zhang 的果实。

【识别特征】多年生攀援草本。具肥大块根，纺锤形或近球形。茎有棱沟，初被黄褐色柔毛和黑色疣状腺鳞，后毛渐脱落或变近无毛。叶片膜质，卵状心形、三角状卵形或阔卵状心形，先端渐尖或长渐尖，边缘微波状，小脉伸出而具小齿，有缘毛。雌雄异株；雄花序总状，具有短柔毛和黑色疣状腺鳞，花梗细，花萼筒宽钟状，喉部常具有3枚长圆形的膜质鳞片，花萼裂片5；花冠黄色，被黑色腺点，裂片5，常具5脉；雌花单生或2～5朵集生在总花梗顶端，花萼、花梗均比雄花大。果实球形或长圆形，密被黄褐色茸毛，果皮较薄，干后易脆。种子多数。花期2—5月；果期7—9月。

【生境分布】常生于山坡林下及河边湿地、灌木丛。分布于江西、湖南、广东、广西、贵州等地。

【性味功效】甘，凉。清肺，化痰，止咳，润肠。内服煎汤15～30克。或炖肉；或开水泡。

【配伍禁忌】

1. 喉痛失音：切片，水煎代茶饮。
2. 肺燥之咳嗽痰多、咽干口燥：常与陈皮、瘦猪肉共煮汤，饮汤食肉。
3. 肺热阴虚之痰咳不爽及肺结核：常与枇杷叶、南沙参、桔梗配伍使用。

禁忌：肺寒及外感咳嗽者忌用。

【其他功用】叶（罗汉果叶）可解毒，止咳；根（罗汉果根）可利湿止泻，舒筋。

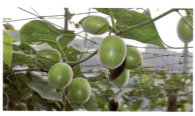

罗汉果果枝

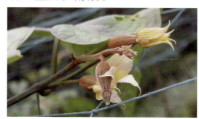

罗汉果雌花

【现代研究与应用】主要成分有罗汉果苷、罗汉果酸等，具有镇咳祛痰、促进排便及双向调节肠道蠕动、提高免疫功能、保护肝脏、抑菌、降血糖等作用。中药材罗汉果是中成药罗汉果玉竹冲剂、罗汉果玉竹茶等制剂或饮料的重要原料。

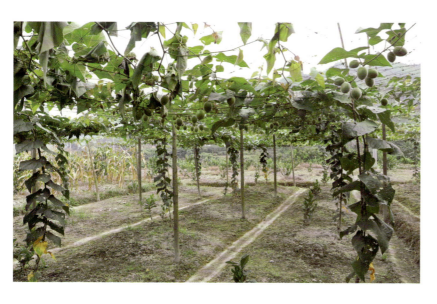

茅 瓜

【药　　名】金丝瓜、野黄瓜、老鼠拉冬瓜。

【来　　源】为葫芦科植物茅瓜 *Solena amplexicaulis* (Lam.) Gandhi 的块根。

【识别特征】草质藤本。块根呈纺锤状。茎枝柔弱，无毛，具沟纹。叶柄纤细而短，初时被黄色的短柔毛，后渐脱落。叶片薄纸质，多形，变化大，卵形、长圆形、卵状三角形或戟形，不分裂或3～5浅裂到深裂，裂片长圆状披针形或三角形。卷须纤细，不分歧。雌雄异株；雄花10～20朵，呈伞房状花序，花极小，花萼筒钟状，基部圆，花冠黄色，外面被短柔毛，裂片开展，三角形；雌花单生于叶腋，被微柔毛。果实红褐色，长圆状或近球形，表面近平滑。种子数枚，灰白色，近圆球形或倒卵形。花期5—8月；果期8—11月。

【生境分布】生于丘陵、山坡、村旁、山野等处。全国各地有分布。

【性味功效】苦，寒。清热解毒，利湿活血。内服煎汤15～30克。外用适量，鲜品捣敷。

【配伍禁忌】

1. 肺痈：常与玉叶金花配伍使用。

2. 背痈：常与一枝黄花配伍使用。

3. 眼红、蛊毒：常与雄黄配伍使用。

禁忌：虚寒证患者及孕妇慎服。

【其他功用】叶（茅瓜叶）可止血。

【现代研究与应用】主要成分有脂肪酸、7-豆甾烯醇、葫芦箭毒素、瓜氨酸、无机盐等。

茅瓜果实

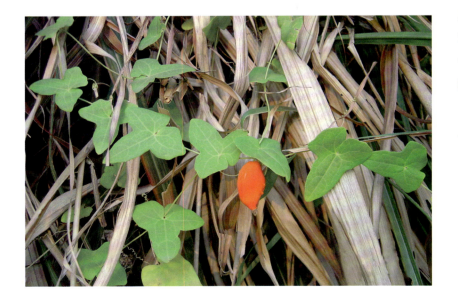

赤瓟

【药　　名】赤瓟。

【来　　源】为葫芦科植物赤瓟 Thladiantha dubia Bunge 的果实。

【识别特征】攀援草质藤本。全株被黄白色长柔毛状硬毛。根块状，茎稍粗壮，上有棱沟。叶柄稍粗，叶片宽卵状心形，先端急尖或短渐尖，基部心形，边缘浅波状，两面粗糙。卷须纤细，单一。花雌雄异株；雄花单生，或聚生于短枝的上端，呈假总状花序；花萼筒极短，近辐状，裂片披针形，向外反折，具3脉；花冠黄色，裂片长圆形，具5脉，上部向外反折；雌花单生，花梗细；花萼、花冠同雄花。果实长卵状长圆形，表面

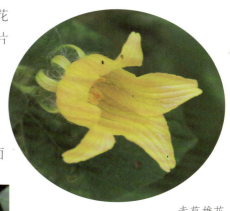

赤瓟雄花

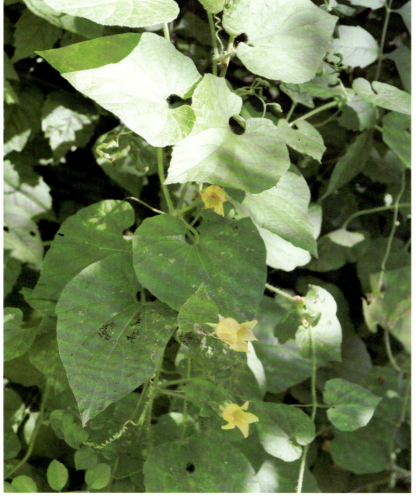

橙黄色或红棕色，有光泽，被柔毛，具10条明显的纵纹。花期6—8月；果期8—10月。

【生境分布】生于山坡、河谷及林缘处。分布于河北、山西、辽宁、吉林、黑龙江、山东、陕西、甘肃、宁夏等地。

【性味功效】酸、苦，平。理气，活血，祛痰，利湿。内服煎汤5～10克；或研末。

【配伍禁忌】

1. 反胃吐酸、吐食：单味研末冲服。

2. 肺结核之咳嗽、吐血，黄疸，痢疾便血：单味研末冲服。

禁忌：孕妇禁服。

【其他功用】根（赤瓟根）可通乳，解毒，活血。

王 瓜

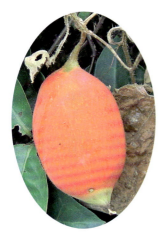

成熟的王瓜果

【药　　名】王瓜、假瓜蒌。

【来　　源】为葫芦科植物王瓜 Trichosanthes cucumeroides (Ser.) Maxim. 的果实。

【识别特征】多年生草质藤本。全株被短柔毛。块根纺锤状，肥大。茎细弱，多分枝，具纵棱和槽。叶片纸质，宽卵形或圆形，基部深心形，边缘具细齿或波状齿，常3～5浅裂至深裂，或不分裂，基出掌状脉5～7条。雌雄异株；雄花成总状花序，或1朵与其并生，小苞片线状披针形，花萼筒喇叭形，花冠白色，裂片长圆状卵形，具极长的丝状流苏；雌花单生。果实卵圆形、卵状椭圆形或球形，成熟时橙红色，平滑，两端钝圆，具喙。种子横长圆形，深褐色，近圆形，表面具瘤状突起。花期5—8月；果期8—11月。

【生境分布】生于山谷森林中、山坡疏林中或灌木丛中。分布于华东、华中、华南和西南等地。

【性味功效】苦，寒。清热，生津，化瘀，通乳。内服煎汤9～15克；或入丸、散。外用适量，捣敷。

【配伍禁忌】常单味使用。主要用治消渴，黄疸，噎膈反胃，经闭，乳汁不通，痈肿，慢性咽喉炎等症。

1. 肠道出血：常与地黄、黄连配伍使用。

2. 反胃吐食：常与红枣、平胃散末配伍使用。

禁忌：孕妇、虚证者禁服。

【其他功用】种子（王瓜子）可清热，凉血，利湿；根（王瓜根）可泄热生津，散瘀消肿。

【现代研究与应用】主要成分有β-胡萝卜素、番茄烃、7-豆甾烯-3β-醇等。

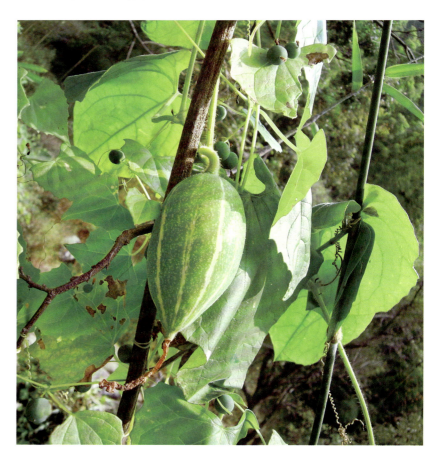

栝　楼

【药　　名】瓜蒌、天圆子、野苦瓜。

【来　　源】为葫芦科植物栝楼 *Trichosanthes kirilowii* Maxim. 及双边栝楼 *Trichosanthes rosthornii* Harms 的果实。

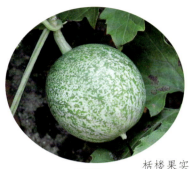

栝楼果实

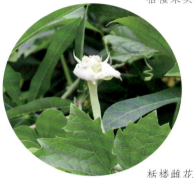

栝楼雌花

【识别特征】攀缘藤本。块根圆柱状，富含淀粉。茎粗，较多分枝，被白色伸展的柔毛。叶互生；叶柄具纵条纹，被长柔毛；叶片纸质，近圆形或近心形，常3～5浅裂至中裂，稀深裂或不分裂，裂片菱形、倒卵形、长圆形，基部心形，两面沿脉被长柔状硬毛，基出掌状脉5条。雌雄异株；雄花总状花序单生或与一单花并生，花序轴粗壮，具纵棱及槽，顶端有花5～8朵；花萼筒状；花冠白色；雌花单生，萼筒圆筒形，裂片和花冠同雄花。果实椭圆形或圆形，成熟时黄褐色或橙黄色。种子卵状椭圆形。花期5—8月；果期8—10月。

【生境分布】生于丘陵、山坡、村旁。全国各地有栽培。

【性味功效】甘、微苦，寒。清热化痰，宽胸散结，润燥滑肠。内服煎汤9～20克；或入丸、散。外用适量，捣敷。

【配伍禁忌】

1. 肺痿咯血不止：常与乌梅肉、杏仁等配伍使用。
2. 胸痹不得卧：常与薤白等配伍使用。
3. 赤眼痛不可忍：常与槐花、赤芍等配伍使用。

禁忌：脾胃虚寒、便溏及寒痰、湿痰者慎服。禁与乌头同用。

【其他功用】果皮（栝楼皮）可清肺化痰，宽胸散结；种子（栝楼子）可清肺化痰，滑肠通便；根（天花粉）可清热生津，润肺化痰，消肿排脓。

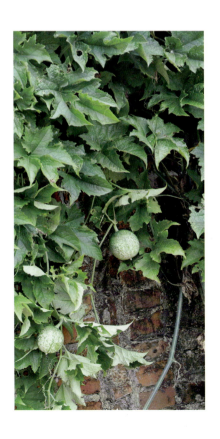

【现代研究与应用】主要成分有三萜皂苷、有机酸、树脂、糖类、色素、氨基酸、甾醇、萜类等，具有抗菌、抗癌、延缓衰老的作用。中药材瓜蒌是中成药咳喘静糖浆、百咳静糖浆、干地黄丸等制剂的重要组成药物；瓜蒌皮是清金止嗽西瓜膏、舒心宁片、止咳橘红丸、瓜蒌桂枝汤、导痰汤等中药成方、中成药的重要组成药物；瓜蒌子是小儿止嗽金丹、蛤蚧定喘丸、止麻消痰饮、止嗽扫痰丸、瓜蒌实丸、达肺丸等中药成方、中成药的重要组成药物；天花粉是除痰止嗽丸、内消瘰疬丸、玉泉丸、玉液汤、导赤丸、抗热镇痉丸、复方天仙胶囊等中药成方、中成药的重要组成药物。

秋海棠科

紫背天葵

【药　　名】红天葵、红叶、散血子。

【来　　源】为秋海棠科植物紫背天葵 Begonia fimbristipula Hance 的球茎或全株。

【识别特征】多年生草本。无地上茎，地下茎球形。基生叶1片；叶柄被长粗毛；托叶小，卵状披针形，流苏状撕裂；叶片膜质，圆心形或卵状心形，基部心形，边缘有不规则的重锯齿和缘毛，两面有伏生粗毛，背面紫色；掌状脉7～9条。聚伞花序有2～4朵，总花梗纤细；花淡红色；苞片和托叶相似；雄花萼片2，卵圆形；花瓣2，倒卵状长圆形；雌花较小。蒴果三角形，有3翅。种子极小，黄褐色。花期5—6月；果期6—7月。

紫背天葵叶

【生境分布】生于低山山坡和山谷阴湿石壁处。分布于江西、福建、湖南、广东、广西、云南、贵州等地。

【性味功效】甘，凉。清热凉血，止咳化痰，解毒消肿。内服煎汤6～9克。外用适量，鲜品捣敷。

【配伍禁忌】疗疮肿毒、血瘀腹痛：常与菊叶三七配伍使用。

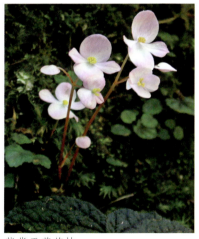

紫背天葵花枝

【现代研究与应用】主要成分有花色苷、矢车菊素氯化物、矢车菊素-3-葡萄糖苷、矢车菊素-3-芸香糖苷等。中药材紫背天葵子（球茎）是五味消毒饮等中药成方的重要组成药物。

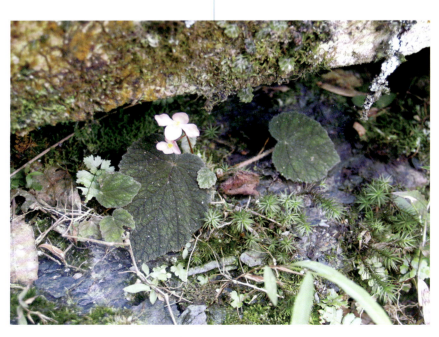

盾叶秋海棠

【药　　名】红孩儿、爬山猴、爬岩龙。

【来　　源】为秋海棠科植物盾叶秋海棠 *Begonia peltatifolia* L. 的全草及根茎。

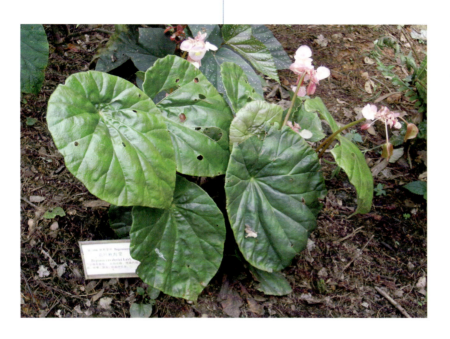

【识别特征】多年生草本。根茎横走。叶自根生；盾状矩圆卵形，先端尾状渐尖，基部圆形，全缘或波状，下面紫色；叶柄红色，无毛。花茎红色，无叶，无毛，较长于叶柄；花雌雄同株，二歧聚伞花序，顶生；雄花淡红色，花被4，2枚大，卵圆形，2枚小，披针形，雄蕊多数；雌花有2枚圆卵形花被。花期6—7月；果期7—9月。

【生境分布】生于瘠土石上。分布于云南、贵州、海南等地。

【性味功效】涩、微酸，温。通经，舒筋活血。内服煎汤9~15克；或浸酒。外用适量，捣敷。

【配伍禁忌】

1. 跌打损伤：常与淫羊藿、杜仲、红牛膝、红禾麻、大血藤、黑骨头、水冬瓜、阎王刺、耗子屎、四块瓦、搜山虎、土三七、一口血、铁筷子、川芎、伸筋草等配伍泡酒，分服。

2. 咳嗽吐血：常与白及配伍使用。

3. 风湿性关节炎：常与臭牡丹、瓜子金等配伍使用。

4. 肺结核：常与铁包金(冻绿根)、金银花、马鞭草、折耳根等配伍使用。

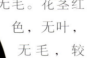

盾叶秋海棠花枝

番木瓜科

番木瓜

【药　　名】万寿果、番瓜、土木瓜。

【来　　源】为番木瓜科植物番木瓜 Carica papaya L. 的果实。

【识别特征】软木质常绿小乔木。茎一般不分枝，具粗大的叶痕。叶大，近圆形，掌状5～9深裂，裂片再为羽状分裂；叶柄中空。花乳黄色，单性异株或为杂性；雄花序为下垂圆锥花序，雌花序及杂性花序为聚伞花序；雄花萼绿色，基部连合；花冠管细管状，裂片5，披针形；花瓣乳黄色或黄白色，长圆形至披针形。浆果长圆形，成熟时橙黄色，果肉厚，味香甜。种子多数，黑色。

【生境分布】生于村边、宅旁。福建、广东、广西、海南、云南、台湾等地有栽培。

【性味功效】甘，平。消食，下乳，除湿通络。内服煎汤9～15克；或鲜品生食。

【配伍禁忌】

乳汁稀少：常与韭菜配伍使用。

【其他功用】叶（番木瓜叶）可解毒，接骨。

【现代研究与应用】主要成分有木瓜蛋白酶、番木瓜碱、芳香族化合物、有机酸、挥发油、旱金莲苷、磷脂、生物碱，具有抗生育、抗菌和抗寄生虫、抗氧化作用。

番木瓜花

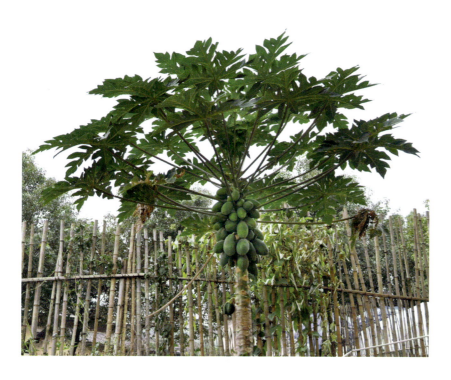

仙人掌科

昙花

【药　　名】琼花、凤花、昙华。

【来　　源】为仙人掌科植物昙花 *Epiphyllum oxypetalum* (DC.) Haw. 的花。

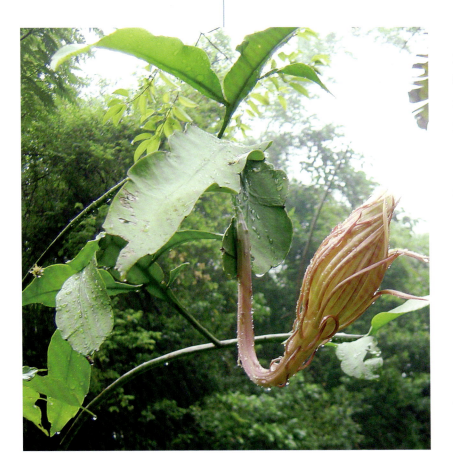

【识别特征】灌木状肉质植物。主枝直立，圆柱形，茎不规则分枝，茎节叶状扁平，绿色，边缘波状或缺凹，无刺，中肋粗厚，无叶片。花自茎节边缘的小窠发出，大形，两侧对称，白色，夜间开放，开放时间仅几小时；花被管比裂片长，花被片白色，干时黄色。浆果长圆形，红色，具纵棱，有汁。种子多数，黑色。花期6—10月。

【生境分布】生于富含腐质的砂质土壤。我国各地广为栽培。

【性味功效】甘，平。清肺止咳，凉血，安神。内服煎汤9~18克；或鲜品榨汁服用。

【配伍禁忌】

1. 肺热咳嗽：泡茶饮。
2. 便秘：鲜品配冰糖，水煎服。
3. 高血压病、高血脂症：常与生地黄、决明子炖肉服。

禁忌：胃寒者勿服鲜汁。不宜单味长服。

【其他功用】茎（昙花茎）可清热解毒。

【现代研究与应用】主要成分为胶质、糖类。

剑 花

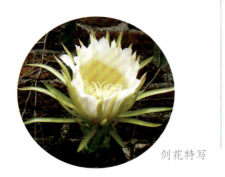

剑花特写

【药　　名】量天尺花、霸王花、七星剑花。

【来　　源】为仙人掌科植物量天尺 *Hylocereus undatus* (Haw.) Britt. et Rose 的花。

【识别特征】多年生攀援植物。有气根。茎粗壮，肉质，深绿色，棱边波浪形，老时多少呈硬角质。花大，单生，辐射对称，夜间开放，萼筒花瓣状，黄绿色，有时淡紫色；花瓣纯白色，直立。浆果长圆形，红色，肉质，具鳞片，熟时近平滑。种子小，黑色。花期5—8月；果期8—10月。

【生境分布】全国各地有零星栽培。

【性味功效】甘，微寒。清热润肺，止咳化痰，解毒消肿。内服煎汤9～15克。

【配伍禁忌】

1. 气痛、痰火咳嗽：常与猪肉煎汤服。

2. 跌打骨折、疮肿、烧烫伤：鲜品捣敷患处。

【其他功用】茎（量天尺）可舒筋活络，解毒。

【现代研究与应用】主要成分有氨基酸以及微量元素等。

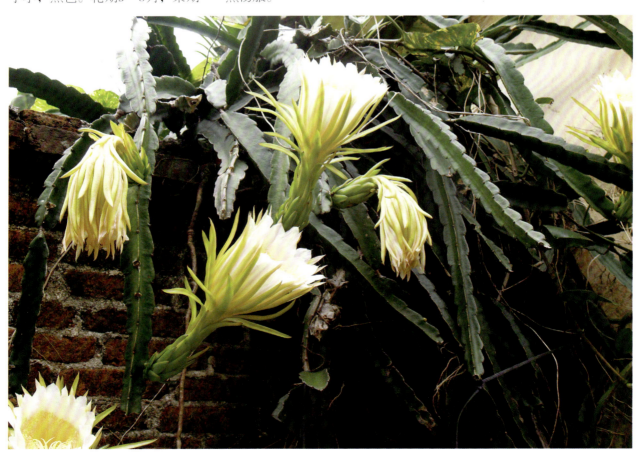

仙人掌

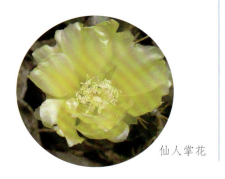
仙人掌花

【药　　名】龙舌、仙巴掌、火掌。
【来　　源】为仙人掌科植物仙人掌 Opuntia stricta (Haw.) Haw. var. dillenii (Ker-Gawl.) Benson 的根及茎。

【识别特征】多年生肉质植物，常丛生，灌木状。茎下部稍木质，近圆柱形，上部有分枝，具节；茎扁平，倒卵形至长圆形，幼时鲜绿色，老时变蓝绿色，幼时被白粉，其上散生小瘤体，每一瘤体上簇生数条针刺和多条倒生短刺毛；针刺黄色，杂以黄褐色斑纹。叶退化成钻状，早落。花单生或数朵聚生于茎节顶部边缘，鲜黄色；花被片多数，外部的带绿色，向内渐变为花瓣状，广倒卵形。浆果多汁，倒卵形或梨形，紫红色。种子多数。花期5—6月。

【生境分布】生于沿海沙滩的空旷处，向阳干燥的山坡、石上、路旁或村庄。分布于我国西南、华南以及浙江、福建、江西等地。

【性味功效】苦、涩，寒。行气活血，凉血止血，解毒消肿。内服煎汤10～30克。外用鲜品适量，去刺捣烂敷患处。

【配伍禁忌】
1. 肠痔、泻血：配甘草浸酒服。
2. 急性乳腺炎：外皮捣烂，外敷患处。
3. 痞块腹痛：去刺炖肉服，并用仙人掌捣烂和甜酒炒热，外敷患处。

禁忌：虚寒证患者及孕妇慎用。

【其他功用】肉茎中流出的浆液凝结物（玉芙蓉）可清热凉血，养心安神；花（神仙掌花）可止吐血；果实（仙掌子）可补脾健胃，益脚力，除久泻。

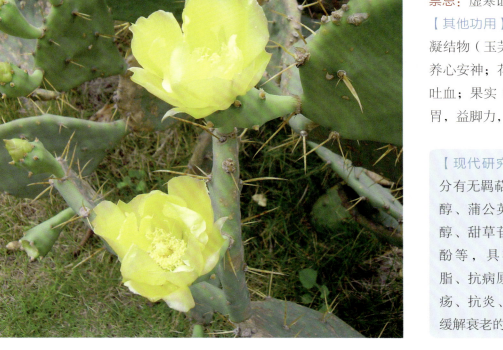

【现代研究与应用】主要成分有无羁萜酮、无羁萜-3α-醇、蒲公英赛酮、蒲公英赛醇、甜草苷、山柰素、山柰酚等，具有降血糖、降血脂、抗病原微生物、抗胃溃疡、抗炎、镇痛、抗应激、缓解衰老的作用。

猕猴桃科

中华猕猴桃

【药　　名】猕猴桃、藤梨。

【来　　源】为猕猴桃科植物猕猴桃 Actinidia chinensis Planch. 的果实。

中华猕猴桃果实

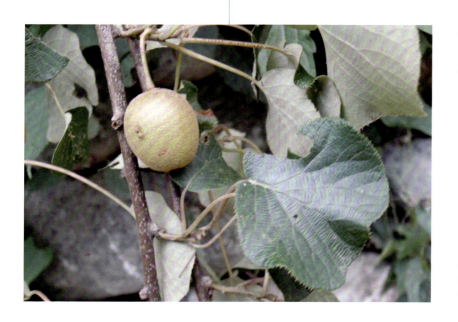

【识别特征】藤本。幼枝赤色，同叶柄密生灰棕色柔毛，老枝无毛；髓大，白色，片状。单叶互生；叶片纸质，圆形、卵圆形或倒卵形，先端突尖、微凹或平截，基部阔楔形至心形，边缘有刺毛状齿，上面暗绿色，下面灰白色，密生灰棕色绒毛。花单生或数朵聚生于叶腋；单性花，雌雄异株或单性与两性花共存；萼片5，稀为4，基部稍连合，与花梗被淡棕色绒毛；花瓣5，乳白色，后变黄色。浆果卵圆形或长圆形，密生棕色长毛，有香气。种子细小，黑色。花期6—7月；果期8—9月。

【生境分布】生于山地林间或灌丛中。分布于我国中南及陕西、江苏、安徽、浙江、江西、福建、四川、贵州、云南等地。

【性味功效】酸、甘，寒。解热，止渴，健胃，通淋。内服煎汤30～60克；或生吃。

【配伍禁忌】

1. 消化不良：常与炒山楂配伍使用。

2. 消渴：常与天花粉配伍使用。

禁忌：脾胃虚寒者慎服。

【其他功用】根（猕猴桃根）清热解毒，祛风利湿；藤（猕猴桃藤）可和中开胃，清热利湿；枝叶（猕猴桃枝叶）可清热解毒，散瘀，止血。

【现代研究与应用】主要成分有猕猴桃碱、玉蜀黍嘌呤、大黄素、大黄甲醚、中华猕猴桃蛋白酶、游离氨基酸、糖、有机酸等，具有防癌、延缓衰老、耐缺氧、降血脂、保肝、抗炎等作用。

毛花猕猴桃

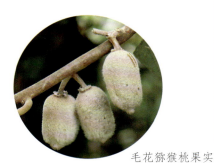
毛花猕猴桃果实

【药　　名】毛冬瓜根、毛花杨桃根。

【来　　源】为猕猴桃科植物毛花猕猴桃Actinidia eriantha Benth.的根及根皮。

【识别特征】落叶藤本。幼枝、叶柄、花序和萼片密被乳白色或淡污黄色直展的绒毛或交织压紧的绵毛；皮孔大小不等；髓白色，片状。单叶互生；叶柄粗短；叶片厚纸质，卵形至阔卵形，先端短渐尖，基部圆形、截形或浅心形，边缘具硬尖小齿，上面幼时散生糙伏毛，后仅中脉和侧脉上有少数糙毛，下面密被乳白色或污黄色星状绒毛。聚伞花序，具1~3花；花单性，雌雄异株或单性花与两性花共存；萼片2~3，淡绿色；花瓣5，淡红色，顶端和边缘橙黄色。浆果柱状卵球形，密被乳白色不脱落的绒毛。花期5—6月；果期8—9月。

【生境分布】生于山地草丛及疏灌木林中。分布于浙江、江西、福建、湖南、广东、广西、贵州等地。

【性味功效】淡、微辛，寒。解毒消肿，清热利湿。内服煎汤30~60克。外用适量，捣敷。

【配伍禁忌】

1. 痢疾：常与盐肤木根、覆盆子根等配伍使用。

2. 湿热带下、淋浊：常与苎麻根配伍使用。

3. 疝气：常与荔枝核配伍使用。

【其他功用】叶（毛冬瓜叶）可解毒消肿，祛瘀止痛，止血敛疮。

【现代研究与应用】主要成分有红萝卜苷，熊果酸，β-谷甾醇，毛花猕猴桃酸A、B等。

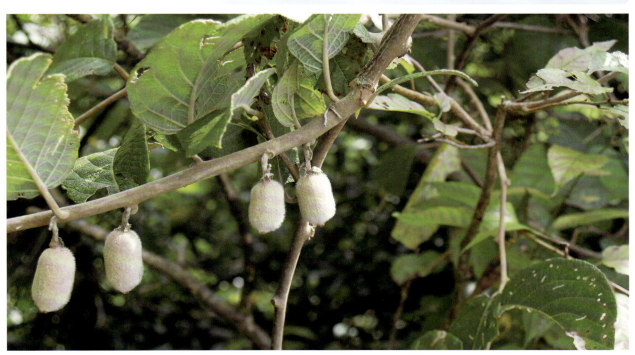

山茶科

金花茶

【药　　名】金花茶叶。

【来　　源】为山茶科植物金花茶 Camellia nitidissima Chi 的叶。

【识别特征】灌木。枝条近无毛。叶互生；叶片革质，狭长圆形或披针形，先端渐尖，基部楔形，边缘具疏细锯齿，两面无毛，中脉上面凹入，下面隆起。花单生；苞片5，阔卵形，萼片5，不对称，卵形，基部合生，稍被疏毛；花瓣8～10，金黄色，近圆形。蒴果先端凹陷，三棱形或稍球形，绿白色。种子扁而有角，光亮，淡褐色至褐色。

【生境分布】生于山谷林下。分布于广西。

【性味功效】微苦、涩，平。清热解毒，止痢。内服煎汤9～15克。外用适量，鲜品捣敷。

【配伍禁忌】

1. 糖尿病：单味水煎代茶饮。
2. 夜盲症：单味煎服。

【其他功用】花（金花茶花）能收敛止血。

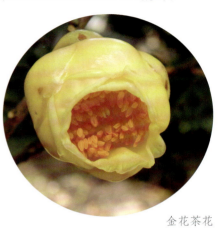

金花茶花

【现代研究与应用】主要成分有多糖、多酚、皂苷、黄酮、茶色素、咖啡因、蛋白质、维生素、叶酸、脂肪酸、β-胡萝卜素、氨基酸、微量元素等。

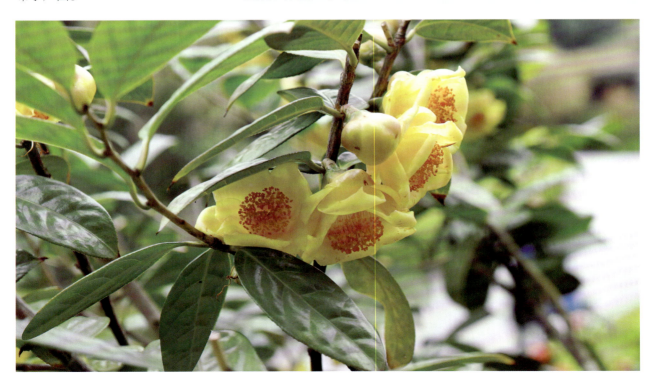

油 茶

【药　　名】茶子心、茶籽、楂木。
【来　　源】为山茶科植物油茶 *Camellia oleifera* Abel. 的根。

【识别特征】常绿灌木或小乔木。树皮淡黄褐色，平滑不裂。单叶互生；叶柄有毛；叶片厚革质，卵状椭圆形或卵形，先端钝尖，基部楔形，边缘具细锯齿，上面亮绿色。花两性，1～3朵生于枝顶或叶腋，无梗；萼片通常5，近圆形，外被绢毛；花瓣白色，分离，倒卵形至披针形，先端常有凹缺，外面有毛；蒴果近球形，果皮厚，木质，室背2～3裂。种子背圆腹扁。花期10—11月；果期翌年11月。

【生境分布】我国长江流域及以南各地广泛栽培。

【性味功效】根：甘、苦，平；有毒。散瘀活血，接骨消肿。内服煎汤6～10克；或入丸、散。外用适量，煎水洗或研末调涂。

【配伍禁忌】骨折、扭挫伤：单味煎服。

【其他功用】花（茶子木花）可凉血止血；种子（茶子心）可行气疏滞、滑肠、杀虫。叶（油茶叶）可收敛止血，解毒；种子的脂肪油（茶油）可清热解毒，润肠，杀虫；种子榨去脂肪油后的渣滓（茶油粑）可燥湿解毒，杀虫去积，消肿止痛。

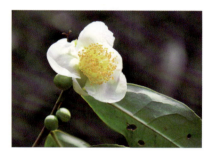

油茶花

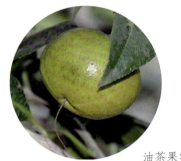

油茶果实

【现代研究与应用】主要成分有油茶皂苷、由山茶皂苷元A、茶皂醇A及B、D-葡萄糖醛酸、当归酸、巴豆酸等，具有降血脂、溶血、抑制精子的作用。

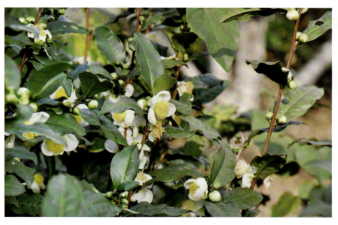

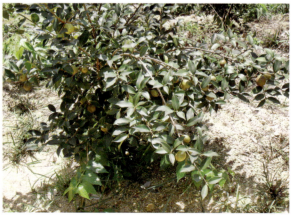

油茶果

米碎花

【药　　名】虾辣眼、米碎仔、岗茶。

【来　　源】为山茶科植物米碎花 *Eurya chinensis* R. Br. 的根或全株。

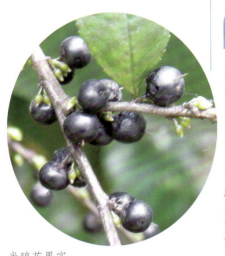

米碎花果实

【识别特征】小灌木。嫩枝有2棱，与顶芽均有短柔毛。单叶互生；叶片薄革质，倒卵形或倒卵状椭圆形，先端短尖，基部渐狭，边缘密生细锯齿。花单性，雌雄异株，1～4朵腋生；花白色至黄绿色；萼片5，卵形，宿存；雄花小苞片细小；花瓣倒卵形；雌花花瓣卵形。浆果圆球形，熟时黑色。花期4月；果期7—8月。

【生境分布】生于荒山草地、村旁、河岸及灌木丛中。分布于福建、江西、湖南、广东、广西、贵州、台湾等地。

【性味功效】苦、微涩，凉。清热除湿，解毒敛疮。内服煎汤15～30克。外用适量，煎水洗或研末调敷，或鲜品捣敷。

【配伍禁忌】

1. 脓疱疮：常与金银花藤配伍使用，水煎服和外洗。

2. 烧烫伤、蛇虫咬伤：研粉麻油调搽患处。

【其他功用】根（米碎花根）可清热解毒，除湿敛疮。

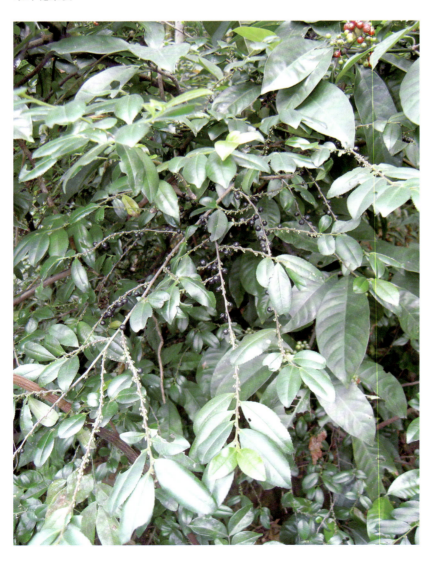

大头茶

【药　　名】大头茶。

【来　　源】为山茶科植物大头茶 *Gordonia axillaris* (Roxb.) Dietr. 的茎皮。

【识别特征】常绿灌木或小乔木。树皮灰白色。单叶互生；叶柄粗壮；叶片厚革质，倒披针形至长圆形，先端圆，有时凹入，基部渐狭，全缘或顶部有浅齿，上面亮绿色，两面均无毛。花大，乳白色，单生或簇生小枝顶端；小苞片与萼片覆瓦状排列，革质，宿存；花瓣5～6，宽倒心形，先端深裂。蒴果长圆形，5棱。种子先端有翅。

【生境分布】生于山谷、溪边、林缘。分布于台湾、广东、广西、四川、云南等地。

【性味功效】辛，温。活络止痛。内服煎汤5～9克。

【配伍禁忌】

风湿腰痛、跌打损伤：单味煎汤服。

【其他功用】果实（大头茶果）可温中止泻。叶（大头茶叶）可治痈疮、痢疾、胃痛、关节炎。花（大头茶花）可止吐血、鼻衄。

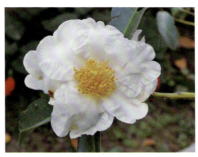

大头茶花

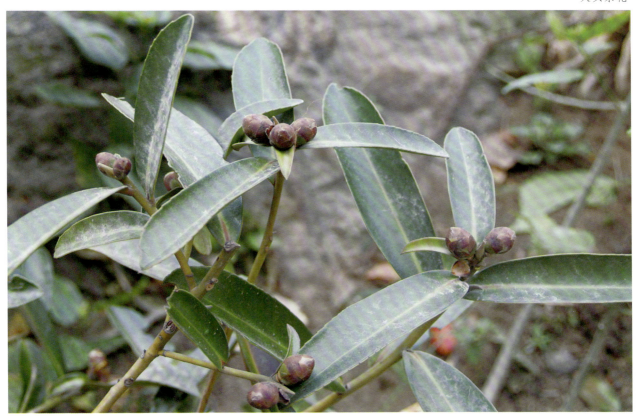

水东哥

【药　　名】水枇杷、水牛奶。

【来　　源】为水东哥科植物水东哥 Saurauia tristyla DC. 的根或叶。

【识别特征】灌木或小乔木。小枝淡红色，粗壮，被刺毛。单叶互生；叶柄具钻形刺毛；叶片倒卵状椭圆形，稀阔卵形，先端短渐尖，偶有尖头，基部阔楔形，稀钝，边缘具刺状锯齿。聚伞花序通常具3花，单生或簇生；苞片卵形，被绒毛；萼片5，卵形；花瓣5，粉红色或白色，基部合生，顶部向外反折。浆果球形，白色、绿色或淡黄色。花期6—10月；果期12月至翌年2月。

【生境分布】生于丘陵和山地林缘及灌丛中。分布于福建、广东、广西、四川、贵州、云南等地。

【性味功效】微苦，凉。疏散风热，止咳，止痛。内服煎汤10～15克。外用叶适量，研末，香油调或制成药膏搽。

【配伍禁忌】

1. 风热咳嗽、风火牙痛：单味煎服。
2. 烧烫伤：叶研粉，调香油或用药膏外搽患处。

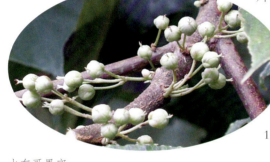

水东哥果实

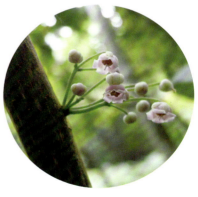

水东哥花枝

【现代研究与应用】主要成分有生物碱、蛋白质、甾体皂苷、黄酮类化合物、多糖及有机酸等。

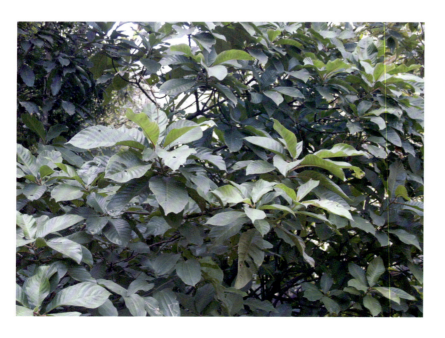

桃金娘科

岗松

【药　　名】扫把枝、松毛枝。

【来　　源】为桃金娘科植物岗松 *Baeckea frutescens* L. 的枝叶。

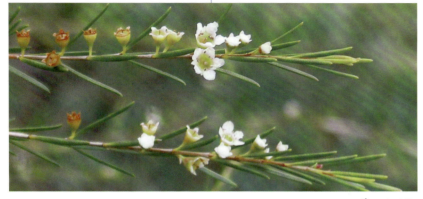

岗松花果枝

【识别特征】灌木或小乔木。嫩枝纤细，多分枝。叶小，对生；无柄或有短柄；叶片狭线形或线形，先端尖，上面有沟，下面突起。花小，白色，单生于腋内；苞片早落；萼管钟状，萼齿5，细小三角形；花瓣5，圆形。蒴果小；种子扁平。花期7—8月；果期9—11月。

【生境分布】生于低丘及荒山草坡与灌丛中。分布于福建、江西、广东、广西、海南等地。

【性味功效】苦、辛，凉。化瘀止痛，清热解毒，利尿通淋，杀虫止痒。内服煎汤10～30克。外用适量，捣敷或煎汤洗。

【配伍禁忌】

1. 肝硬化：常与地耳草、娃儿藤、葫芦茶等配伍使用。

2. 小便不利：常与车前草配伍使用。

3. 皮肤湿疹：常与九里明、苦楝树叶等配伍使用。

【其他功用】根（岗松根）可祛风除湿，解毒利尿。

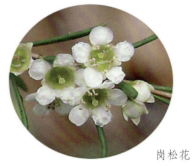

岗松花

【现代研究与应用】主要成分为α-蒎烯、对聚伞花素、桃金娘醛、桉叶素等。具有降血糖、降血脂、降血压、抗菌和抗氧化、抗衰老以及缓解更年期综合征的作用。

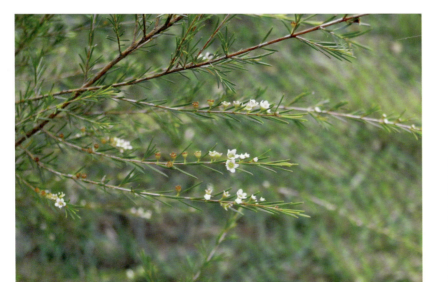

水 翁

【药　　名】水翁花、大蛇药。
【来　　源】为桃金娘科植物水翁 Cleistocalyx operculatus (Roxb.) Merr. et Perry 的花蕾。

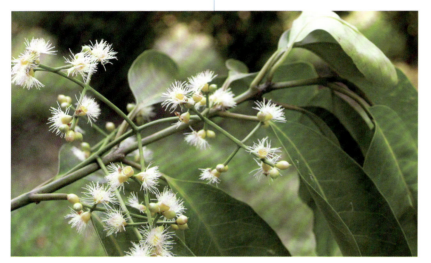

水翁花枝

【识别特征】乔木。树皮灰褐色。叶对生；叶片薄革质，长圆形至椭圆形，先端急尖或渐尖，基部阔楔形或略圆，两面多透明腺点。圆锥花序生于无叶的老枝上，花无梗，2~3朵簇生；花蕾卵形；萼管半球形，萼片连成帽状体，先端有短喙；花瓣4，常附于帽状萼上，花开时一并脱落。浆果阔卵形，成熟时紫黑色。花期4—6月。

【生境分布】生于水边。分布于广东、海南、广西、云南等地。

【性味功效】苦、微甘，凉。清热解毒，祛暑生津，消滞利湿。内服煎汤15~30克；泡水代茶或煮粥。

【配伍禁忌】
1. 感暑：常与岗梅根、地胆头、葫芦茶等配伍使用。
2. 痧疹发热：常与狗肝菜配伍使用。
3. 食滞腹泻：常与布渣叶配伍使用。

【其他功用】叶（水翁叶）可清热消滞，解毒杀虫，燥湿止痒；树皮（水翁皮）可清热解毒，燥湿，杀虫；根（水翁根）可清热利湿，行气止痛。

【现代研究与应用】主要成分有没食子酸乙酯、没食子酸、熊果酸、桂皮酸、β-谷甾醇、黄酮类等。

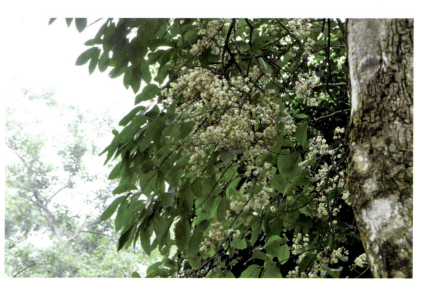

大叶桉

【药　　名】大叶桉叶、桉叶。

【来　　源】为桃金娘科植物大叶桉 *Eucalyptus robusta* Smith 的叶。

【识别特征】大乔木。树皮不剥落，深褐色，有不规则斜裂沟；嫩枝有棱。幼嫩叶对生，叶片厚革质，卵形，有柄；成熟叶合生，叶片厚革质，卵状披针形，两侧不等，两面均有腺点。伞形花序粗大，有花4～8朵，总梗压扁；花梗短，粗而扁平；萼管半球形或倒圆锥形；花瓣与萼片合生成一帽状体，帽状体约与萼管等长。蒴果卵状壶形，上半部略收缩，蒴口稍扩大，果瓣3～4，深藏于萼管内。花期4—9月。

【生境分布】栽培于华南、西南等地，常作行道树。

【性味功效】辛、苦，凉。疏风发表，祛痰止咳，清热解毒，杀虫止痒。内服煎汤6～9克。外用适量，煎水外洗。

【配伍禁忌】

1. 哮喘：常与白英、黄荆等配伍使用。

2. 急性肠胃炎：常与凤尾草、石榴皮、水辣蓼、斑地锦等配伍使用。

3. 阴道真菌病：常与乌桕叶、茵陈蒿等配伍使用。

禁忌：内服用量不宜过大。

【其他功用】果（大叶桉果）可截疟。

【现代研究与应用】主要成分有大叶桉酚甲、大叶桉酚乙、大叶桉二醛A、大叶桉二醛B、蓝桉醛Iα_1、黄酮类等，具有抗微生物、祛痰的作用。

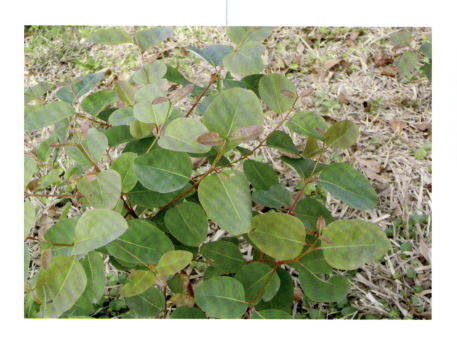

番石榴

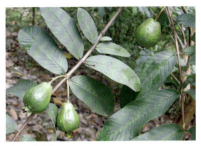
番石榴果

【药　　名】番石榴果、广石榴、冬桃、椒桃。

【来　　源】为桃金娘科植物番石榴 *Psidium guajava* L.的成熟果实。

【识别特征】乔木。树皮平滑，灰色，片状剥落，嫩枝有棱，被毛。叶对生；叶片革质，长圆形至椭圆形，先端急尖或钝，基部近于圆形，全缘。花单生或2～3多排成聚伞花序；萼管钟状，萼帽不规则裂开；花瓣4～5，白色。浆果球形、卵形或梨形，先端有宿存萼片，果肉白色及黄色、淡红色；种子多数。花期5—8月；果期8—11月。

【生境分布】生于荒地或低丘陵上。我国华南各地有栽培，常见有逸为野生者。

【性味功效】甘、涩，平。健脾消积，涩肠止泻。内服煎汤3～9克；或烧灰，开水送下。

【配伍禁忌】

1. 冷泻：常与赤地利、鬼针草等配伍使用。

2. 腹泻：番石榴干（干燥幼果）水煎服。

禁忌：热毒血痢者禁服。

【其他功用】叶（番石榴叶）可燥湿健脾，清热解毒；种子（番石榴子）可止痛，止泻；根或根皮（番石榴根）可收涩止泻，止痛敛疮；树皮（番石榴树皮）可收涩，止泻，敛疮。

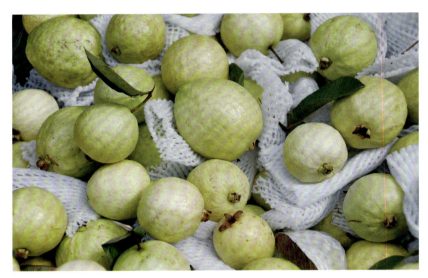

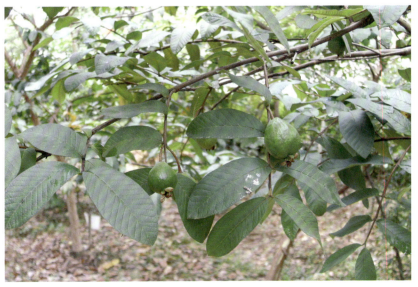

【现代研究与应用】主要成分有槲皮素、番石榴苷、没食子酸、无色矢车菊素、维生素C、多糖类、氨基酸等，具有降血糖、止血等作用。中药材番石榴叶是中成药胃肠宁片、胃肠宁颗粒等制剂的重要组成药物。

桃金娘

【药　　名】桃金娘、山稔子、岗稔。
【来　　源】为桃金娘科植物桃金娘 Rhodomyrtus tomentosa (Ait.) Hassk.的果实。

【识别特征】灌木。嫩枝有灰白色柔毛。叶对生；叶片革质，椭圆形或倒卵形，先端圆或钝，常微凹入，有时稍尖，基部阔楔形，上面初时有毛，后变无毛，发亮，下面有灰色茸毛，全缘；离基3出脉，直达先端且相结合。花单生，紫红色，有长梗；萼管倒卵形，有灰茸毛，裂片5，近圆形，宿存；花瓣5，倒卵形。浆果卵状壶形，成熟时紫黑色；种子多数。花期4—5月；果期7—9月。

【生境分布】生于丘陵坡地，为酸性土壤指示植物。分布于福建、台湾、湖南、广东、海南、广西、贵州、云南等地。

【性味功效】甘、涩，平。养血止血，涩肠固精。内服煎汤6~15克，鲜品15~30克；或浸酒。外用适量，烧存性研末调敷。

【配伍禁忌】

1. 胃、十二指肠溃疡：常与石菖蒲配伍使用。
2. 结肠炎：常与土丁桂、野麻草等配伍使用。
3. 脚烂久不收口：常与冰片、枣肉等配伍外用。

禁忌：大便秘结者禁服。

【其他功用】叶（山稔叶）可利湿止泻，生肌止血；花（桃金娘花）可收敛止血；根（山稔根）可理气止痛，利湿止泻，祛瘀止血，益肾养血。

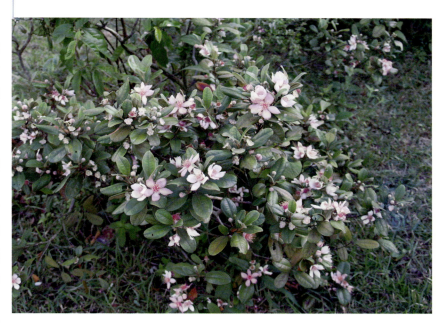

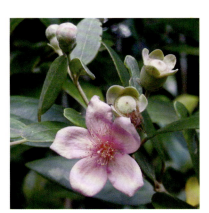

桃金娘花果枝

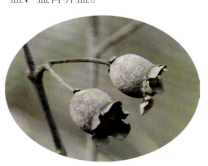

桃金娘果枝

【现代研究与应用】主要成分有黄酮类、酚类、氨基酸和糖类等。

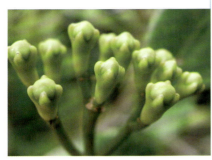

丁香花枝

丁 香

【药　名】雄丁香、公丁香。
【来　源】为桃金娘科植物丁香 Syzygium aromaticum (L.) Merr. et L.M. Perry 的花蕾。

【识别特征】常绿乔木。叶对生，叶柄明显；叶片长方卵形或长方倒卵形，先端渐尖或急尖，基部狭窄常下展成叶柄，全缘。花芳香，组成顶生聚伞圆锥花序；花萼肥厚，绿色后变紫色，长管状，先端4裂，裂片三角形；花冠白色，稍带淡紫，短管状，4裂。浆果红棕色，长方椭圆形，先端萼片宿存，种子长方形。

【生境分布】广东、广西、海南、云南等地有引种栽培。

【性味功效】辛，温。温中，降逆，暖肾。内服煎汤2～5克；或入丸、散。外用研末调敷。

【配伍禁忌】

1. 伤寒咳嗽不止：常与干柿蒂、人参配伍使用。
2. 小儿吐逆：常与半夏、姜汁配伍使用。
3. 食蟹致伤：丁香研末，姜汤送服。
4. 痈疽恶肉：丁香研末调敷。

禁忌：阳热诸证及阴虚内热者禁服。畏郁金。

【其他功用】树皮（丁香树皮）可散寒理气，止痛止泻；树枝（丁香枝）可治一切冷气，心腹胀满，泄泻虚滑，水谷不消；树根（丁香根）可散热拔毒；果实（母丁香）可温中散寒，理气止痛；花蕾的蒸馏液（丁香露）可治寒痹胃痛；挥发油（丁香油）可暖胃，降逆，温肾，止痛。

【现代研究与应用】主要成分有挥发油、齐墩果酸、黄酮及其苷类，具有调节胃肠功能、抗炎镇痛、抑制微生物、解热、抗凝血、抗氧化、耐缺氧、抗诱变等作用。中药材丁香是丁香散、豹骨追风膏、筋骨止痛膏、祛风湿膏、七香止痛丸、木香分气丸、平肝舒络丸、纯阳正气丸、苏合香丸、辟瘟丹、调胃丹等中成药的重要组成药物。

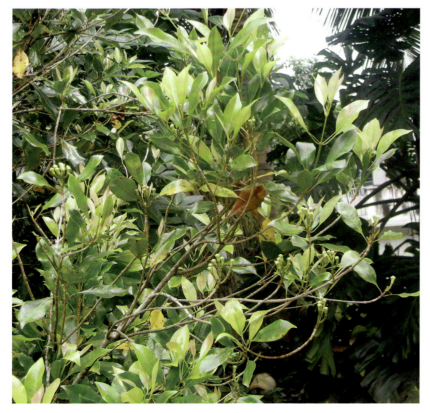

蒲 桃

【药　　名】蒲桃壳、蒲桃种子。

【来　　源】为桃金娘科植物蒲桃Syzygium jambos (L.) Alston的果皮。

【识别特征】乔木。主干极短，多分枝。叶对生；叶片革质，披针形或长圆形，先端长渐尖，基部阔卵形，叶面多透明小腺点；羽状脉，侧脉12～16对。聚伞花序顶生；花白色；萼管倒圆锥形，萼齿4，半圆形，花瓣4，分离，阔卵形。果实球形，果皮肉质，成熟时黄色，有油腺点，种子1～2颗，多胚。花期3—4月；果期5—6月。

【生境分布】生于河边及河谷湿地。分布于福建、台湾、广东、海南、广西、贵州、云南等地。

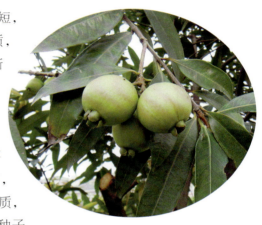

蒲桃果

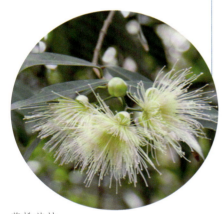

蒲桃花枝

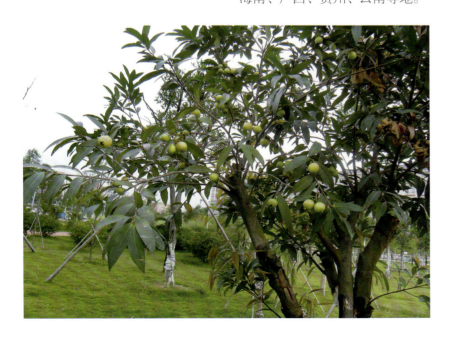

【性味功效】蒲桃壳：甘、微酸，温。暖胃健脾，补肺止嗽，破血消肿。内服煎汤6～15克。蒲桃种子：甘、微酸、凉。健脾、止泻。内服煎汤3～9克。外用适量，鲜根皮捣烂外敷或根皮研粉撒敷。

【配伍禁忌】

呃逆：单味水煎服。

【其他功用】种子（蒲桃种子）可健脾，止泻；叶（蒲桃叶）可清热解毒；根皮（蒲桃根皮）可凉血解毒。

【现代研究与应用】中药材蒲桃壳是石歧外感茶的重要组成药物。

野牡丹科

柏拉木

【药　　名】崩疮药、黄金稍。

【来　　源】为野牡丹科植物柏拉木 *Blastus cochinchinensis* Lour. 的根、叶。

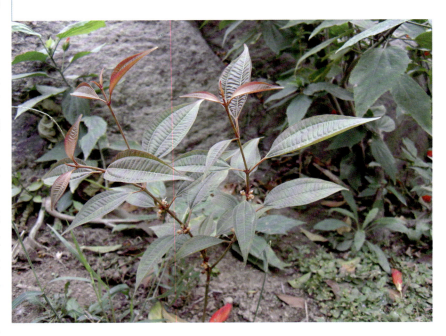

【识别特征】灌木。茎圆柱形，多分枝。叶对生；叶片纸质或坚纸质，披针形、狭椭圆形至椭圆状披针形，先端渐尖，基部楔形，全缘或具小浅波状齿；基出脉3~5，基出脉下陷，背面密被小腺点。伞状聚伞花序，腋生；花萼钟状漏斗形，钝四棱形，裂片4或5；花瓣4或5，白色至粉红色，卵形。蒴果椭圆形，为宿生萼所包。花期6—8月；果期10—12月。

【生境分布】生于阔叶林下。分布于福建、台湾、广东、海南、广西、云南等地。

【性味功效】苦、涩，凉。收敛止血，清热解毒。内服煎汤15~30克。外用适量，捣敷；研末敷；或煎水洗。

【配伍禁忌】

皮肤湿疹：常与青桐木叶、白花草、红帽顶等配伍外用。

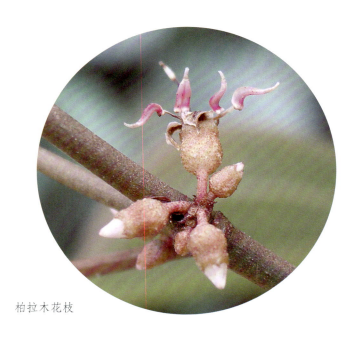

柏拉木花枝

野牡丹

【药　　名】野牡丹。

【来　　源】为野牡丹科植物野牡丹 *Melastoma candidum* D. Don 的全株。

【识别特征】灌木。茎、叶柄密被紧贴的鳞片状糙状毛。叶对生；叶片卵形或广卵形，先端急尖，基部浅心形或近圆形，全缘；基出脉7条。伞房花序生于枝顶，近头状，有花3~5朵，稀单生；花5数，花萼裂片卵形或略宽，两面均被毛；花瓣玫瑰红色或粉红色，倒卵形。蒴果坛状球形，与宿存萼贴生；种子镶于肉质胎座内。花期5—7月；果期10—12月。

【生境分布】生于山坡松林下或开阔的灌草丛中，是酸性土壤常见的指示植物。分布于华南及福建、云南、台湾等地。

【性味功效】酸、涩，凉。清热解毒，消积化滞，活血止血。内服煎汤9~15克。外用适量，捣敷；研末调敷；煎汤洗或口嚼。

【配伍禁忌】

1. 呕吐泄泻、大热大渴：常与百足草配伍使用。

2. 水泻腹痛：常与牛尾松配伍使用。

3. 急性胃肠炎：常与花稔叶、布渣叶、枇杷叶、樟木等配伍使用。

禁忌：孕妇慎服。

【其他功用】果实或种子（野牡丹子）可活血止血，通经下乳；根（野牡丹根）可健脾利湿，活血止血。

【现代研究与应用】主要成分为黄酮类，具有抗菌作用。

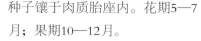
野牡丹花

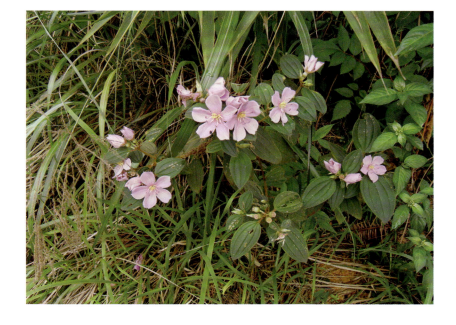

地菍

【药　名】地菍。

【来　源】为野牡丹科植物地菍 Melastoma dodecandrum Lour. 的地上部分。

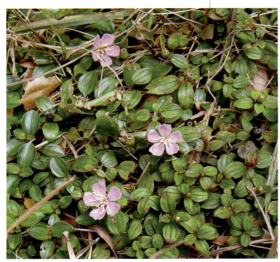

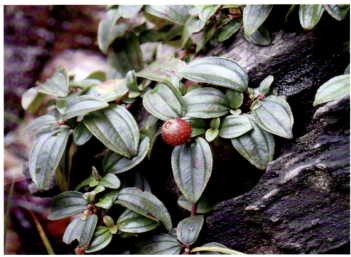

地菍果

【识别特征】矮小灌木。茎匍匐上升，逐节生根，分枝多，披散，地上各部被糙状毛。叶对生；叶片坚纸质，卵形或椭圆形，先端急尖，基部广楔形，全缘或具密浅细锯齿；基部脉3~5条。聚伞花序顶生，有花1~3朵，基部有叶状总苞2；花5数，花萼管裂片披针形；花瓣淡紫色至紫红色，菱状倒卵形。蒴果坛状球形，平截，近先端略溢缩，肉质，不开裂，缩存萼被糙伏毛。花期5—7月；果期7—9月。

【生境分布】生于山坡矮草丛中，为酸性土壤常见的植物。分布于浙江、江西、福建、湖南、广东、广西、贵州等地。

【性味功效】甘、涩，凉。清热解毒，活血止血。内服煎汤15~30克，鲜品用量加倍。

【配伍禁忌】

1. 败血症：常与何首乌、白芷、肉桂等配伍使用。

2. 风湿痹痛：常与半枫荷、鸡血藤等配伍使用。

3. 血虚型月经不调：常与益母草、五月艾等配伍使用。

4. 胃出血、便血：胃出血单味水煎服；治便血常与雏鸡尾、粗糠材各等分，炖白酒服。

禁忌：孕妇慎服。

【其他功用】果实（地菍果）可补肾养血，止血安胎；根（地菍根）可活血，止血，利湿，解毒。

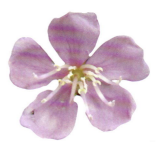

地菍花

【现代研究与应用】主要成分为鞣质，具有止血、抑菌的作用。

金锦香

【药　　名】天香炉、紫金钟。

【来　　源】为野牡丹科植物金锦香 *Osbeckia chinensis* L. 的全草或根。

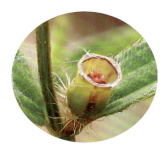

金锦香果实

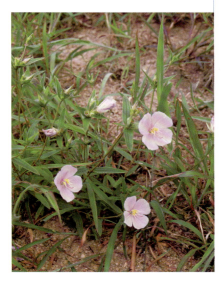

【识别特征】直立草本或亚灌木。茎四棱形，具紧贴的糙状毛。叶对生；叶柄短或几无，被糙状毛；叶片坚纸质，线形或线状披针形，先端急尖，基部钝圆或几圆形，全缘，两面被糙状毛，基出脉3～5条。头状花序顶生，有花2～8朵，叶状总苞2～6个，无花梗；萼管通常带红色，裂片4；花瓣4，淡紫红色或粉红色，倒卵形。蒴果紫红色，卵状球形，4纵裂，宿存萼坛状。花期7—9月；果期9—11月。

【生境分布】生于荒山草坡、路旁、田地边或疏林向阳处。分布于长江以南及台湾、广西、贵州等地。

【性味功效】辛、淡，平。利湿化痰，祛瘀止血，解毒消肿。内服煎汤10～30克。外用适量，鲜全草捣烂敷患处。

【配伍禁忌】

1. 肺炎咳嗽、风火牙痛：常与蜂窝草配伍使用。
2. 阿米巴痢疾：常与地苓、合萌、红糖等配伍使用。
3. 久痢、脱肛：常与当归、山白菊、五倍子等配伍使用。
4. 便血、下痢：常与木槿花配伍使用。
5. 吐血：常与当归配伍使用。

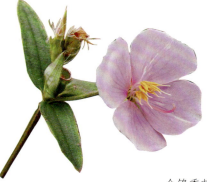

金锦香花

【现代研究与应用】含金锦香酸、2-呋喃甲酸、熊果酸、琥珀酸、胡萝卜苷、槲皮素、山柰酚及其苷类、氨基酸等成分。

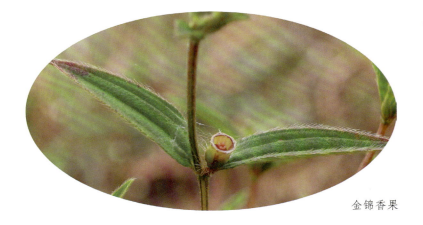

金锦香果

使君子科

风车子

【药　名】华风车子、四角风、使君子藤。

【来　源】为使君子科植物风车子 *Combretum alfredii* Hance 的叶。

【识别特征】多枝直立或攀援灌木。小枝近方形，灰褐色，有纵槽，密被棕黄色的绒毛或橙黄色鳞片，老枝无毛。叶对生或近对生；叶柄具鳞片或被毛；叶片厚纸质，长椭圆形至阔披针形，基部楔形，全缘，侧脉6~16对。穗状花序腋生和顶生，或组成圆锥花序；花瓣长倒卵形。果椭圆形，被黄色或橙色鳞片，具4翅，翅成熟时红色或紫红色。种子1颗，纺锤形，有纵沟8条。花期5—8月；果期9月。

【生境分布】生于河边、谷地。分布于江西、湖南、广东、广西等地。

【性味功效】甘、微苦，平。驱虫健胃，解毒。内服煎汤9~18克。

【配伍禁忌】

1. 烧烫伤：鲜品捣敷患处。
2. 驱虫：单味煎服。

【其他功用】根（花风车子根）可清热利湿。

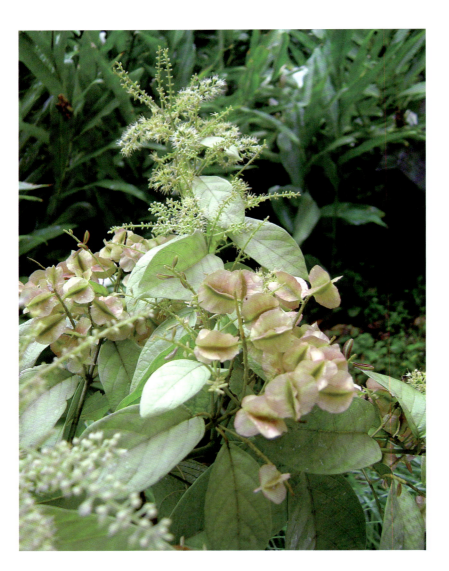

【现代研究与应用】主要成分有三萜类、黄酮类、甾醇类、生物碱、苯乙烯类、大环内酯类、脂肪酸类等。

使君子

【药　　名】留求子、史君子、五棱子。

【来　　源】为使君子科植物使君子 *Quisqualis indica* L. 的成熟果实。

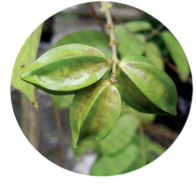

使君子花

使君子果实

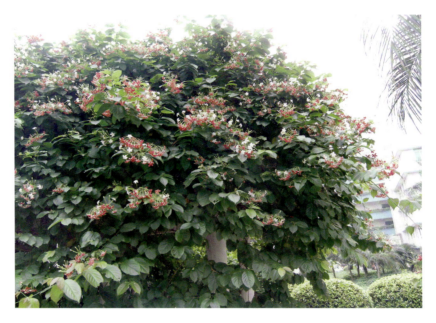

【识别特征】落叶攀缘状灌木。幼枝被棕黄色短柔毛。叶对生或近对生；叶柄无关节，在落叶后宿存；叶片膜质，卵形或椭圆形，先端短渐尖，基部钝圆。顶生穗状花序组成伞房状花序；花两性；苞片卵形至线状披针形，被毛；萼管先端具广阔、外弯、小形的萼齿5枚；花瓣5，先端钝圆，初为白色，后转淡红色。果卵形，短尖，无毛，具明显的锐棱角5条，成熟时外果皮脆薄，呈青黑色或栗色。种子1颗，白色，圆柱状纺锤形。花期5—9月；果期秋末。

【生境分布】生于平地、山坡、路旁等向阳灌木丛中。分布于我国西南及福建、江西、湖南、广东、广西、台湾等地。

【性味功效】甘，温；有毒。杀虫，消积，健脾。内服煎汤6～15克，捣碎入煎。或入丸、散去壳炒香嚼服，小儿每岁每日1～1.5粒，总量不超过20粒。

【配伍禁忌】

1. 腹内有虫：常与槟榔、苦楝根等配伍使用。
2. 小儿疳积：常与厚朴、陈皮、川芎等配伍使用。
3. 小儿腹大、痞块：常与木鳖子仁配伍使用。

禁忌：不宜过量服用或与热茶同服。

【其他功用】叶（使君子叶）可消积，杀虫，解毒；根（使君子根）可杀虫，健脾，降逆。

【现代研究与应用】主要成分有使君子氨酸、使君子氨酸钾、D-甘露醇、脂肪油、甾醇、胡芦巴碱、枸橼酸、琥珀酸、苹果酸等，具有驱虫、抗皮肤真菌等作用。中药材使君子是消积肥儿丸、温脏丸等中成药的重要组成药物。

诃 子

【药　　名】诃黎勒、诃黎、诃梨。

【来　　源】为使君子科植物诃子 Terminalia chebula Retz. 的果实。

【识别特征】乔木。枝近无毛，皮孔细长，白色或淡黄色，幼枝黄褐色，被绒毛。叶互生或近对生；叶柄粗壮，有腺体2~4个；叶片卵形或椭圆形，先端渐尖，基部钝圆或楔形，偏斜，全缘或微波状，两面无毛，密被细瘤点。穗状花序腋生或顶生；花两性；花萼管杯状，淡绿带黄色，5齿裂。核果卵形或椭圆形，成熟时变黑褐色，通常有5条钝棱。花期5月；果期7—9月。

【生境分布】生于疏林中。分布于我国西南部，广东、广西有栽培。

【性味功效】苦、酸、涩，平。涩肠下气，敛肺利咽。内服煎汤3~6克；或入丸、散。外用煎水熏洗。

【配伍禁忌】

1. 腹痛渐已、泻下微少：常与木香、黄连、炙甘草等配伍使用。

2. 失音：常与桔梗、甘草等配伍使用。

3. 肾虚脱精：常与龙骨配伍使用。

禁忌：外邪未解，内有湿热积滞者慎服。

【其他功用】叶（诃子叶）可降气化痰，止泻痢；幼果（藏青果）可清热生津，利咽解毒；果核（诃子核）可治风赤涩痛，止咳，止痢。

【现代研究与应用】主要成分有诃子酸、诃黎勒酸、诃子鞣质、原诃子酸、三萜类、有机酸、多糖等，具有抗氧化、抑菌作用。中药材诃子是中成药肉蔻四神丸、达肺丸、苏合香丸、温肺止流丹等中成药及中药成方的重要组成药物。

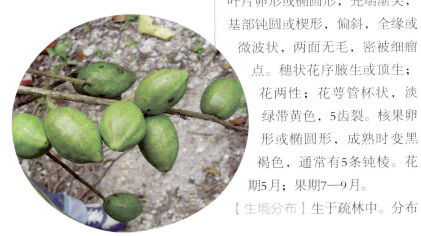

诃子果实

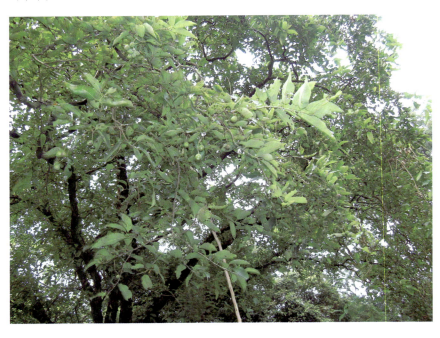

藤黄科

薄叶红厚壳

【药　　名】横经席、跌打将军、碎骨莲。

【来　　源】为藤黄科植物薄叶红厚壳 *Calophyllum membranaceum* Gardn. et Champ. 的根。

薄叶红厚壳果

【识别特征】灌木至小乔木。幼枝四棱形，有狭翅。单叶对生；叶片薄革质，长圆形或长圆状披针形，先端渐尖、急尖或尾状渐尖，基部楔形，边缘反卷，两面光泽，干时暗褐色；中脉两面凸起，侧脉纤细，平行排列成篦子形。聚伞花序腋生，具花3朵；小苞片线形，早落；萼片4，外方2片较小，圆形，内方2片较大，倒卵形；花瓣通常4，白色略带微红色，倒卵形。核果卵状长圆形，先端有短尖头，成熟时黄色。花期5—6月；果期7—8月。

【生境分布】生于山地疏林或密林中。分布于广西、海南等地。

【性味功效】微苦，平。祛风湿，强筋骨，活血止痛。内服煎汤15～30克。

【配伍禁忌】民间习用治风湿痹证，肾虚腰痛，月经不调，痛经，跌打损伤等症。

【其他功用】叶（横经席叶）可止血。

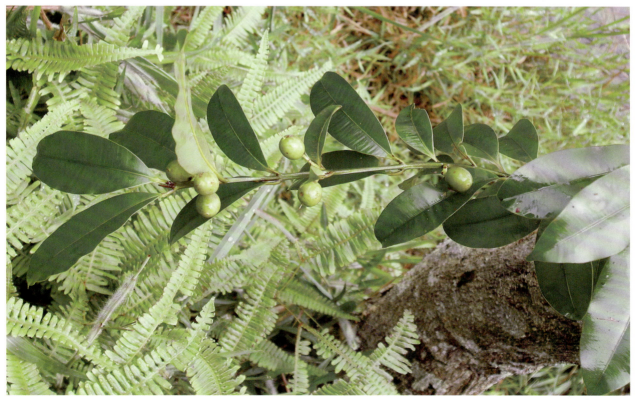

薄叶红厚壳果枝

多花山竹子

【药　　名】木竹子、山竹子。

【来　　源】藤黄科植物多花山竹子 Garcinia multiflora Champ. ex Benth. 的茎皮。

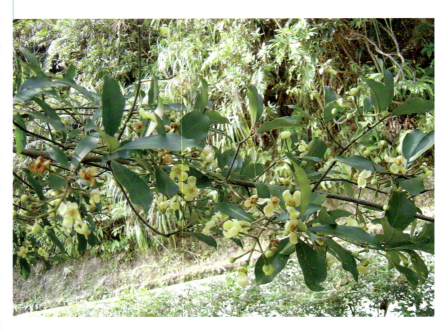

【识别特征】常绿乔木。单叶对生；叶片革质，椭圆形或狭椭圆形，先端短渐尖或急尖，基部楔形，全缘，两面无毛，中脉在上面微凸起，侧脉每边在8条以上，在近叶缘处网结，不达叶缘。花单性，橙黄色；雄花数朵组成聚伞花序，再排成总状或圆锥花序；萼片、花瓣均为4数；雌花序有雌花1～5朵。浆果球形、卵形至倒卵形，熟时青黄色，果皮有黄色树脂。花期5月；果期7—8月。

【生境分布】生于山地沟谷常绿阔叶林中。分布于江西、福建、台湾、广东、海南、广西、云南等地。

【性味功效】甘，凉；有毒。清热，生津。内服煎汤2~2.5克，外用适量，研末调敷患处。

【配伍禁忌】

1. 肠炎，胃、十二指肠溃疡：单味煎服。

2. 烧烫伤、下肢溃疡、湿疹：单味研末调敷患处。

【其他功用】种仁的脂肪油（木竹子油）、根及树皮（木竹子皮）均可清热解毒，收敛生肌、消肿收敛，止痛。铁砂入肉不出，用鲜果捣烂敷患处。

【现代研究与应用】主要成分有双黄酮苷、芹菜素等。

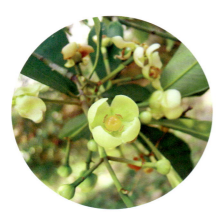

多花山竹子花

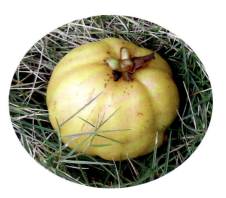

多花山竹子果实

藤 黄

【药　　名】藤黄、玉黄、月黄。

【来　　源】为藤黄科植物藤黄 Garcinia xanthochymus Hook. f. ex T. Anders. 的树脂。

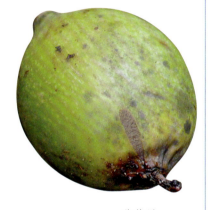

藤黄果

【识别特征】常绿乔木。小枝四棱形。单叶对生；几无柄；叶片薄革质，阔披针形，先端尖，基部楔形，全缘或微波状。花单生或为聚伞花序；两性花与单性花共存；花绿白色，无梗；萼片5，花瓣5；雄花通常2～3朵簇生。浆果，种子4颗。花期11月；果熟期次年2—3月。

【生境分布】广东、广西有引种栽培。

【性味功效】酸、涩；有毒。攻毒，消肿，去腐敛疮，止血，杀虫。内服0.03～0.06克，入丸剂。外用适量，研末调敷、磨汁涂或熬膏涂。

【配伍禁忌】

1. 痈肿：常与雄黄、胆矾、硼砂、铜绿、皮硝、草乌、麝香、蟾酥等配伍外用。

2. 痈疽初起：常与冰片配伍外用。

3. 顽固性疮疡：常与朱砂、绿矾等配伍外用。

禁忌：体质虚弱者禁服。

【现代研究与应用】主要成分有藤黄酸、别藤黄酸、新藤磺酸等，具有抗肿瘤、镇静镇痛等作用。

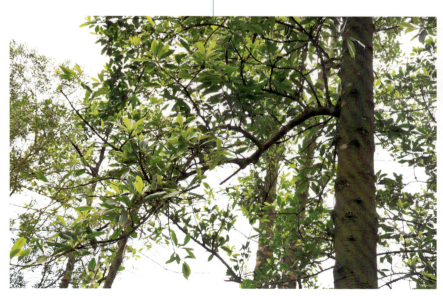

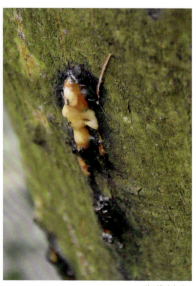

藤黄树脂

金丝桃科

赶山鞭

【药　　名】野金丝桃、女儿茶、小旱莲。

【来　　源】为金丝桃科植物赶山鞭 Hypericum attenuatum Choisy 的全草。

赶山鞭叶背上的腺点

【识别特征】多年生直立草本。上部多分枝。茎圆柱形，两侧有凸起的纵肋各1条，并散生黑色腺点。单叶对生；无柄；叶片卵形、长圆状卵形或卵状长圆形，先端钝，基部渐狭而多少抱茎，两面及边缘散生黑色腺点。花多数，成顶生圆锥状花序或聚伞花序；萼片5，卵形；花瓣5，淡黄色，不等边形旋转状排列，沿表面及边缘有稀疏的黑色腺点。蒴果卵圆形或卵状长椭圆形。花期7—8月；果期9—11月。

【生境分布】生于山坡杂草丛中。分布于我国东北、华北及江苏、安徽、江西、山东、河南、湖北、广东、广西、陕西、甘肃等地。

【性味功效】苦，平。凉血止血，活血，消肿。内服煎汤9～15克。外用适量，鲜品捣敷或干品研粉撒敷。

【配伍禁忌】常单味用治咯血、吐血、子宫出血、风湿关节痛、神经痛、跌打损伤、乳汁缺乏、乳腺炎；外用治创伤出血、痈疖肿毒。

【现代研究与应用】主要成分有金丝桃苷、槲皮素、绿原酸等。

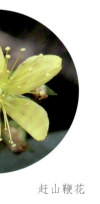

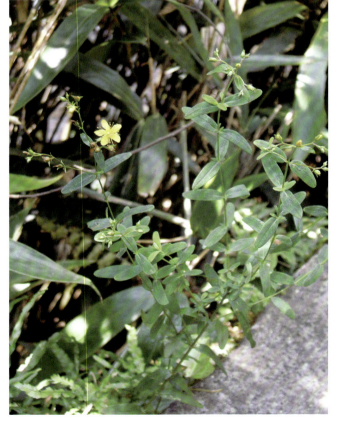

赶山鞭花

地耳草

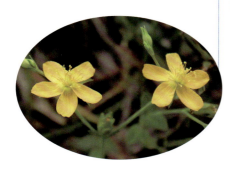

【药　　名】田基黄、斑鸠窝。

【来　　源】为金丝桃科植物地耳草 Hypericum japonicum Thunb. ex Murray 的全草。

【识别特征】一年生小草本。根多须状。茎丛生，直立或斜上，有4棱，基部近节处生细根。单叶对生；无叶柄；叶片卵形或广卵形，先端钝，基部抱茎，全缘。聚伞花序顶生而成叉状分枝；花小，花梗线状；萼片5，披针形或椭圆形；花瓣5，黄色，卵状长椭圆形。蒴果椭圆形，成熟时开裂为3果瓣，外围近等长的宿萼。种子多数。花期5~6月；果期9—10月。

【生境分布】生于丘陵、山坡、村旁、山野等处。全国各地有栽培。

【性味功效】甘、微苦，凉。清热利湿，解毒，散瘀消肿，止痛。内服煎汤15~30克，鲜品30~60克。外用适量，捣烂外敷，或煎水洗。

【配伍禁忌】

1. 肝炎：常与凤尾草、红枣等配伍使用。

2. 急性黄疸型肝炎：常与金钱草、蒲公英、板蓝根等配伍使用。

3. 产后瘀血腹痛：常与炒山楂、红花、川芎、炮姜等配伍使用。

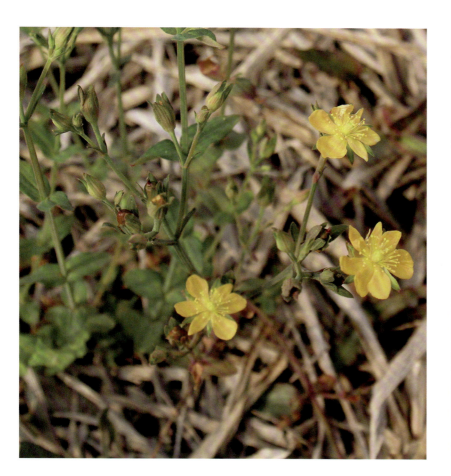

【现代研究与应用】主要成分有槲皮苷、异槲皮苷、田基黄灵素、绵马酸、田基黄绵马素、地耳草素等，具有抗菌、抗疟、利尿、利胆、抗蛇毒等作用。中药材田基黄是中成药田基黄注射液的重要组成药物。

金丝桃

【药　　名】土连翘、五心花、金丝海棠。

【来　　源】为金丝桃科植物金丝桃 *Hypericum monogynum* L.的全株。

【识别特征】半常绿小灌木。全株多分枝，小枝圆柱形，红褐色。单叶对生；无叶柄；叶片长椭圆状披针形，先端钝尖，基部楔形或渐狭而稍抱茎，全缘，上面绿色，下面粉绿色，密生透明小点。花两性，单生或成聚伞花序生于枝顶；小苞片披针形；萼片5，卵形至椭圆状卵形；花瓣5，鲜黄色，宽倒卵形。蒴果卵圆形。种子多数，无翅。花期6—7月；果期8月。

【生境分布】生于山麓、路边及沟旁，广泛栽培。分布于河北、江苏、安徽、福建、江西、山东、河南、湖北、湖南、广东、广西、四川、贵州、陕西、台湾等地。

【性味功效】苦，凉。清热解毒，活血，祛风。内服煎汤15～30克。外用鲜根或鲜叶适量，捣敷。

【配伍禁忌】

1. 黄疸型肝炎、肝脾肿大：常与地耳草、虎杖配伍使用。
2. 跌打损伤肿痛：常与土牛膝、香附子、接骨木、栀子等配伍外用。

【其他功用】果实（金丝桃果）可润肺止咳。

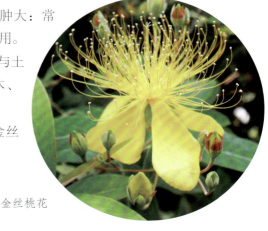

金丝桃花

【现代研究与应用】主要成分有双蒽酮衍生物、黄烷酮醇类、黄酮及黄酮醇类、酮类、香豆素类、酚酸类、间苯三酚衍生物、挥发油类、正烷烃、正烷醇、植物甾醇等、双蒽酮类、类黄酮类及间苯三酚类等。

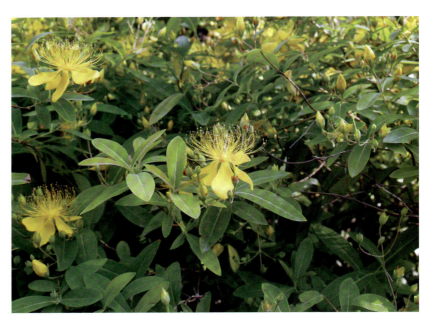

贯叶连翘

【药　　名】过路黄、千层楼、小刘寄奴。

【来　　源】为金丝桃科植物贯叶连翘 *Hyperlcurn perforatum* L. 的叶。

【识别特征】多年生草本。茎直立，分枝多。单叶互生；叶无柄；叶片较密，椭圆形至条形，先端钝，基部微抱茎，全缘，密被透明腺点。聚伞花序顶生；花较大，黄色；萼片5，披针形。蒴果长圆形。花期6—7月；果期8—9月。

【生境分布】生于山坡路旁或杂草丛中。分布于河北、陕西、甘肃、新疆、山东、江苏、江西、河南、湖北、湖南、四川、贵州等地。

【性味功效】苦、涩，平。收敛止血，调经通乳，清热解毒，利湿。内服煎汤9～15克。外用适量，鲜品捣敷。

【配伍禁忌】

1. 吐血、崩漏下血：常与墨旱莲、蒲黄炭配伍使用。

2. 肠风出血：常与炒槐花、地瓜藤根、棕树根等配伍使用。

3. 血滞痛经：常与元宝草、当归、香附、鸡血藤等配伍使用。

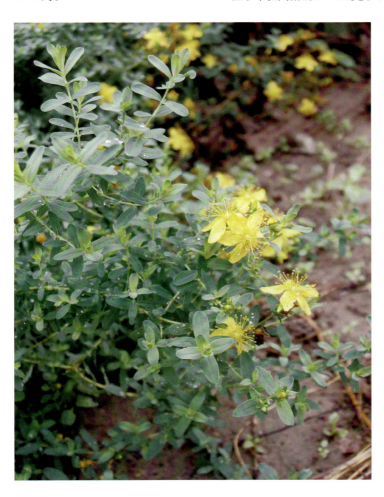

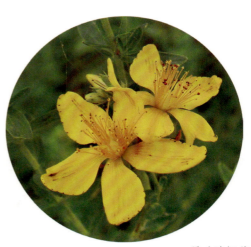

贯叶连翘花

【现代研究与应用】主要成分有槲皮素、甲基橙皮苷、金丝桃属素、芦丁、金丝桃苷等，具有抗微生物、抗寄生虫、阵痛等作用。

元宝草

【药　　名】相思、穿心箭、宝塔草。

【来　　源】为金丝桃科植物元宝草 *Hypericum sampsonii* Hance 的全草。

【识别特征】多年生草本。茎单生，直立，圆柱形，基部木质化，上部具分枝。单叶对生；叶片长椭圆状披针形，先端钝，基部完全合生为一体，茎贯穿其中心，两端略向上斜，呈元宝状，两面均散生黑色斑点及透明油点。二歧聚伞花序顶生或腋生；花小，萼片5；花瓣5，黄色。蒴果卵圆形。种子多数，细小，淡褐色。花期6—7月；果期8—9月。

【生境分布】生于山坡草丛中或旷野路旁阴湿处。分布于长江流域以南各地及台湾。

【性味功效】苦、辛，寒。凉血止血，清热解毒，活血调经，祛风通络。内服煎汤9～15克，鲜品30～60克。外用适量，鲜品捣烂或干品研末敷患处。

【配伍禁忌】

1. 吐血、衄血：常与金银花等配伍使用。
2. 肺结核咯血：常与百部、仙鹤草、紫金牛、勾儿茶等配伍使用。
3. 慢性咽喉炎、音哑：常与光叶水苏、筋骨草、玄参等配伍使用。

禁忌：无瘀滞者及孕妇禁服。

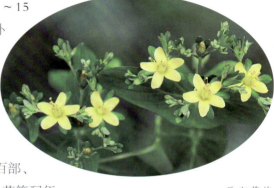

元宝草花

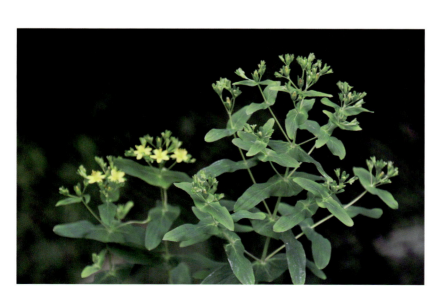

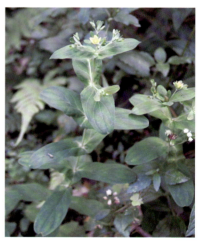

【现代研究与应用】主要含二十八烷醇、三十烷酸、豆甾醇、苯甲酸、没食子酸、槲皮素等成分。

椴树科

田 麻

【药 名】黄花喉草、白喉草。

【来 源】为椴树科植物田麻 *Corchoropsis tomentosa* (Thunb.) Makino 的全草。

【识别特征】一年生草本，分枝有短柔毛。单叶互生；叶卵形或狭卵形，边缘有钝牙齿，两面均密生短柔毛，基出脉3条；托叶钻形，脱落。花有细柄，单生于叶腋；萼片5，狭窄披针形；花瓣5片，黄色，倒卵形。蒴果角状圆筒形，被柔毛。果期秋季。

【生境分布】生于丘陵、山坡、多石处。分布于东北、华北、华东、中南及西南等地。

【性味功效】苦，凉。清热利湿，解毒止血。内服煎汤9～15克。外用适量，鲜品捣烂敷患处。

【配伍禁忌】

1. 疳积、痈疔肿痛：单味水煎服。
2. 外伤出血：鲜品捣烂敷患处。

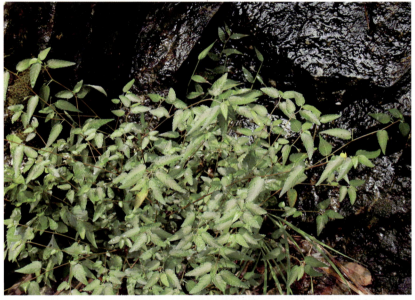

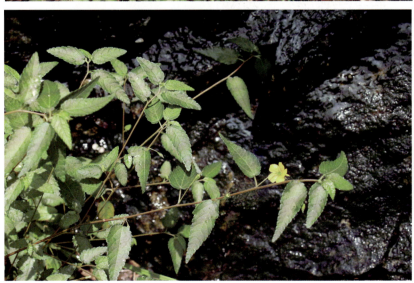

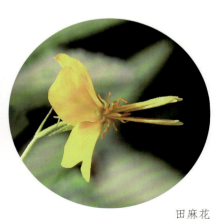

田麻花

扁担杆

【药　　名】娃娃拳、月亮皮、葛荆麻。

【来　　源】为椴树科植物扁担杆 *Grewia biloba* G. Don 的全株。

【识别特征】灌木或小乔木。多分枝，嫩枝被粗毛。叶互生，叶柄被粗毛；叶薄革质，椭圆形或倒卵状椭圆形，先端锐尖，基部楔形或钝，基出脉3条，两侧脉上行过半，中脉有侧脉3～5对，边缘有细锯齿；托叶钻形。聚伞花序腋生，多花；苞片钻形；萼片狭长圆形；花瓣绿白色。核果红色。花期5—7月。

【生境分布】生于丘陵或低山路边草地、灌丛或疏林中。分布于华南、西南、华东等地。

【性味功效】甘、苦，温。健脾益气，祛风除湿，固精止带。内服煎汤9～15克。

【配伍禁忌】

1. 脾虚食少、小儿疳积：常与鸡矢藤、广陈皮等配伍使用。

2. 风湿性关节炎：根泡酒服用。

3. 白带：常与紫茉莉根、白鸡冠花、刺萝卜等配伍使用。

4. 血崩、胎漏：常与算盘子根配伍使用。

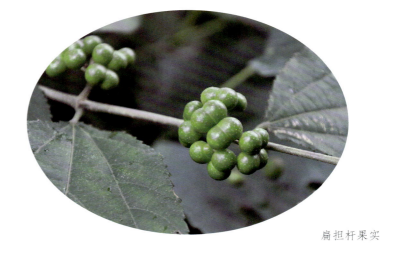

扁担杆果实

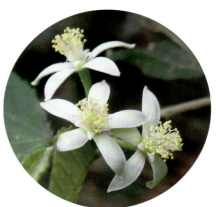

扁担杆花

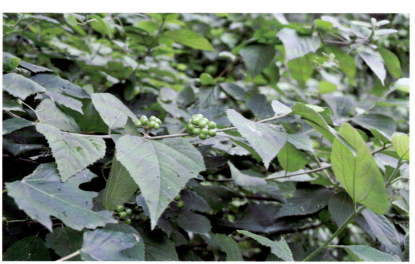

【现代研究与应用】主要成分有槲皮素、甾醇类、木栓醇、儿茶素等成分，具有抗菌消炎、镇痛及抗肿瘤的作用。

破布叶

【药　　名】破布叶、布渣叶。

【来　　源】为椴树科植物破布叶 *Microcos paniculata* L. 的叶。

【识别特征】灌木或小乔木。树皮粗糙，嫩枝有毛。单叶互生；托叶线状披针形；叶薄革质，卵状长圆形，先端渐尖，基部圆形；三出脉，两侧脉上行超过叶片中部，边缘有细锯齿。圆锥花序顶生，被柔毛；苞片披针形；花柄短小；萼片长圆形；花瓣长圆形。核果近球形或倒卵形；果柄短。花期6—7月；果期冬季。

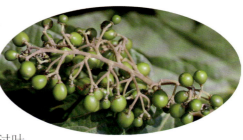

破布叶果

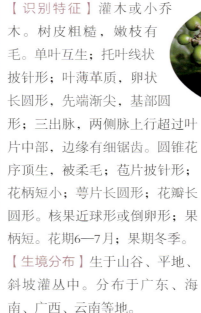

破布叶花

【生境分布】生于山谷、平地、斜坡灌丛中。分布于广东、海南、广西、云南等地。

【性味功效】酸、淡，平。清热利湿，健胃消滞。内服煎汤15～30克，鲜品30～60克。

【配伍禁忌】

1. 感冒、消化不良：常与番石榴叶、辣蓼等配伍使用。
2. 黄疸：常与田基黄、茵陈等配伍使用。
3. 热滞腹痛：常与鸭脚木皮、黄牛木皮、路兜簕根、岗梅根等配伍使用。

【现代研究与应用】主要成分有倍半萜类化合物、有机酸类、黄酮苷元类、黄酮碳苷类、黄酮氧苷类等，具有解热、促消化、降酶退黄、抗炎、镇痛等作用。中药材布渣叶是中成药胃肠宁、十味溪黄草颗粒及多种凉茶如广东凉茶、王老吉凉茶、廿四味凉茶、甘和茶、仙草爽凉茶等制剂的重要组成药物。

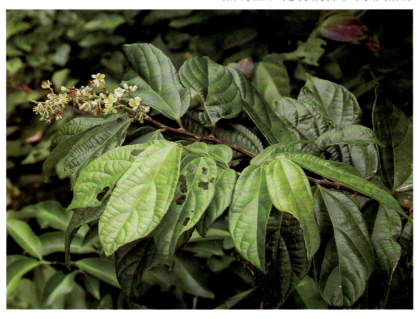

刺蒴麻

【药　　名】黄花地桃花、黄花虱麻头。

【来　　源】为椴树科植物刺蒴麻 *Triumfetta rhomboidea* Jacq. 的根或全草。

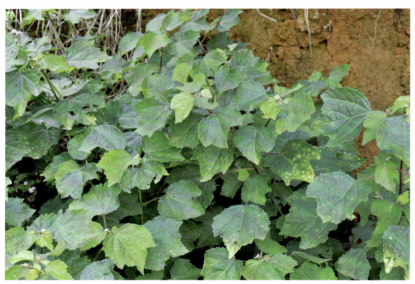

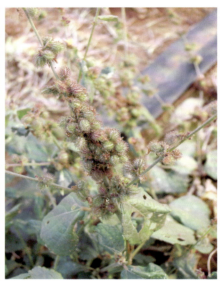

刺蒴麻果

【识别特征】亚灌木。嫩枝被灰褐色短茸毛。叶互生；叶纸质，生于茎下部的阔卵圆形，先端常3裂，基部圆形；生于上部的长圆形；两面有毛，基出脉3～5条，两侧脉直达裂片尖端，边缘有不规则的粗锯齿。聚伞花序数枝腋生，花序柄及花柄均极短；萼片狭长圆形；花瓣黄色。果球形，不开裂，被灰黄色柔毛，具勾针刺，有种子2～6颗。花期夏、秋季。

【生境分布】生于林边灌丛中。分布于福建、广东、广西、云南、海南、台湾等地。

【性味功效】苦，微寒。清热利湿，通淋化石。内服煎汤15～30克。外用适量，鲜叶捣烂敷患处。

【配伍禁忌】

1. 风热感冒：常与鬼针草、金丝草、鸭脚木配伍使用。
2. 泌尿系结石：常与金钱草、车前草等配伍使用。

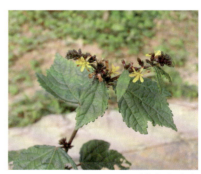

刺蒴麻花枝

【现代研究与应用】主要成分为2,6-二甲氧基对苯醌，具有抑菌作用。

梧桐科

昂天莲

【药　　名】鬼棉花、仰天盅、水麻。

【来　　源】为梧桐科植物昂天莲 Ambroma augusta (L.) L.f. 的根。

【识别特征】灌木。小枝幼时密被茸毛。叶互生；叶心形或卵状心形，有时为3~5浅裂，顶端急尖或渐尖，基部心形或斜心形，上面无毛，下面密被短茸毛，基生脉3~7条，叶脉在两面均凸出；托叶条形，脱落。聚伞花序有花1~5朵；花红紫色，萼片5，近基部连合，披针形，两面均密被短柔毛；花瓣5，红紫色，匙形。蒴果膜质，倒圆锥形，被星状毛，具5纵翅，边缘有长绒毛，顶端截形；种子多数，矩圆形，黑色。花期春、夏季。

【生境分布】生于山谷沟边或林缘。分布于广东、广西、云南、贵州。

【性味功效】微苦、辛，平。通经活血，消肿止痛。内服煎汤9~15克。外用适量，捣烂或浸酒搽患处。

【配伍禁忌】跌打肿痛：鲜品捣烂外敷。

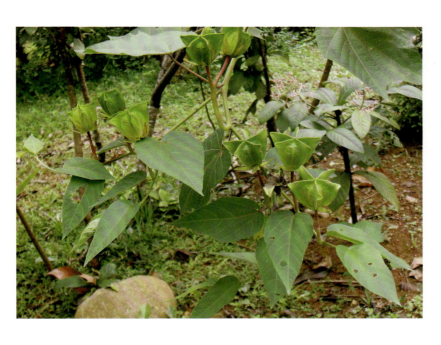

昂天莲果

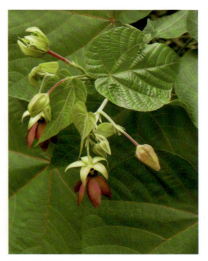

昂天莲花枝

【现代研究与应用】主要成分有马斯里酸、原儿茶酸、香草酸及咖啡酸等，具有祛风、镇痛的作用。

刺果藤

【药　　名】大胶藤。

【来　　源】为梧桐科植物刺果藤 *Byttneria aspera* Colebr. ex Wall. 的根及茎。

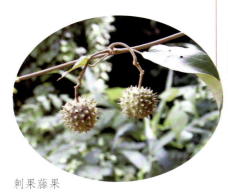

刺果藤果

【识别特征】木质大藤本。小枝的幼嫩部分略被短柔毛。叶互生，叶柄被毛；叶宽卵形、心形或近圆形，顶端钝或急尖，基部心形，上面几无毛，下面被白色短柔毛，基生脉5条。聚伞花序顶生或腋生；花小，淡黄白色，内面略带紫红色；萼片卵形，被短柔毛，顶端急尖；花瓣与萼片互生，顶端2裂并有长条形的附属体。蒴果圆球形或卵状圆球形，具短而粗的刺，被短柔毛；种子长圆形，成熟时黑色。花期春、夏季。

【生境分布】生于疏林中或山谷溪旁。分布于广东、广西、云南、海南等地。

【性味功效】微苦、辛，微温。祛风湿，强筋骨。内服煎汤9～15克，鲜品30克。外用适量，鲜品捣烂酒炒外敷患处。

【配伍禁忌】跌打骨折：鲜品捣烂酒炒外敷。

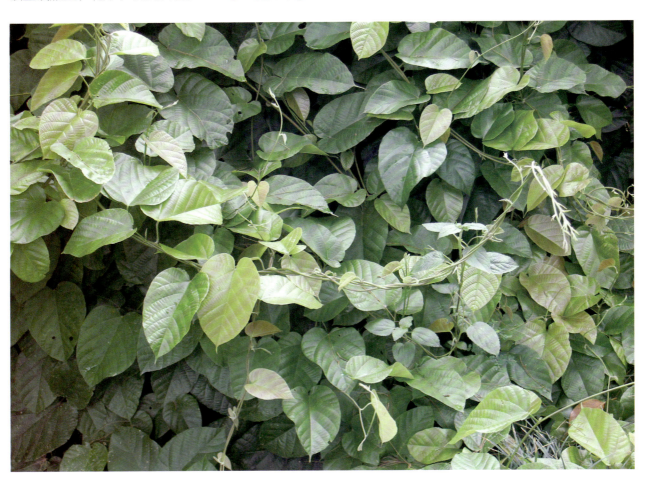

山芝麻

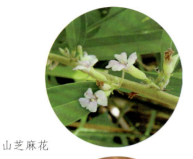
山芝麻花

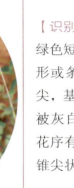
山芝麻果

【药　　名】岗油麻、岗脂麻。

【来　　源】为梧桐科植物山芝麻 *Helicteres angustifolia* L. 的根或全株。

【识别特征】小灌木。小枝被灰绿色短柔毛。叶互生，叶狭矩圆形或条状披针形，顶端钝或急尖，基部圆形，上面无毛，下面被灰白色或淡黄色茸毛。聚伞花序有2至数朵花；花梗通常有锥尖状的小苞片4枚；萼管状，5裂，裂片三角形；花瓣5片，淡红色或紫红色。蒴果卵状矩圆形，顶端急尖，密被茸毛；种子小，褐色。花期6—7月；果期11—12月。

【生境分布】生于山坡、路旁及丘陵地。分布于湖南、江西、广东、广西、云南、福建和台湾。

【性味功效】苦，凉；有毒。清热解毒。内服煎汤9~15克，鲜品30~60克。外用适量，根研粉外敷或酒调敷患处。

【配伍禁忌】

1. 感冒发热：常与青蒿、红花、地桃花等配伍使用。

2. 感冒咳嗽：常与两面针、枇杷叶等配伍使用。

3. 肺结核：常与百部、积雪草等配伍使用。

禁忌：孕妇及虚寒证患者慎服。

【现代研究与应用】主要成分有山芝麻酸甲酯、山芝麻宁酸甲酯、山芝麻宁酸、山芝麻内酯等，具有降低氨基转移酶及抑菌的作用。中药材山芝麻是莲芝消炎片、感冒清片等中成药的重要组成药物。

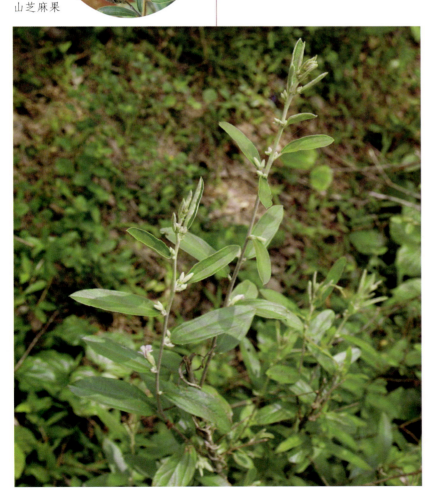

马松子

【药　　名】木达地黄、假络麻、野路葵。

【来　　源】为梧桐科植物马松子 Melonia corchorifolia L. 的茎叶。

【识别特征】亚灌木状草本。多分枝，幼枝与叶柄都有柔毛。叶卵形或披针形，顶端急尖或钝，基部圆形或心形，边缘有不规则细锯齿，背面疏柔毛，5出脉；托叶线形。花无柄，排成密集的顶生或腋生头状花序；花萼钟状，5浅裂，外面有毛；花瓣5片，白色，后变为淡红色。蒴果球形，有5棱，密生长柔毛，成熟时开裂；种子灰褐色，粗糙。花期夏季。

【生境分布】生于山坡、田野或低丘陵旷野路旁、草丛中。长江以南各省区及山东均有分布。

【性味功效】辛、苦，温。清热利湿，止痒。内服煎汤10～30克。外用适量，煎水洗或研末敷患处。

【配伍禁忌】民间习用治皮肤瘙痒、癣症、隐疹、湿疮、湿疹、阴部湿痒等症。

马松子果

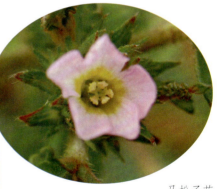

马松子花

【现代研究与应用】主要成分有蛇婆子碱、马松子环肽碱、欧鼠李叶碱、欧鼠李碱、马松子碱及6-甲氧基-3-丙烯基-2-吡啶羧酸、无羁萜、无羁萜醇、β-香树脂醇、三十四醇、马松子苷等。

翻白叶树

【药　　名】半枫荷根、枫荷桂、白背枫。

【来　　源】为梧桐科植物翻白叶树 *Pterospermum heterophyllum* Hance 的根。

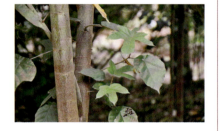

【识别特征】乔木。树皮灰色或灰褐色，小枝被黄褐色短柔毛。叶互生，叶柄被毛；二形，生于幼树或萌蘖枝上的叶盾形，掌状3~5裂，基部截形，上面几无毛，下面密被黄褐色星状短柔毛；生于成长的树上的叶矩圆形至卵状矩圆形，顶端钝、急尖或渐尖，基部钝、截形或斜心形，下面密被黄褐色短柔毛。花单生或2~4朵组成腋生的聚伞花序；小苞片鳞片状，紧靠萼；花青白色；萼片5，条形，两面均被柔毛；花瓣5，倒披针形。蒴果木质，矩圆状卵形，被黄褐色绒毛，顶端钝，基部渐狭，果柄粗壮；种子具膜质翅。花期秋季。

【生境分布】生于山野间。分布于广东、广西、福建、海南等地。

【性味功效】辛、甘，微温。祛风除湿，活血通络。内服煎汤9~15克。

【配伍禁忌】风湿关节痛：常与枫荷梨根配伍使用。

【其他功用】叶（半枫荷叶）可活血止血。

【现代研究与应用】主要成分有东莨菪素、山奈酚、齐墩果酸、鞣酸、谷甾醇和硬脂酸等，具有抗炎的作用。

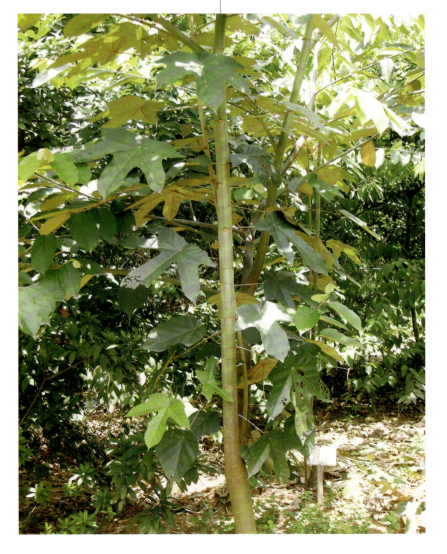

胖大海

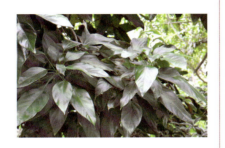

【药　　名】安南子、大洞果、胡大海。

【来　　源】为梧桐科植物胖大海 *Sterculia lychnophora* Hance 的种子。

胖大海果

【现代研究与应用】主要成分有半乳糖醛酸、阿拉伯糖、半乳糖乙酸、半乳糖、胖大海素、西黄蓍胶粘素等，具有泻下、降压、利尿和镇痛的作用。中药材胖大海是健民咽喉片、清喉利咽颗粒等制剂的重要组成药物。

【识别特征】落叶乔木。树皮粗糙，有细条纹。单叶互生；叶片革质，卵形或椭圆状披针形，通常3裂，全缘，光滑无毛。圆锥花序顶生或腋生，花杂性同株；花萼钟状，深裂，裂片披针形，外面被柔毛。蓇葖果1～5个，着生于果梗，船形，内含1颗种子。种子椭圆形或长圆形，深褐色，表面疏被粗皱纹。果期4—6月。

【生境分布】广东、海南、云南有引种栽培。

【性味功效】甘，寒。清热润肺，利咽解毒，润肠通便。内服煎汤2～3枚。

【配伍禁忌】

1. 咽喉燥痛、牙龈肿痛：常与甘草配伍使用。

2. 肺热暗哑：常与金银花、麦冬、蝉蜕配伍使用。

3. 慢性咽炎：常与菊花、甘草配伍使用。

4. 便血：开水泡发，去核，加冰糖调服。

禁忌：脾胃虚寒泄泻者慎服。

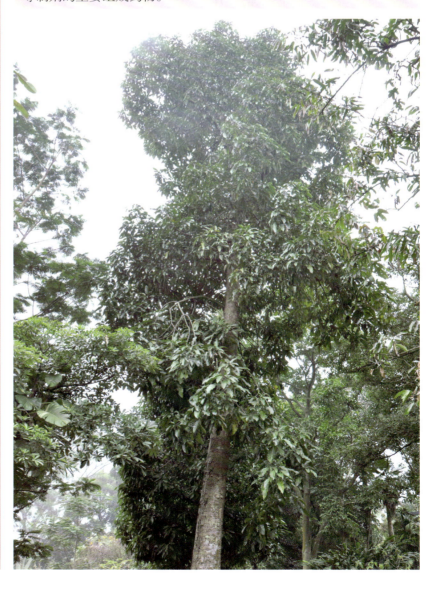

苹婆

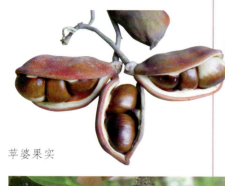

苹婆果实

【药　　名】凤眼果、七姐果。

【来　　源】为梧桐科植物苹婆 *Sterculia nobilis* Sm. 的种子。

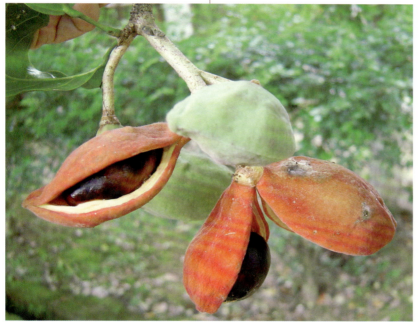

苹婆果实

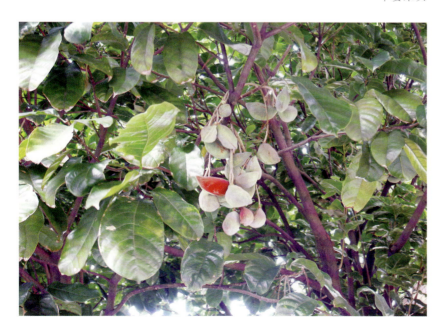

【识别特征】乔木。树皮褐黑色。叶互生；叶薄革质，矩圆形或椭圆形，顶端急尖或钝，基部浑圆或钝，两面均无毛；托叶早落。圆锥花序顶生或腋生，柔弱且披散；萼初时乳白色，后转为淡红色，钟状，5裂，裂片条状披针形，先端渐尖且向内曲，在顶端互相黏合；雄花较多；雌花较少，略大。蓇葖果鲜红色，厚革质，矩圆状卵形，顶端有喙，每果内有种子1～4个；种子椭圆形或矩圆形，黑褐色。花期4—5月。

【生境分布】生于山坡林内或灌丛中。分布于广东、广西、福建、云南和台湾。

【性味功效】甘，平。和胃消食，解毒杀虫。内服煎汤6～8枚。

【配伍禁忌】

1. 蛔虫：常与牵牛子配伍使用。
2. 疝痛：适量酒煎服。

禁忌：脾虚便泄者禁服。

【其他功用】根（凤眼果根）可治胃溃疡；树皮（凤眼果树皮）可下气平喘；果壳（凤眼果壳）可止痢。

可可

【药　　名】可可豆。

【来　　源】为梧桐科植物可可 *Theobroma cacao* L. 的种子。

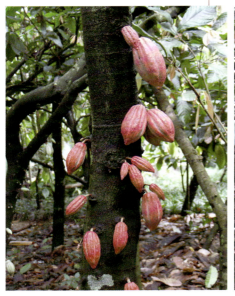
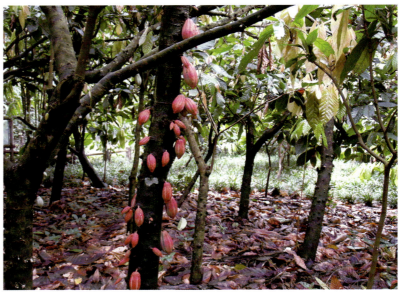

可可果实

【识别特征】常绿乔木。树皮厚，暗灰褐色；嫩枝褐色，被短柔毛。叶具短柄，卵状长椭圆形至倒卵状长椭圆形，顶端长渐尖，基部圆形、近心形或钝，两面均无毛或在叶脉上略有稀疏的星状短柔毛；托叶条形，早落。花排成聚伞花序；萼粉红色，萼片5，长披针形，宿存；花瓣5，淡黄色，下部盔状并急狭窄而反卷，顶端急尖。核果椭圆形或长椭圆形，表面有10条纵沟，初为淡绿色，后变为深黄色或近于红色；果皮厚，肉质；种子卵形。花期几乎全年。

【生境分布】海南、广东、云南有引种栽培。

【性味功效】甘，平。温阳，利尿，提神。

【配伍禁忌】民间习以单味用治结核病、贫血、头痛、胃肠不适、肾结石、性冷漠等症。

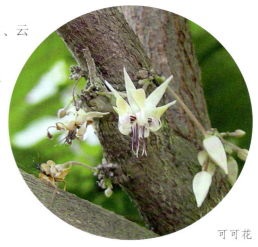

可可花

【现代研究与应用】主要成分有生物碱、多酚、氨基酸、高热量脂肪、蛋白质以及膳食纤维等，具有保肝、抗氧化、促进血管舒张、防止牙龈结石和蛀牙的作用。

蛇婆子

【药　　名】和他草、满地毯、草梧桐。

【来　　源】为梧桐科植物蛇婆子 Waltheria indica L. 的根和茎。

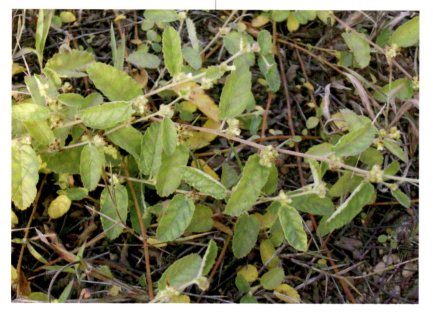

【识别特征】略直立或匍匐状半灌木。多分枝，小枝密被短柔毛。叶互生；叶片卵形或长椭圆状卵形，顶端钝，基部圆形或浅心形，边缘有小齿，两面均密被短柔毛。聚伞花序腋生，头状，近于无轴；小苞片狭披针形；萼筒状，5裂，裂片三角形，远比萼筒长；花瓣5，淡黄色。蒴果小，二瓣裂，倒卵形，被毛，为宿存的萼所包围，内有种子1个；种子倒卵形。花期夏、秋季。

【生境分布】生于向阳山坡或丘陵。分布于台湾、福建、广东、广西、海南、云南等地。

【性味功效】辛、微甘，微寒。祛风利湿，清热解毒。内服煎汤10～30克。外用适量，捣烂敷患处。

【配伍禁忌】

1. 多发性脓肿：常与鸡眼草、三桠苦等配伍使用。

2. 跌打损伤：常与南蛇藤、白花丹等配伍使用。

3. 风湿关节痛：单味水煎服。

蛇婆子花

蛇婆子叶背特征

【现代研究与应用】主要成分为肽类生物碱，具有降温、镇痛、美白的作用。

木棉科

木 棉

【药　　名】斑枝花、琼枝。

【来　　源】为木棉科植物木棉Bombax malabaricum DC.的花。

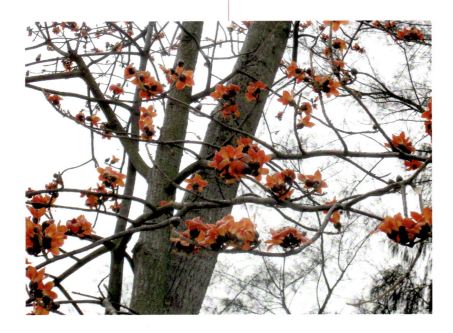

【识别特征】落叶大乔木。树皮灰白色，树干通常有圆锥状的粗刺；分枝平展。掌状复叶，小叶5～7片，长圆形至长圆状披针形，顶端渐尖，基部阔或渐狭，全缘；托叶小。花单生枝顶叶腋，红色或橙红色；萼杯状，外面无毛，内面密被淡黄色短绢毛，萼齿3～5，半圆形，花瓣肉质，倒卵状长圆形，两面被柔毛。蒴果长圆形，木质，密被灰白色长柔毛；种子多数，倒卵形，黑色。花期春季；果期夏季。

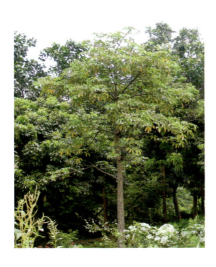

【生境分布】生于干热河谷、稀树草原、雨林沟谷、低山及路旁。分布于华南、西南及江西、福建、台湾等地。

【性味功效】甘、淡、凉。清热利湿，解毒，止血。内服煎汤9～15克；或研末服。

【配伍禁忌】

1．湿热腹泻、痢疾：常与凤尾草配伍使用。

2．细菌性痢疾、急慢性胃肠炎：鲜品水煎服。

【其他功用】根（木棉根）可祛风除湿，清热解毒，散结止痛；树皮（木棉皮）可清热解毒，散瘀止血。

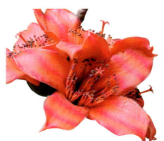

木棉花

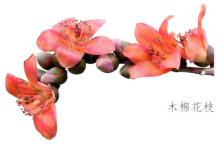

木棉花枝

【现代研究与应用】主要成分有木棉胶、鞣质、没食子酸等，具有保肝、抗炎的作用。

锦葵科

黄葵

【药　名】罗裙博、假三蒁。

【来　源】为锦葵科植物黄葵 Abelmoschus moschatus (L.) Medic. 的全株。

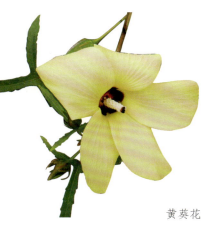

黄葵果

【识别特征】一年生或二年生草本，被粗毛。叶互生，叶柄疏被硬毛，托叶线形；叶通常掌状5～7深裂，裂片披针形至三角形，边缘具不规则锯齿，基部心形，两面均疏被硬毛。花单生于叶腋间，花梗被硬毛；小苞片8～10，线形；花萼佛焰苞状，5裂，常早落；花黄色，内面基部暗紫色。蒴果长圆形，顶端尖，被黄色长硬毛；种子肾形，具麝香味。花期6—10月。

【生境分布】生于平原、山谷、溪涧旁或山坡灌丛中。分布于台湾、广东、广西、江西、湖南和云南等地。

【性味功效】微甘，寒。清热解毒，下乳通便。内服煎汤9～15克。外用适量，叶敷患处；花浸油外搽患处。

【配伍禁忌】

1. 疮痈：常与槟榔、木香、黄连配伍使用。
2. 难产：单味药酒送服。

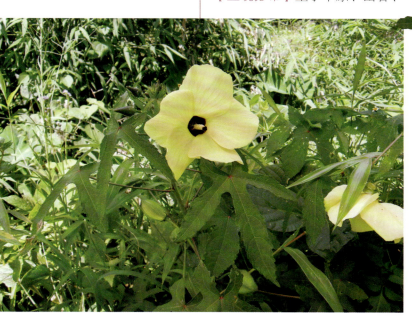

黄葵花

【现代研究与应用】主要成分有甾醇类、磷脂类、黄酮类、β-谷甾醇、杨梅树皮素等，具有抗菌、杀虫的作用。

箭叶秋葵

【药　　名】五指山参、小红芙蓉、铜皮。
【来　　源】为锦葵科植物箭叶秋葵 Abelmoschus sagittifolius (Kurz) Merr. 的根。

【识别特征】多年生草本。具萝卜状肉质根，小枝被糙硬长毛。叶形多样，下部的叶卵形，中部以上的叶卵状戟形、箭形至掌状3～5浅裂或深裂，裂片阔卵形至阔披针形，先端钝，基部心形或戟形，边缘具锯齿或缺刻，两面被毛；叶柄疏被长硬毛。花单生于叶腋，花梗纤细，密被糙硬毛；小苞片6～12，线形，疏被长硬毛；花萼佛焰苞状，先端具5齿，密被细绒毛；花红色或黄色，花瓣倒卵状长圆形。蒴果椭圆形，被刺毛，具短喙；种子肾形。花期5—9月。

【生境分布】生于低丘、草坡、旷地、稀疏松林下或干燥的瘠地。分布于华南及贵州、云南等地。

【性味功效】甘、淡，平。滋阴润肺，和胃。内服煎汤10～15克。外用适量，鲜叶捣烂或干叶研粉调红糖外敷患处。

【配伍禁忌】民间常以单味用治神经衰弱、头晕、胃痛、腰腿痛、腹泻等症。

【其他功用】叶（五指山参叶）可解毒排脓。

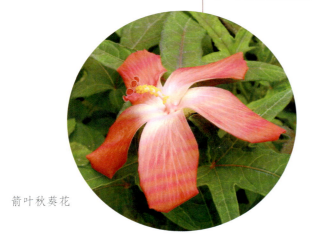

箭叶秋葵花

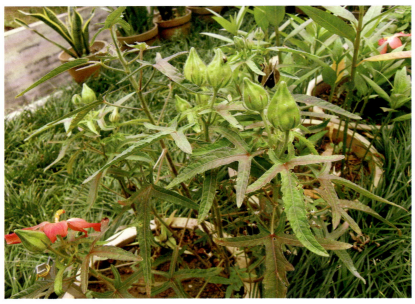

【现代研究与应用】主要成分为金合欢醇乙酸酯、大环内酯、黄葵内酯等。

磨盘草

【药　　名】金花草、半截磨。

【来　　源】为锦葵科植物磨盘草 Abutilon indicum (L.) Sweet 的全草。

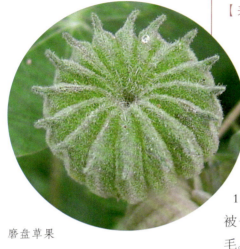

磨盘草果

【识别特征】一年生或多年生直立亚灌木状草本。分枝多，全株均被灰色短柔毛。叶互生，叶柄被灰色毛；托叶钻形，外弯；叶卵圆形或近圆形，先端短尖或渐尖，基部心形，边缘具不规则锯齿。花单生于叶腋，花梗近顶端具节；花萼盘状，绿色，裂片5，宽卵形；花黄色，花瓣5。果为倒圆形，似磨盘，黑色，分果爿15～20，先端截形，具短芒，被长硬毛；种子肾形，被疏柔毛。花期7—10月。

【生境分布】生于平原、海边、砂地、旷野、山坡、河谷及路旁。分布于台湾、福建、广东、广西、贵州和云南等地。

【性味功效】甘、淡，凉。疏风清热，化痰止咳，消肿解毒。内服煎汤30～60克。外用适量，捣烂敷或煎水熏洗患处。

【配伍禁忌】

1. 中耳炎：常与苍耳根、墨鱼干配伍使用。

2. 耳痛、耳聋：加瘦肉水炖服。

3. 过敏性荨麻疹：加瘦肉水炖服。

禁忌：孕妇慎服。

【其他功用】根（磨盘草根）可清热利湿，通窍活血；种子（磨盘草子）可通窍，利水，清热解毒。

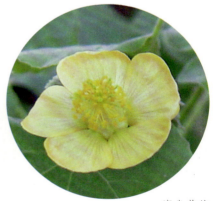

磨盘草花

【现代研究与应用】主要成分有土木香内酯、异土木香内酯、没食子酸、黄酮苷、酚类、氨基酸及有机酸和糖类等，具有降血糖、平喘的作用。

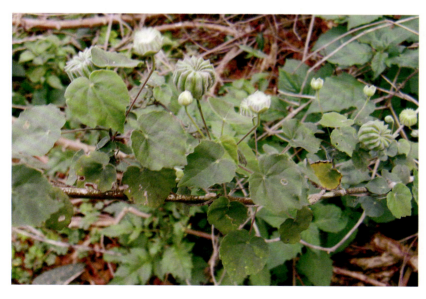

苘 麻

【药　　名】苘麻子、葵子、白麻子。
【来　　源】为锦葵科植物苘麻 *Abutilon theophrasti* Medic. 的种子。

【识别特征】一年生亚灌木状草本。茎枝被柔毛。叶互生，圆心形，先端长渐尖，基部心形，边缘具细圆锯齿，两面均密被柔毛；叶柄被细柔毛，托叶早落。花单生于叶腋，花梗被柔毛，近顶端具节；花萼杯状，密被短绒毛，裂片5，卵形；花黄色，花瓣倒卵形。蒴果半球形，分果爿15～20，被粗毛，顶端具长芒2。种子肾形，褐色，被柔毛。花期7—8月。

【生境分布】生于路旁、荒地和田野间。分布于全国各地，青藏高原除外。

【性味功效】苦，平。清利湿热，解毒消痈，退翳明目。内服煎汤3～9克。

【配伍禁忌】
1. 便秘：苘麻子末加入乳汁使用。
2. 妊娠水肿：常与茯苓配伍使用。

【其他功用】根（苘麻根）可利湿解毒；全株（苘麻）可清热利湿，解毒开窍。

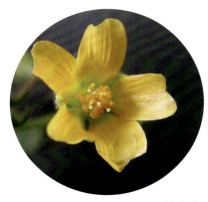

苘麻花

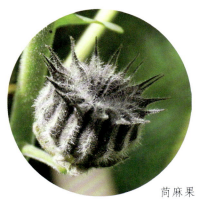

苘麻果

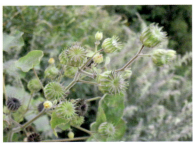

苘麻果枝

【现代研究与应用】主要成分为脂肪油，具有降血糖、平喘的作用。

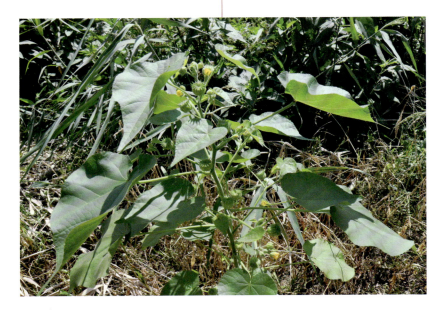

蜀 葵

【药　名】蜀季花、单片花。
【来　源】为锦葵科植物蜀葵 Althaea rosea (L.) Cavan. 的花。

【识别特征】二年生直立草本。茎枝密被刺毛。叶互生，叶柄被长硬毛；托叶卵形，先端具3尖；叶近圆心形，掌状5～7浅裂或波状棱角，裂片三角形或圆形，两面被毛。花腋生，单生或近簇生，排列成总状花序式，具叶状苞片，花梗被长硬毛；小苞片杯状，常6～7裂，裂片卵状披针形，密被粗硬毛，基部合生；萼钟状，5齿裂，裂片卵状三角形，密被粗硬毛；花大，有红、紫、白、粉红、黄和黑紫等色，单瓣或重瓣，花瓣倒卵状三角形，先端凹缺，基部狭。果盘状，被短柔毛，分果爿近圆形，具纵槽。花期2—8月。

【生境分布】全国各地有栽培。

【性味功效】甘、咸，凉。和血止血，解毒散结。内服煎汤3～9克。外用适量，研末调敷或鲜品捣烂敷患处。

【配伍禁忌】

1. 二便不畅：常与麝香配伍使用。
2. 尿路感染：单味水煎服。
3. 月经不调：单味水煎服。

禁忌：孕妇禁服。

【其他功用】根（蜀葵根）可清热利湿，凉血止血，解毒排脓；茎叶（蜀葵苗）可清热利湿，解毒；种子（蜀葵子）可利尿通淋，解毒排脓，润肠。

【现代研究与应用】主要成分有花青素、红色素、葡萄糖、蜀葵苷等，具有镇痛抗炎的作用。

木芙蓉

【药　　名】醉酒芙蓉、拒霜花、山芙蓉。
【来　　源】为锦葵科植物木芙蓉 Hibiscus mutabilis L. 的花。

木芙蓉果

【识别特征】落叶灌木或小乔木。小枝、叶柄、花梗和花萼均密被毛。叶互生；叶片宽卵形至圆卵形或心形，常5～7裂，裂片三角形，先端渐尖，具钝圆锯齿，两面被毛；主脉7～11条；托叶披针形，常早落。花单生于枝端叶腋间，花梗近端具节；小苞片8，线形，密被绵毛，基部合生；萼钟形，裂片5，卵形；花初开时白色或淡红色，后变深红色，花瓣近圆形，外面被毛。蒴果扁球形，被淡黄色刚毛和绵毛，果爿5；种子肾形，背面被长柔毛。花期8—10月。

【生境分布】华东、中南、西南及辽宁、河北、陕西、台湾等地有栽培。

【性味功效】辛、微苦，凉。清热解毒，凉血止血，消肿排脓。内服煎汤9～15克，鲜品30～60克。外用适量，研末调敷或捣烂敷患处。

【配伍禁忌】
1. 痈疽肿毒：常与牡丹皮配伍使用。
2. 虚劳咳嗽：常与鹿衔草、黄糖配伍使用。
3. 子宫出血、肺痈：单味水煎服。

禁忌：虚寒患者及孕妇禁服。

【其他功用】根（芙蓉根）可清热解毒，凉血消肿；叶（芙蓉叶）可清肺凉血，解毒消肿。

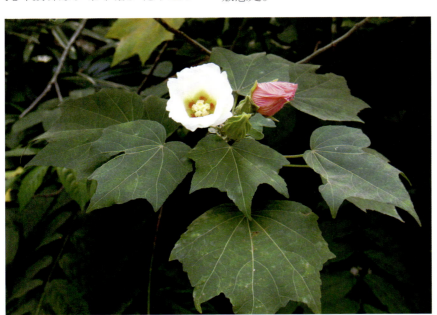

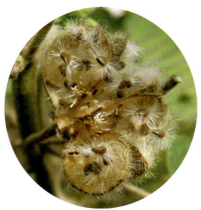

木芙蓉种子

【现代研究与应用】主要成分为黄酮类及甾醇类，具有抗炎、抑菌的作用。

朱 槿

【药　　名】扶桑花、公鸡花、贼头花。

【来　　源】为锦葵科植物朱槿 *Hibiscus rosa-sinensis* L. 的花。

【识别特征】常绿灌木。小枝圆柱形。叶互生，叶柄上面被长柔毛；托叶线形，被毛；叶阔卵形或狭卵形，先端渐尖，基部圆形或楔形，边缘具粗齿或缺刻。花单生于上部叶腋间，常下垂，花梗近端有节；小苞片6～7，线形，基部合生；萼钟形，被柔毛，裂片5，卵形至披针形；花冠漏斗形，玫瑰红色或淡红、淡黄等色，花瓣倒卵形。蒴果卵形，平滑无毛，有喙。花期全年。

【生境分布】分布于我国大部分地区。广东、云南、台湾、福建、广西、四川等地有栽培。

【性味功效】甘、淡，平。清肺凉血，化湿解毒。内服煎汤15～30克。外用适量，捣烂敷患处。

【配伍禁忌】

1. 痈疽、腮肿：常与白芙蓉叶、牛蒡叶配伍使用。
2. 咯血：常与猪肺煲汤使用。

【其他功用】根（扶桑根）可调经，利湿解毒；叶（扶桑叶）可清热利湿，解毒。

【现代研究与应用】主要成分有槲皮素、矢车菊素、甾醇类及环肽生物碱，具有降压、抗生育抑制平滑肌的作用。

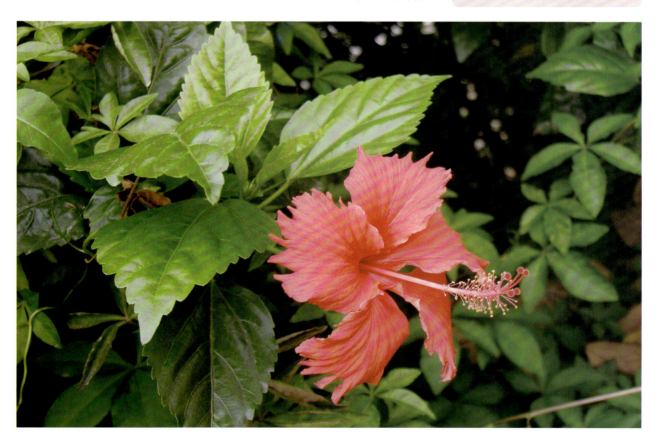

木 槿

【药　　名】木槿花、白槿花、白玉花。
【来　　源】为锦葵科植物木槿 Hibiscus syriacus L. 的花。

【识别特征】落叶灌木。小枝密被黄色绒毛。叶互生，叶柄上面被星状柔毛；托叶线形，疏被柔毛；叶菱形至三角状卵形，具深浅不同的3裂或不裂，先端钝，基部楔形，边缘具不整齐齿缺。花单生于枝端叶腋间，花梗被短绒毛；小苞片6～8，线形，密被绒毛；花萼钟形，密被绒毛，裂片5，三角形；花钟形，淡紫色，花瓣倒卵形，外面柔毛。蒴果卵圆形，密被黄色绒毛；种子肾形。花期7—10月。

【生境分布】我国华东、中南、西南及河北、陕西、台湾有栽培。

【性味功效】苦、甘，凉。清热利湿，凉血解毒。内服煎汤3～9克。外用适量，研粉麻油调搽患处。

【配伍禁忌】
1. 咯血：常与冰糖配伍使用。
2. 痔疮出血：常与槐花炭、地榆炭配伍使用。

【其他功用】根（木槿根）可清热解毒，消痈肿；茎皮或根皮（木槿皮）可清热利湿，杀虫止痒；叶（木槿叶）可清热解毒；果实（木槿子）可清肺化痰，止头痛，解毒。

木槿花

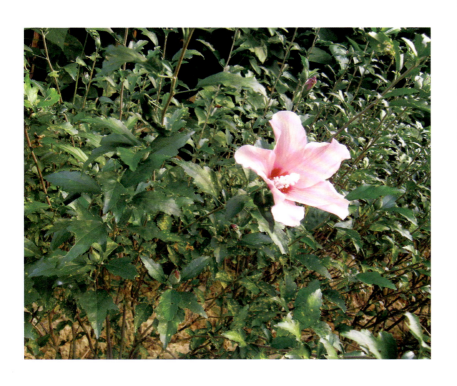

【现代研究与应用】主要成分有肥皂草苷、异牡荆素、反丁烯二酸及胡萝卜素类色素等，具有致敏作用。

野西瓜苗

【药　　名】秃汉头、小秋葵、打瓜花。
【来　　源】为锦葵科植物野西瓜苗 *Hibiscus trionum* L. 的全草或根。

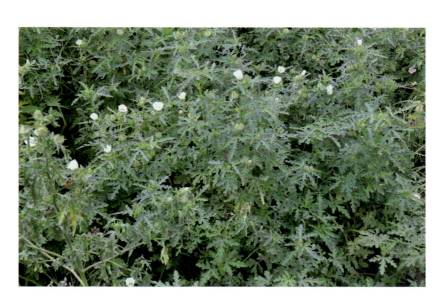

【识别特征】一年生直立或平卧草本。茎柔软，被白色粗毛。叶二型，下部的叶圆形，不分裂，上部的叶掌状3～5深裂，中裂片较长，两侧裂片较短，裂片倒卵形至长圆形，通常羽状全裂，疏被毛；叶柄被毛，托叶线形，被粗硬毛。花单生于叶腋，花梗被毛；小苞片12，线形，被毛，基部合生；花萼钟形，淡绿色，被毛，裂片5，膜质，三角形，具纵向紫色条纹，中部以上合生；花淡黄色，内面基部紫色，花瓣5，倒卵形，外面疏被柔毛。蒴果长圆状球形，被粗硬毛，果爿5，果皮薄，黑色；种子肾形，黑色。花期7—10月。

【生境分布】生于平原、山野、丘陵或田埂。分布于全国各地。

【性味功效】甘，寒。清热解毒，利咽止咳。内服煎汤15～30克。外用适量，全草捣烂或研末调油敷患处。

【配伍禁忌】

1. 伤风感冒、咽痛：常与防风、黄芩、黄柏等配伍使用。
2. 风热咳嗽：常与白糖配伍使用。
3. 腹痛：单味水煎服。

【其他功用】种子（野西瓜苗子）可补肾，润肺。

【现代研究与应用】主要成分有蒽醌类、黄酮类、生物碱等，具有利尿的作用。

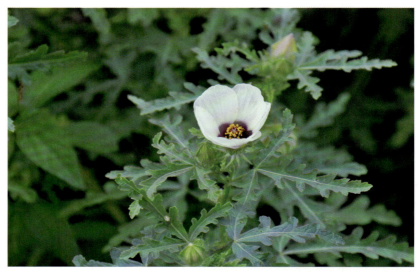

野西瓜苗花枝

冬 葵

【药　　名】冬葵子、葵子、葵菜子。

【来　　源】为锦葵科植物冬葵 *Malva crispa* L. 的果实。

【识别特征】一年生草本。不分枝，茎被柔毛。叶圆形，常5～7裂或角裂，基部心形，裂片三角状圆形，边缘具细锯齿，并极皱缩扭曲；叶柄瘦弱，疏被柔毛。花小，白色，单生或几个簇生于叶腋；小苞片3，披针形，疏被糙伏毛；萼浅杯状，5裂，裂片三角形，疏被柔毛；花瓣5，较萼片略长。果扁球形，分果片11；种子肾形，暗黑色。花期6—9月。

【生境分布】我国西南及河北、甘肃、江西、湖北、湖南等地有种植。

【性味功效】甘，寒。利水通淋，滑肠通便，下乳。内服煎汤6～15克。

【配伍禁忌】

1. 小便涩痛：常与滑石、木通配伍使用。

2. 石淋：常与地龙、牛膝、滑石粉配伍使用。

3. 尿路感染：常与车前子、萹蓄、蒲黄配伍使用。

禁忌：脾虚肠滑者禁服，孕妇慎服。

【其他功用】根（冬葵根）可清热利水，解毒；叶（冬葵叶）可清热利湿，滑肠通乳。

【现代研究与应用】主要成分有中性多糖、酸性多糖及肽聚糖等。

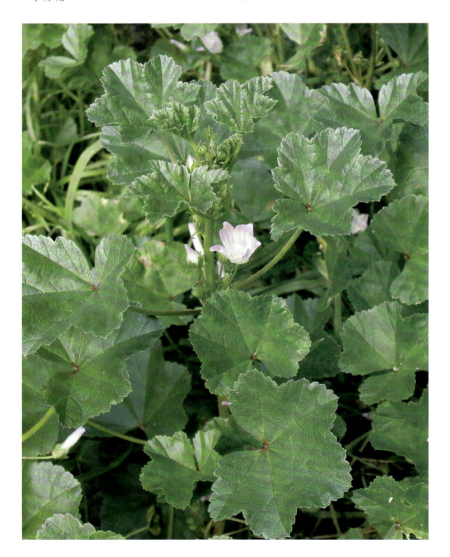

冬葵花

赛 葵

【药　　名】黄花棉、山黄麻、黄花草。

【来　　源】为锦葵科植物赛葵 *Malvastrum coromandelianum* (L.) Gurcke 的全草。

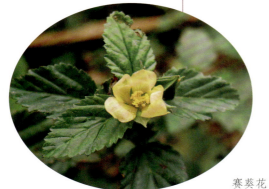

赛葵花

【识别特征】亚灌木状草本。直立，疏被毛。叶互生，叶柄密被长毛，托叶披针形；叶卵状披针形或卵形，先端钝尖，基部宽楔形至圆形，边缘具粗锯齿，两面被毛。花单生于叶腋，花梗被长毛；小苞片线形，疏被长毛；萼浅杯状，5裂，裂片卵形，基部合生，疏被毛；花黄色，花瓣5，倒卵形。分果爿8~12，肾形，疏被柔毛，具2芒刺。

【生境分布】生于干热草坡、路旁等。分布于福建、台湾、广东、海南、广西和云南等地。

【性味功效】微甘，凉。清热利湿，解毒消肿。内服煎汤10~15克，鲜品60~120克。外用适量，鲜品捣烂敷患处。

【配伍禁忌】

1. 急性黄疸型传染性肝炎：常与十大功劳叶配伍使用。
2. 前列腺炎：单味水煎服。
3. 扭伤：常与积雪草、牡荆叶配伍使用。

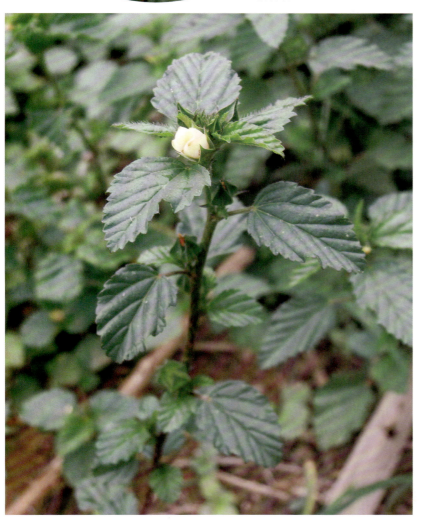

【现代研究与应用】具有降压、解热镇痛及抗炎作用。

白背黄花稔

【药　　名】黄花母、大地丁草、黄仔草。
【来　　源】为锦葵科植物白背黄花稔 Sida rhombifolia L. 的全草。

【识别特征】直立亚灌木。分枝多，枝被绵毛。叶互生，叶柄被柔毛；托叶纤细，刺毛状，与叶柄近等长；叶菱形或长圆状披针形，先端浑圆至短尖，基部宽楔形，边缘具锯齿。花单生于叶腋，花梗密被柔毛，中部以上有节；萼杯形，被星状短绵毛，裂片5，三角形；花黄色，花瓣倒卵形，先端圆，基部狭。果半球形，分果爿8～10，被柔毛，顶端具2短芒。花期秋、冬季。

【生境分布】生于山坡灌丛间、旷野和沟谷两岸。分布于华南、西南及台湾、福建、湖北等地。

【性味功效】甘、辛，凉。清热利湿，解毒消肿。内服煎汤15～30克。外用适量，煎水洗或鲜草捣烂敷患处。

【配伍禁忌】
1. 痢疾、肠炎：常与车前草、辣蓼配伍使用。
2. 黄疸：常与金钱草、三白草配伍使用。
3. 外伤出血：鲜品捣烂外敷。

【其他功用】根（黄花母根）可清热利湿，生肌排脓。

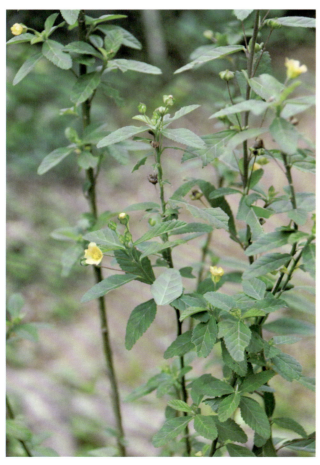

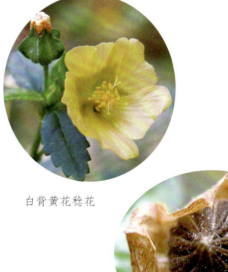

白背黄花稔花

白背黄花稔果实

【现代研究与应用】主要成分有生物碱、氨基酸、脂肪酸、甾醇等，具有祛痰、润滑、抗炎的作用。

地桃花

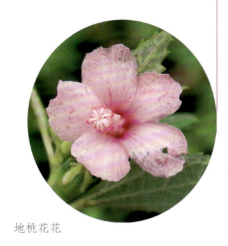

地桃花花

【药　　名】肖梵天花、半边月、刺头婆。

【来　　源】为锦葵科植物地桃花 *Urena lobata* L. 的根或全草。

【识别特征】直立亚灌木状草本。小枝被绒毛。叶互生，叶柄被灰白色毛；托叶线形，早落；茎下部的叶近圆形，先端浅3裂，基部圆形或近心形，边缘具锯齿；中部的叶卵形，上部的叶长圆形至披针形；叶两面被毛。花腋生，单生或稍丛生，淡红色，花梗被绵毛；小苞片5，基部1/3合生；花萼杯状，裂片5，两者均被柔毛；花瓣5，倒卵形，外面被柔毛。果扁球形，分果爿被短柔毛和锚状刺。花期7—10月。

【生境分布】生于干热的空旷地、草坡或疏林下。分布于我国长江以南地区。

【性味功效】甘、辛，凉。祛风利湿，活血消肿，清热解毒。内服煎汤30～60克。全草外用适量，鲜品捣烂敷患处。

【配伍禁忌】

1. 流感、小儿肺炎：常与万年青、陈石灰配伍使用。
2. 风湿痹痛：常与三桠苦、两面针、鸡血藤配伍使用。
3. 痢疾、白带：常与飞扬草配伍使用。

禁忌：脾胃虚寒者禁服。

【现代研究与应用】主要成分有槲皮素、杧果苷，具有抑菌的作用。中药材地桃花是新癀片等中成药的重要组成药物。

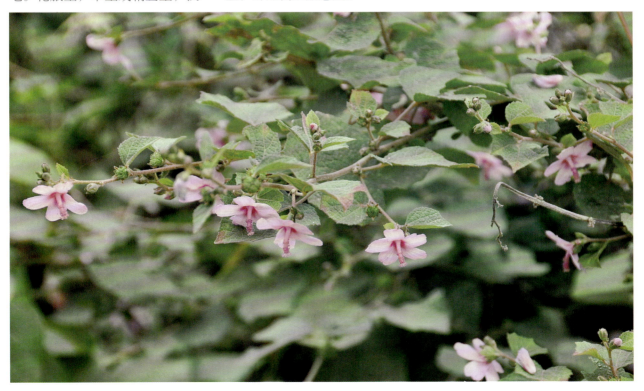

梵天花

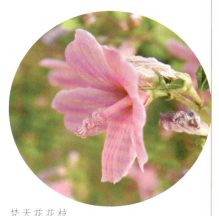
梵天花花枝

【药　　名】狗脚迹、野棉花、小桃花。

【来　　源】为锦葵科植物梵天花 Urena procumbens L. 的全草。

【识别特征】小灌木。枝平铺，小枝被绒毛。叶互生，叶柄被绒毛；托叶钻形，早落；叶下部生的为掌状3~5深裂，裂口深达中部以下，圆形而狭，裂片菱形或倒卵形，呈葫芦状，先端钝，基部圆形至近心形，具锯齿，两面均被短硬毛。花单生或近簇生，小苞片基部1/3处合生，疏被毛；萼短于小苞片或近等长，卵形，尖头，被毛；花冠淡红色。果球形，具刺和长硬毛，刺端有倒钩；种子平滑无毛。花期6—9月。

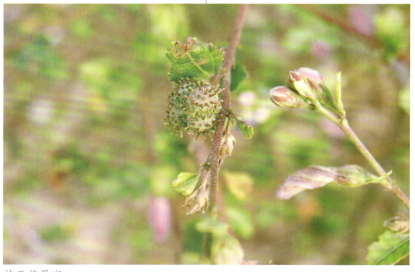
梵天花果实

【生境分布】生于山坡小灌丛中。分布于广东、台湾、福建、广西、江西、湖南、浙江等地。

【性味功效】苦、甘，凉。祛风利湿，清热解毒。内服煎汤9~15克，鲜品15~30克。外用适量，捣烂敷患处。

【配伍禁忌】

1. 痢疾：单味水煎服。
2. 毒蛇咬伤：鲜品捣烂外敷。

禁忌：孕妇禁服。

【其他功用】根（梵天花根）可健脾化湿，活血解毒。

【现代研究与应用】主要成分有黄酮苷、酚类、氨基酸、有机酸等。

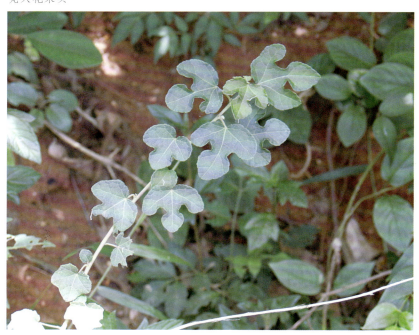

大戟科

红背山麻杆

【药　　名】红背叶、红罗裙、红背娘。

【来　　源】为大戟科植物红背山麻杆 *Alchornea trewioides* (Benth.) Muell. Arg.的叶及根。

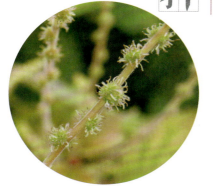

红背山麻杆雌花序

【识别特征】灌木。幼枝被毛。叶互生，小托叶披针形；叶薄纸质，阔卵形，顶端渐尖，基部浅心形，边缘疏生具腺小齿，基部具斑状腺体4个，基出脉3条。雌雄异株，雄花序穗状，腋生，苞片三角形；雌花序总状，顶生，各部均被微柔毛，基部具腺体2个。蒴果球形，种子扁卵状，种皮浅褐色，具瘤体。花期3—5月；果期6—8月。

【生境分布】生于灌丛中或疏林下。分布于我国中部、东南和华南。

【性味功效】甘，凉。清热利湿，凉血解毒，杀虫止痒。内服煎汤15～30克。外用适量，鲜叶捣烂敷或煎水洗患处。

【配伍禁忌】

1. 黄疸：常与荆芥、木贼、栀子等配伍使用。

2. 痢疾、尿路感染：单味水煎服。

3. 外伤出血：鲜品捣烂外敷。

禁忌：服药期间，忌食辛辣。

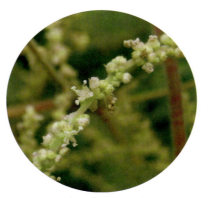

红背山麻杆雄花序

【现代研究与应用】主要成分有黄酮苷类、生物碱类、甾醇类及酚类等，具有镇咳祛痰、抑菌、抗炎、抗肝损伤和抗肝纤维化的作用。

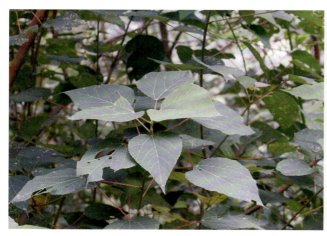

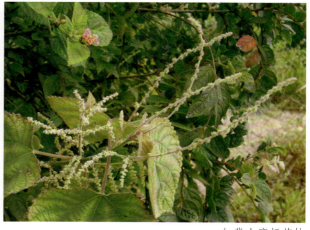

红背山麻杆花枝

五月茶

【药　　名】五味叶、五味菜、酸味树。

【来　　源】为大戟科植物五月茶 Antidesma bunius (L.) Spreng. 的根、叶或果。

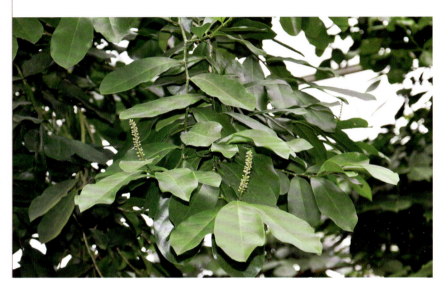

【识别特征】乔木。小枝有明显皮孔。单叶互生，托叶线形，早落；叶片纸质，长椭圆形或长倒卵形，顶端急尖至圆，有短尖头，基部渐狭；侧脉每边7～11条，在叶背稍凸起。雌雄异株，雄花序为顶生的穗状花序；雌花序为顶生的总状花序。核果近球形，成熟时红色。花期3—5月；果期6—11月。

【生境分布】生于林中。分布于广东、海南、广西、贵州、云南等地。

【性味功效】酸，平。健脾，生津，活血，解毒。内服煎汤15～30克。外用适量，煎水洗患处。

【配伍禁忌】

1. 跌打损伤：单味水煎服。
2. 小儿头疮：鲜品捣烂外敷。

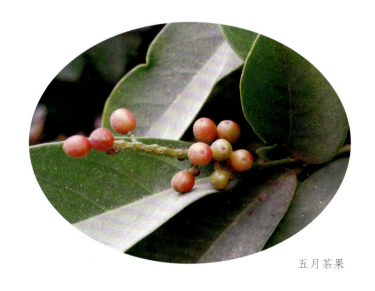

五月茶果

【现代研究与应用】主要成分有无羁萜、三萜类、硫胺素、核黄素、烟酸等。

方叶五月茶

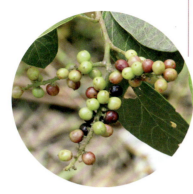

方叶五月茶果枝

【药　　名】田边木。

【来　　源】为大戟科植物方叶五月茶 *Antidesma ghaesembilla* Gaertn. 的叶。

【识别特征】乔木。除叶面外，全株各部均被柔毛或短柔毛。叶互生，托叶线形，早落；叶片长圆形或近圆形，顶端有时有小尖头或微凹，边缘微卷；侧脉每边5～7条。雄花：黄绿色，多朵组成分枝的穗状花序；雌花：多朵组成分枝的总状花序。核果近圆球形。花期3—9月；果期6—12月。

【生境分布】生于山坡、山野或疏林中。分布于广东、海南、广西、云南等地。

【性味功效】辛，温。拔脓止痒，温经止痛。内服煎汤3～10克。外用适量，捣烂敷或煎水洗患处。

【配伍禁忌】肩背肢节酸痛：单味研末冲水服。

【现代研究与应用】主要成分有黄酮苷类、生物碱类。

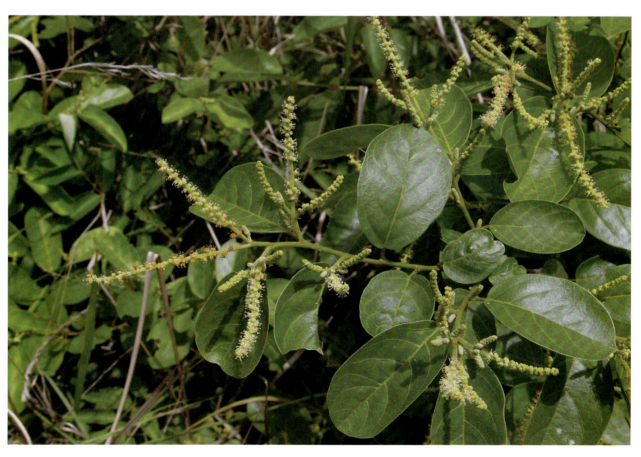

黑面神

【药　　名】黑面叶、铁甲将军、鸡肾叶。

【来　　源】为大戟科植物黑面神 *Breynia fruticosa* (L.) Hook.f.的嫩枝叶。

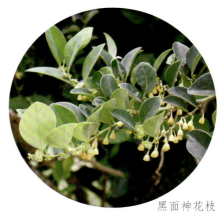

黑面神花枝

【识别特征】灌木。茎皮灰褐色；枝条上部常呈扁压状，紫红色；小枝绿色。单叶互生，托叶三角状披针形；叶片革质，卵形、阔卵形或菱状卵形，两端钝或急尖，下面粉绿色；侧脉每边3～5条。花小，单生或2～4朵簇生于叶腋内，雌花位于小枝上部，雄花位于小枝下部。蒴果圆球状，有宿存花萼。花期4—9月；果期5—12月。

【生境分布】生于山坡、平地旷野灌木丛中。分布于浙江、福建、广东、海南、广西、四川、贵州、云南等地。

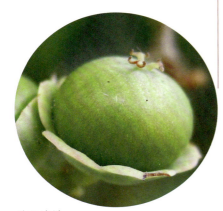

黑面神果

【性味功效】微苦，凉。清热祛湿，活血解毒。内服煎汤15～30克。外用适量，鲜枝叶煎水洗或捣烂搽患处。

【配伍禁忌】

1. 湿疹：常与百部配伍使用。

2. 烂疮：常与半边莲、黑墨草配伍使用。

3. 慢性支气管炎：常与东风橘、芒果叶、红糖配伍使用。

禁忌：孕妇忌服。

【其他功用】根（黑面神根）可祛风，解毒，散瘀，消肿。

【现代研究与应用】主要成分有鞣质、酚类、三萜类等，具有抗菌、抗病毒的作用。

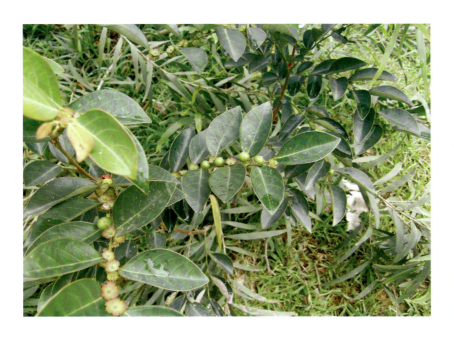

土蜜树

【药　　名】逼迫子、猪牙木。

【来　　源】为大戟科植物土蜜树 *Bridelia tomentosa* Bl. 的茎叶。

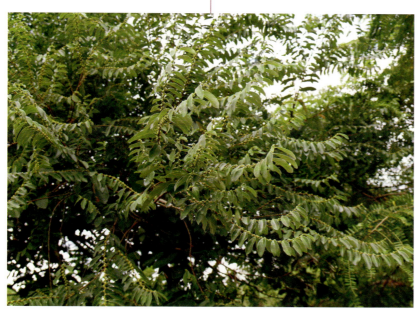

【识别特征】直立灌木或小乔木。树皮深灰色；枝条细长。叶互生，托叶线状披针形，顶端刚毛状渐尖，常早落；叶片纸质，倒卵状长圆形，顶端锐尖至钝。花雌雄同株或异株，簇生于叶腋。核果近圆球形；种子褐红色，长卵形，腹面压扁状，有纵槽及纵条纹。花、果期几乎全年。

【生境分布】生于溪旁、山坡、谷地或林中。分布于福建、台湾、广东、海南、广西和云南。

【性味功效】淡、微苦，平。清热，败毒。内服煎汤5～9克。外用适量，鲜叶捣烂调醋外敷患处。

【配伍禁忌】

1. 狂犬咬伤：单味水煎服。
2. 疔疮肿毒：鲜品捣烂外敷。

【其他功用】根（土蜜树根）可宁心，安神，调经。

【现代研究与应用】主要成分有小麦黄素、木栓酮、异柽柳素及甾醇等，具有抗菌、消炎的作用。

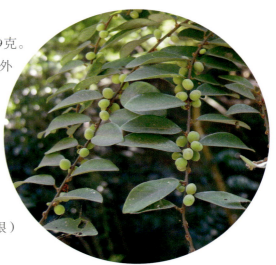

土蜜树果枝

鸡骨香

【药　　名】山豆根、土沉香、黄牛香。
【来　　源】为大戟科植物鸡骨香 *Croton crassifolius* Geiseler 的根。

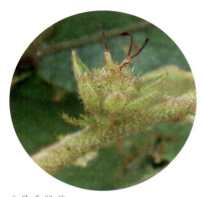
鸡骨香雌花

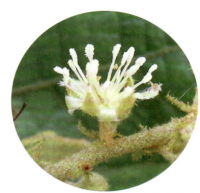
鸡骨香雄花

【识别特征】灌木。枝、幼叶、花序和果均密被绒毛。叶互生，叶片基部中脉两侧或叶柄顶端有2枚具柄的杯状腺体；托叶钻状，早落；叶卵形、卵状椭圆形至长圆形，顶端钝至短尖，边缘有不明显的细齿，齿间有时具腺，残存的毛基粗糙；基出脉3~5条，侧脉3~5对。总状花序顶生，苞片线形，边缘有线形撕裂齿。果近球形，种子椭圆状，褐色。花期2—4月；果期6月。

【生境分布】生于山坡灌丛或空旷山地上。分布于广东、海南、广西及云南。

【性味功效】微苦、辛，温；有毒。理气活血，祛风除湿，消肿止痛。内服煎汤6~15克。外用适量，研末调敷患处。

【配伍禁忌】
1. 胃溃疡：常与两面针、高良姜、甘草等配伍使用。
2. 十二指肠溃疡：常与两面针、高良姜、乌贼骨等配伍使用。

禁忌：内服宜慎。

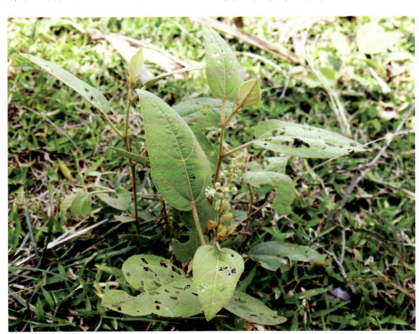

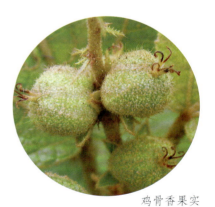
鸡骨香果实

【现代研究与应用】主要成分有二萜类化合物及甾醇类等，具有抗炎、抑制白细胞活性的作用。

巴 豆

【药　　名】双眼龙、巴仁、泻果。
【来　　源】为大戟科植物巴豆 Croton tiglium L. 的成熟果实。

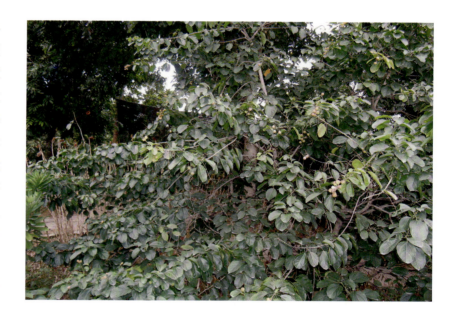

【识别特征】灌木或小乔木。单叶互生；叶纸质，卵形或稀椭圆形，顶端短尖，基部阔楔形至近圆形，边缘有细锯齿，成长叶近无毛，干后淡黄色；基出脉3~5条，侧脉3~4对；基部两侧叶缘上各有1枚盘状腺体；叶柄近无毛，托叶线形，早落。总状花序顶生。蒴果椭圆状，被疏生短星状毛或无毛；种子椭圆状。花期4—6月。

【生境分布】生于山野或丘陵地。分布于西南及福建、湖北、湖南、广东、广西等地。

【性味功效】辛，热；有毒。泻下寒积，逐水退肿，祛痰利咽，蚀疮杀虫。内服煎汤0.1~0.3克。外用适量，研末涂或捣烂以纱布包擦患处。

【配伍禁忌】

1. 寒邪食积阻滞肠胃：单用巴豆霜装胶囊服，或配大黄、干姜为丸服。

2. 寒实结胸及肺痈脓痰不出：常与桔梗、贝母配伍使用。

3. 疥癣：捣泥加雄黄和匀外擦。

禁忌：无寒实积滞、体虚者及孕妇禁用；不宜与牵牛子同用。

【其他功用】根（巴豆树根）可温中散寒，祛风镇痛，杀虫解毒；叶（巴豆叶）可祛风活血，杀虫解毒；果壳（巴豆壳）可温中消积，解毒杀虫；种仁脂肪油（巴豆油）可通关开窍，峻下寒积。

【现代研究与应用】主要成分有巴豆油、巴豆酸、甘油酯、巴豆醇的三酯化合物、巴豆毒素、巴豆生物碱及甾醇等，具有抗菌、抗炎、镇痛、抗肿瘤、抗病毒及增加肠蠕动的作用。

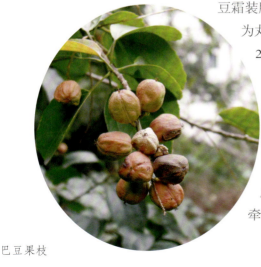

巴豆果枝

火殃勒

【药　　名】火殃竻、金刚树、霸王鞭。
【来　　源】为大戟科植物火殃勒 Euphorbia antiquorum L. 的茎。

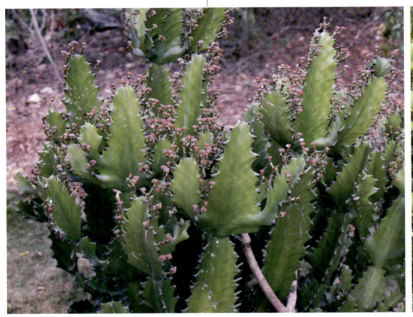
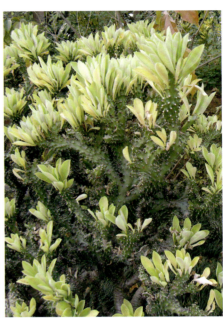

火殃勒果枝

【识别特征】灌木，乳汁丰富。茎常三棱状，偶有四棱状并存；棱脊3条，薄而隆起，边缘具明显的三角状齿。叶互生于齿尖，常生于嫩枝顶部，倒卵形或倒卵状长圆形，顶端圆，基部渐狭，全缘；托叶刺状，宿存；苞叶2枚，下部结合，紧贴花序，膜质，与花序近等大。花序单生于叶腋，总苞阔钟状，边缘5裂，裂片半圆形，边缘具小齿；腺体5，全缘。雄花苞片丝状；雌花1枚，花柄较长，常伸出总苞之外。蒴果三棱状扁球形，成熟时分裂为3个分果爿。种子近球状，褐黄色。花期4—5月。

【生境分布】生于村舍附近或园地。分布于华南、西南及浙江、福建。

【性味功效】苦，寒；有毒。利尿通便，拔毒去腐，杀虫止痒。内服煎汤1～3克。

【配伍禁忌】
1. 疟疾：常与龙眼肉配伍使用。
2. 大便秘结：常与番薯粉配伍使用。

禁忌：须同大米炒焦后使用。内服宜慎，孕妇禁服。

【其他功用】叶（火殃竻叶）可泻热导滞，活血解毒；花蕊（火殃竻花蕊）可利尿，解毒。

【现代研究与应用】主要成分有蒲公英赛醇、无羁萜醇及黄酮类等，具有促癌的作用。

泽 漆

【药　　名】五朵云、五风灵枝、白种乳草。

【来　　源】为大戟科植物泽漆 Euphorbia helioscopia L. 的全草。

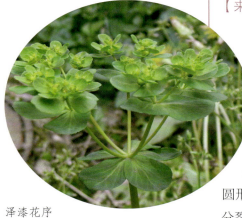

泽漆花序

【识别特征】一年生草本。根纤细，下部分枝；茎直立，单一或自基部多分枝。叶互生，倒卵形或匙形，先端具齿，中部以下渐狭；总苞叶5枚，倒卵状长圆形，先端具齿，基部略渐狭，无柄；苞叶2枚，卵圆形，先端具牙齿，基部呈圆形。花序单生，总苞钟状，边缘5裂，裂片半圆形；腺体4。雄花明显伸出总苞外；雌花1枚。蒴果三棱状阔圆形，具明显的三纵沟，成熟时分裂为3个分果片。种子卵状，暗褐色。花、果期4—10月。

【生境分布】生于山沟、路旁、荒野和山坡。我国除西藏外均有分布。

【性味功效】辛、苦，微寒；有毒。行水消肿，化痰止咳，解毒杀虫。内服煎汤3～9克。外用适量，煎水洗、熬膏涂或研末调敷患处。

【配伍禁忌】

1. 癌肿：常与土茯苓、穿山甲等配伍使用。
2. 水肿、小便出血：常与桑白皮、白术等配伍使用。
3. 急性流行性出血性结膜炎：常与生白矾配伍使用。

禁忌：气血虚弱和脾胃虚者慎用。

【现代研究与应用】主要成分有槲皮素、没食子酸、甾醇类、泽漆醇、泽漆萜、泽漆内酯等，具有镇咳祛痰、抗癌的作用。

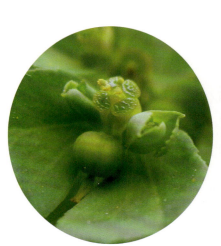

泽漆花序放大

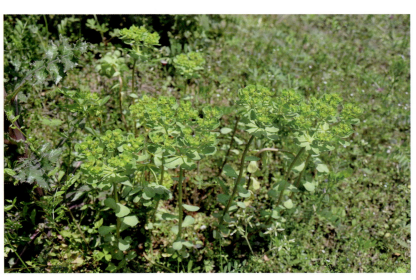

飞扬草

【药　　名】大飞扬草、白乳草、大乳汁草。

【来　　源】为大戟科植物飞扬草 Euphorbia hirta L. 的带根全草。

【识别特征】一年生草本。含白色乳汁；茎单一，自中部向上分枝或不分枝，被褐色或黄褐色的粗硬毛。叶对生，披针状长圆形、长椭圆状卵形或卵状披针形，先端极尖或钝，基部略偏斜；边缘有细锯齿，两面均具柔毛；叶柄极短。花序于叶腋处密集成头状，总苞钟状；腺体4，近于杯状，边缘具白色附属物；雄花数枚，微达总苞边缘；雌花1枚，具短梗，伸出总苞之外。蒴果三棱状，被短柔毛，成熟时分裂为3个分果爿。花、果期6—12月。

【生境分布】生于路旁、草丛、灌丛及山坡。分布于江西、湖南、福建、台湾、广东、广西、海南、四川、贵州和云南。

【性味功效】辛、酸，凉。清热解毒，利湿止痒，通乳。内服煎汤6～9克。外用适量，捣烂敷或煎水洗患处。

【配伍禁忌】

1. 血尿：常与金丝草、乌韭、红糖配伍使用。
2. 湿疹：常与黑面叶、毛麝香配伍使用。
3. 脚癣：常与小飞扬、扛板归、五色梅等配伍使用。

禁忌：脾胃虚寒者慎服。

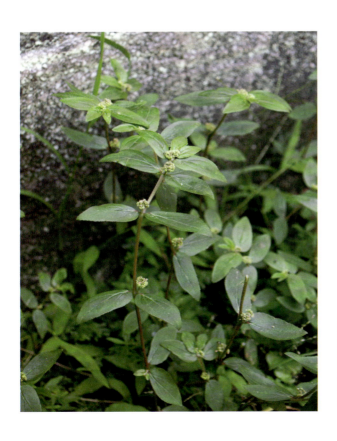

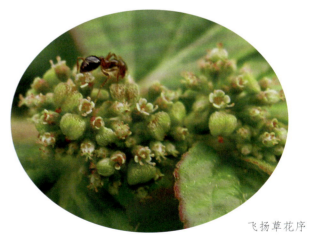

飞扬草花序

【现代研究与应用】主要成分有槲皮素、甾醇类、蒲公英赛醇、无羁萜、没食子酸、槲皮苷、杨梅苷等，具有抗炎、抗菌、止泻、镇痛及兴奋子宫的作用。

通奶草

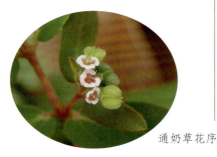
通奶草花序

【药　　名】大地锦、小飞扬。
【来　　源】为大戟科植物通奶草 *Euphorbia hypericifolia* L. 的全草。

【识别特征】一年生草本。根纤细，常不分枝，少数由末端分枝。茎直立。叶对生，狭长圆形或倒卵形，先端钝或圆，基部圆形，不对称，边缘具细锯齿，两面被稀疏的柔毛；叶柄极短，托叶三角形，分离或合生。苞叶2枚，与茎生叶同形。花序数个簇生于叶腋或枝顶，每个花序基部具纤细的柄；总苞陀螺状；腺体4，边缘具白色或淡粉色附属物。雄花数枚，微伸出总苞外；雌花1枚。蒴果三棱状，无毛，成熟时分裂为3个分果爿。花、果期8—12月。

【生境分布】生于旷野荒地、路旁、灌丛及田间。分布于华南、西南及江西、台湾、湖南。

【性味功效】辛、微苦，平。通乳，利尿，清热解毒。内服煎汤15～30克。外用适量，鲜品煎水熏洗患处。

【配伍禁忌】
1. 小儿腹泻：常与番石榴叶、山大颜配伍使用。
2. 细菌性痢疾：单味水煎服。

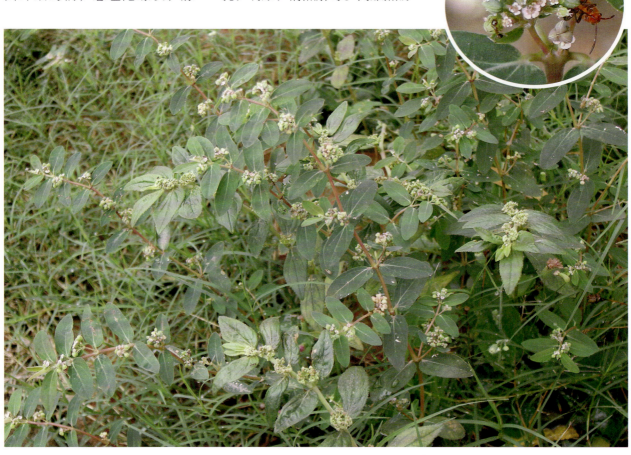

地 锦

【药　　名】地锦草、血见愁、铺地锦。

【来　　源】为大戟科植物地锦 *Euphorbia humifusa* Willd. 的全草。

【识别特征】一年生草本。根纤细，常不分枝。茎匍匐，自基部以上多分枝，基部常红色或淡红色，被柔毛。叶对生，叶片长圆形，先端钝圆，基部渐狭，边缘具细锯齿；叶柄极短。花序单生于叶腋，基部具短柄；总苞陀螺状；腺体4，边缘具白色或淡红色附属物。雄花数枚，近与总苞边缘等长；雌花1枚。蒴果三棱状卵球形，成熟时分裂为3个分果爿。花、果期5—10月。

【生境分布】生于原野、荒地、路旁等地。除海南外，分布于全国。

【性味功效】辛，平。清热解毒，利湿退黄，活血止血。内服煎汤10～15克，鲜品15～30克。外用适量，捣敷或研末撒患处。

【配伍禁忌】

1. 细菌性痢疾：常与铁苋菜、凤尾草配伍使用。
2. 急性尿道感染：常与海金沙、爵床、车前草配伍使用。
3. 牙齿出血：鲜品煎汤漱口。

禁忌：血虚无瘀及脾胃虚弱者慎服。

【现代研究与应用】主要成分有黄酮苷、香豆精类、矢车菊素、棕榈酸及没食子酸等，具有抗病原微生物、抗菌、抗寄生虫等作用。

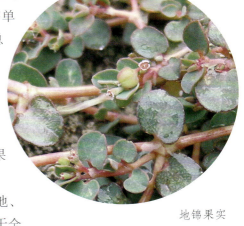

地锦果实

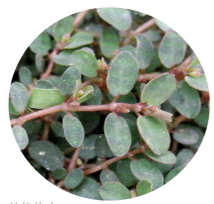

地锦枝叶

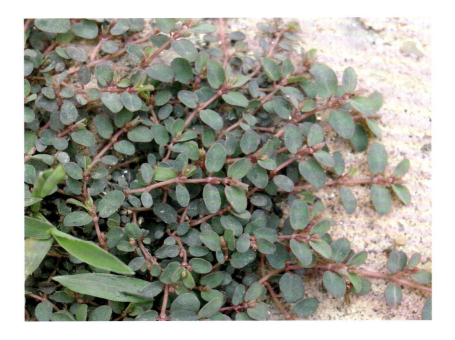

甘 遂

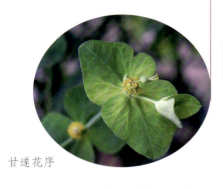

甘遂花序

【药　　名】甘泽、猫儿眼、化骨丹。

【来　　源】为大戟科植物甘遂 *Euphorbia kansui* T.N. Liou. ex T.P. Wang 的块根。

【识别特征】多年生草本。全株有白色乳汁；根细长，部分呈连珠状、指状或长椭圆形，外皮棕褐色。茎直立，下部淡红紫色，上部淡绿色。叶互生，线状披针形或披针形。总花序顶生，每伞梗再二叉状分枝；苞片三角状宽卵形；杯状聚伞花序总苞钟状。蒴果近球形。花期4—6月；果期6—8月。

【生境分布】生于草坡、农田地埂、路旁等处。分布于河北、山西、河南、陕西、四川、甘肃等地。

【性味功效】苦，寒；有毒。泻水逐饮，消肿散结。内服0.5～1.5克。外用适量，研末调敷患处。

【配伍禁忌】

1. 结胸证：常与大黄、芒硝配伍使用。
2. 水肿：常与芫花、大戟配伍使用。
3. 痈肿疮毒：单味研末外敷。

禁忌：孕妇禁服，不宜与甘草同用。

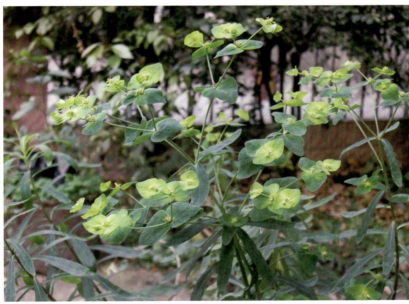

甘遂花枝

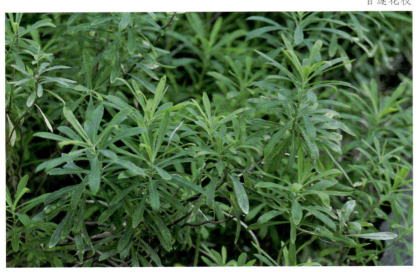

【现代研究与应用】主要成分有大戟醇、甘遂醇、香树脂醇、甾醇、棕榈酸及鞣质等，具有泻下、利尿、引产、镇痛、抗扭体、抗生育及抑制免疫功能的作用。

续随子

【药　　名】千金子、小巴豆。

【来　　源】为大戟科植物续随子 *Euphorbia lathyris* L. 的成熟种子。

【识别特征】二年生草本。全株含白汁，茎粗壮。单叶交互对生；茎下部叶较密，由下而上叶渐增大，类披针形，先端锐尖，基部V形而多少抱茎。杯状聚伞花序顶生，伞梗2～4，基部轮生叶状苞片2～4，每伞梗再叉状分枝；苞叶2，三角状卵形；花单性，无花被。蒴果近球形。种子长圆状球形。花期4—7月；果期6—9月。

【生境分布】生于向阳山坡野生或栽培。分布于东北及河北、山西、江苏、浙江、福建、河南、广西、四川等地。

【性味功效】辛，温；有毒。逐水消肿，破血消癥。内服煎汤1～2克。

【配伍禁忌】

1. 血瘀经闭：常与丹参、香附配伍使用。
2. 水肿：常与防己、槟榔、葶苈子等配伍使用。
3. 肝硬化腹水：单味药研末服。

禁忌：体弱便溏者及孕妇禁服。

【其他功用】叶（续随子叶）可祛斑，解毒；茎中白色乳汁（续随子茎中的汁）可祛斑，敛疮。

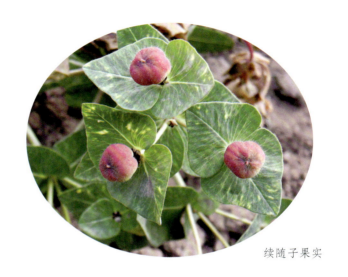

续随子果实

【现代研究与应用】主要成分有脂肪油、脂肪酸、甾醇类及瑞香素等，具致泻、抗菌、抗肿瘤、抗炎镇痛及刺激胃黏膜的作用。

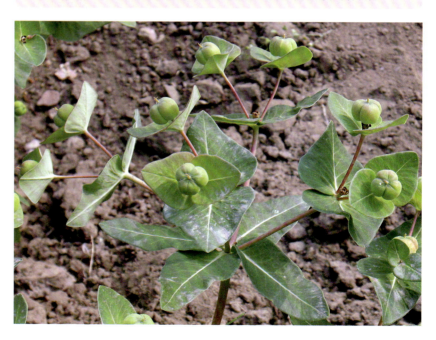

斑地锦

【药　　名】地锦草、血见愁。

【来　　源】为大戟科植物斑地锦 Euphorbia maculata L. 的全草。

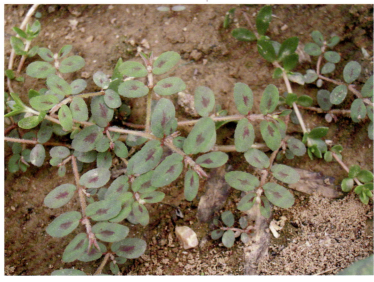 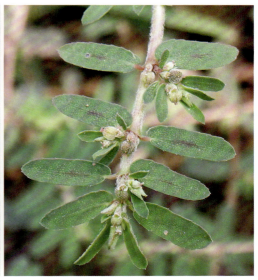

斑地锦花枝

【识别特征】一年生草本。根纤细，茎匍匐，被白色疏柔毛。叶对生，长椭圆形至肾状长圆形，先端钝，基部偏斜，不对称，边缘具细小疏锯齿；叶面绿色，中部常具有一个长圆形的紫色斑点，叶背淡绿色或灰绿色，新鲜时可见紫色斑；托叶钻状。花序单生于叶腋，基部具短柄；总苞狭杯状；腺体4，黄绿色，横椭圆形，边缘具白色附属物。雄花4～5，微伸出总苞外；雌花1。蒴果三角状卵形，被稀疏柔毛，成熟时易分裂为3个分果爿。花、果期4—9月。

【生境分布】生于平原或低山坡的路旁。分布于江苏、江西、浙江、湖北、河南、河北和台湾。

【性味功效】辛，平。清热解毒，利湿退黄，活血止血。内服煎汤10～15克。外用适量，鲜品捣汁敷患处。

【配伍禁忌】

1. 细菌性痢疾：常与铁苋菜、凤尾草配伍使用。
2. 急性尿道感染：常与海金沙、爵床、车前草配伍使用。
3. 牙齿出血：鲜品煎汤漱口。

禁忌：血虚无瘀及脾胃虚弱者慎服。

【现代研究与应用】主要成分有乙酸蒲公英赛醇酯、谷甾醇、香树脂醇、斑叶地锦素、槲皮素及老鹳草鞣质等，具有抑制钩端螺旋体和流感病毒、抗菌、抗寄生虫、解毒及止血的作用。

大 戟

【药　　名】京大戟、下马仙。
【来　　源】为大戟科植物大戟 Euphorbia pekinensis Rupr. 的根。

【识别特征】多年生草本。全株含有白色乳汁；根粗壮，圆锥状；茎上部分枝，表面被白色短柔毛。单叶互生，长圆状披针形。杯状聚伞花序顶生或腋生，总苞钟形或陀螺形，顶生者通常5枝，排列成复伞形；腋生者伞梗单生。蒴果三棱状球形，密被刺疣。种子卵形，光滑。花期6—9月；果期7—10月。

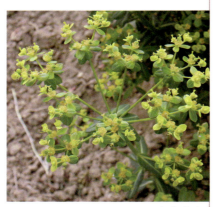

大戟花序

大戟花序

【生境分布】生于山坡、路旁、荒地、草丛、林缘及疏林下。全国除华南地区、云南、西藏、新疆外，各地均有分布。

【性味功效】苦、辛，寒；有毒。泻水逐饮，消肿散结。内服煎汤0.5～3克。外用适量，研末熬膏敷或煎水熏洗患处。

【配伍禁忌】

1. 水肿：常与甘遂、芫花配伍使用。
2. 淋巴结核：京大戟与鸡蛋同煮，食鸡蛋。
3. 痰证：常与甘遂、白芥子配伍使用。

禁忌：虚寒阴水患者及孕妇禁服；体弱者慎服；反甘草。

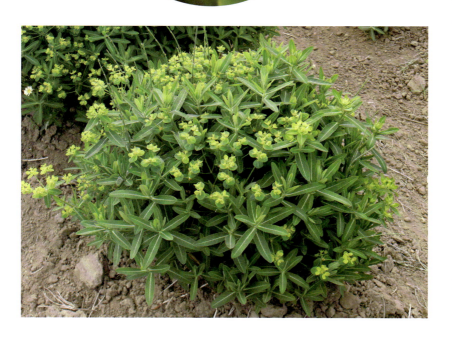

【现代研究与应用】主要成分有三萜类、生物碱及大戟素、大戟苷等，具有致泻、利尿、降压、兴奋子宫及刺激胃黏膜的作用。中药材大戟是紫金锭、控涎丸等中成药的重要组成药物。

千根草

【药　　名】小飞扬草、乳汁草、痢疾草。

【来　　源】为大戟科植物千根草 *Euphorbia thymifolia* L. 的全草。

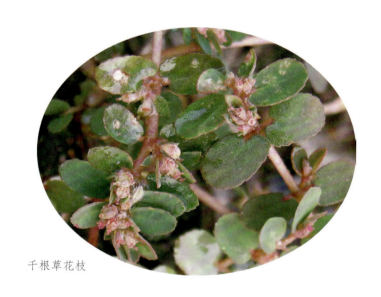

千根草花枝

【识别特征】一年生草本。具不定根。茎纤细，匍匐，自基部极多分枝。叶对生，椭圆形、长圆形或倒卵形，先端圆，基部呈圆形或近心形，边缘有细锯齿；叶柄极短，托叶披针形或线形，易脱落。花序单生或数个簇生于叶腋，具短柄，被稀疏柔毛；总苞狭钟状至陀螺状；腺体4，被白色附属物。雄花少数，微伸出总苞边缘；雌花1枚。蒴果卵状三棱形，成熟时分裂为3个分果爿。种子长卵状四棱形。花、果期6—11月。

【生境分布】生于路旁、屋旁、草丛、稀疏灌丛。分布于华南及湖南、江苏、浙江、台湾、江西、福建、云南。

【性味功效】微酸、涩，凉。清热祛湿，收敛止痒。内服煎汤15～30克。外用适量，鲜品煎水熏洗患处。

【配伍禁忌】

1. 细菌性痢疾：单味水煎服。
2. 小儿腹泻：常与番石榴叶、山大颜配伍水煎服。
3. 皮肤瘙痒、皮炎、湿疹、痔疮出血：鲜品适量煎水洗患处。

【现代研究与应用】主要成分有大戟醇、蒲公英赛醇、槲皮苷及光牡荆素等。

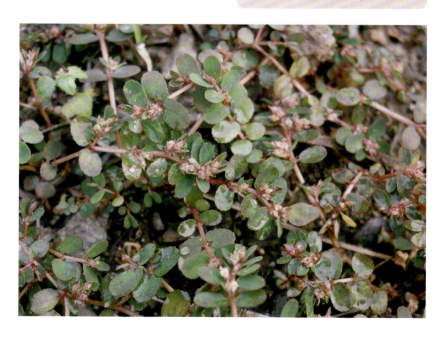

绿玉树

【药　　名】光棍树、绿珊瑚、铁树。
【来　　源】为大戟科植物绿玉树 Euphorbia tirucalli L. 的全株。

【识别特征】小乔木。老时呈灰色或淡灰色，幼时绿色；小枝肉质，具丰富乳汁。叶互生，长圆状线形，先端钝，基部渐狭，全缘；常生于当年生嫩枝上，稀疏且很快脱落，由茎行使光合功能，故常呈无叶状态；总苞叶干膜质，早落。花序密集于枝顶，基部具柄；总苞陀螺状；腺体5枚，盾状卵形或近圆形。雄花数枚，伸出总苞之外；雌花1枚。蒴果棱状三角形，平滑。种子卵球状，平滑。花、果期7—10月。

【生境分布】我国南方及台湾有野生，北方常栽培于植物园温室。

【性味功效】辛、微酸，凉；有毒。催乳，杀虫，解毒。外用适量，捣敷。

【配伍禁忌】癣疮：绿玉树鲜品适量，捣烂取汁，涂搽。
禁忌：本品外用，不作内服。

【现代研究与应用】主要成分有大戟醇、蒲公英赛醇、矢车菊素、绿玉树萜烯醇、甾醇、没食子酸、香树脂醇、巴豆醇及甾醇三萜类等，具有促进肿瘤生长、促人体淋巴细胞染色体重排而致癌和刺激皮肤的作用。

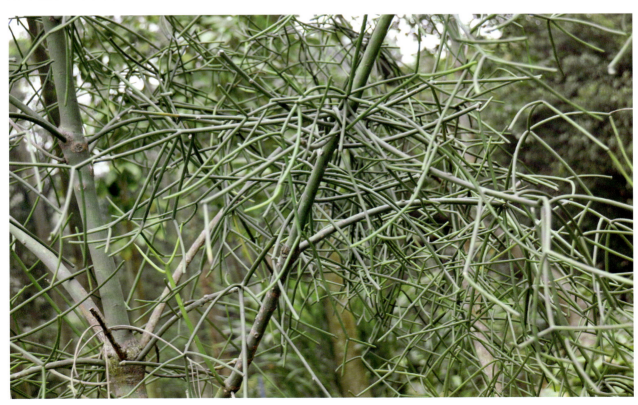

云南土沉香

【药　　名】刮筋板、刮金板、走马胎。

【来　　源】为大戟科植物云南土沉香 Excoecaria acerifolia Didr. 的幼嫩全株。

【识别特征】灌木至小乔木。枝具纵棱，疏生皮孔。叶互生，纸质，叶片卵形或卵状披针形，顶端渐尖，基部渐狭，边缘有尖的腺状密锯齿；中脉两面均凸起，背面尤甚，侧脉6～10对，网脉明显；托叶小，腺体状。花单性，雌雄同株同序，花序顶生和腋生，雌花生于花序轴下部，雄花生于花序轴上部。雄花：苞片阔卵形或三角形，每一苞片内有花2～3朵；萼片3，披针形。雌花苞片卵形；萼片3，卵形。蒴果近球形，具3棱；种子卵球形，平滑。花期6—8月。

【生境分布】生于山坡、溪边或灌丛中。分布于云南和四川。

【性味功效】苦、辛，微温。行气破血，消积，抗疟。内服煎汤9～15克。

【配伍禁忌】

1. 肝炎：常与虎杖、苦芥等配伍使用。

2. 小儿疳积：常与鸡矢藤、萝卜头等配伍使用。

3. 疟疾：常与水蜈蚣配伍使用。

禁忌：孕妇慎服。

【现代研究与应用】主要成分有秦皮苷、没食子酸及二萜类化合物，具有抗肿瘤活性。

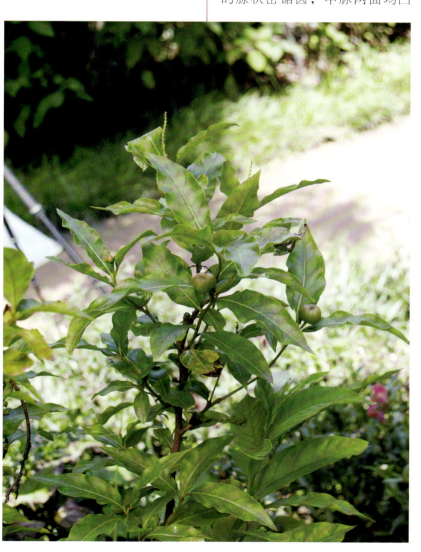

白饭树

【药　　名】白泡果、鱼眼木。

【来　　源】为大戟科植物白饭树 *Fluggea virosa* (Roxb. ex Willd.) Royle的叶。

【识别特征】灌木。小枝具纵棱槽，有皮孔。单叶互生；叶片纸质，椭圆形、倒卵形，全缘；侧脉每边5～8条；托叶披针形。花小，淡黄色，雌雄异株，多朵簇生于叶腋。蒴果浆果状，近圆球形，成熟时果皮淡白色；种子栗褐色，具光泽，有小疣状凸起及网纹。花期3—8月；果期7—12月。

【生境分布】生于山地灌丛中。分布于华东、华南及西南各地。

【性味功效】苦、微涩，凉；有毒。祛风除湿，清热解毒，杀虫止痒。外用适量，晒干研粉，茶油调敷患处。

【配伍禁忌】

1. 水痘：单味水煎外洗。

2. 湿疹：单味水煎外洗。

禁忌：不宜内服。

【其他功用】根（白饭树根）可祛风湿，清湿热，化瘀止痛。

【现代研究与应用】主要成分有毒一叶萩碱、无羁萜及谷甾醇，具有抗肿瘤作用。

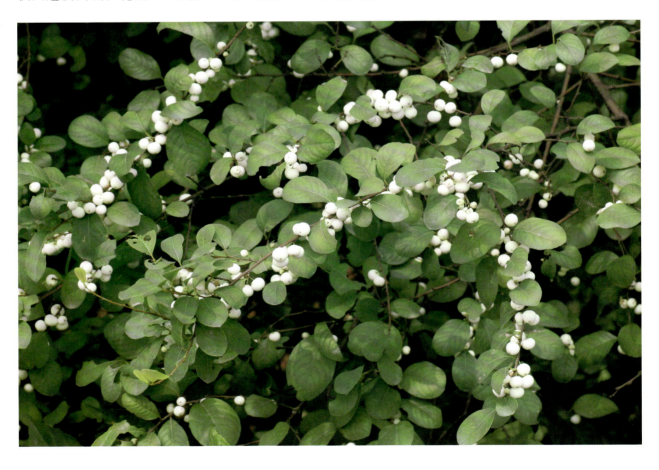

毛果算盘子

【药　　名】漆大姑、两面毛、毛漆。

【来　　源】为大戟科植物毛果算盘子 Glochidion eriocarpum Champ. ex Benth. 的枝叶。

【识别特征】灌木。小枝密被淡黄色长柔毛。叶片纸质，卵形或宽卵形，顶端渐尖或急尖，基部钝、截形或圆形，两面均被长柔毛；侧脉每边4~5条；叶柄被柔毛，托叶钻状。花单生或2~4朵簇生于叶腋内；雌花生于小枝上部，雄花生于下部；雄花：萼片6，长倒卵形；雄蕊3；雌花：萼片6，长圆形。蒴果扁球状，具4~5条纵沟，密被长柔毛。花、果期6—11月。

【生境分布】生于山坡、山谷灌木丛中。分布于我国华南及江苏、福建、台湾、湖南、贵州、云南等地。

【性味功效】苦、涩，平。清热解毒，祛湿止痒。内服煎汤5~15克。外用适量，煎水洗或研末敷患处。

【配伍禁忌】

1. 过敏性皮炎：常与扛板归、千里光、盐肤木配伍使用。
2. 急性肠胃炎：鲜品水煎外洗。
3. 湿疹：鲜品水煎外洗。

【其他功用】根（漆大姑根）可清热解毒，祛湿止痒。

毛果算盘子果枝

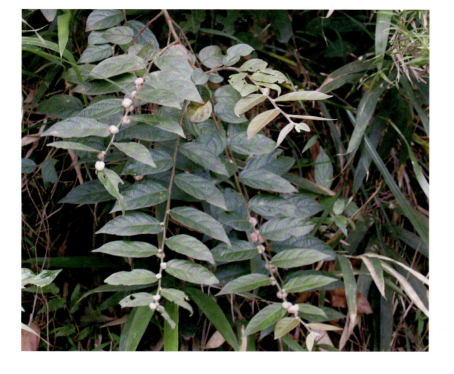

【现代研究与应用】主要成分有三萜类、酚类和鞣质及没食子酸等，具有抗菌、抗肿瘤、抗氧化和抗乙肝病毒的作用。

算盘子

【药　　名】黎击子、金骨风、血木瓜。

【来　　源】为大戟科植物算盘子 *Glochidion puberum* (L.) Hutch. 的果实。

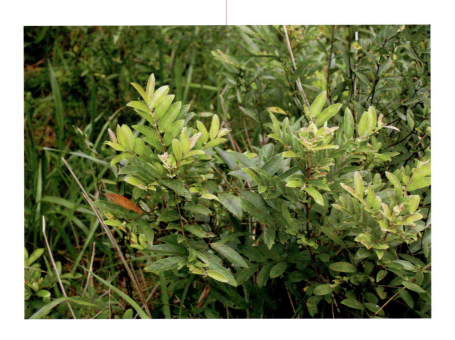

算盘子花果枝

【识别特征】直立灌木。小枝灰褐色。叶互生，叶片纸质或近革质，长圆形、长卵形或倒卵状长圆形，顶端钝至急尖，基部楔形至钝；侧脉每边5～7条，下面凸起，网脉明显；托叶三角形。花小，雌雄同株或异株，2～5朵簇生于叶腋内，雄花束常着生于小枝下部，雌花束在上部，或有时雌花和雄花同生于一叶腋内；雄花：萼片6，狭长圆形或长圆状倒卵形；雌花：萼片6。蒴果扁球状，边缘有8～10条纵沟，成熟时带红色；种子近肾形，具三棱，红褐色。花期4—8月；果期7—11月。

【生境分布】生于山坡灌丛中。分布于长江流域以南各地。

【性味功效】苦，凉；有毒。清热除湿，解毒利咽，行气活血。内服煎汤9～15克。

【配伍禁忌】

1. 黄疸：常与大米（炒焦黄）配伍使用。

2. 痔漏：常与桑白皮配伍使用。

3. 疟疾：单味水煎服。

【其他功用】根（算盘子根）可清热利湿，行气活血，解毒消肿；叶（算盘子叶）可清热利湿，解毒消肿。

【现代研究与应用】主要成分有没食子酸、牡荆素及棕榈酸、硬脂酸、油酸等，具有抗菌、抗肿瘤、抗氧化和抗乙肝病毒的作用。

麻疯树

【药　　名】青桐木、亮桐、桐子树。

【来　　源】为大戟科植物麻疯树 Jatropha curcas L. 的树皮、叶。

【识别特征】灌木或小乔木。具水状液汁，树皮平滑；枝条苍灰色，疏生突起皮孔。单叶互生；叶纸质，近圆形至卵圆形，全缘或3～5浅裂；掌状脉5～7。花序腋生，苞片披针形；雄花：萼片5，基部合生；花瓣长圆形，黄绿色，合生至中部；腺体5枚，近圆柱状；雌花：萼片离生，花瓣和腺体与雄花同。蒴果椭圆状或球形，黄色；种子椭圆状，黑色。花期9—10月。

【生境分布】生于平地、山坡灌丛中。分布于西南、华南及福建、台湾等地。

【性味功效】苦、涩，凉；有毒。散瘀消肿，止血止痛，杀虫止痒。内服煎汤6～15克。外用适量，捣敷或将叶烤软揉烂擦患处。

【配伍禁忌】

1. 支气管哮喘：常与冰糖配伍使用。
2. 高血压：单味水煎服。
3. 湿疹：鲜品捣烂外敷。

禁忌：内服宜慎。

【其他功用】果实（小桐子）可杀虫止痒，泻下攻积。

【现代研究与应用】主要成分有麻疯树酚酮、麻疯树醇、麻疯树碱和香豆素等；具有泻下、抗HIV、抗肿瘤、抑菌及杀虫作用。

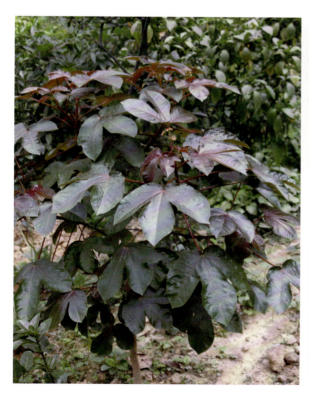
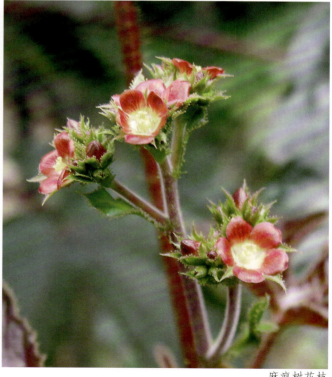

麻疯树花枝

白背叶

【药　　名】白鹤叶、白面戟。

【来　　源】为大戟科植物白背叶 Mallotus apelta (Lour.) Muell. Arg. 的叶。

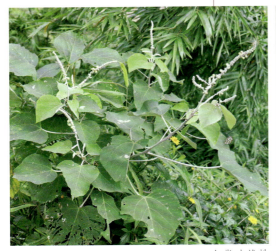
白背叶雄株

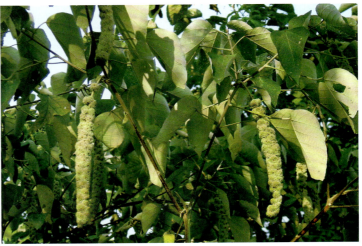
白背叶雌株

【识别特征】灌木或小乔木。小枝、叶下面、叶柄和花序均密被淡黄色柔毛。叶互生，卵形或阔卵形、稀心形，顶端渐尖，基部截平或稍心形，边缘具疏齿；基出脉5条，最下一对常不明显，侧脉6～7对；基部有褐色斑状腺体2个。花雌雄异株，雄花序为开展的圆锥花序或穗状，苞片卵形，雄花多朵簇生于苞腋；雄花：花蕾卵形或球形，花萼裂片4，卵形或卵状三角形；雌花序穗状，苞片近三角形；雌花萼裂片3～5枚，卵形或近三角形。蒴果近球形，密生被灰白色星状毛的软刺，软刺线形，黄褐色或浅黄色；种子近球形，褐色或黑色。花期6—9月；果期8—11月。

【生境分布】生于山坡或山谷灌丛中。分布于云南、广西、湖南、江西、福建、广东和海南。

【性味功效】苦，平。清热解毒，祛湿，止血。内服煎汤3～9克。外用适量，鲜叶捣烂敷或干叶研粉敷患处。

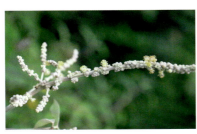
白背叶雄花序

【配伍禁忌】

1. 蜂窝组织炎：常与橘叶、桉树叶、乌桕叶配伍使用。
2. 产后中风：常与艾叶配伍使用。
3. 化脓性中耳炎：单味水煎后滴耳。

【其他功用】根（白背叶根）可清热祛湿，收涩，消瘀。

【现代研究与应用】主要成分有白背叶素、白背叶酰胺、熊果酸、没食子酸及胡萝卜苷等，具有抗菌、降低氨基转移酶和缩小肝脾的作用。

木 薯

【药　　名】树薯、葛薯。

【来　　源】为大戟科植物木薯 Manihot esculenta Crantz 的叶或根。

【识别特征】直立灌木。块根圆柱状。叶互生；叶纸质，近圆形，掌状深裂，裂片3~7，倒披针形至狭椭圆形，顶端渐尖，全缘，侧脉5~15条；叶柄稍盾状着生，具不明显细棱；托叶三角状披针形。圆锥花序顶生或腋生，苞片条状披针形；花萼带紫红色且有白粉霜；雄花：花萼裂片长卵形；雌花：花萼长裂片长圆状披针形。蒴果椭圆状，具6条狭而波状纵翅；种子具三棱，种皮硬壳质，光滑。花期9—11月。

【生境分布】我国南方有栽培。

【性味功效】苦，寒；有毒。解毒消肿。内服煎汤3~6克。外用适量，捣烂敷患处，或研末调涂。

【配伍禁忌】疮毒：鲜品捣烂外敷。

禁忌：本品外用，内服宜慎。

【现代研究与应用】主要成分有黄酮类、酚类、香豆素、植物甾醇类、三萜类及挥发油等，具有抑菌作用。

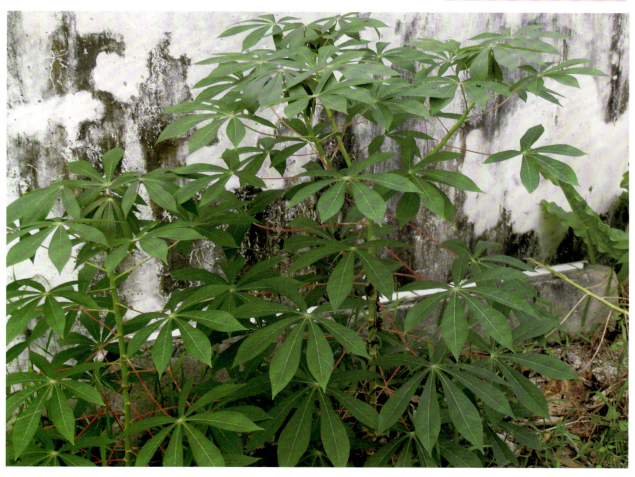

余甘子

【药　　名】油甘子、余甘、鱼木果。

【来　　源】为大戟科植物余甘子 *Phyllanthus emblica* L. 的果实。

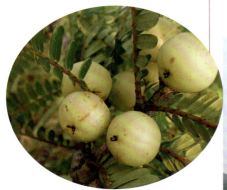

余甘子果实

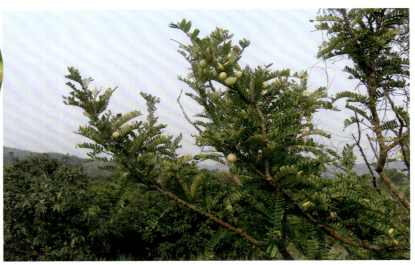

【识别特征】乔木。树皮浅褐色，枝条被黄褐色短柔毛。叶互生；叶片线状长圆形，顶端截平或钝圆，基部浅心形而稍偏斜，干后带红色或淡褐色，边缘略背卷；侧脉每边4～7条；托叶三角形，褐红色。多朵雄花和1朵雌花或全为雄花组成腋生的聚伞花序；萼片6；雄花：萼片膜质，黄色，长倒卵形或匙形；雌花萼片长圆形或匙形。蒴果呈核果状，圆球形，外果皮肉质，绿白色或淡黄白色，内果皮硬壳质。花期4—6月；果期7—9月。

【生境分布】生于山地疏林、灌丛、荒地或山沟向阳处。分布于华南、西南及江西、福建、台湾等地。

【性味功效】甘、酸、涩，凉。清热凉血，消食健胃，生津止咳。内服煎汤3～9克。

【配伍禁忌】

1. 感冒发热、咳嗽：单味水煎服。

2. 白喉：常与玄参、甘草、龙胆草等配伍使用。

3. 哮喘：单味水煎服。

禁忌：脾胃虚寒者慎服。

【其他功用】根（油柑根）可清热利湿，解毒散结；叶（油柑叶）可清热解毒，利湿消肿；树皮（油柑皮）可清热利湿，凉血解毒。

【现代研究与应用】主要成分有鞣质、没食子酸、诃子酸、油柑酸、硬脂酸、棕榈酸等，具有降血脂、抑菌和营养的作用。

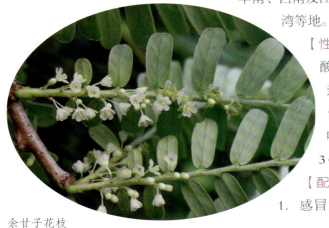

余甘子花枝

小果叶下珠

【药　　名】龙眼睛、烂头钵、山兵豆。

【来　　源】为大戟科植物小果叶下珠 Phyllanthus reticulatus Poir. 的根、茎及叶。

【识别特征】灌木。枝条淡褐色。叶互生；叶片膜质至纸质，椭圆形、卵形至圆形，侧脉每边5~7条；托叶钻状三角形，干后变硬刺状，褐色。通常2~10朵雄花和1朵雌花簇生于叶腋；雄花：萼片5~6，2轮，卵形或倒卵形；雌花：萼片5~6，2轮，宽卵形。蒴果呈浆果状，球形或近球形，红色，干后灰黑色；种子三棱形，褐色。花期3—6月；果期6—10月。

【生境分布】生于山地林下或灌木丛中。分布于华南、西南及江西、福建、台湾、湖南等地。

【性味功效】辛、甘，平。祛风，利湿，活血。内服煎汤6~15克。外用适量，捣敷患处。

【配伍禁忌】

1. 风湿关节痛：单味浸酒服。
2. 跌打损伤：鲜品捣烂外敷。

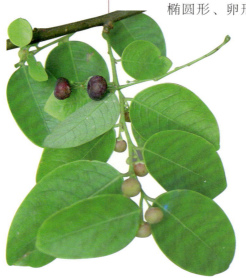

小果叶下珠果枝

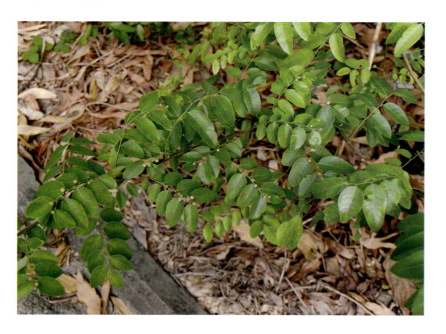

【现代研究与应用】主要成分有萜类、甾醇类及烃类，具有抗炎和抗肝损伤的作用。

叶下珠

【药　　名】珍珠草、鲫鱼草、夜合珍珠。

【来　　源】为大戟科植物叶下珠 *Phyllanthus urinaria* L. 的带根全草。

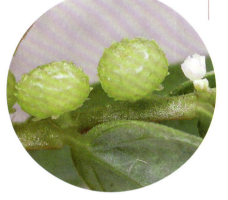

叶下珠果实放大

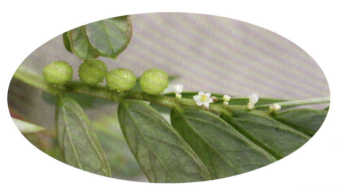

叶下珠花果枝

【识别特征】一年生草本。茎直立，基部多分枝，枝倾卧而后上升；枝具翅状纵棱。单叶互生；叶片纸质，因叶柄扭转而成羽状排列，长圆形或倒卵形；侧脉每边4～5条，托叶卵状披针形。花雌雄同株，雄花：2～4朵簇生于叶腋，通常仅上面1朵开花；花梗基部有苞片1～2枚；萼片6，倒卵形；雌花：单生于小枝中下部的叶腋内，萼片6，卵状披针形，边缘膜质，黄白色。蒴果圆球状，红色；种子橙黄色。花期4—6月；果期7—11月。

【生境分布】生于山坡、路旁、田边。分布于华南、西南及东南。

【性味功效】微苦，凉。清热解毒，利水消肿，明目，消积。内服煎汤15～30克。外用适量，鲜草捣烂敷伤口周围。

【配伍禁忌】

1. 痢疾：常与铁苋菜配伍使用。

2. 黄疸：常与马鞭草、半边莲配伍使用。

3. 肝炎：常与黄胆草、冰糖等配伍使用。

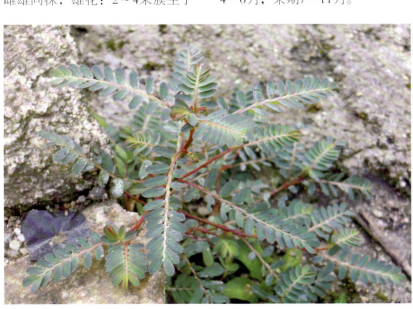

【现代研究与应用】主要成分有没食子酸、植物甾醇类、酚类及三萜类等，具有抗菌和护肝的作用。

黄珠子草

【药　　名】珍珠草、鱼骨草。

【来　　源】为大戟科植物黄珠子草 *Phyllanthus virgatus* Forst. f. 的全草。

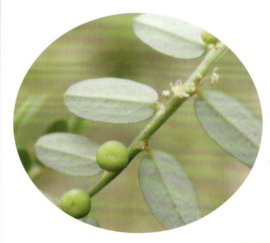

黄珠子草花果枝

【识别特征】一年生草本。直立，茎基部具窄棱，或有时主茎不明显；枝条通常自茎基部发出，上部扁平而具棱；全株无毛。单叶互生；叶片近革质，线状披针形、长圆形或狭椭圆形，托叶膜质，卵状三角形，褐红色。通常2～4朵雄花和1朵雌花同簇生于叶腋；雄花：萼片6，宽卵形或近圆形；雌花：花萼深6裂，裂片卵状长圆形，紫红色。蒴果扁球形，紫红色，有鳞片状凸起；果梗丝状，萼片宿存。花期4—5月；果期6—11月。

【生境分布】生于山地、草坡。分布于河北、山西、陕西、华东、华中、华南和西南等地。

【性味功效】苦、甘，平。健脾消积，利尿通淋，清热解毒。内服煎汤9～15克。外用适量，捣敷或煎水熏洗患处。

【配伍禁忌】

1. 小儿疳积：常与鸡肝水炖服。
2. 毒蛇咬伤：单味水煎服。
3. 牙龈溃烂：单味水煎漱口。

【现代研究与应用】主要成分有黄酮类、酚类及鞣质等成分，具有保肝、抗炎、抑菌和抗HBV作用。

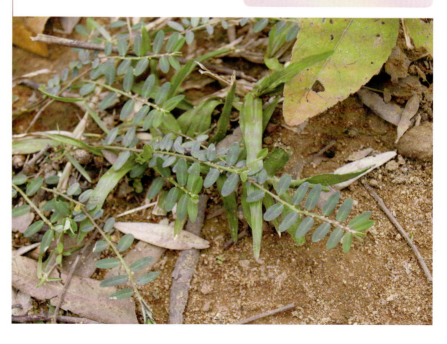

蓖 麻

【药　　名】蓖麻仁、大麻子。
【来　　源】为大戟科植物蓖麻 Ricinus communis L.的种子。

【识别特征】一年生粗壮草本或草质灌木。小枝、叶和花序通常被白霜，茎多液汁。单叶互生；叶近圆形，掌状7~11裂，裂片卵状长圆形或披针形，顶端急尖或渐尖，边缘具锯齿；叶柄粗壮，中空，顶端具2枚盘状腺体，基部具盘状腺体；托叶长三角形，早落。总状花序或圆锥花序，苞片阔三角形，膜质，早落；雄花：花萼裂片卵状三角形；雌花：萼片卵状披针形，凋落。蒴果卵球形或近球形，果皮具软刺或平滑；种子椭圆形，平滑，斑纹淡褐色或灰白色。花期5—8月。

【生境分布】全国各地有栽培。

【性味功效】甘、辛，平；有毒。消肿拔毒，泻下导滞，通络利窍。内服煎汤1~5克。外用适量，捣烂敷患处。

【配伍禁忌】

1. 咽喉肿痛：常与朴硝配伍使用。

2. 雀斑：常与密陀僧、硫黄配伍使用。

3. 耳聋：常与大枣配伍使用。

禁忌：孕妇及便滑者禁服。

【其他功用】根（蓖麻根）可祛风解痉，活血消肿；叶（蓖麻叶）可祛风除湿，拔毒消肿；种子油（蓖麻油）可滑肠，润肤。

【现代研究与应用】主要成分有蓖麻毒蛋白、蓖麻碱、三酰甘油及蓖麻油酸等，具有泻下、抗肿瘤、抗HIV及抑制呼吸、抑制细胞免疫的作用。

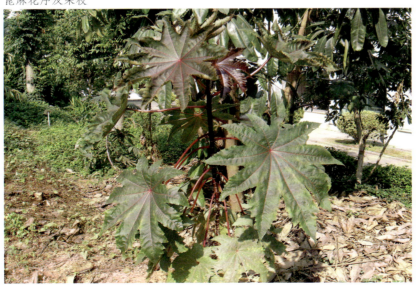

蓖麻花序及果枝

山乌柏

【药　　名】山柳、红心乌柏。

【来　　源】为大戟科植物山乌柏 *Sapium discolor* (Champ. ex Benth.) Muell. Arg. 的根及根皮。

【识别特征】乔木或灌木。无毛；小枝灰褐色，有皮孔。叶互生，纸质，嫩时呈淡红色，叶片椭圆形或长卵形，背面近缘常有数个圆形的腺体；侧脉纤细，8～12对，互生或有时近对生，略呈弧状上升；叶柄纤细，顶端具2毗连的腺体；托叶近卵形，易脱落。花单性，雌雄同株，密集成顶生总状花序，雌花生于花序轴下部，雄花生于花序轴上部或有时整个花序全为雄花。雄花：花梗丝状，苞片卵形，基部两侧各具一腺体，每一苞片内有5～7朵花；花萼杯状。雌花：花梗粗壮，圆柱形；每苞片内仅有1朵花；花萼3深裂，裂片三角形。蒴果黑色，球形；种子近球形，被蜡质的假种皮。花期4—6月。

【生境分布】生于山谷或山坡混交林中。分布于西南、湖南、广西、广东、江西、安徽、福建、浙江、台湾等地。

【性味功效】苦，寒；有毒。利水通便，消肿散瘀，解蛇虫毒。内服煎汤3～9克。外用适量，鲜品捣烂敷或煎水外洗患处。

【配伍禁忌】

1. 便秘：单味水煎服。

2. 小便淋漓：常与车前草等配伍使用。

3. 尿路结石：常与石韦、海金沙等配伍使用。

禁忌：孕妇及体弱者禁服。

【其他功用】叶（山乌柏叶）可活血，解毒，利湿。

【现代研究与应用】主要成分有香草酸、短叶苏木酚、鞣花酸等，具有降血脂、抗氧化的作用。

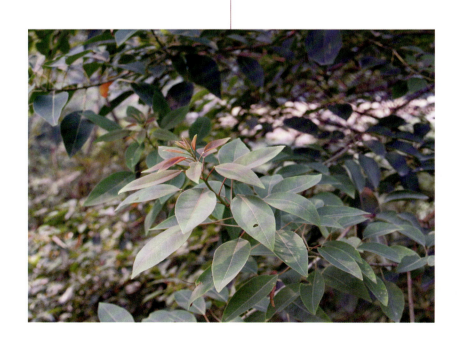

乌 桕

【药　　名】乌桕木根皮、卷根白皮。
【来　　源】为大戟科植物乌桕Sapium sebiferum (L.) Roxb.的根皮或树皮。

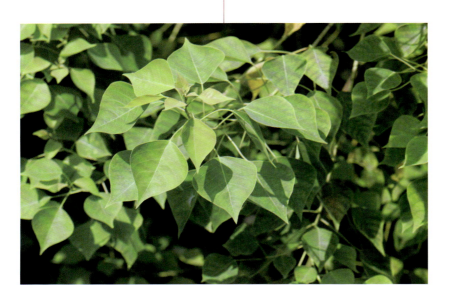

【识别特征】乔木。具乳状汁液；树皮暗灰色，有纵裂纹；枝具皮孔。叶互生，纸质，叶片菱形、菱状卵形，全缘；侧脉6～10对，叶柄纤细，顶端具2腺体。花单性，雌雄同株，聚集成顶生的总状花序，雌花通常生于花序轴最下部，雄花生于花序轴上部或有时整个花序全为雄花。雄花：苞片阔卵形，基部两侧各具一腺体，每一苞片内具10～15朵花；小苞片3；花萼杯状，3浅裂；雌花：苞片深3裂，基部腺体与雄花的相同，每一苞片内仅1朵雌花，间有1雌花和数雄花同聚生于苞腋内；花萼3深裂，裂片卵形至卵头披针形。蒴果梨状球形，成熟时黑色，具3种子；种子扁球形，黑色，外被白色、蜡质的假种皮。花期4—8月。

乌桕果枝

【生境分布】生于旷野、塘边或疏林中。分布于华东、中南、西南及台湾。

【性味功效】苦，微温；有毒。泻下逐水，消肿散结，解蛇虫毒。内服煎汤9～12克。外用适量，鲜品捣烂敷或煎水洗患处。

【配伍禁忌】

1. 水肿：常与木通、槟榔配伍使用。
2. 小便不畅：单味水煎服。
3. 湿疹：鲜品水煎外洗。

禁忌：体虚、孕妇及溃疡病患者禁服。

【其他功用】叶（乌桕叶）可泻下逐水，消肿散瘀，解毒杀虫；种子（乌桕子）可拔毒消肿，杀虫止痒；种子油（乌桕油）可杀虫拔毒，利尿通便。

【现代研究与应用】主要成分有白蒿香豆精、东莨菪素、花椒素、甾醇、莫雷亭酮、莫雷亭醇及没食子酸等，具有降血压、杀虫、抑菌和抗氧化的作用。

守宫木

【药　　名】天绿香、越南菜、树豌豆。

【来　　源】为大戟科植物守宫木 *Sauropus androgynus* (L.) Merr. 的根。

【识别特征】灌木。小枝绿色，长而细，幼时上部具棱，老渐圆柱状。叶片近膜质或薄纸质，卵状披针形，顶端渐尖，基部楔形；托叶2。雄花：1～2朵腋生，或几朵与雌花簇生于叶腋；花盘浅盘状，6浅裂，裂片倒卵形，覆瓦状排列；雌花：通常单生于叶腋；花萼6深裂，裂片红色，倒卵形或倒卵状三角形，覆瓦状排列。蒴果扁球状或圆球状，乳白色，宿存花萼红色；种子三棱状，黑色。花期4—7月；果期7—12月。

【生境分布】云南、广东和海南有栽培。

【性味功效】甘，凉；有毒。清热解毒。内服煎汤3～5克。外用适量，鲜品捣烂敷患处。

【配伍禁忌】

1. 痢疾便血：单味水磨液内服。

2. 疥疮：鲜品捣烂外敷。

禁忌：不宜长期食用或生食。

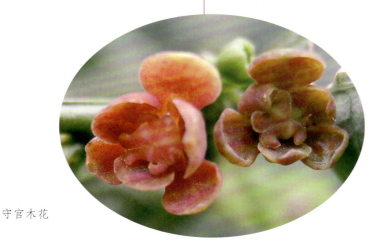

守宫木花

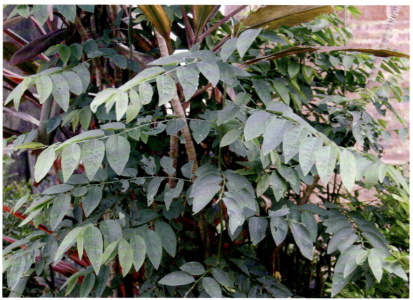

【现代研究与应用】主要成分有三萜皂苷类、有机酸、生物碱等，具有消炎、抑菌的作用。

龙脷叶

【药　　名】龙利叶、龙舌叶、牛耳叶。
【来　　源】为大戟科植物龙脷叶 Sauropus spatulifolius Beille 的叶。

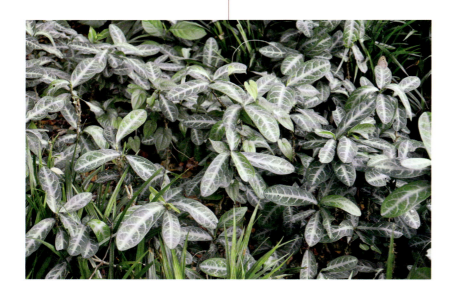

【识别特征】常绿小灌木。枝条圆柱状，蜿蜒状弯曲，多皱纹；节间短。单叶互生；叶通常聚生于小枝上部，叶片鲜时近肉质，匙形、倒卵状长圆形或卵形，上面鲜时深绿色，叶脉处呈灰白色，干时黄白色；中脉和侧脉在鲜叶时扁平，干后中脉两面均凸起，侧脉每边6～9条；托叶三角状耳形，着生于叶柄基部两侧，宿存。花红色或紫红色，雌雄同枝，2～5朵簇生于落叶的枝条中部或下部，或茎花，有时组成短聚伞花序；花序梗着生有披针形的苞片；雄花：萼片6，2轮，倒卵形；雌花：萼片与雄花的相同。花期2—10月。

【生境分布】生于山坡、山谷及丛林中。分布于广东和广西。

【性味功效】甘，平。清热润肺，化痰止咳。内服煎汤6～15克。

【配伍禁忌】

1. 痰火咳嗽：单味和猪肉煎汤服。

2. 急性支气管炎：单味水煎服。

【其他功用】花（龙利叶花）可止血。

【现代研究与应用】主要成分有棕榈酸、金合欢基丙酮等，具有抑菌、镇咳、抗病毒的作用。

龙脷叶花

地杨桃

【药　　名】色巴木、色柏木。

【来　　源】为大戟科植物地杨桃 *Sebastiania chamaelea* (L.) Muell. Arg.的全草。

【识别特征】多年生草本。主根粗直而长，侧根丝状；茎基部木质化，分枝纤细，具锐纵棱。叶互生，厚纸质，叶片线形或线状披针形，背面被柔毛；托叶宿存，卵形。花单性，雌雄同株，聚集成侧生或顶生穗状花序，雄花多数螺旋排列于被毛的花序轴上部，雌花1或数朵着生于花序轴下部。蒴果三棱状球形，分果爿背部具2纵列的小皮刺。种子光滑。花期全年。

【生境分布】生于山坡、草地、溪旁等处。分布于广东、海南、广西。

【性味功效】辛、淡，微温。祛风除湿，舒筋活血。内服煎汤6～12克。

【配伍禁忌】头晕：单味水煎服。

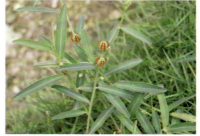

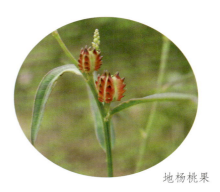

地杨桃果

【现代研究与应用】主要成分有酯类及壳角质、氨基酸和微量元素等，具有降血脂和抗癌的作用。

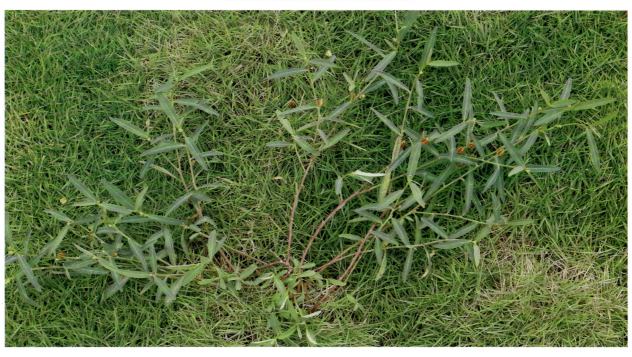

木油桐

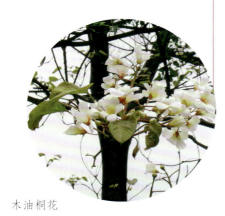

木油桐花

【药　　名】千年桐、皱果桐。

【来　　源】为大戟科植物木油桐 Vernicia montana Lour. 的种子。

【识别特征】落叶乔木。枝条散生突起皮孔。叶阔卵形，全缘或2～5裂；裂缺常有杯状腺体，掌状脉5条；叶柄顶端有2枚具柄的杯状腺体。花序生于当年生已发叶的枝条上，雌雄异株；花萼2～3裂，花瓣白色或基部紫红色且有紫红色脉纹，倒卵形，基部爪状。核果卵球状，具3条纵棱，棱间有粗疏网状皱纹，有种子3颗。种子扁球状，有疣突。花期4—5月。

【生境分布】生于疏林中。分布于长江以南各地。

【性味功效】甘、微辛，寒；有毒。探吐风痰，消肿毒，利二便。内服煎汤1～2枚。外用适量，鲜品捣汁抹患处。

【配伍禁忌】

1. 大小便不通：单味水煎服。
2. 疔疮：鲜品磨汁搽抹。

禁忌：孕妇禁服。

【现代研究与应用】主要成分有桐酸、异桐酸及油酸等，具有消炎、抗癌、刺激胃黏膜的作用。

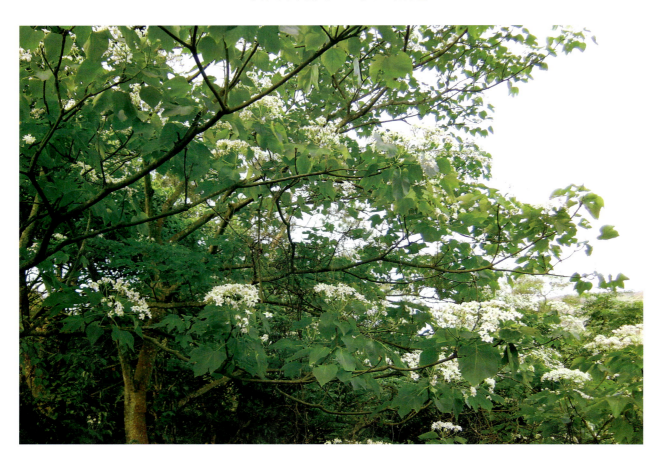

虎皮楠科

牛耳枫

【药　　名】牛耳枫、土鸦胆子、羊屎子。

【来　　源】为虎皮楠科植物牛耳枫 *Daphniphyllum calycinum* Benth. 的果实。

【识别特征】灌木。小枝灰褐色，具稀疏皮孔。单叶互生；叶纸质，阔椭圆形或倒卵形，全缘，叶面具光泽，叶背多少被白粉，侧脉8～11对；叶柄上面平或略具槽。总状花序腋生，雄花花萼盘状，3～4浅裂，裂片阔三角形；雌花苞片卵形，萼片3～4，阔三角形。果序密集排列；果卵圆形，被白粉，具小疣状突起。花期4—6月；果期8—11月。

【生境分布】生于疏林或灌丛中。分布于广西、广东、福建、江西等地。

【性味功效】苦、涩，平；有毒。清热解毒，除湿化滞，止痢。内服煎汤3～5克。

【配伍禁忌】痢疾：单味水煎服。

禁忌：孕妇禁服。

【其他功用】根（牛耳枫根）可清热解毒，活血化瘀，消肿止痛；枝和叶（牛耳枫枝叶）可祛风止痛，解毒消肿。

【现代研究与应用】主要成分有槲皮素、甾醇类、芦丁、羽扇豆酮、胡萝卜苷及生物碱等，具有降低毛细血管通透性、解痉及抗胃黏膜损伤的作用。中药材牛耳枫是枫蓼肠胃片等制剂的重要组成药物。

交让木

【药　　名】山黄树、虎皮楠。

【来　　源】为虎皮楠科植物交让木 Daphniphyllum macropodum Miq. 的叶及种子。

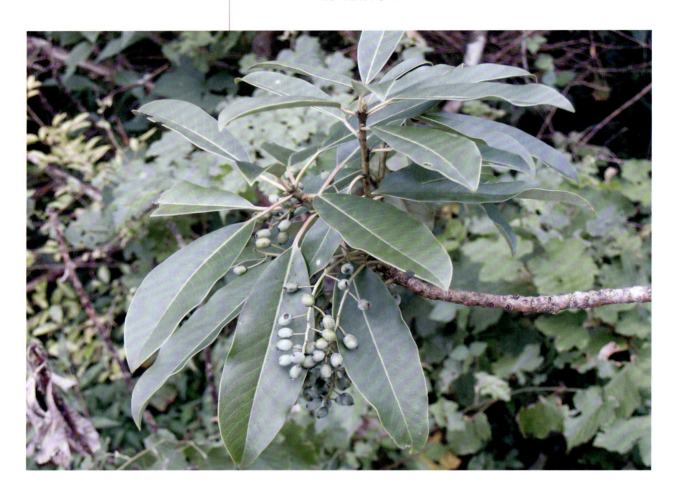

【识别特征】灌木或小乔木。小枝暗褐色，具圆形大叶痕。叶簇生于枝端；叶革质，长圆形至倒披针形，叶面具光泽，侧脉12~18对，两面清晰；叶柄紫红色，粗壮。果椭圆形，基部圆形，暗褐色，有时被白粉，具疣状皱褶，果梗纤细。花期3—5月；果期8—10月。

【生境分布】生于山林中。分布于长江流域以南各地及台湾。

【性味功效】苦，凉。清热解毒。外用适量，捣烂敷。

【配伍禁忌】疮疖肿毒：鲜品捣烂外敷。

【现代研究与应用】主要成分有单萜葡萄糖苷、交让木苷、交让木碱等。

蔷薇科

贴梗海棠

【药　　名】木瓜、皱皮木瓜、铁脚梨。
【来　　源】为蔷薇科植物贴梗海棠 Chaenomeles speciosa (Sweet) Nakai 的近成熟果实。

【识别特征】落叶灌木。具枝刺；小枝圆柱形，有疏生浅褐色皮孔。叶片卵形至椭圆形，稀长椭圆形，边缘具尖锐细锯齿，齿尖开展；托叶大，草质，肾形或半圆形，边缘具尖锐锯齿。花3～5朵簇生于两年生枝上；花瓣近圆形或倒卵形，具短爪，猩红色或淡红色。梨果球形至卵形，黄色或黄绿色，芳香。花期3—5月；果期9—10月。

【生境分布】栽培或野生。分布于我国华东、华中、西南及陕西等地。

【性味功效】酸，温。舒筋活络，和胃化湿。内服煎汤5～10克。外用适量，煎水熏洗患处。

【配伍禁忌】
1. 风湿痹痛：常与威灵仙、川芎、蕲蛇等配伍使用。
2. 寒湿脚气：常与槟榔、陈皮等配伍使用。
3. 脐下绞痛：常与桑叶、大枣配伍使用。

禁忌：忌铅、铁。不可多食。精血虚、真阴不足者及伤食脾胃未虚、积滞多者不宜用。

【其他功用】根（木瓜根）可祛湿舒筋；枝叶（木瓜枝）可祛湿，止痢；皮（木瓜皮）可祛湿舒筋；核（木瓜核）可治霍乱。

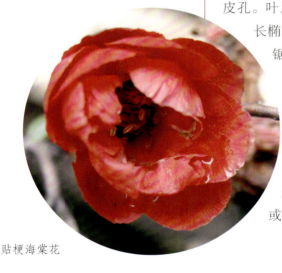

贴梗海棠花

贴梗海棠果

【现代研究与应用】主要成分有苹果酸、酒石酸、枸橼酸、齐墩果酸及皂苷等，具有抗菌和保肝的作用。

平枝栒子

【药　　名】水莲沙、铺地蜈蚣。

【来　　源】为蔷薇科植物平枝栒子 Cotoneaster horizontalis Decne. 的枝叶或根。

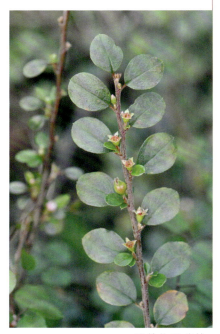

平枝栒子花枝

【识别特征】落叶或半常绿匍匐灌木。枝水平开张成整齐两列状；小枝圆柱形，黑褐色。叶互生；叶片近圆形或宽椭圆形，先端多数急尖，基部楔形，全缘，上面无毛，下面有稀疏平贴柔毛；托叶钻形，早落。花1～2朵，萼筒钟状；萼片三角形，先端急尖；花瓣直立，倒卵形，先端圆钝，粉红色。果实近球形，鲜红色。花期5—6月；果期9—10月。

【生境分布】生于灌木丛中或岩石坡上。分布于我国西南及陕西、甘肃、湖北、湖南。

【性味功效】酸、涩、凉。清热利湿，化痰止咳，止血止痛。内服煎汤10～15克。

【配伍禁忌】痛经：单味水煎服。

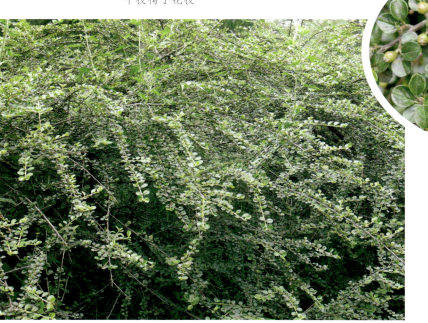

平枝栒子果枝

【现代研究与应用】主要成分有右旋儿茶精、左旋表儿茶精、矢车菊素及花色素等。

山 楂

【药　　名】鼠楂、山里红果、山里果子。

【来　　源】为蔷薇科植物山楂 *Crataegus pinnatifida* Bge. 的果实。

【识别特征】落叶乔木。单叶互生；叶片宽卵形或三角状卵形，有2～4对羽状裂片，边缘有不规则重锯齿。伞房花序，萼筒钟状，5齿裂；花冠白色，花瓣5。梨果近球形，深红色。花期5—6月；果期8—10月。

【生境分布】生于溪边、山谷、林缘或灌木丛中。分布于我国东北、华北地区。

【性味功效】酸、甘，微温。消食健胃，行气散瘀，化浊降脂。内服煎汤9～12克。外用适量，煎水洗或捣敷。

【配伍禁忌】

1. 饮食积滞：常与莱菔子、神曲等配伍使用。

2. 泻痢腹痛：常与木香、槟榔、橘核等配伍使用。

3. 痛经：常与当归、香附、红花等配伍使用。

禁忌：脾胃虚弱及孕妇慎服。

【其他功用】叶（山楂叶）可活血化瘀，理气通脉。

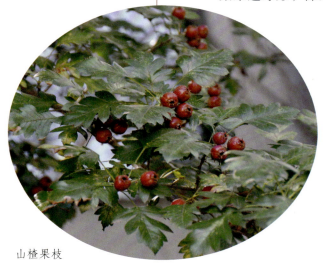

山楂果枝

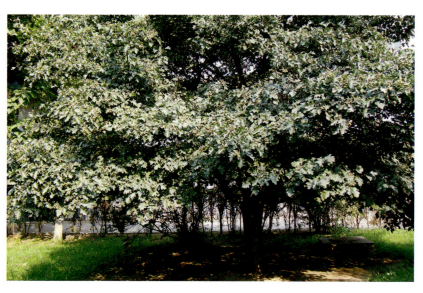

【现代研究与应用】主要成分有左旋表儿茶精、槲皮素、金丝桃苷、绿原酸及花色素类等，具有促进消化、降压、抗心室颤动、抗心房颤动、降血脂、抗氧化、抗菌、收缩子宫及抗癌的作用。中药材山楂是中成药山楂调中丸、大山楂丸等制剂的重要组成药物。

蛇 莓

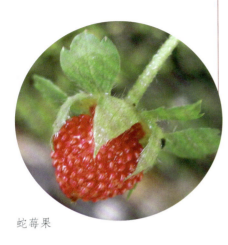

蛇莓果

【药　　名】蛇莓、三爪龙、蛇蛋果。
【来　　源】为蔷薇科植物蛇莓 Duchesnea indica (Andrews) Focke 的全草。

【识别特征】多年生草本。匍匐茎多数，有柔毛。小叶片倒卵形至菱状长圆形，先端圆钝，边缘有钝锯齿，具小叶柄；托叶窄卵形至宽披针形。花单生于叶腋。萼片卵形，先端锐尖；副萼片倒卵形，比萼片长，先端常具3~5锯齿；花瓣倒卵形，先端圆钝；花托在果期膨大，海绵质，鲜红色，有光泽。瘦果卵形，光滑或具不明显突起，鲜时有光泽。花期6—8月；果期8—10月。

【生境分布】生于山坡、河岸、草地、潮湿处。分布于辽宁以南各省区。

【性味功效】甘、苦，寒；有毒。清热解毒，散瘀消肿，凉血止血。内服煎汤9~15克。外用适量，鲜品捣烂外敷。

【配伍禁忌】

1. 痈肿疔毒、瘰疬结核：常与蒲公英、地丁草、野菊花、夏枯草等配伍使用。

2. 癌肿：常与白花蛇舌草、七叶一枝花等配伍使用。

3. 水火烫伤：常与虎杖配伍使用。

【其他功用】根（蛇莓根）可清热泻火，解毒消肿。

【现代研究与应用】主要成分有胆甾醇、鞣质、没食子酸、己糖、戊糖、糖醛酸、酚类等，具有抗癌、抗菌、增强免疫力的作用。

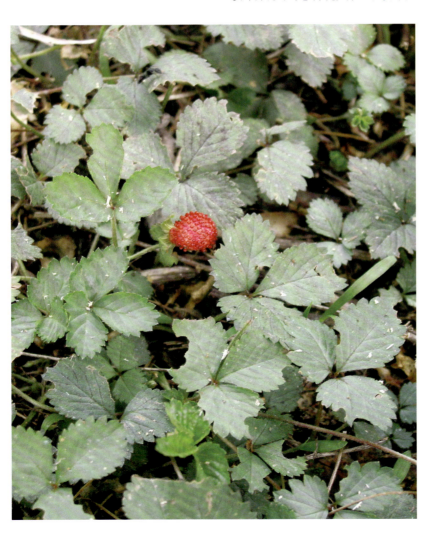

路边青

【药　名】蓝布正、水杨梅、五气朝阳草。

【来　源】为蔷薇科植物路边青 *Geum aleppicum* Jacq. 的全草或根。

【识别特征】多年生草本。须根簇生；茎直立，被开展粗硬毛。基生叶为大头羽状复叶，通常有小叶2~6对，叶柄被粗硬毛，小叶大小极不相等，顶生小叶最大，菱状广卵形或宽扁圆形，边缘常浅裂，有不规则粗大锯齿，锯齿急尖或圆钝；茎生叶羽状复叶，向上小叶逐渐减少，顶生小叶披针形或倒卵披针形，顶端常渐尖或短渐尖，基部楔形；茎生叶托叶大，叶状，卵形，边缘有不规则粗大锯齿。花序顶生，疏散排列，花梗被毛；花瓣黄色，圆形；萼片卵状三角形。聚合果倒卵球形，瘦果被长硬毛，顶端有小钩。花、果期7—10月。

【生境分布】生于山坡草地、沟边、地边、河滩、林间隙地及林缘。分布于全国各地。

【性味功效】苦、辛，微寒。清热解毒，活血止痛，调经止带。内服煎汤10~15克。外用适量，捣敷或煎汤洗。

【配伍禁忌】

1. 咽喉肿痛：常与八爪龙配伍使用。
2. 肠炎：常与苦参、白头翁配伍使用。
3. 痈肿：常与甘草配伍使用。

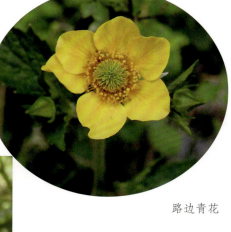

路边青花

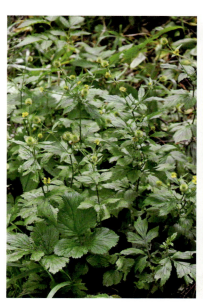

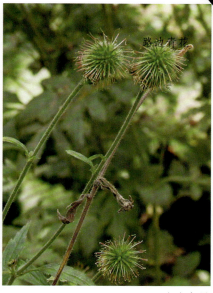

路边青果

【现代研究与应用】主要成分有水杨梅苷、异香草酸、七叶内酯、咖啡酸、东茛菪素及东茛菪苷等，具有抗菌、抑制肿瘤的作用。

石 楠

【药　　名】石南、风药、栾茶。

【来　　源】为蔷薇科植物石楠 Photinia serrulata Lindl. 的叶或带叶嫩枝。

【识别特征】常绿灌木或小乔木。枝褐灰色；冬芽卵形，鳞片褐色，无毛。叶互生；叶片革质，长椭圆形、长倒卵形或倒卵状椭圆形，边缘有疏生具腺细锯齿，近基部全缘，上面光亮，幼时中脉有绒毛，侧脉25～30对。复伞房花序顶生，花密生，萼筒杯状；萼片阔三角形；花瓣白色，近圆形。果实球形，红色，后成褐紫色，有1粒种子；种子卵形，棕色，平滑。花期4—5月；果期10月。

【生境分布】生于杂木林中。分布于我国西南、东南、中南及陕西、甘肃、广东、广西等地。

【性味功效】辛、苦、平；有毒。祛风湿，止痒，强筋骨，益肝肾。内服煎汤3～10克。外用适量，捣敷。

【配伍禁忌】

1. 腰膝酸痛：常与牛膝、络石藤、枸杞子等配伍使用。
2. 头痛：常与川芎、白芷配伍使用。
3. 偏头痛：常与蔓荆子、女贞子、白芷等配伍使用。

禁忌：阴虚火旺者禁服。

【其他功用】根（石楠根）可祛风除湿，活血解毒；果实（石楠果实）可祛风湿，消积聚。

【现代研究与应用】主要成分有氢氰酸、野樱皮苷、熊果酸、鞣质、樱花苷及山梨醇等，具有降血压和杀虫的作用。

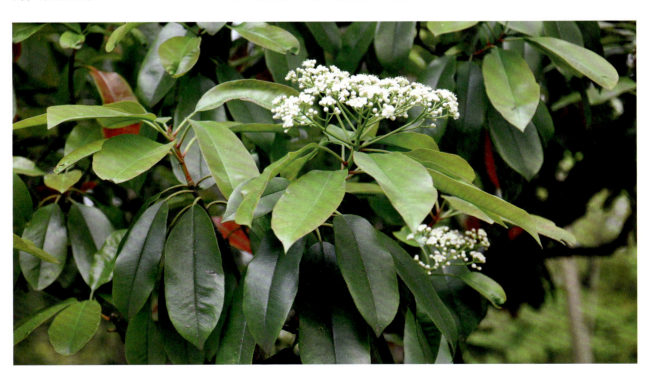

委陵菜

【药　　名】委陵菜、翻白菜、龙牙草。
【来　　源】为蔷薇科植物委陵菜 Potentilla chinensis Ser. 的全草。

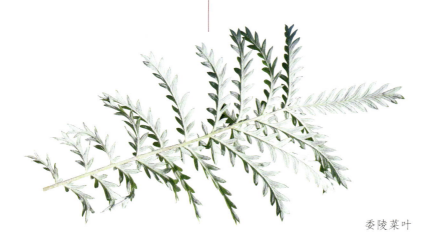

委陵菜叶

【识别特征】多年生草本。根粗壮，圆柱形，稍木质化。基生叶为羽状复叶，有小叶5~15对，叶柄被毛；小叶片对生或互生，中脉下陷，下面被白色绒毛；基生叶托叶近膜质，褐色，外面被白色绢状长柔毛；茎生叶与基生叶相似，小叶数较少；茎生叶托叶草质，绿色，边缘锐裂。伞房状聚伞花序基部有披针形苞片，外面密被短柔毛；萼片三角卵形，顶端急尖，副萼片带形或披针形，顶端尖，比萼片短约1倍且狭窄，外面被短柔毛及少数绢状柔毛；花瓣黄色，宽倒卵形，顶端微凹；瘦果卵球形，深褐色，有明显皱纹。花、果期4—10月。

【生境分布】生于山坡、路边、田旁、山林草丛中。全国大部分地区有分布。

【性味功效】苦，寒。清热解毒，凉血止痢。内服煎汤9~15克。外用适量，鲜品煎水洗或捣烂敷患处。

【配伍禁忌】
1. 热毒泻痢：单味研末冲服；或与黄柏、白头翁、马齿苋配伍使用。
2. 血热出血：常与贯众、白茅根、茜草、大蓟、小蓟等配伍使用。

禁忌：慢性腹泻伴体虚者慎用。

【现代研究与应用】主要成分有槲皮素、山柰素、没食子酸、壬二酸等，具有抗阿米巴痢疾的作用。中药材委陵菜是消炎止痢丸等中成药的重要组成药物。

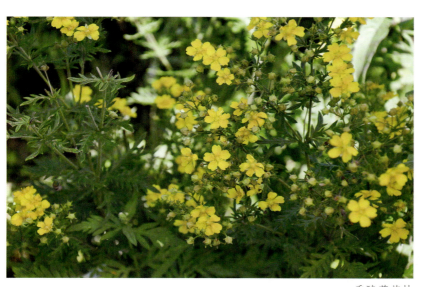

委陵菜花枝

梅

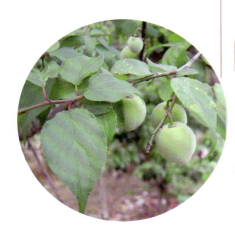

梅（果期）

【药　　名】乌梅、酸梅、梅实。

【来　　源】为蔷薇科植物李 *Armeniaca mume* Sieb. 的近成熟果实。

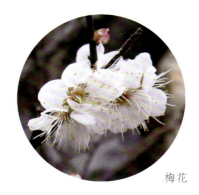

梅花

【识别特征】落叶小乔木。树皮淡灰色，小枝细长，先端刺状。单叶互生；叶柄被短柔毛；托叶早落；叶片椭圆状宽卵形，春季先叶开花，有香气，1~3朵簇生于二年生侧枝叶腋。花梗短；花萼红褐色、绿色或绿紫色；花瓣5，白色或淡红色，宽倒卵形。果实近球形，黄色或绿白色，被柔毛，味酸；果肉与核粘贴；核椭圆形，先端有小突尖，腹面和背棱上的沟槽，表面具蜂窝状孔穴。花期冬、春季；果期5—6月。

【生境分布】生于山坡、山谷沟底或荒野疏林及灌木丛内。我国各地多有栽培，以长江流域以南各地最多。

【性味功效】酸、涩、平。敛肺，涩肠，生津，安蛔。内服煎汤6~12克。外用适量，煅研干撒或调敷。

【配伍禁忌】

1. 肺虚久咳：常与罂粟壳、杏仁等配伍使用。
2. 久泻、久痢：常与罂粟壳、诃子、黄连等配伍使用。
3. 蛔厥腹痛、呕吐：常与细辛、川椒、黄连、附子等配伍使用。
4. 虚热消渴：常与天花粉、麦冬、人参等配伍使用。

禁忌：实邪者忌服，胃酸过多者慎服。

【其他功用】带叶枝条（梅梗）可理气安胎；种仁（梅核仁）可清暑，除烦，明目。根（梅根）可祛风，活血，解毒。

【现代研究与应用】主要成分有枸橼酸、苹果酸、草酸、琥珀酸、延胡索酸、苯甲醛、4-松油烯醇、苯甲醇、十六烷酸等，具有驱蛔、促进胆汁排泄的作用。中药材乌梅是健身宁片、清咽丸、乌梅丸、风湿骨痛胶囊等中成药的重要组成药物。

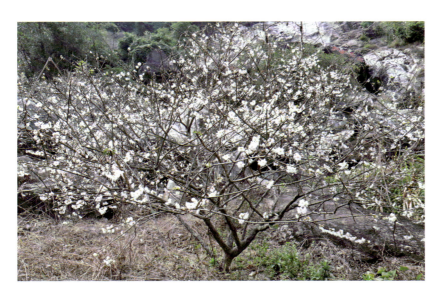

桃

【药　　名】桃仁、桃核仁。

【来　　源】为蔷薇科植物桃 *Prunus persica* (L.) Batsch 的成熟种子。

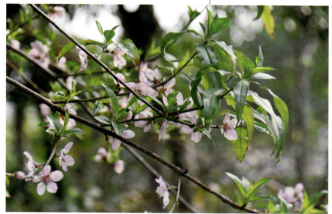
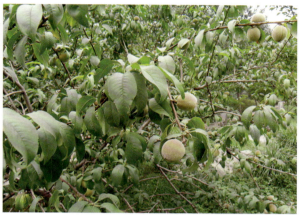

桃花

【识别特征】落叶小乔木。小枝绿色或红褐色。叶互生，在短枝上呈簇生状；叶片椭圆状披针形至倒卵状披针形，边缘具细锯齿。花单生，先于叶开放；萼筒钟形，被短柔毛，绿色而具红色斑点；萼片卵形至长圆形，顶端圆钝，外被短柔毛；花瓣长圆状椭圆形至宽倒卵形，粉红色，罕为白色。核果近球形，表面有短绒毛，腹缝明显；果肉白色或黄色，多汁有香味，甜或酸甜；离核或粘核。种子1枚，扁卵状心形。花期3—4月；果期6—7月。

【生境分布】生于山坡、山谷沟底或荒野疏林及灌丛内。全国各地有栽培。

【性味功效】苦、甘，平。活血祛瘀，润肠通便，止咳平喘。内服煎汤5~10克。外用适量，捣敷。

【配伍禁忌】

1. 瘀血阻滞：常与红花、当归、川芎、赤芍等配伍使用。
2. 肺痈、肠痈：肺痈可与苇茎、冬瓜仁等配伍使用，肠痈可与大黄、牡丹皮等配伍使用。
3. 肠燥便秘：常与当归、火麻仁、瓜蒌仁等配伍使用。
4. 咳嗽气喘：常与杏仁配伍使用。

禁忌：孕妇忌服。便溏者慎用。

【其他功用】果实（桃子）可生津，润肠，活血，消积；幼果（碧桃干）可敛汗涩精，活血止血，止痛；叶（桃叶）可祛风清热，燥湿解毒，杀虫；幼枝（桃枝）可活血通络，解毒，杀虫；花（桃花）可利水通便，活血化瘀；根（桃根）可清热利湿，活血止痛，消痈肿；树脂（桃胶）可和血，通淋，止痢。

【现代研究与应用】主要成分有苦杏仁苷、挥发油、油酸、亚油酸、苦杏仁酶等，具有祛瘀血、抗炎、抗过敏、止泻、镇咳、驱虫的作用。中药材桃仁是桂枝茯苓丸、青娥丸、产复康颗粒、大黄䗪虫丸等中成药的重要组成药物。

火棘

【药　　名】赤阳子、救军粮、红子。

【来　　源】为蔷薇科植物火棘 *Pyracantha fortuneana* (Maxim.) H. L. Li的果实。

【识别特征】常绿灌木。侧枝短，先端成刺状，老枝暗褐色；芽小，外被短柔毛。叶互生；叶片倒卵形或倒卵状长圆形，边缘有钝锯齿，齿尖向内弯，近基部全缘，两面皆无毛。花集成复伞房花序，萼筒钟状；萼片三角卵形，先端钝；花瓣白色，近圆形。果实近球形，橘红色或深红色。花期3—5月；果期8—11月。

【生境分布】生于山地、丘陵地阳坡灌丛草地及河沟路旁。分布于我国西南及陕西、河南、江苏、浙江、福建、湖北、湖南、广西、西藏等地。

【性味功效】酸、涩，平。健脾消食，收涩止痢，止痛。内服煎汤12～30克。外用适量，捣敷。

【配伍禁忌】

1. 水泻：单味水煎服。
2. 白带、痢疾：单味水煎服。

【其他功用】根（红子根）可清热凉血，化瘀止痛；叶（救军粮叶）可清热解毒，止血。

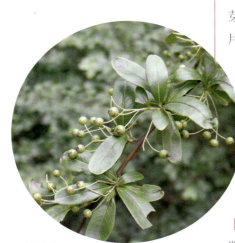

火棘果枝

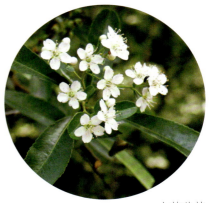

火棘花枝

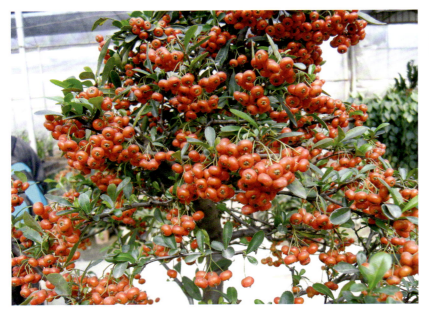

【现代研究与应用】主要成分有甾醇、圣草素、芦丁、芒花苷、槲皮素、异槲皮苷及维生素、脂肪酸等，具有抗氧化、增强体力的作用。

豆 梨

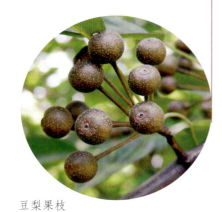

豆梨果枝

【药　　名】鹿梨、棠梨、野梨。

【来　　源】为蔷薇科植物豆梨 *Pyrus calleryana* Decne. 的枝叶。

【识别特征】乔木。小枝粗壮。叶片宽卵形或卵形，少数长椭圆状卵形，顶端渐尖，基部宽楔形至近圆形，边缘有钝锯齿。托叶线状披针形。伞形总状花序，花白色。果球形，褐色，具淡色皮孔。花期4月；果期8—9月。

【生境分布】生于平原、山坡或山谷杂木林中。分布于我国华中、华南及台湾北部。

【性味功效】酸、甘、涩，凉。健胃消食，涩肠止痢。内服煎汤15~30克。

【配伍禁忌】

1. 霍乱吐痢不止兼转筋：常与木瓜配伍使用。

2. 反胃吐食：叶油炒去刺，研末酒服。

【其他功用】果实（棠梨）可敛肺，涩肠，消食；树皮（棠梨树皮）可敛疮。

【现代研究与应用】主要成分有绿原酸、异绿原酸、新绿原酸、槲皮素衍生物、酚类等，具有止泻、止呕、治疗霍乱、治疗皮肤溃疡的作用。

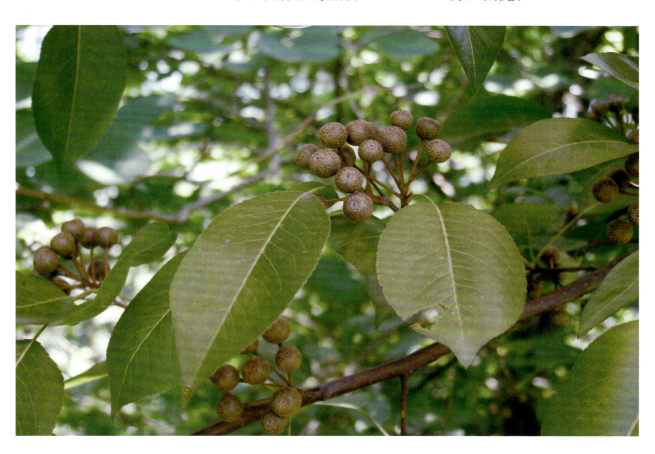

石斑木

【药　　名】车轮梅、春花木、铁力木。

【来　　源】为蔷薇科植物石斑木 *Rhaphiolepis indica* (L.) Lindl. 的根。

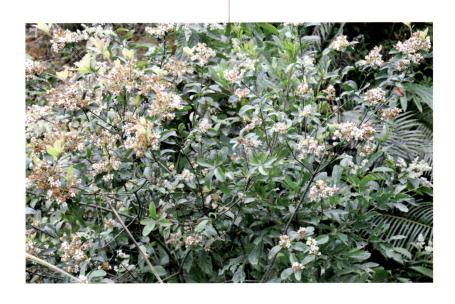

【识别特征】常绿灌木。叶互生；叶片集生于枝顶，卵形、长圆形、稀倒卵形或长圆披针形，基部渐狭连于叶柄，边缘具细钝锯齿，叶脉稍凸起，网脉明显；托叶钻形，脱落。顶生圆锥花序或总状花序，总花梗和花梗被锈色绒毛；苞片及小苞片狭披针形，萼筒筒状；萼片5，三角披针形至线形；花瓣5，白色或淡红色，倒卵形或披针形，先端圆钝。果实球形，紫黑色，果梗短粗。花期4月；果期7—8月。

【生境分布】生于山坡、路边或溪边灌木林中。分布于安徽、浙江、江西、湖南、贵州、云南、福建、广东、广西、台湾等地。

【性味功效】苦、涩，寒。活血消肿，凉血解毒。内服煎汤15～30克。

【配伍禁忌】跌打损伤：单味水煎服。

【其他功用】叶（石斑木叶）可活血消肿，凉血解毒。

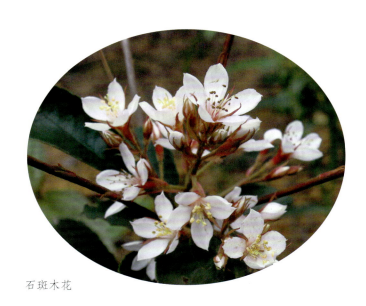

石斑木花

【现代研究与应用】主要成分为鞣质，具有抑菌作用。

金樱子

【药　名】金樱子、糖罐子、倒挂金钩。

【来　源】为蔷薇科植物金樱子 *Rosa laevigata* Michx. 的成熟果实。

金樱子果

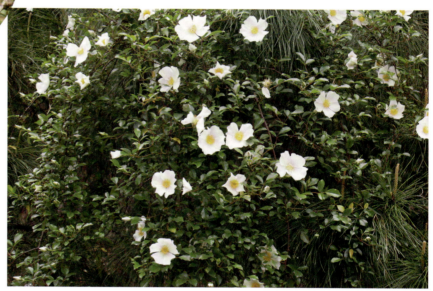

【识别特征】常绿攀援灌木。小枝粗壮，散生扁弯皮刺。小叶革质，通常3，稀5；小叶片椭圆状卵形、倒卵形或披针状卵形，边缘有锐锯齿；小叶柄和叶轴有皮刺；托叶离生或基部与叶柄合生，披针形，边缘有细齿，早落。花单生于叶腋，花梗和萼筒密被腺毛，随果实成长变为针刺；萼片卵状披针形，先端呈叶状，边缘羽状浅裂或全缘，常有刺毛和腺毛，内面密被柔毛；花瓣白色，宽倒卵形，先端微凹。果梨形、倒卵形或稀近球形，紫褐色，外面密被刺毛，萼片宿存。花期4—6月；果期7—11月。

【生境分布】生于向阳的山野、田边、溪畔灌木丛中。分布于我国华中、华南、华东及四川、贵州等地。

【性味功效】酸、甘、涩，平。固精缩尿，固崩止带，涩肠止泻。内服煎汤6~12克。

【配伍禁忌】

1. 遗精滑精、遗尿尿频、带下：单味熬膏服；或与菟丝子、补骨脂、海螵蛸等配伍使用。
2. 久泻、久痢：单味浓煎服；或与党参、白术、芡实、五味子等配伍使用。

禁忌：实火、邪热者不宜服用。

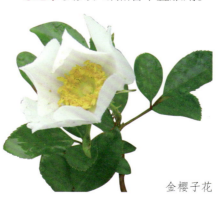

金樱子花

【其他功用】嫩叶（金樱子叶）可清热解毒、活血止血、止带；根（金樱子根）可收敛固涩、止血敛疮、祛瘀活血、止痛、杀虫；花（金樱子花）可涩肠、固精、缩尿、止带、杀虫。

【现代研究与应用】主要成分有苹果酸、枸橼酸(柠檬酸)、鞣酸、树脂、皂苷、维生素C和糖类等，具有收敛、止泻、抗菌、抗动脉粥样硬化的作用。中药材金樱子是益肾灵颗粒、首乌丸、龟鹿补肾丸、健神片等中成药的重要组成药物。

缫丝花

【药　　名】刺梨、茨梨、文光果。
【来　　源】为蔷薇科植物缫丝花 *Rosa roxburghii* Tratt. 的果实。

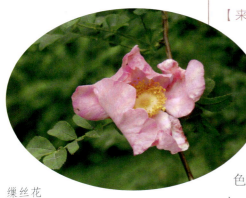

缫丝花

【识别特征】开展灌木。树皮灰褐色，成片状剥落；小枝圆柱形，斜向上升，有基部稍扁而成对皮刺。小叶9~15，小叶片椭圆形或长圆形，先端急尖或圆钝，基部宽楔形，边缘有细锐锯齿，下面叶脉突起，网脉明显，叶轴和叶柄有散生小皮刺；托叶大部贴生于叶柄，离生部分呈钻形。花单生或2~3朵，生于短枝顶端；萼片先端渐尖，有羽状裂片，内面密被茸毛，外面密被针刺；花瓣淡红色或粉红色，微香，倒卵形，外轮花瓣大，内轮较小。果扁球形，绿红色，外面密生针刺；萼片宿存，直立。花期5—7月；果期8—10月。

【生境分布】生于向阳山坡、沟谷、路旁及灌丛中。分布于西南及陕西、甘肃、安徽、浙江、江西、福建、湖北、湖南、西藏等地。

【性味功效】甘、酸、涩，凉。健胃，消食，止泻。内服煎汤9~15克。

【配伍禁忌】

1. 食积饱胀：与红糖煎服。
2. 肠炎腹泻：常与何首乌配伍使用。

禁忌：脾胃虚寒、胃脘冷痛者忌服。

【其他功用】根（刺梨根）可健胃消食，止痛，收涩，止血；叶（刺梨叶）可清热解暑，解毒疗疮，止血。

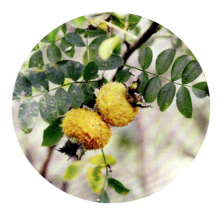

缫丝花果

【现代研究与应用】主要成分有维生素、脂肪酸、鞣质等，具有抗氧化、抗肿瘤、助消化、保肝、降血脂、抗动脉粥样硬化、增强机体免疫力的作用。

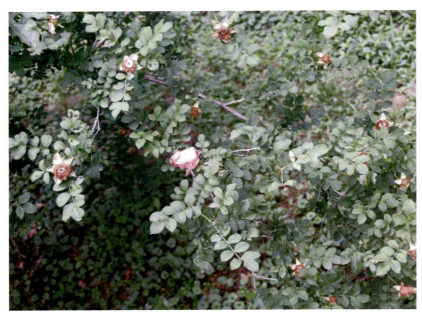

高粱泡

【药　　名】高粱泡、红母子、红娘藤。

【来　　源】为蔷薇科植物高粱泡 *Rubus lambertianus* Ser. 的根。

【识别特征】半落叶藤状灌木。单叶宽卵形，稀长圆状卵形，顶端渐尖，基部心形，两面被毛，中脉上常疏生小皮刺，边缘明显3~5裂或呈波状，有细锯齿；叶柄有稀疏小皮刺；托叶离生，常脱落。圆锥花序顶生；总花梗、花梗和花萼均被细柔毛；苞片与托叶相似；萼片卵状披针形，全缘，外面边缘和内面均被白色短柔毛；花瓣倒卵形，白色。果实小，近球形，由多数小核果组成，熟时红色。花期7—8月；果期9—11月。

【生境分布】生于山间、路旁、沟旁及灌木丛中。分布于我国中部及南部各省。

【性味功效】苦、涩，平。祛风清热，凉血止血，活血祛瘀。内服煎汤15~30克。外用适量，捣烂敷患处。

【配伍禁忌】

1. 感冒高热、吐血：单味水煎服。

2. 产后出血、产褥热、血崩、痛经：常与琴叶榕根、白木槿根、野荞麦根配伍使用。

3. 呕血、便血：常与苦蘵根、积雪草配伍使用。

【其他功用】叶（高粱泡叶）可清热凉血、解毒疗疮。

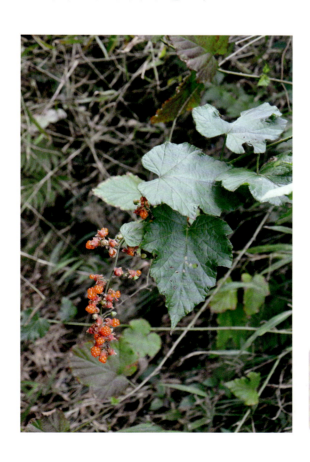

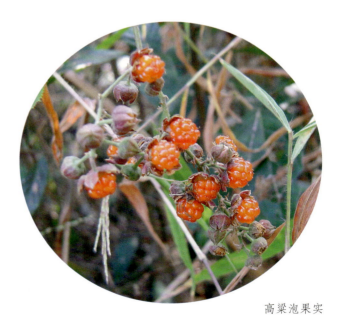

高粱泡果实

【现代研究与应用】主要成分有皂苷、维生素B_2、烟酸、维生素C等，具有祛瘀血、止血、止痛、降血压的作用。

地 榆

【药　　名】地榆、紫地榆、红地榆。

【来　　源】为蔷薇科植物地榆 Sanguisorba officinalis L. 的根。

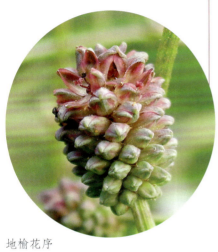

地榆花序

【识别特征】多年生草本。根粗壮，多呈纺锤形或稀圆柱形，表面棕褐色或紫褐色，有纵皱及横裂纹。茎直立，有棱。基生叶为羽状复叶，有小叶4~6对；小叶片有短柄，卵形或长圆状卵形，边缘有多数粗大圆钝稀急尖的锯齿；茎生叶较少，小叶片有短柄至几无柄，长圆形至长圆披针形，狭长；基生叶托叶膜质，褐色，茎生叶托叶大，草质，半卵形，外侧边缘有尖锐锯齿；穗状花序椭圆形、圆柱形或卵球形，从花序顶端向下开放；萼片4。果实包藏在宿存萼筒内。花、果期7—10月。

【生境分布】生于草原、草甸、山坡草地、灌丛中、疏林下。分布于我国东北、华北、西北、华东、西南等地。

【性味功效】苦、酸、涩，微寒。凉血止血，解毒敛疮。内服煎汤9~15克。外用适量，研末或捣汁涂患处。

【配伍禁忌】

1. 血热出血：常与生地黄、黄芩、槐花、牡丹皮等配伍使用。

2. 烫伤、湿疹、疮疡痈肿：常与大黄、黄连、冰片、煅石膏等配伍使用。

禁忌：虚寒者忌服。

【其他功用】叶（地榆叶）可清热解毒。

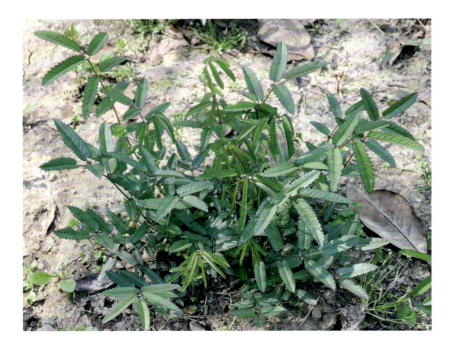

【现代研究与应用】主要成分有鞣质、地榆苷及酚酸类等，具有止血、抗炎、抗菌、促进伤口愈合、镇吐的作用。中药材地榆是槐角丸、止红肠辟丸、消炎止痢丸、脏连丸等中成药的重要组成药物。

光叶绣线菊

【药　　名】火烧尖、上黄连。

【来　　源】为蔷薇科植物光叶绣线菊 Spiraea japonica L. f. var. fortunei (Planchon) Rehd. 的根。

【识别特征】直立灌木。小枝近圆柱形；冬芽卵形，有数个鳞片。单叶互生；叶片长圆披针形，先端短渐尖，基部楔形，边缘具尖锐重锯齿，上面有皱纹，下面有白霜。复伞房花序生于当年生的直立新枝顶端，花朵密集，密被短柔毛；苞片披针形至线状披针形，下面微被柔毛；花萼外面有稀疏短柔毛，萼筒钟状；萼片三角形，先端急尖；花瓣卵形至圆形，先端通常圆钝，粉红色；花盘不发达。蓇葖果半开张，萼片常直立。花期6—7月；果期8—9月。

【生境分布】生于山坡、田野或杂林中。分布于我国西南、中南及东南等地。

【性味功效】苦、微辛，凉。祛风清热，明目退翳。内服煎汤9~15克。外用适量，煎水熏洗。

【配伍禁忌】

1. 咳嗽多痰：单味水煎服。
2. 头痛：常与何首乌配伍使用。
3. 眼睛红痛：常与冰片等配伍使用。

禁忌：忌食酸辣食物。

【其他功用】果实（绣线菊子）可清热祛湿。

【现代研究与应用】主要成分有二萜生物碱、绣线菊新碱等，具有抗炎、抗血小板聚集及保护神经的作用。

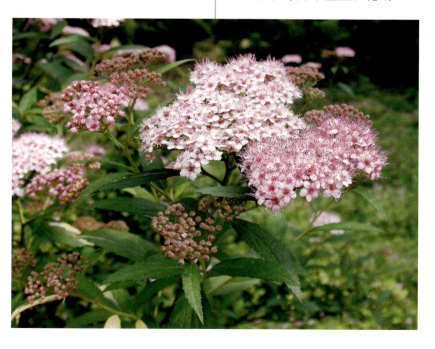

蜡 梅

【药　　名】蜡梅花、腊梅花、黄梅花。

【来　　源】为蜡梅科植物蜡梅 Chimonanthus praecox (L.) Link 的花蕾。

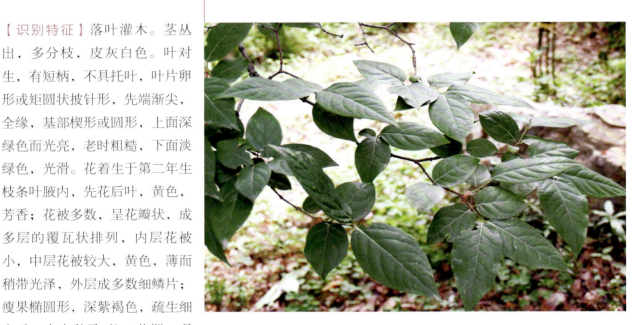

【识别特征】落叶灌木。茎丛出，多分枝，皮灰白色。叶对生，有短柄，不具托叶，叶片卵形或矩圆状披针形，先端渐尖，全缘，基部楔形或圆形，上面深绿色而光亮，老时粗糙，下面淡绿色，光滑。花着生于第二年生枝条叶腋内，先花后叶，黄色，芳香；花被多数，呈花瓣状，成多层的覆瓦状排列，内层花被小，中层花被较大，黄色，薄而稍带光泽，外层成多数细鳞片；瘦果椭圆形，深紫褐色，疏生细白毛，内有种子1粒。花期11月至翌年3月；果期4—11月。

【生境分布】生于山坡灌丛或水沟边。分布于华东及湖北、湖南、四川、贵州、云南等地。

【性味功效】辛、甘、凉；有毒。清热解毒，理气开郁。内服煎汤3~9克。外用浸油涂。

【配伍禁忌】

1. 暑热心烦头昏：常与扁豆花、鲜荷叶配伍使用。
2. 咽喉肿痛：常与金银花、石膏、玄参、芫荽配伍使用。
3. 气郁胸闷、肝胃气痛、梅核气：常与香附、佛手配伍使用。
4. 烫伤、火伤：茶油浸涂。

禁忌：孕妇及湿邪盛者慎用。

【其他功用】根（铁筷子）可祛风止痛，理气活血，止咳平喘。

【现代研究与应用】主要成分有挥发油、洋蜡梅碱、异洋蜡梅碱、蜡梅苷、α-胡萝卜素等，具有兴奋神经、引发抽搐、止咳、降血糖的作用。中药材蜡梅花是冻疮酊等中成药的重要组成药物。

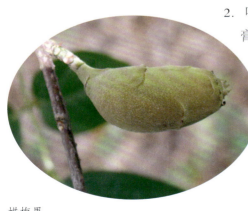

蜡梅果

含羞草科

儿 茶

【药　名】儿茶、孩儿茶、儿茶膏。

【来　源】为含羞草科植物儿茶Acacia catechu (L.f.) Willd.的去皮枝、干的干燥浸膏。

儿茶果实

【识别特征】落叶小乔木。树皮棕色，常成条状薄片开裂，但不脱落；小枝被短柔毛。二回羽状复叶，互生；总叶柄近基部及叶轴顶部数对羽片间有腺体；叶轴被长柔毛；羽片10~30对；小叶20~50对。穗状花序腋生；花淡黄或白色；花萼钟状，齿三角形，被毛；花瓣披针形或倒披针形。荚果带状，棕色，有光泽，开裂，柄顶端有喙尖，有3~10颗种子。花期4—8月；果期9月至翌年1月。

【生境分布】分布于浙江、台湾、广东、广西、云南，除云南（西双版纳、临沧地区）有野生外，余均为引种。

【性味功效】苦、涩，微寒。活血止痛，止血生肌，收湿敛疮，清肺化痰。内服煎汤1~3克；多入丸、散服。外用适量，研末撒或敷药。

【配伍禁忌】

1. 跌打伤痛、出血：外伤出血常与血竭、降香、白及、龙骨等配伍使用；内伤出血常与大黄、虎杖等配伍使用。

2. 疮疡、湿疮、牙疳、下疳、痔疮：常与乳香、没药、冰片、血竭、龙骨、珍珠、麝香等配伍使用。

3. 肺热咳嗽：常与桑叶、硼砂、紫苏子等配伍使用。

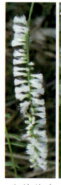 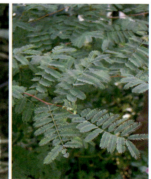

儿茶花序　　　　儿茶叶片

【现代研究与应用】主要成分有儿茶鞣酸、没食子酚鞣质、儿茶精、表儿茶精、黄酮醇类、多聚糖等，具有止血、抗菌、保肝利胆、抑制肠道运动、抗腹泻、抗血栓、降血糖的作用。中药材儿茶是七厘散、跌打活血散、珠黄吹喉散、止痛紫金丸等中成药的重要组成药物。

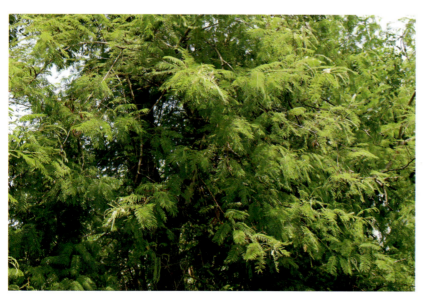

合 欢

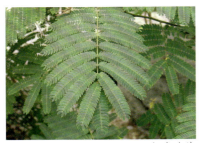
合欢叶片

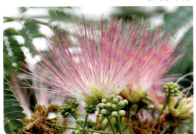
合欢花序

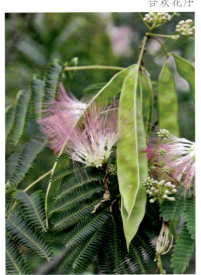
合欢果枝

【药　　名】合欢皮、合昏皮、合欢木皮。

【来　　源】为含羞草科植物合欢 *Albizia julibrissin* Durazz.的树皮。

【识别特征】落叶乔木。树冠开展，小枝有棱角，嫩枝、花序和叶轴被毛。托叶线状披针形，早落。二回羽状复叶，总叶柄近基部及最顶一对羽片着生处各有1枚腺体；羽片4~12对；小叶10~30对，线形至长圆形，向上偏斜，先端有小尖头；中脉紧靠上边缘。头状花序于枝顶排成圆锥花序；花粉红色；花萼管状；花冠裂片三角形，花萼、花冠外均被毛。荚果带状，嫩荚有柔毛，老荚无毛。花期6—7月；果期8—10月。

【生境分布】生于山坡等处。分布于我国东北、华东、中南及西南各地。

【性味功效】甘，平。解郁安神，活血消肿。内服煎汤6~12克；或入丸、散。外用适量，研末调敷。

【配伍禁忌】

1. 心神不宁、忿怒忧郁、烦躁失眠：单用，或与柏子仁、酸枣仁、首乌藤、郁金等配伍使用。

2. 跌打骨折、血瘀肿痛：常与桃仁、红花、乳香、没药、骨碎补等配伍使用。

3. 肺痈、疮痈肿毒：常与鱼腥草、蒲公英、紫花地丁、连翘、野菊花、芦根等配伍使用。

禁忌：孕妇慎用。

【其他功用】花序和花蕾（合欢花）可解郁安神，理气开胃，消风明目，活血止痛。

【现代研究与应用】主要成分有皂苷、黄酮类、鞣质、木脂素、糖苷等，具有抗早孕、致流产、抗肿瘤、增强免疫功能的作用。中药材合欢皮是夜宁糖浆、安神膏等中成药的重要组成药物。

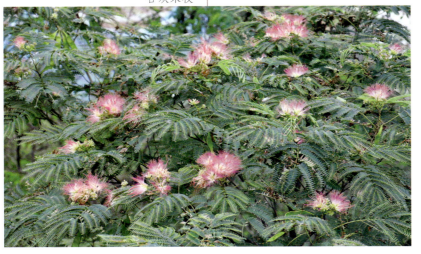

榼藤

【药　　名】榼藤子、象豆、合子。

【来　　源】为含羞草科植物榼藤 Entada phaseoloides (L.) Merr. 的种子。

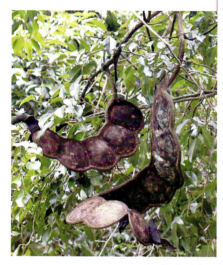

榼藤果实

【识别特征】常绿木质大藤本。茎扭旋。二回羽状复叶，通常有羽片2对，顶生一对羽片变为卷须；小叶2~4对，革质，长椭圆形，先端钝，微凹，基部略偏斜。穗状花序单生或排列成圆锥状，花序轴密生黄色绒毛；花淡黄色，有香气；花萼阔钟状，萼齿5；花瓣5，基部稍连合。荚果木质，弯曲，扁平，成熟时逐节脱落，每节内有1颗种子。种子近圆形，扁平，暗褐色，成熟后种皮木质，有光泽，具网纹。花期3—6月；果期8—11月。

【生境分布】生于山坡灌木丛中及混合林中。分布于福建、台湾、广东、海南、广西、云南等地。

【性味功效】涩、甘，平；有毒。行气止痛，利湿消肿。内服煎汤1~3克。外用适量，捣敷或研末调敷。

【配伍禁忌】

1. 胃痛、疝气痛：单味研粉冲服。

2. 大肠风毒、泻血不止：单味纸煨，取肉研粉冲服。

3. 小儿脱肛、痔疮、便血：单味煅炭，研粉冲服。

禁忌：内服不可过量。

【其他功用】藤茎（榼藤）可祛风除湿、活血通络。

【现代研究与应用】主要成分有肉豆蔻酸、棕榈酸、硬脂酸、花生酸、山萮酸、油酸、亚油酸、亚麻酸、榼藤酰胺、榼藤皂苷、榼藤子苷、酚类物等，具有杀菌、抗肿瘤、引起溶血的作用。中药材榼藤子是七味榼藤子丸等中成药的重要组成药物。

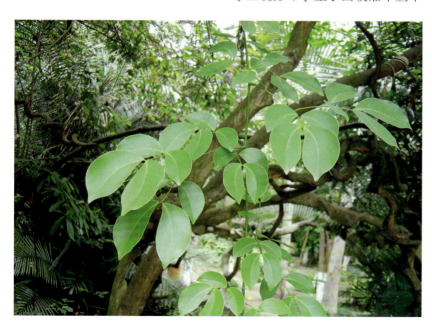

含羞草

【药　　名】含羞草、知羞草、感应草。

【来　　源】为含羞草科植物含羞草 *Mimosa pudica* L. 的全草。

【识别特征】披散、亚灌木状草本。茎圆柱状，具分枝，有散生、下弯的钩刺及倒生刺毛。托叶披针形，有刚毛。羽片和小叶触之即闭合而下垂；羽片通常2对，指状排列于总叶柄之顶端，小叶10~20对，线状长圆形。头状花序圆球形，具长总花梗，单生或2~3个生于叶腋；花小，淡红色，多数；苞片线形；花萼极小；花冠钟状。荚果长圆形，扁平，稍弯曲，荚缘波状，具刺毛，成熟时荚节脱落。花期3—10月；果期5—11月。

【生境分布】生于旷野、山溪、草丛或灌木丛中。分布于台湾、福建、广东、广西、云南等地。

【性味功效】苦、涩，微寒；有毒。凉血解毒，清热利湿，镇静安神。内服煎汤15~30克，鲜品加倍。外用适量，捣敷。

【配伍禁忌】

1. 神经衰弱、失眠：单味水煎服，或与远志、酸枣仁配伍使用。

2. 劳伤咯血：常与仙鹤草、墨旱莲、藕节配伍使用。

3. 胃肠炎、泌尿系结石：常与木通、海金沙、车前草配伍使用。

禁忌：孕妇忌服。

【其他功用】根（含羞草根）可止咳化痰，利湿通络，和胃消积，明目镇静。

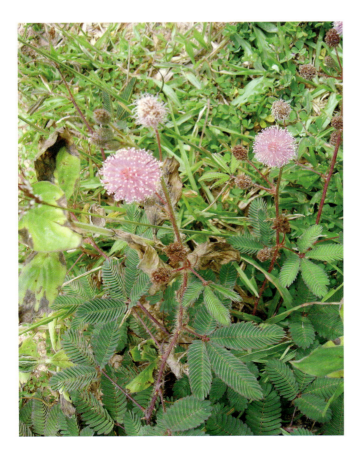

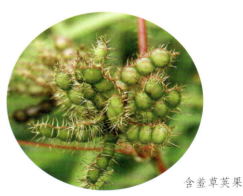

含羞草荚果

【现代研究与应用】主要成分有黄酮苷、酚类、氨基酸、有机酸、含羞草碱等，具有抗菌、抑制酶系统、治疗高热、水肿和泌尿系结石的作用。

猴耳环

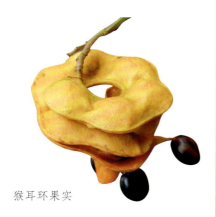

猴耳环果实

【药　　名】猴耳环、洗头木。

【来　　源】为含羞草科植物猴耳环 *Pithecellobium clypearia* (Jack) Benth. 的嫩茎叶。

【识别特征】乔木。小枝有明显的棱角，密被黄褐色茸毛。托叶早落；二回羽状复叶；羽片3～8对；总叶柄具四棱，密被黄褐色柔毛，叶轴及叶柄近基部处有腺体，小叶革质，斜菱形，顶部的最大，往下渐小，上面光亮，基部极不等，近无柄。花具短梗，数朵聚成小头状花序，再排成顶生和腋生的圆锥花序；花萼钟状，5齿裂，与花冠同密被褐色柔毛；花冠白色或淡黄色，中部以下合生，裂片披针形。荚果旋卷，边缘在种子间缢缩；种子4~10颗，椭圆形或阔椭圆形，黑色。花期2—6月；果期4—8月。

【生境分布】生于山野丛林中、山坡平坦处、路旁及河旁。分布于浙江、福建、台湾、广东、广西、云南等地。

【性味功效】微苦、涩，微寒。清热解毒，凉血消肿，止泻。内服煎汤6~9克。外用治水火烫伤，疮痈疥肿。

【配伍禁忌】乳蛾、胃痛、湿热泄泻、咽痛：单味水煎服。

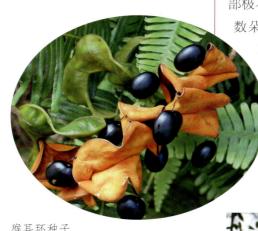

猴耳环种子

【现代研究与应用】主要成分有黄酮苷、酚类、氨基酸、鞣质、糖类等，具有抗炎的作用。中药材猴耳环是猴耳环消炎胶囊、猴耳环消炎片、猴耳环消炎颗粒等中成药的重要组成药物。

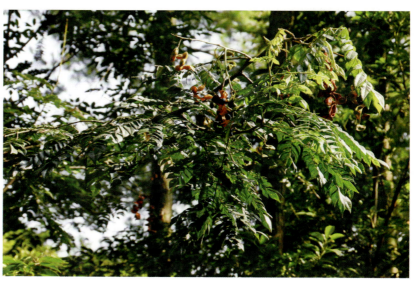

亮叶猴耳环

【药　　名】尿桶弓、雷公柴、水肿木。
【来　　源】为含羞草科植物亮叶猴耳环 *Pithecellobium lucidum* Benth. 的枝叶。

【识别特征】乔木。嫩枝、叶柄和花序均被褐色短茸毛。羽片1~2对；总叶柄近基部、每对羽片下和小叶片下的叶轴上均有圆形而凹陷的腺体，下部羽片通常具2~3对小叶，上部羽片具4~5对小叶；小叶斜卵形或长圆形，顶生的一对最大，对生，余互生且较小，先端渐尖而具钝小尖头，基部略偏斜，两面光亮，深绿色。头状花序球形，有花10~20朵，排成腋生或顶生的圆锥花序；花瓣白色，中部以下合生。荚果旋卷成环状，边缘在种子间缢缩。种子黑色。花期4—6月；果期7—12月。

【生境分布】生于林中、灌丛中、山坡、路旁和河边。分布于浙江、福建、台湾、广东、海南、广西、四川、贵州、云南等地。

【性味功效】微苦、辛，凉；有毒。祛风消肿，凉血解毒，收敛生肌。外用适量，研末油调敷，或鲜品捣敷，或煎水洗。

【配伍禁忌】烫伤、溃疡、风湿：单味捣敷或煎水洗。

禁忌：不宜内服。

【现代研究与应用】主要成分有黄酮类、槲皮素、生物碱等，具有抑制末梢血管、抑制心肌、平滑肌及横纹肌、抗胆碱、引起惊厥的作用。

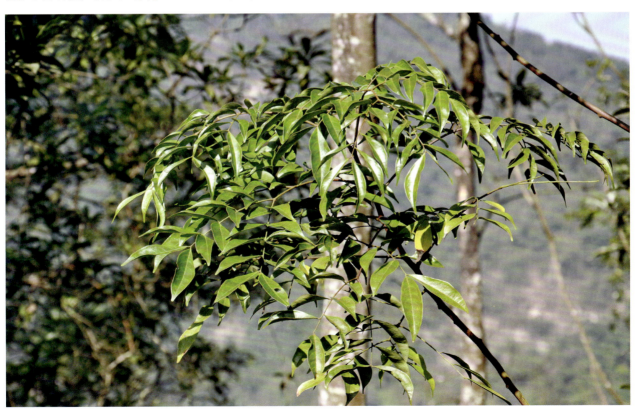

苏木科

云实

【药　　名】员实、马豆、云实子。

【来　　源】为苏木科植物云实 *Caesalpinia decapetala* (Roth) Alston 的种子。

【识别特征】攀援灌木。树皮暗红色，密生倒钩刺。托叶阔，半边箭头状，早落；二回羽状复叶，羽片3~10对，对生，有柄，基部有刺1对，每羽片有小叶7~15对，膜质，长圆形，先端圆，微缺，基部钝。总状花序顶生，总花梗多刺；花左右对称；萼片5，长圆形，被短柔毛；花瓣5，黄色，盛开时反卷。荚果近木质，短舌状，偏斜，稍膨胀。种子6~9颗，长圆形，褐色。花、果期4—10月。

【生境分布】生于平原、丘陵地、山谷及河边。分布于我国华东、中南、西南及河北、陕西、甘肃等地。

【性味功效】辛、苦，温。解毒除湿，止咳化痰，杀虫。内服煎汤9~15克；或入丸、散。

【配伍禁忌】

1. 疟疾：单味水煎服。
2. 痢疾：炒焦与红糖煎服。

【其他功用】根与根皮（云实根）可祛风除湿，解毒消肿。

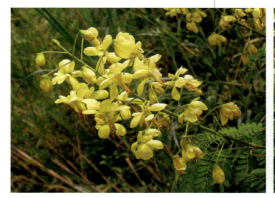
云实花枝

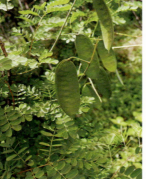
云实果枝

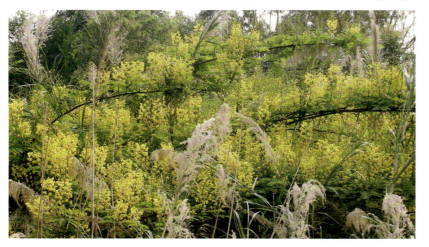

【现代研究与应用】主要成分有油脂、鞣质，具有抗菌、止咳、祛痰、平喘的作用。中药材云实根是云实感冒合剂等中成药的重要组成药物。

喙荚云实

【药　　名】苦石莲、石莲子、南蛇簕。

【来　　源】为苏木科植物喙荚云实Caesalpinia minax Hance的种子。

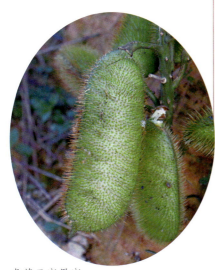

喙荚云实果实

【识别特征】有刺藤本。各部均被短柔毛。茎和叶轴上均有散生钩刺。二回羽状复叶，互生，托叶锥状而硬；羽片5~8对，小叶6~12对，椭圆形或长圆形，先端圆钝或急尖，基部圆形，微偏斜，小叶柄甚短，其下有1枚小倒钩刺。总状花序或圆锥花序顶生，苞片卵状披针形，先端短渐尖；萼片5，密生黄色茸毛；花冠蝶形，白色，有紫色斑点，最上1枚倒卵形。荚果长圆形，先端圆钝而有喙，果瓣外面密生针状刺。种子4~8颗，长椭圆形，有环状纹。花期4—5月；果期7月。

【生境分布】生于山沟、溪旁或灌丛中。分布于广东、广西、四川、贵州、云南，福建也有栽培。

【性味功效】苦，寒。清热化湿，散瘀止痛。内服煎汤6~9克。外用适量，煎水洗或捣敷。

【配伍禁忌】

1. 水肿实证：常与薏苡仁、玉米须、接骨木花配伍使用。
2. 疮肿、毒蛇咬伤：单味研末醋调敷患处。

禁忌：虚寒无火者、大便燥结者及孕妇忌服。

【其他功用】嫩茎叶（南蛇簕苗）可清热解毒，活血；根（南蛇簕根）可清热利湿，散瘀消肿。

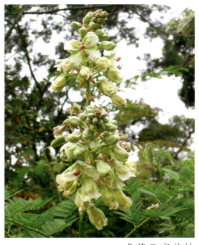

喙荚云实花枝

【现代研究与应用】主要成分有不饱和脂肪酸、二萜类、黄酮类等，具有抗菌、抗病毒、抗肿瘤、抗炎、镇痛、保肝的作用。

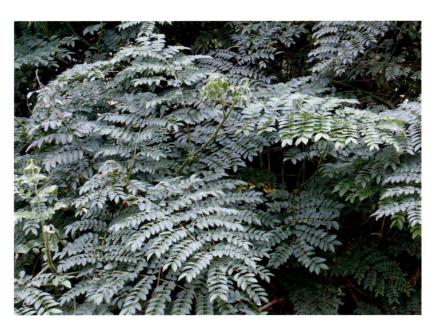

苏 木

【药　　名】苏木、苏方、苏方木。
【来　　源】为苏木科植物苏木 Caesalpinia sappan L. 的心材。

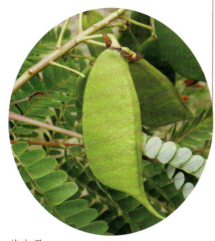

苏木果

【识别特征】灌木或小乔木。树干有刺。小枝灰绿色，具圆形突出的皮孔。二回羽状复叶，羽片、小叶对生，小叶长圆形至长圆状菱形，先端钝形微凹，基部歪斜。圆锥花序顶生或腋生，被短柔毛；苞片大，披针形，早落；花托浅钟形；萼片5；花瓣黄色，阔倒卵形，最上面1片基部带粉红色。荚果木质、稍压扁，近长圆形至长圆状倒卵形，先端有喙，红棕色，不开裂。种子3~4颗，长圆形，稍扁，褐黄色。花期5—10月；果期7月至翌年3月。

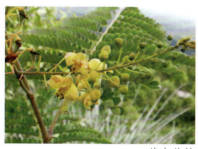

苏木花枝

【生境分布】生于山谷丛林中。分布于广西、广东、台湾、贵州、云南、四川等地。

【性味功效】甘、咸，平。活血祛瘀，消肿止痛。内服煎汤3~9克。外用适量，研末撒。

【配伍禁忌】
1. 跌打损伤、骨折筋伤、瘀滞肿痛：常与乳香、没药、自然铜等配伍使用。
2. 血滞经闭、产后瘀阻腹痛、痛经：常与川芎、当归、红花等配伍使用。
3. 心腹疼痛：常与丹参、川芎、延胡索等配伍使用。
4. 痈肿疮毒：常与金银花、连翘、白芷等配伍使用。

禁忌：月经过多者和孕妇忌服。

苏木茎

【现代研究与应用】主要成分有巴西苏木素、巴西苏木酚、挥发油、鞣质等，具有抗菌、抗癌、消炎、镇静、催眠的作用。中药材苏木是活血风寒膏、跌打丸、狗皮膏、化症回生片等中成药的重要组成药物。

望江南

【药　　名】望江南、假决明、羊角豆。
【来　　源】为苏木科植物望江南 Cassia occidentalis L. 的茎叶。

【识别特征】灌木或半灌木。分枝少。叶互生，偶数羽状复叶；叶柄离基部处有1枚大而褐色、圆锥形的腺体；小叶具短柄，膜质，4~5对，叶片卵形至椭圆状披针形，先端渐尖，基部近于圆形，稍偏斜，全缘。伞房状总状花序顶生或腋生；苞片线状披针形或长卵形；萼片5；花黄色，花瓣5，倒卵形。荚果扁平，线形，褐色，稍内弯，边加厚。种子多数，卵形，稍扁，淡褐色，有光泽。花期4—8月；果期6—10月。

【生境分布】生于河边滩地、旷野及丘陵的灌木林或疏林中。分布于长江以南各地。

【性味功效】苦，寒；有毒。肃肺，清肝，利尿，通便，解毒消肿。内服煎汤6~9克。外用适量，鲜叶捣敷。

【配伍禁忌】

1. 血淋、乳痈、囊肿：单味水煎服。
2. 疔疮：常与苘麻子捣烂敷贴患处。

禁忌：体虚患者慎服。

【其他功用】种子（望江南子）可清肝，健胃，通便，解毒。

【现代研究与应用】主要成分有大黄酚、双蒽醌、二蒽酮葡萄糖苷、大黄素等，具有抗菌、消炎、兴奋子宫的作用。

决 明

【药　　名】决明子、草决明、还瞳子。
【来　　源】为苏木科植物决明 *Cassia tora* L.的成熟种子。

【识别特征】一年生亚灌木状草本。叶轴上每对小叶间有棒状的腺体1枚；小叶3对，膜质，倒卵形或倒卵状长椭圆形，顶端圆钝而有小尖头，基部渐狭，偏斜，两面被柔毛；托叶线状，早落。花腋生，通常2朵聚生；萼片稍不等大，卵形或卵状长圆形，膜质，外面被柔毛；花瓣黄色，下面二片略长。荚果纤细，近四棱形，两端渐尖，膜质。种子菱形，光亮。花、果期8—11月。

【生境分布】生于山坡、旷野及河滩沙地上。分布于全国大部分地区。

【性味功效】甘、苦、咸，微寒。清热明目，润肠通便。内服煎汤9~15克。外用研末调敷。

【配伍禁忌】

1. 目赤肿痛、羞明多泪、目暗不明：常与黄芩、赤芍、木贼等配伍使用。
2. 风热上攻、头痛目赤：常与菊花、青葙子、茺蔚子等配伍使用。
3. 头痛、眩晕：常与菊花、钩藤、夏枯草等配伍使用。
4. 肠燥便秘：常与火麻仁、瓜蒌仁等配伍使用。

禁忌：泄泻与血压低者慎用。

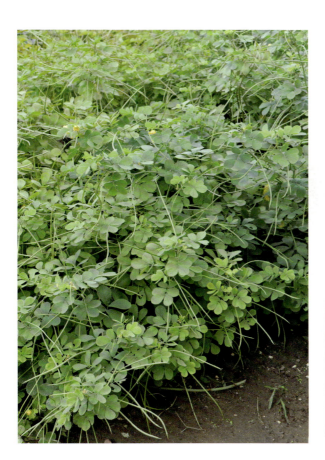

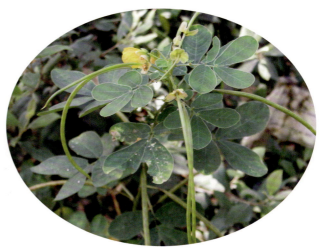

【现代研究与应用】主要成分有大黄酸、大黄素、芦荟大黄素、决明子素、橙黄决明子素、决明素、萘并吡咯酮类等，具有抗菌、抗血小板聚集、降压、保肝、泻下的作用。中药材决明子是黄连羊肝丸、石斛夜光丸、千柏鼻炎片、清脑降压片等中成药的重要组成药物。

紫 荆

【药　　名】紫荆皮、紫荆木皮、肉红。

【来　　源】为苏木科植物紫荆 Cercis chinensis Bunge 的树皮。

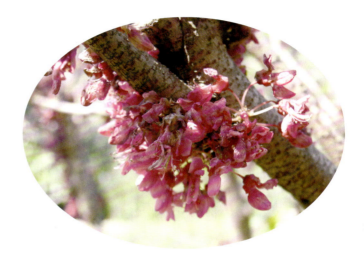

紫荆花

【识别特征】落叶乔木或大灌木。树皮幼时暗灰色而有光滑，老时粗糙而作片裂。幼枝有细毛。单叶互生，叶片近圆形，先端急尖或骤尖，基部深心形。花先叶开放，4~10朵簇生于老枝上；小苞片2，阔卵形；花萼钟状，5齿裂；花玫瑰红色，花冠蝶形，大小不等。荚果狭长方形，扁平，沿腹缝线有狭翅，暗褐色。种子2~8颗，扁，近圆形。花期4—5月；果期5—7月。

【生境分布】生于山坡、溪边、灌丛中。分布于我国华北、华东、中南、西南及陕西、甘肃等地。

【性味功效】苦，平。活血，通淋，解毒。内服煎汤6~15克；或浸酒；或入丸、散。外用适量，研末调敷。

【配伍禁忌】

1. 筋骨疼痛、痰火痿软、湿气流痰：常与当归、川牛膝、羌活、木瓜配伍使用。

2. 初生痈肿：常与白芷配伍使用。

禁忌：虚寒无火者、大便燥结者忌服。

【其他功用】根（紫荆根）可破瘀活血，消痈解毒；木部（紫荆木）可活血，通淋；花（紫荆花）清热凉血，通淋解毒；果（紫荆果）可止咳平喘，行气止痛。

【现代研究与应用】主要成分为鞣质，具有抗炎、抗病毒、抗菌、解痉、镇痛的作用。中药材紫荆皮是祛风湿膏等中成药的重要组成药物。

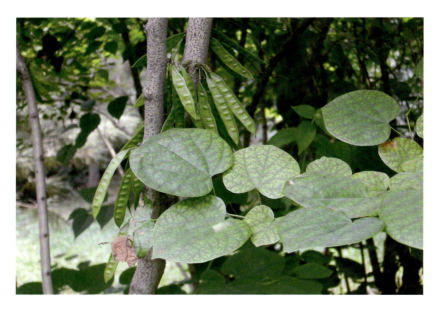

皂 荚

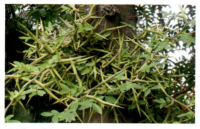

皂荚茎刺

【药　名】皂荚、皂角、大皂荚。
【来　源】为苏木科植物皂荚 Gleditsia sinensis Lam. 的果实。

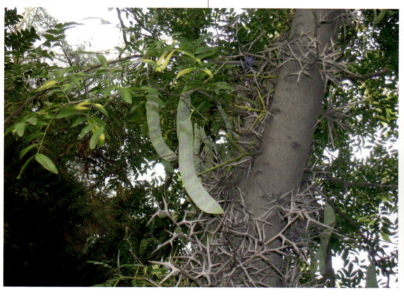

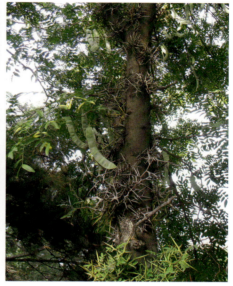

【识别特征】落叶乔木。棘刺粗壮，红褐色，常分枝。偶数羽状复叶；小叶4～7对，小叶片卵形、卵状披针形或长椭圆状卵形，先端钝，有时稍凸，基部斜圆形或斜楔形，边缘有细锯齿。花杂性，成腋生及顶生总状花序，被短柔毛；花萼钟形，裂片4，卵状披针形；花瓣4，淡黄白色，卵形或长椭圆形。荚果直而扁平，有光泽，紫黑色，被白色粉霜。种子多数，扁平，长椭圆形。花期5月；果期10月。

【生境分布】生于路边、沟旁、住宅附近。分布于东北、华北、华东、华南以及四川、贵州等地。

【性味功效】辛、咸、温；有毒。祛痰止咳，开窍通闭，杀虫散结。内服煎汤1~3克，多入丸、散。外用煎汤洗，捣烂或研末敷。

【配伍禁忌】
1. 顽痰阻肺、咳喘痰多：单味研末枣汤送服，或常与麻黄、半夏、杏仁、莱菔子等配伍使用。
2. 中风、痰厥、癫痫、喉痹痰盛：常与细辛、明矾等配伍使用。

禁忌：孕妇、气虚阴亏及有出血倾向者忌服。

【其他功用】畸形小荚果（猪牙皂）可祛痰开窍，散结消肿；种子（皂荚子）可润肠通便，祛风散热，化痰散结；棘刺（皂角刺）可消肿托毒，排脓，杀虫；叶（皂荚叶）可祛风解毒，生发；根皮与茎皮（皂荚木皮）可解热散结，祛风杀虫。

【现代研究与应用】主要成分有三萜类皂苷、鞣质、蜡醇、二十九烷、豆甾醇、谷甾醇等，具有抗菌、祛痰、溶血、杀虫的作用。中药材皂荚是气管炎橡胶膏等中成药的重要组成药物。皂角刺是中成药乳块消片、心通口服液等制剂的重要原料。

蝶形花科

广州相思子

【药　　名】鸡骨草、黄头草、黄食草。

【来　　源】为蝶形花科植物广州相思子 Abrus cantoniensis Hance. 的全草。

【识别特征】攀援灌木。主根粗壮。茎细，深红紫色，幼嫩部分密被黄褐色毛。偶数羽状复叶，小叶7~12对，倒卵状形或长圆形。总状花序短，腋生；花冠淡红色；荚果长圆形，扁平；种子黑褐色。花期8月；果期9—10月。

【生境分布】生于山地或旷野灌木林边。分布于广东、广西等地。

广州相思子果实

【性味功效】甘、微苦，凉。利湿退黄，清热解毒，疏肝止痛。内服煎汤15~30克；或入丸、散。外用适量，鲜品捣敷。

【配伍禁忌】

1. 黄疸：常与茵陈、田基黄等配伍使用。

2. 乳痈：鲜品捣烂外敷。

3. 胁肋不舒、胃脘胀痛：常与两面针、救必应配伍使用。

4. 瘰疬：常与豨莶草配伍使用。

禁忌：全草须去除荚果（种子有毒），虚寒体弱者慎用。

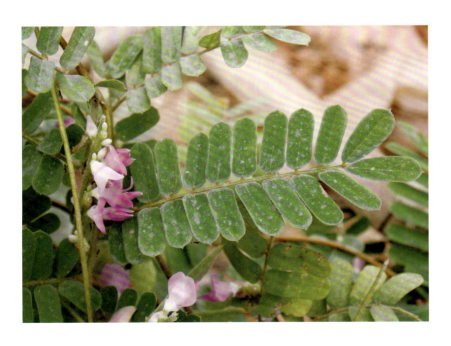

【现代研究与应用】主要成分有相思子碱、相思子皂苷、黄酮类、氨基酸、糖类、相思子皂醇、甘草次酸等，具有保肝、增强肠蠕动的作用。中药材鸡骨草是鸡骨草肝炎冲剂、鸡骨草肝炎丸、鸡骨草胶囊等中成药的重要组成药物。

土圞儿

【药　　名】土圞儿、野凉薯。

【来　　源】为蝶形花科植物土圞儿 *Apios fortunei* Maxim. 的块根。

【识别特征】一年生缠绕草本。有球状块根；茎有稀疏白色短毛。奇数羽状复叶；托叶及小托叶早落；小叶3~7枚，卵形或宽披针形，先端急尖，有短尖头，基部圆形。总状花序腋生，苞片及小苞片线形，有白色短毛；花萼二唇形；花冠蝶形，绿白色；雄蕊10，二体。荚果线形，扁平，种子多数。花期6—8月；果期9—10月。

【生境分布】生于潮湿的山坡上、灌丛中或田埂上。分布于陕西、甘肃、江苏、浙江、江西、福建、台湾、河南、湖北、湖南、广东、广西、四川、贵州。

【性味功效】甘、微苦，平；有毒。清热解毒，止咳祛痰。内服煎汤9~15克。外用取适量鲜品捣烂敷；或酒、醋磨汁涂。

【配伍禁忌】

1. 瘰疬：常与海带、海藻、玄参等配伍使用。

2. 疝气：常与小茴香配伍使用。

3. 毒蛇咬伤：常与生半夏、生南星、蒲公英捣烂外敷。

禁忌：内服宜慎。

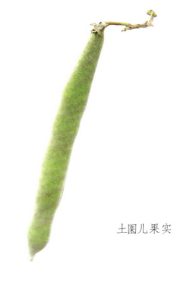

土圞儿果实

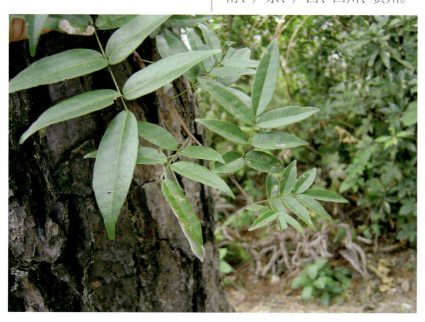

【现代研究与应用】主要成分有淀粉、生物碱等。

落花生

【药　　名】落花生、花生、地豆。

【来　　源】为蝶形花科植物落花生 Arachis hypogaea L. 的成熟种子。

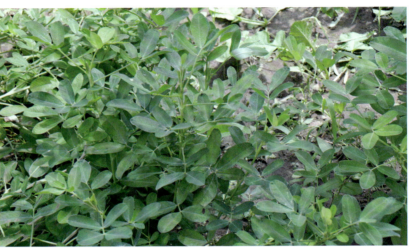

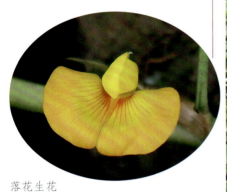

落花生花

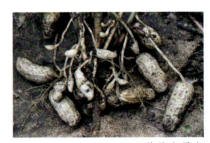

落花生果实

【识别特征】一年生草本。茎匍匐或直立，被棕黄色长毛。偶数羽状复叶，互生；托叶大，基部与叶柄基部连生，披针形。小叶通常4枚，椭圆形至倒卵形，有时为长圆形，先端圆或钝。花黄色，单生或簇生于叶腋，花期几无花梗；萼管细长，萼齿上面3个合生，下面一个分离成二唇形；花冠蝶形；子房柄伸长至地下，发育为荚果。荚果长椭圆形，种子间常缢缩，果皮厚，革质，具突起网脉，种子1~4颗。花期6—7月；果期9—10月。

【生境分布】生于沙质土地，全国各地均有栽培。

【性味功效】甘，平。健脾养胃，润肺化痰。内服煎汤30~100克。生研冲汤，每次10~15克。炒熟或煮熟食，每次30~60克。

【配伍禁忌】

1. 久咳、秋燥、小儿百日咳：单味水煎服。

2. 脚气：常与赤小豆、红枣等配伍使用。

3. 妊娠水肿、羊水过多：常与红枣、大蒜等配伍使用。

禁忌：体寒湿滞及肠滑便泄者忌服。

【其他功用】枝叶（落花生枝叶）可清热解毒，宁神降压；果皮（花生壳）可化痰止咳，降压；种皮（花生衣）可凉血止血，散瘀；根（落花生根）可祛风除湿，通络。

【现代研究与应用】主要成分有脂肪油、淀粉、纤维素、蛋白质、氨基酸、卵磷脂、嘌呤、花生碱、甜菜碱、胆碱、三萜皂苷、甾醇等，具有促进血凝的作用。

蒙古黄芪

【药　　名】黄芪、黄耆、绵黄芪。

【来　　源】为蝶形花科植物蒙古黄芪Astragalus membranaceus Bunge var. mongholicus (Bunge) P. G. Xiao的根。

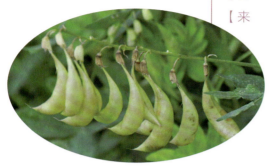

蒙古黄芪果实

【识别特征】多年生草本。根直而长，圆柱形，稍带木质，表面淡棕黄色至深棕色。茎直立，具分枝，被长柔毛。奇数羽状复叶互生，叶柄基部有三角状卵形托叶，叶轴被毛；小叶25~37，小叶片短小而宽，呈椭圆形，先端稍钝，有短尖，基部楔形，全缘，两面被有白色长柔毛，无小叶柄。夏季叶腋抽出总状花序，蝶形花冠黄色，先端有喙，荚果无毛，有显著网纹。种子5~6颗，肾形，棕褐色。

【生境分布】生于向阳草地及山坡上。分布于黑龙江、内蒙古、河北、山西等地。

【性味功效】甘，温。补气升阳，益卫固表，利水消肿，托疮生肌。内服煎汤9~30克。

【配伍禁忌】

1. 脾气虚：常与党参、白术等配伍使用。

2. 肺气虚：常与紫菀、款冬花、杏仁等配伍使用。

3. 气虚自汗：常与白术、防风等配伍使用。

4. 气血亏虚、疮疡难溃难腐或溃久难敛：常与人参、当归、升麻、白芷等配伍使用。

禁忌：实证及阴虚阳盛者忌服。

【现代研究与应用】主要成分有苷类、多糖、黄酮、氨基酸、微量元素等，具有促进机体代谢、抗疲劳、促进血清和肝脏蛋白质的更新、利尿、改善贫血、升高低血糖、降低高血糖、兴奋呼吸、增强和调节机体免疫、抗菌、增强心肌收缩力、抗心律失常、降低血压、降低血小板黏附力、减少血栓形成、降血脂、抗衰老、抗缺氧、抗辐射、保肝的作用。中药材黄芪是归脾丸、玉屏风口服液、乌鸡白凤丸、十全大补丸、柏子养心丸等中成药的重要组成药物。

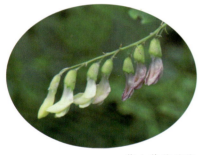

蒙古黄芪花序

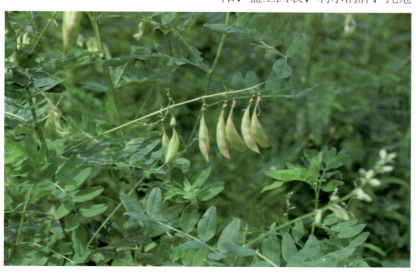

木 豆

【药　　名】木豆、观音豆、树豆。

【来　　源】为蝶形花科植物木豆 *Cajanus cajan* (L.) Millsp. 的种子。

【识别特征】直立矮灌木。多分枝，小枝条弱，有纵沟纹，被灰色柔毛。三出复叶，互生；托叶小；叶片卵状披针形，两面均被毛。总状花序腋生；花蝶形；花冠红黄色。荚果条形，果瓣于种子间具凹入的斜槽纹。种子3~6颗，近圆形，种皮暗红色。花期2—11月；果期3—12月。

【生境分布】生于山坡、沙地、丛林中或林边。分布于浙江、福建、台湾、广东、广西、四川、贵州、云南等地。

【性味功效】辛、涩，平。利湿，消肿，散瘀，止血。内服煎汤10~15克。外用适量，研末调敷或煎水洗。

【配伍禁忌】

1. 肝肾水肿：常与薏苡仁配伍使用。
2. 血淋：常与车前子配伍使用。

禁忌：脾胃虚寒无热者忌用。

【其他功用】叶（木豆叶）可解毒消肿；根（木豆根）可清热解毒，利湿，止血。

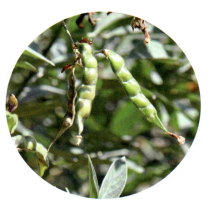

木豆荚果

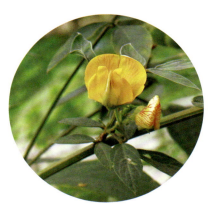

木豆花

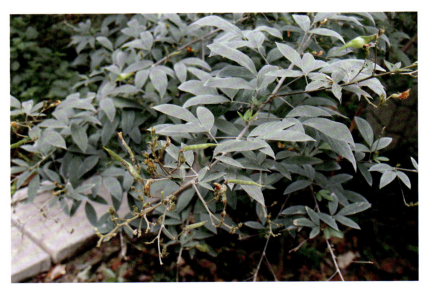

【现代研究与应用】主要成分有苯丙氨酸、对羟基苯甲酸、胰蛋白酶抑制剂、糜蛋白酶抑制剂、木豆异黄酮、木豆异黄烷酮醇等，具有抗炎、镇痛、抑菌的作用。

刀豆

【药　　名】刀豆、挟剑豆、刀豆子。

【来　　源】为蝶形花科植物刀豆 *Canavalia gladiata* (Jacq.) DC. 的成熟种子。

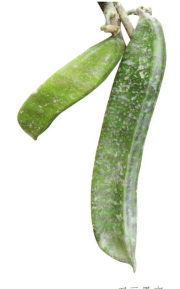

刀豆果实

【识别特征】一年生缠绕草质藤本。三出复叶，顶生小叶宽卵形，先端渐尖或急尖；托叶细小。总状花序腋生，花冠蝶形，淡红色或淡紫色；荚果大而扁，边缘有隆脊，先端弯曲成钩状；种子10~14颗，种皮粉红色或红色，扁平而光滑。花期6—7月；果期8—10月。

【生境分布】分布于我国长江以南各省。

【性味功效】甘，温。温中，下气，止呃。内服煎汤6~9克。

【配伍禁忌】

1. 呃逆、呕吐：常与丁香、柿蒂等配伍使用。
2. 肾虚腰痛：常与杜仲、桑寄生、牛膝等配伍使用。

禁忌：胃热盛者慎服。

【其他功用】果壳（刀豆壳）可和中下气，散瘀活血；根（刀豆根）可散瘀止痛。

【现代研究与应用】主要成分有尿素酶、血球凝集素、刀豆氨酸、淀粉、蛋白质、脂肪等，具有抗肿瘤、调节免疫、激活脂氧酶、促淋巴细胞转化反应的作用。

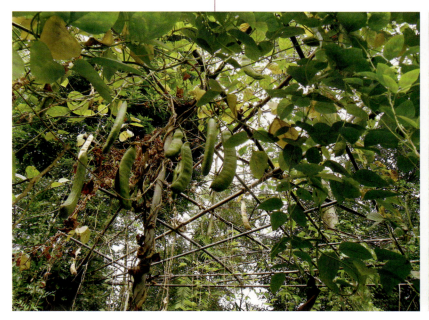

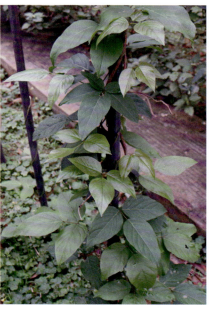

猪屎豆

【药　　名】猪屎豆、白猪屎豆、野苦豆。
【来　　源】为蝶形花科植物猪屎豆 Crotalaria pallida Aiton 的全草。

【识别特征】直立矮小灌木。茎枝圆柱形，密被紧贴的短柔毛。叶互生，三出复叶；总状花序顶生，有花10~40朵；花冠黄色。荚果长圆形，果瓣开裂后扭转；种子多数。花、果期9—12月。

【生境分布】生于山坡、路边。分布于山东、浙江、福建、台湾、湖南、广东、广西、四川、云南等地。

【性味功效】苦、辛，平；有毒。清热利湿，解毒散结。内服煎汤6~12克。外用适量，捣敷。

【配伍禁忌】乳痈：常与海金沙、珍珠菜等配伍使用。

禁忌：孕妇忌服。

【其他功用】根（猪屎豆根）可解毒散结，消积化滞。

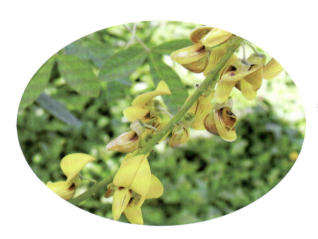

猪屎豆花枝

猪屎豆果实

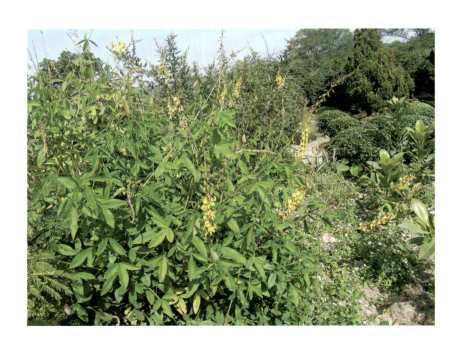

【现代研究与应用】主要成分有猪屎豆碱、次猪屎豆碱、光萼猪屎豆碱、猪屎青碱、全缘千里光碱、β-谷甾醇、木犀草素、牡荆素、牡荆素木糖苷、植物凝集素等，具有抗肿瘤、降压、松弛肌肉、解痉阿托品样的作用。

降香

【药　　名】降香黄檀、紫藤香、花梨母。
【来　　源】为蝶形花科植物降香 Dalbergia odorifera T. C. Chen 的树干和根部心材。

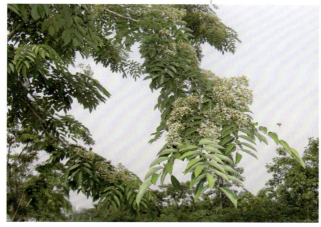
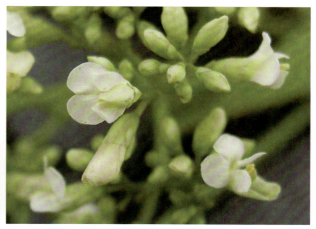

降香花

【识别特征】乔木。小枝有苍白色、密集的皮孔。奇数羽状复叶，小叶9~13片，近革质，卵形或椭圆形，圆锥花序腋生；花小，极多数；花冠淡黄色或乳白色。荚果舌状长椭圆形，果瓣革质，具网脉，种子1颗。花期3—4月；果期10—11月。

【生境分布】生于山地林中。分布于海南，云南有栽培。

【性味功效】辛，温。化瘀止血，理气止痛。内服煎汤9~15克；研末吞服1~2克；或入丸、散。外用适量，研末敷。

【配伍禁忌】

1. 出血证：常与牡丹皮、郁金等配伍使用。
2. 胸胁疼痛：常与五灵脂、川芎、郁金等配伍使用。
3. 跌损瘀疼：常与乳香、没药等配伍使用。
4. 呕吐腹痛：常与藿香、木香等配伍使用。

禁忌：阴虚火旺、血热妄行者忌服。

【现代研究与应用】主要成分有异黄酮衍生物的单聚体、双聚体、肉桂烯类衍生物、黄烷酮类、异黄烷酮类等，具有增加冠脉流量、减慢心率、降低血浆黏度、降脂、抑制血小板聚集、抑制前列腺素合成、抗血栓、镇静、镇惊、镇痛的作用。中药材降香是精制冠心片、药艾条、正骨水、十香止痛丸、化症回生片等中成药的重要组成药物。

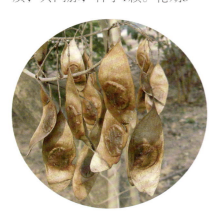

降香果实

广东金钱草

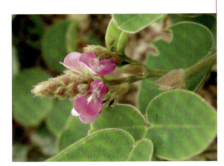

广东金钱草花枝

【药　　名】广金钱草、假花生、马蹄草。

【来　　源】为蝶形花科植物广东金钱草 *Desmodium styracifolium* (Osb.) Merr 的地上部分。

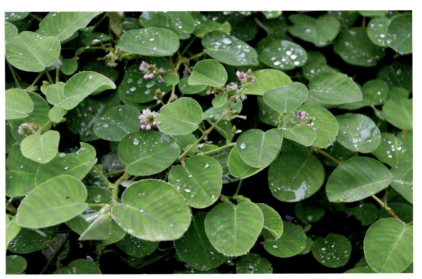

【识别特征】直立亚灌木状草本。多分枝，幼枝密被白色或淡黄色毛。叶通常具单小叶，有时具3小叶；叶先端圆或微凹，基部圆或心形，上面无毛，下面密被贴伏、白色丝状毛，侧脉每边8~10条；小托叶钻形或狭三角形；总状花序短，顶生或腋生，总花梗密被绢毛；花密生，每2朵生于节上；苞片密集，覆瓦状排列，宽卵形，被毛；花冠紫红色。荚果被毛，有荚节3~6，荚节近方形，扁平，具网纹。花、果期6—9月。

【生境分布】生于荒地草丛中，或经冲刷过的山坡上。分布于广东、海南、广西、云南。

【性味功效】甘、淡、凉。利湿退黄，利尿通淋。内服煎汤15~30克。外用捣敷。

【配伍禁忌】

1. 石淋：常与海金沙、鸡内金、滑石等配伍使用。
2. 热淋：常与车前子、萹蓄、瞿麦等配伍使用。
3. 痈肿疮毒、毒蛇咬伤：金银花、蒲公英、白花蛇舌草等配伍使用。

禁忌：孕妇忌服。

【现代研究与应用】主要成分有生物碱、黄酮苷、酚类、鞣质、大豆皂苷等，具有利尿、抗炎、抗泌尿系结石、抗血小板凝集、镇痛、益智的作用。中药材广东金钱草是石淋通片等中成药的重要组成药物。

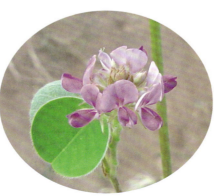

广东金钱草花

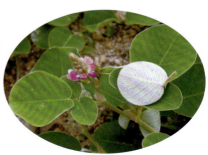

广东金钱草（示叶背）

扁 豆

【药　　名】白扁豆、蛾眉豆、南扁豆。
【来　　源】为蝶形花科植物扁豆 Dolichos lablab L. 的白色成熟种子。

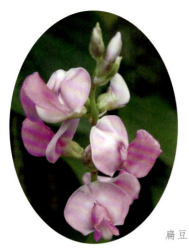

扁豆花

【识别特征】一年生缠绕草质藤本。茎常呈淡紫色或淡绿色。三出复叶；托叶披针形或三角状卵形；顶生小叶宽三角状卵形，先端尖，基出3主脉；侧生小叶斜卵形，两边不均等。总状花序腋生；小苞片舌状，2枚，早落；花萼宽钟状；花冠蝶形，白色或淡紫色。荚果镰形或倒卵状长椭圆形，扁平，先端较宽，顶上具一向下弯曲的喙，边缘粗糙。种子2~5颗，扁椭圆形，白色、红褐色或近黑色。花期6—8月；果期9月。

【生境分布】全国各地均有栽培。

【性味功效】甘，微温。健脾化湿，和中消暑。内服煎汤9~15克；或入丸、散。

【配伍禁忌】

1. 脾气虚证：常与白术、苍术、芡实等配伍使用。
2. 暑湿吐泻：常与荷叶、滑石等配伍使用。
3. 消渴：常与天花粉配伍使用。

禁忌：寒热病者忌服。

【其他功用】根（扁豆根）可消暑，化湿，止血；藤茎（扁豆藤）可化湿和中；叶（扁豆叶）可消暑利湿，解毒消肿；白花（扁豆花）可解暑化湿，和中健脾；种皮（扁豆衣）可消暑化湿，健脾和胃。

【现代研究与应用】主要成分有棕榈酸、亚油酸、反油酸、油酸、硬脂酸、花生酸、山萮酸、胡芦巴碱、酪氨酸酶、胰蛋白酶抑制物、淀粉酶抑制物、血球凝集素等，具有抑菌、抗病毒、解毒、抗胰蛋白酶活性、抑制凝血酶的作用。中药材白扁豆是香苏正胃丸、参苓白术散、四正丸、六合定中丸等中成药的重要组成药物。

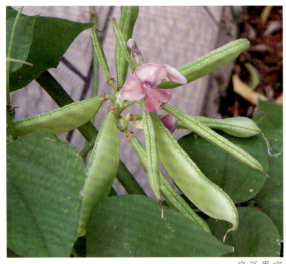
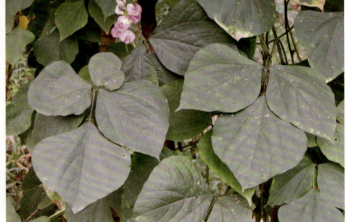

扁豆果实

刺 桐

【药　　名】海桐皮、黄头草、黄食草。

【来　　源】为蝶形花科植物刺桐 Erythrina variegata L. 的干皮或根皮。

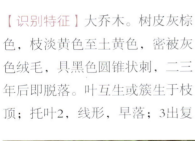

刺桐花序

【识别特征】大乔木。树皮灰棕色，枝淡黄色至土黄色，密被灰色绒毛，具黑色圆锥状刺，二三年后即脱落。叶互生或簇生于枝顶；托叶2，线形，早落；3出复叶；小叶阔卵形至斜方状卵形，顶端小叶宽大于长，先端渐尖而钝，基部近截形或阔菱形。总状花序被茸毛；花萼佛焰苞状，萼口斜裂；花冠蝶形，大红色。荚果串珠状，微弯曲。种子1~8颗，球形，暗红色。花期3月；果期8月。

【生境分布】生于树旁或近海溪边。分布于台湾、福建、广东、广西等地。

【性味功效】苦、辛，平。祛风除湿，舒筋通络，杀虫止痒。内服煎汤6~12克。外用适量，煎水熏洗；或浸酒搽；或研末调敷。

【配伍禁忌】

1. 风湿痹证：常与薏苡仁、生地黄、牛膝、五加皮等配伍使用。

2. 疥癣、湿疹：常与蛇床子、苦参、土茯苓、黄柏等配伍使用。

禁忌：血虚者不宜服用。

【其他功用】花（刺桐花）可收敛止血；叶（刺桐叶）可消积驱蛔。

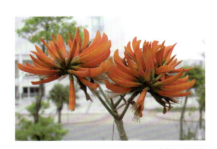

刺桐花枝

【现代研究与应用】主要成分有刺桐文碱、水苏碱、黄酮、氨基酸、有机酸等，具有抗炎、抗菌、抗真菌、镇痛、镇静、增强心肌收缩力的作用。

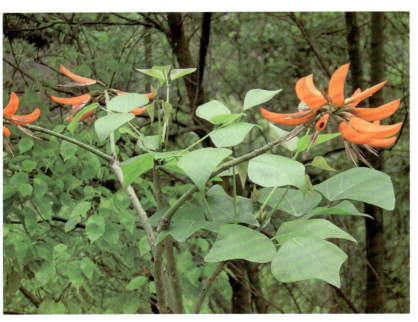

千斤拔

【药　　名】千斤拔、蔓千斤拔、老鼠尾。
【来　　源】为蝶形花科植物千斤拔 *Flemingia philippinensis* Merr. et Rolfe 的根。

【识别特征】直立或平卧半灌木。幼枝有棱角，披短柔毛。叶互生；托叶2片，三角状，具疏茸毛；三出复叶，顶生小叶卵状披针形，先端钝，基部圆形，两面被毛，侧生小叶基部斜，基出脉3条；总状花序腋生，花密集；萼齿5，披针形；花冠紫色，稍长于萼。荚果长圆形，有黄色短柔毛。种子2颗，圆球形，黑色。花期8—9月；果期10月。

【生境分布】生长于山坡草丛中。分布于福建、台湾、广西、广东、湖北、贵州、江西等地。

【性味功效】甘、涩，平。祛风利湿，强筋壮骨，活血解毒。内服煎汤15~30克。外用适量，磨汁涂或研末调敷。

【配伍禁忌】
1. 腰膝疼痛：常与半枫荷等配伍使用。
2. 劳倦乏力：常与岗梅等配伍使用。
3. 风湿：常与两面针、薏苡根、大血藤、接骨木、土牛膝等配伍使用。

禁忌：孕妇慎服。

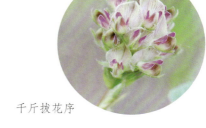
千斤拔花序

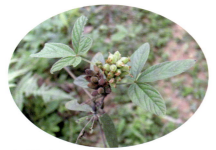
千斤拔果实

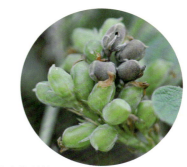
千斤拔果枝

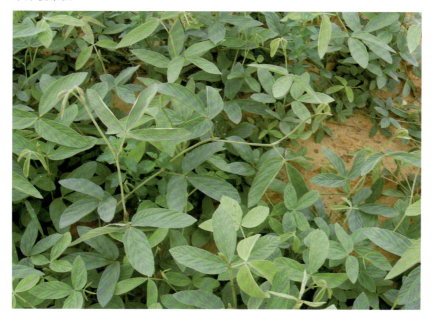

【现代研究与应用】主要成分有蔓性千斤拔素、千斤拔素、羽扇豆醇、β-谷甾醇等，具有治疗风湿筋骨痛、产后关节痛、慢性肾炎、咳嗽、跌打损伤、白带、牙痛的作用。中药材千斤拔是正骨水等中成药的重要组成药物。

甘 草

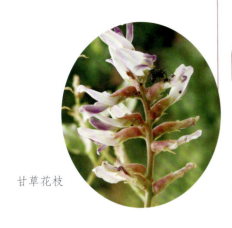

甘草花枝

【药　　名】甘草、甜草、粉草。
【来　　源】为蝶形花科植物甘草 *Glycyrrhiza uralensis* Fisch. 的根及根茎。

【识别特征】多年生草本。根及根茎粗壮，皮红棕色。茎直立，带木质，有白色短毛。奇数羽状复叶，小叶7~17，卵形或宽卵形，先端急尖或钝，基部圆，两面均被短毛；托叶阔披针形，被白色纤毛。总状花序腋生，花密集；花萼钟状，萼齿5，披针形，外面有短毛；花冠紫色、白色或黄色；雄蕊二体。荚果条形，呈镰刀状或环状弯曲，外面密被刺毛状腺体。种子4~8颗，肾形。花期7—8月；果期8—9月。

【生境分布】生于干旱沙地、河岸砂质地、山坡草地及盐渍化土壤中。分布于东北、华北、西北及山东。

【性味功效】甘，平。清热解毒，祛痰止咳，缓急止痛，调和诸药。内服煎汤2~10克。凡入补益药中宜炙用，入清泻药中宜生用。

【配伍禁忌】
1. 心气不足、脉结代、心动悸：与人参、阿胶、生地黄等配伍使用。
2. 脾气虚证：常与人参、白术、茯苓等配伍使用。
3. 咳喘：单味水煎服，或与麻黄、杏仁、桔梗配伍使用。
4. 脘腹、四肢挛急疼痛：常与白芍配伍使用。
5. 热毒疮疡、咽喉肿痛及药物、食物中毒：单味水煎服，或与板蓝根、桔梗、牛蒡子等配伍使用。

禁忌：湿盛胀满、水肿者不宜用。不宜与海藻、京大戟、红大戟、甘遂、芫花配伍。

【现代研究与应用】主要成分有三萜类皂苷、黄酮类、生物碱、多糖等，具有抗菌、抗病毒、抗肿瘤、抗溃疡、抗炎、抗利尿、抗心律失常、抗动脉粥样硬化、镇痛、镇咳、祛痰、平喘、解毒、降脂、保肝、类似肾上腺皮质激素样的作用。中药材甘草是银翘解毒片、逍遥丸、桂林西瓜霜、参苓白术散、大黄䗪虫丸等中成药的重要组成药物。

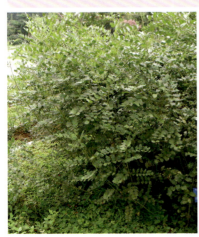

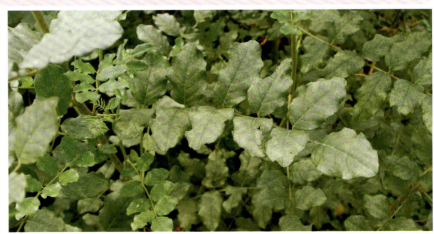

甘草叶片

野青树

【药　　名】野青树、假蓝靛、菁子。

【来　　源】为蝶形花科植物野青树 Indigofera suffruticosa Mill. 的根和茎叶。

【识别特征】直立灌木或亚灌木。茎灰绿色，被毛。一回奇数羽状复叶，叶互生；托叶钻形；小叶5~9，对生，长椭圆形或倒披针形，先端急尖，稀圆钝，基部阔楔形或近圆形，上面绿色，下面淡绿色。总状花序呈穗状；苞片线形，被粗丁字毛，早落；花萼钟状，外面有毛；花冠红色。荚果镰状弯曲，紧挤，下垂，被毛，有种子6~8颗；种子干时褐色。花期3—5月；果期6—10月。

【生境分布】生于山地路旁、山谷疏林、空旷地、田野沟边及海滩沙地。分布于江苏、浙江、福建、台湾、广东、广西等地。

【性味功效】苦，凉。清热解毒，凉血，透疹。内服煎汤6~15克。外用适量煎水洗。

【配伍禁忌】

1. 咽痛口疮、疮疡：常与板蓝根、甘草配伍使用。

2. 斑疹：常与生地黄、生石膏、栀子等配伍使用。

3. 衄血：常与生地黄、牡丹皮、白茅根等配伍使用。

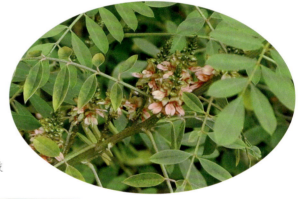

野青树花枝

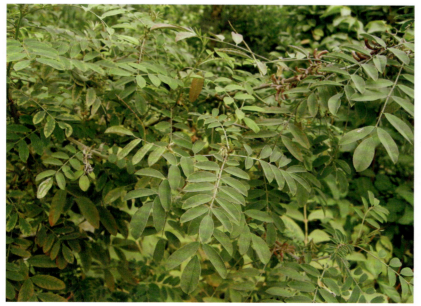

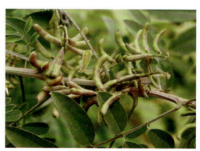

野青树果枝

【现代研究与应用】主要成分有靛青苷、路易斯瑟酮、β-谷甾醇、右旋蒎立醇等。

白花油麻藤

【药　　名】白花油麻藤、禾雀花、大兰布麻。

【来　　源】为蝶形花科植物白花油麻藤 Mucuna birdwoodiana Tutch. 的藤茎。

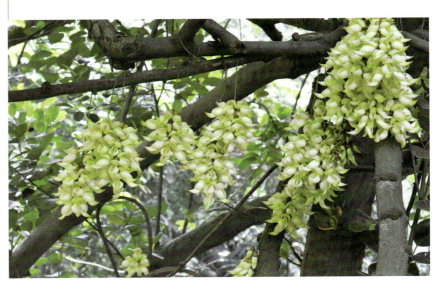

【识别特征】常绿木质藤本。老茎外皮灰褐色，断面淡红褐色，有3~4偏心的同心圆圈，断面先流白汁，后有血红色汁液形成；幼茎具褐色皮孔，凸起。羽状复叶具3小叶，顶生小叶通常较长而狭，先端具渐尖头，侧生小叶偏斜。总状花序生于老枝上或生于叶腋，有花20~30朵，常呈束状；花萼内面与外面密被浅褐色伏贴毛，萼筒宽杯形，2侧齿三角形；花冠白色或带绿白色。果木质，带形，近念珠状，密被红褐色短绒毛，沿背、腹缝线各具木质狭翅，有纵沟。种子5~13颗，深紫黑色，近肾形，常有光泽。花期4—6月；果期6—11月。

【生境分布】生于山地阳处、路旁、溪边，常攀援在乔木和灌木上。分布于江西、福建、广东、广西、贵州、四川等地。

【性味功效】苦、甘、平。补血活血，通经活络。内服煎汤9~30克，或浸酒。

【配伍禁忌】

1. 月经不调、痛经、闭经、血虚：常与当归、熟地黄、白芍等配伍使用。

2. 风湿痹痛、手足麻木：常与独活、威灵仙、桑寄生等配伍使用。

【现代研究与应用】主要成分有酚类化合物、三萜皂苷等，具有抗血小板聚集、抑制前列腺素生物合成的作用。

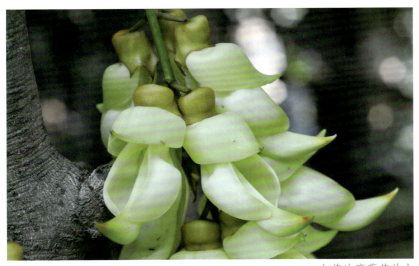

白花油麻藤花放大

豆薯

【药　　名】豆薯、沙葛。

【来　　源】为蝶形花科植物豆薯 *Pachyrhizus erosus* (L.) Urb. 的块根。

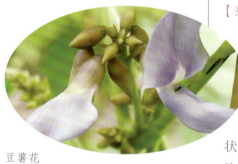

豆薯花

【识别特征】一年生草质藤本。块根肉质、肥大，圆锥形或纺锤形，外皮淡黄色富于纤维性，易剥去，肉白色，味甜多汁。茎缠绕状。复叶，互生；小叶3枚，顶端小叶菱形，两侧小叶，卵形或菱形，边缘有齿，或掌状分裂，少有全缘。花冠浅紫色或淡红色，成簇集生成总状花序。荚果有细的粗糙状伏毛；种子近方形。花期7—9月；果期10—11月。

【生境分布】生于酸性的黏质土壤。分布于台湾、福建、广东、海南、广西、云南、四川、贵州、湖南和湖北等地。

【性味功效】甘，凉。清肺生津，利尿生乳，解酒毒。内服生啖120~150克；或煮食；或绞汁。

【配伍禁忌】

1. 感冒发热、头痛、烦渴、下痢：常与葛根配伍使用。
2. 头晕目赤、颜面潮红、大便干结：鲜品捣烂绞汁服用。
3. 酒毒：鲜品拌白糖食用。

【其他功用】种子（豆薯子）可杀虫止痒。

【现代研究与应用】主要成分有豆薯皂苷元、豆薯黄酮、蛋白质、脂肪、碳水化合物等，具有解毒、解热、降压的作用。

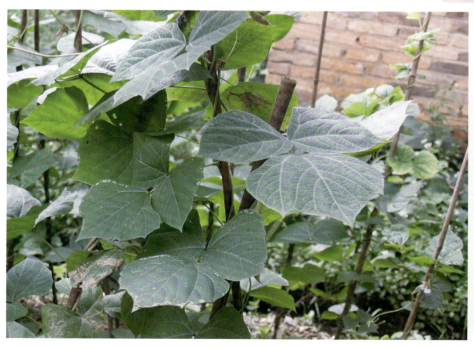

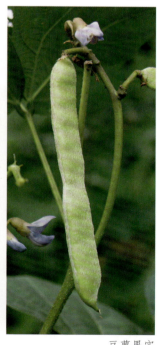

豆薯果实

排钱树

【药　　名】排钱草、龙鳞草、双排钱。

【来　　源】为蝶形花科植物排钱树 *Phyllodium pulchellum* (L.) Desv. 的地上部分。

【识别特征】直立亚灌木。枝圆柱形，柔弱，被柔毛。三出复叶；叶片革质，顶端小叶长圆形，侧生小叶比顶生小叶小约2倍，先端钝或近尖，基部近圆形，边缘略波状，上面绿色，无毛，或两面均有柔毛。伞形花序有花5~6朵，藏于叶状苞片内，叶状苞片排列成总状圆锥花序状；叶状苞片圆形，两面略被短柔毛及缘毛，具羽状脉；萼有柔毛；花冠蝶形，白色。荚果长圆形，通常有2节，先端有喙，种子褐色。花期7—9月；果期9月至翌年1月。

【生境分布】生于山坡、路旁、荒地或灌木丛中。分布于江西、福建、台湾、广东、海南、广西、贵州、云南等地。

【性味功效】淡、苦，平；有毒。清热解毒，祛风行水，活血消肿。内服煎汤6~15克。外用适量，捣敷。

【配伍禁忌】

1. 感冒发热、跌打损伤、腹水：单味水煎服。

2. 肝脾肿大：常与旋覆花等配伍使用。

3. 肺痨：常与茜草等配伍使用。

禁忌：孕妇慎服。不宜过量或长期服用。

【其他功用】根（排钱草根）可化瘀消癥，清热利水。

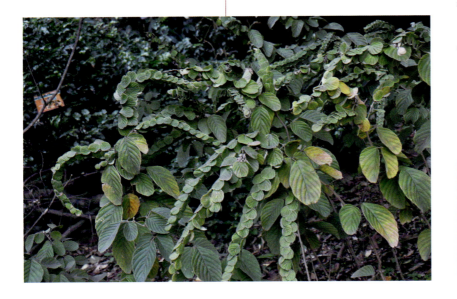

【现代研究与应用】主要成分有酚类、有机酸、氨基酸、色胺衍生物、禾草碱等，具有抗肝纤维化的作用。

水黄皮

【药　　名】水黄皮、水流兵、水罗豆。
【来　　源】为蝶形花科植物水黄皮 *Pongamia pinnata* (L.) Pierre 的种子。

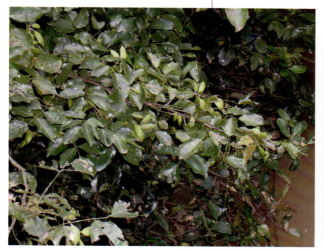
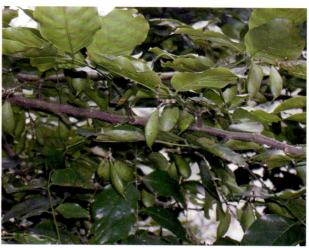

【识别特征】常绿乔木。老枝密生小皮孔。奇数羽状复叶；小叶5~7枚，对生，近革质，卵形、阔椭圆形或长圆形，先端短渐尖，基部圆形；总状花序生于上部叶腋内，花柄2~4个聚生，中部以上有1对外被短柔毛的小苞片；花多数，白色或粉红色；萼钟状。荚果木质，长圆形，顶端有短喙。种子通常1颗，肾形。花期6月；果期7—10月。

【生境分布】生于溪边、塘边及海边潮汐能到达处。分布于台湾、广东、海南、广西等地。

【性味功效】苦，寒；有毒。祛风除湿，解毒杀虫。外用适量。

【配伍禁忌】疥癣、脓疮、风湿：捣烂外敷。

禁忌：虚者勿用，不宜内服。

【现代研究与应用】主要成分有水黄皮黄素、蛋白质、油酸、亚油酸等，具有抗菌、抗炎、镇痛、抗肿瘤的作用。

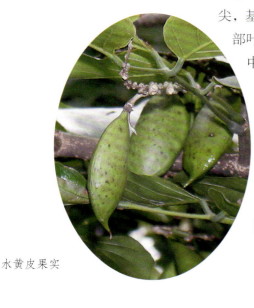

水黄皮果实

补骨脂

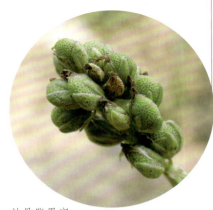

补骨脂果实

【药　　名】补骨脂、破故纸。
【来　　源】为蝶形花科植物补骨脂 Psoralea corylifolia L. 的成熟果实。

【识别特征】一年生草本。枝坚硬，具纵棱；全株被白色柔毛和黑褐色腺点。单叶互生；托叶成对，三角状披针形，膜质；叶片阔卵形，先端钝或圆，基部心形或圆形，边缘具粗锯齿，两面均具显著黑色腺点。花多数密集成穗状的总状花序，腋生；花萼钟状，基部连合成管状，先端5裂；花冠蝶形，淡紫色或黄色。荚果椭圆形，不开裂，果皮黑色，与种子粘贴。种子1颗，有香气。花期7—8月；果期9—10月。

【生境分布】生于山坡、溪边或田边。分布于河南、安徽、广东、陕西、山西、江西、四川、云南、贵州等地。

【性味功效】辛、苦，温。温肾助阳，纳气平喘，温脾止泻。内服煎汤6~10克；或入丸、散。外用适量，酒浸涂患处。

【配伍禁忌】

1. 肾虚阳痿、腰膝冷痛：常与菟丝子、核桃仁、沉香等配伍使用。
2. 脾肾阳虚、五更泄泻：常与肉豆蔻、生姜、大枣配伍使用。
3. 肾不纳气、虚寒喘咳：常与核桃仁、蜂蜜等配伍使用。

禁忌：阴虚内热者忌服。

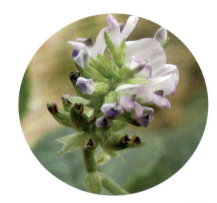

补骨脂花序

【现代研究与应用】主要成分有香豆精类、黄酮类、单萜酚类、挥发油、皂苷、多糖、类脂等，具有增加心肌营养性血流量、舒张气管、激活酪氨酸酶、增强免疫力、抗肿瘤、抗衰老、抗生育、抗菌、升高白细胞数量、类似雌激素样的作用。中药材补骨脂是青娥丸、补肾益脑片、七宝美髯颗粒、四神丸、千金止带丸等中成药的重要组成药物。

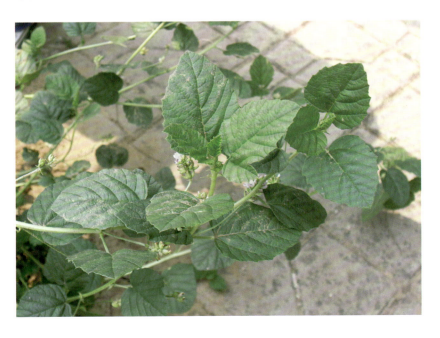

葛

【药　　名】葛根、葛藤。
【来　　源】为蝶形花科植物葛 *Pueraria lobata* Benth. 的块根。

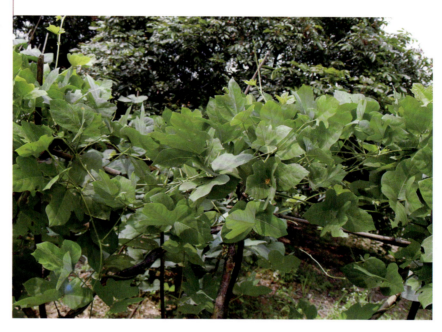

【识别特征】藤本。有粗厚的块根。全体被黄色长硬毛，茎基部木质。羽状三出复叶；托叶背着，卵状长圆形；小托叶线状披针形，与小叶柄等长或较长；小叶三裂，偶尔全缘，顶生小叶宽卵形或斜卵形，先端长渐尖，侧生小叶斜卵形，稍小，上面被淡黄色平伏的柔毛，下面较密；小叶柄被黄褐色绒毛。总状花序腋生；苞片线状披针形；花萼钟形，被黄褐色柔毛，裂片披针形；花冠紫色。荚果长椭圆形，扁平，被褐色长硬毛。花期9—10月；果期11—12月。

【生境分布】生于山坡草丛中或路旁及较阴湿处。全国大部分地区有分布。

【性味功效】甘、辛，凉。解肌退热，生津止渴，透疹，升阳止泻，通经活络，解酒毒。内服煎汤9~15克。外用适量，捣敷。

【配伍禁忌】
1. 表证发热、项背强痛：常与麻黄、桂枝等配伍使用。
2. 麻疹不透：配伍牛蒡子、荆芥、蝉蜕、前胡等配伍使用。
3. 热病口渴、消渴证：常与芦根、天花粉、知母等配伍使用。
4. 肠型感冒发热腹泻、脾虚泄泻：常与生石膏、黄芩、黄连、木香、生薏苡仁、生甘草配伍使用。

禁忌：表虚多汗与胃寒者慎用。

【其他功用】花（葛花）可解酒醒脾，止血；叶（葛叶）可止血；藤蔓（葛蔓）可清热解毒，消肿；种子（葛谷）可健脾止泻，解酒。

【现代研究与应用】主要成分有大豆苷、葛根素、4′-甲氧基葛根素、大豆苷元、淀粉等，具有扩张冠脉血管和脑血管、抑制血小板凝集、解痉、解热、降血糖、类似雌激素样的作用。中药材葛根是解肌宁嗽丸、葛根芩连片、小儿解表颗粒、参苏丸、清瘟解毒丸等中成药的重要组成药物。

鹿藿

【药　　名】鹿藿、鹿豆、野绿豆。

【来　　源】为蝶形花科植物鹿藿 Rhynchosia volubilis Lour. 的茎叶。

【识别特征】多年生缠绕草本。各部密被淡黄色柔毛。茎蔓长。3出复叶，顶生小叶近于圆形，先端急尖或短渐尖；侧生小叶斜阔卵形，或斜阔椭圆形，先端急尖，基部圆形；叶片纸质，上面疏被短柔毛，背面密被长柔毛；托叶线状披针形，不脱落。总状花序腋生，花10余朵；花萼钟状，5裂；花冠黄色。荚果短，长圆形，红紫色；种子1~2颗，黑色，有光泽。花期5—9月；果期7—10月。

【生境分布】生于山坡杂草中或附攀树上。分布于江苏、安徽、浙江、江西、福建、台湾、湖北、湖南、广东、广西、四川、贵州等地。

【性味功效】苦、酸，平。祛风除湿，活血，解毒。内服煎汤9~30克。外用适量，捣敷。

【配伍禁忌】

1. 妇人产褥热、瘰疬：单味水煎服。
2. 肾炎：常与半边莲、薏苡仁、赤小豆、梵天花、铜锤玉带草等配伍使用。

【其他功用】根（鹿藿根）可活血止痛，解毒，消积。

【现代研究与应用】主要成分有黄酮类、异黄酮类、酚苷类等，具有抗菌、抗生育的作用。

鹿藿果实

田 菁

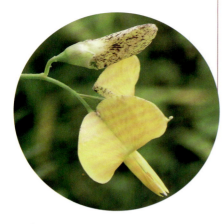

田菁花枝

【药　　名】向天蜈蚣根、叶顶珠、铁精草。

【来　　源】为蝶形花科植物田菁 *Sesbania cannabina* (Retz.) Poir. 的根。

【识别特征】一年生亚灌木状草本。茎直立，分枝，近秃净，嫩枝被紧贴柔毛，枝及叶轴平滑。偶数羽状复叶，小叶20~40对，叶片条状长圆形，先端钝，有细尖，基部圆形；托叶早落。总状花序腋生疏散，花3~8朵；萼钟状，萼齿近三角形；花冠黄色，有时具紫斑。荚果圆柱状条形，直或稍弯，有尖喙。种子多数，长圆形，绿褐色。花期9月；果期10月。

【生境分布】生于田间路旁或潮湿地。分布于江苏、浙江、福建、台湾、广东、广西、云南。

【性味功效】甘、微苦，平。涩精缩尿，止带。内服煎汤15~30克。外用适量，捣敷。

【配伍禁忌】

1. 赤、白带：常与银杏配伍使用。
2. 消渴证：常与山药等配伍使用。

【其他功用】叶（向天蜈蚣）可涩精缩尿，止带。

【现代研究与应用】主要成分有戊聚糖、纤维素、木质素等。

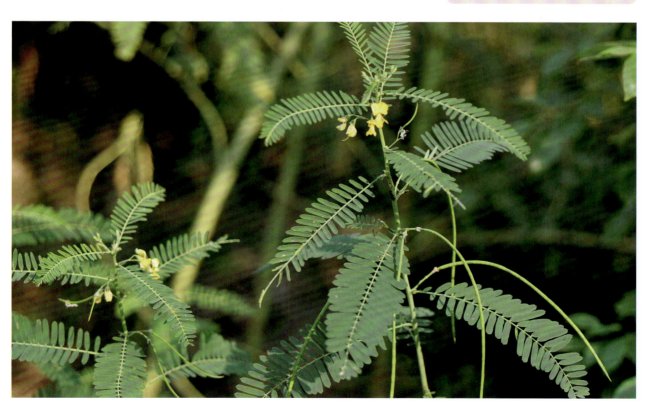

苦 参

【药　　名】苦参、苦骨、川参。

【来　　源】为蝶形花科植物苦参 Sophora flavescens Aiton 的根。

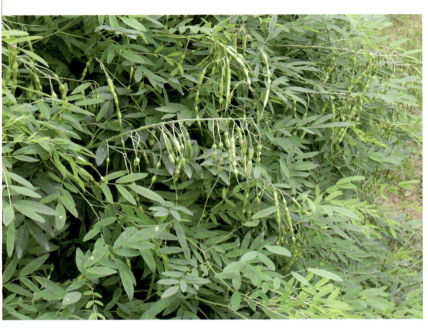

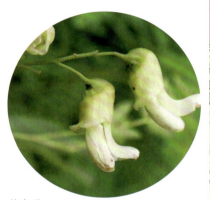

苦参花

【识别特征】落叶半灌木。根圆柱状，外皮黄白色。茎直立，多分枝，具纵沟；奇数羽状复叶，互生；小叶15~29，叶片披针形至线状披针形，先端渐尖，基部圆，有短柄，全缘，背面密生平贴柔毛；托叶线形。总状花序顶生，被短毛，苞片线形；萼钟状，扁平，5浅裂；花冠蝶形，淡黄白色。荚果线形，先端具长喙，成熟时不开裂。种子3~7颗，近球形，黑色。花期5—7月；果期7—9月。

【生境分布】生于沙地或向阳山坡草丛中及溪沟边。分布于全国各地。

【性味功效】苦，寒。清热燥湿，杀虫，利尿。内服煎汤4.5~9克；或入丸、散。外用适量，煎水熏洗；或研末敷，或浸酒搽。

【配伍禁忌】

1. 湿热泻痢、便血、黄疸：常与木香、生地黄配伍使用。

2. 湿热带下、阴肿阴痒：常与蛇床子、鹤虱、黄柏、荆芥等配伍使用。

3. 湿疹、湿疮：常与黄柏、蛇床子配伍使用。

4. 湿热、小便不利：常与石韦、车前子、栀子等配伍使用。

禁忌：脾胃虚寒者忌服。不宜与藜芦配伍。

【其他功用】果实（苦参实）可清热解毒，通便，杀虫。

【现代研究与应用】主要成分有苦参碱、氧化苦参碱、异苦参碱、槐果碱、异槐果碱、槐胺碱、氧化槐果碱、苦醇C、苦醇G、异苦参酮、苦参醇、新苦参醇等，具有减慢心率、减弱心肌收缩力、减少心输出量、抗心律失常、抗炎、抗过敏、抗菌、抗真菌、降压、利尿、镇静、平喘、祛痰、抗肿瘤、升高白细胞数量的作用。中药材苦参是消银片、四味土木香散、清肺抑火丸等中成药的重要组成药物。

槐

【药　　名】槐花、槐米、豆槐。

【来　　源】为蝶形花科植物槐 Sophora japonica L.的花及花蕾。

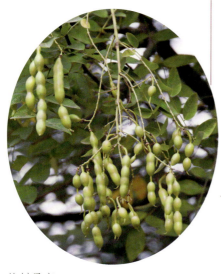

槐树果实

【识别特征】落叶乔木。树皮灰棕色，具不规则纵裂；嫩枝暗绿褐色，皮孔明显。奇数羽状复叶，互生，叶轴有毛，基部膨大；小叶7~15，柄密生白色短柔毛；托叶镰刀状，早落；小叶片卵状长圆形，先端渐尖具细突尖，基部宽楔形，全缘，上面绿色，微亮；圆锥花序顶生；萼钟状，5浅裂；花冠蝶形，乳白色。荚果肉质，串珠状，黄绿色，不开裂，种子间极细缩。种子1~6颗，肾形，深棕色。花期7~8月；果期10—11月。

【生境分布】生于山坡、平原或植于庭园。分布于我国大部分地区。

【性味功效】苦，微寒。凉血止血，清肝泻火。内服煎汤5~10克；或入丸、散。外用适量，煎水熏洗；或研末撒。

【配伍禁忌】

1. 血热出血：常与黄连、地榆等配伍使用。

2. 目赤、头痛：常与夏枯草、菊花等配伍使用。

3. 白带不止：常与牡蛎等配伍使用。

禁忌：脾胃虚寒者慎服。

【其他功用】根（槐根）可散瘀消肿，杀虫；树皮或根皮（槐白皮）可祛风除湿，敛疮生肌，消肿解毒；果实（槐角）可凉血止血，清肝明目。

【现代研究与应用】主要成分有赤豆皂苷、大豆皂苷、槐花皂苷、槲皮素、芦丁、异鼠李素、白桦脂醇、槐花二醇、月桂酸等，具有抗炎、抗病菌、抗溃疡、祛痰、止咳、降压、解痉、抑制醛糖还原酶、维生素P样的作用。中药材槐花是脏连丸、消栓通络片、止红肠辟丸、心宁片、心脑静片等中成药的重要组成药物。

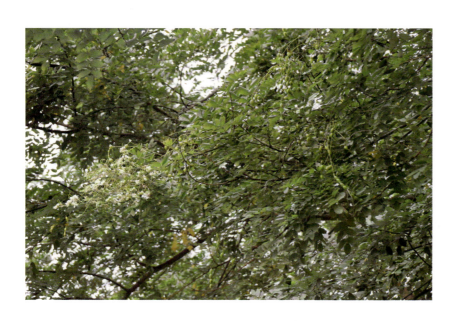

越南槐

【药　　名】山豆根、广豆根、苦豆根。

【来　　源】为蝶形花科植物越南槐 Sophora tonkinensis Gagnep. 的根和根茎。

【识别特征】灌木。茎纤细，有时攀援状。羽状复叶，小叶5~9对，对生或近互生，椭圆形、长圆形或卵状长圆形，叶轴下部的叶明显渐小，顶生小叶大。总状花序或基部分枝近圆锥状，顶生；苞片小，钻状；花萼杯状，萼齿小，尖齿状，被灰褐色丝质毛；花冠黄色，先端凹缺。荚果串珠状，稍扭曲，疏被短柔毛，有种子1~3颗；种子卵形，黑色。花期5—7月；果期8—12月。

【生境分布】生于石山或石灰岩山地的灌木林中。分布于广西、贵州、云南。

【性味功效】苦，寒；有毒。清热解毒，消肿利咽。内服煎汤3~6克。外用含漱或捣敷。

【配伍禁忌】

1. 咽喉肿痛：常与桔梗、栀子、连翘等配伍使用。
2. 牙龈肿痛：常与石膏、黄连、升麻、牡丹皮等配伍使用。
3. 太阳、少阴之火：常与射干、麦冬、天花粉、甘草、玄参等配伍使用。

禁忌：脾胃虚寒泄泻者忌服。

【现代研究与应用】主要成分有生物碱、黄酮类、酚类等，具有抗肿瘤、抗溃疡、抑菌、消炎、镇痛、抑制白血病细胞的作用。中药材山豆根是桂林西瓜霜、清热养阴丸、蛇伤解毒片等中成药的重要组成药物。

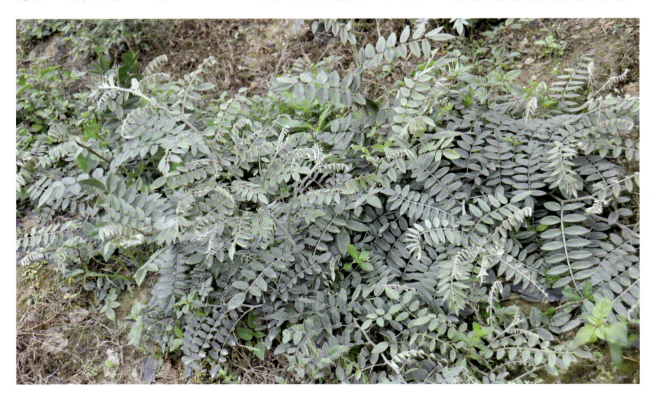

黧豆

【药　名】龙爪豆、狗爪豆、猫爪豆。

【来　源】为蝶形花科植物黧豆 Mucuna pruriens (L.) DC var. utilis (Wall. ex Wight) Baker ex Burck 的种子。

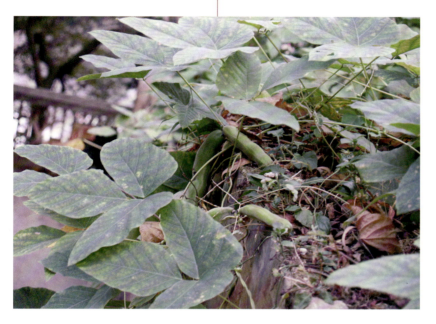

【识别特征】一年生缠绕草本。茎疏被白色柔毛。3出复叶，互生；顶生小叶广卵形、长椭圆状卵形或菱状卵形，侧生小叶基部极偏斜，先端钝或微凹，具短针头，两面均被白色疏毛；小叶柄密被长毛；小托叶刚毛状。总状花序下垂；苞片小，线状披针形；花萼阔钟状，密被灰白色柔毛，花冠深紫色或白色。荚果成熟时黑色；种子6~8颗，灰白色。花期4月；果期10—11月。

【生境分布】生于含腐殖质沙质壤土中。分布于浙江、江西、湖北、湖南、广东、广西、四川、贵州、云南等地。

【性味功效】甘、微苦，温；有毒。温肾益气。内服煎汤30~90克。

【配伍禁忌】腰脊酸痛：单味水煎服。

禁忌：种子须清水浸泡去毒方可煮食。

【其他功用】叶（龙爪豆叶）可凉血止痒。

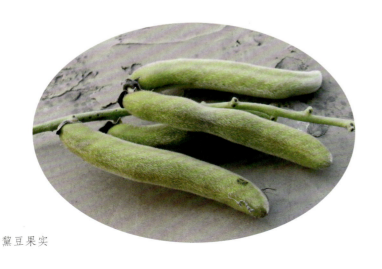

黧豆果实

【现代研究与应用】主要成分有左旋多巴、氨基酸等，具有刺激平滑肌、兴奋子宫、舒张血管、引发神经系统和消化系统中毒的作用。

葫芦茶

【药　　名】葫芦茶、牛虫草、鲮鲤舌。

【来　　源】为蝶形花科植物葫芦茶Tadehagi triquetrum (L.) H. Ohashi的枝叶。

【识别特征】落叶小灌木。枝三棱形。单叶互生，叶片卵状披针形至狭披针形，先端急尖，基部浅心形或圆形；叶柄具宽翅，形似葫芦；托叶2枚，披针形，有纵脉。总状花序腋生或顶生；苞片小，锥尖状；花萼钟状；花冠紫红色，蝶形。荚果条状长圆形，有荚节5~8。花期7—9月；果期8—10月。

【生境分布】生于荒地、低丘陵地草丛中。分布于福建、台湾、广东、海南、广西、贵州、云南。

【性味功效】苦、涩，凉。清热解毒，利湿退黄，消积杀虫。内服煎汤15~60克。外用适量，捣汁涂或煎水洗。

【配伍禁忌】

1. 流感：常与马兰、羌活、薄荷等配伍使用。

2. 肺痈：常与射干、瓜蒌等配伍使用。

3. 肾炎、水肿：常与冬瓜皮、茅根、麻黄、枇杷叶、杏仁等配伍使用。

4. 小儿疳积：常与独脚金、苦楝子、香附等配伍使用。

【其他功用】根（葫芦茶根）可清热止咳，拔毒散结。

【现代研究与应用】主要成分有鞣质、木栓酮、表木栓醇、豆甾醇、水杨酸、原儿茶酸、葫芦茶苷、黄酮类、酚类、三萜类等，具有抗菌、抗病毒、利尿等作用。中药材葫芦茶是小儿疳积糖等中成药的重要组成药物。

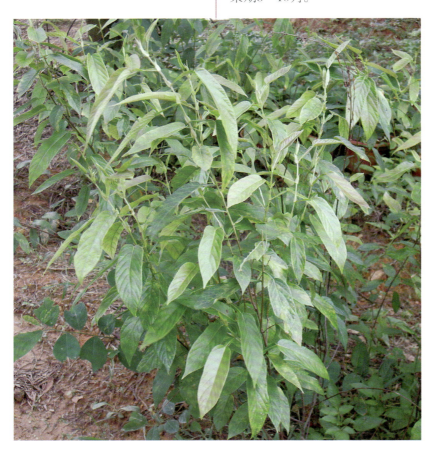

救荒野豌豆

【药　　名】大巢菜、薇、野豌豆。

【来　　源】为蝶形花科植物救荒野豌豆 Vicia sativa L. 的全草。

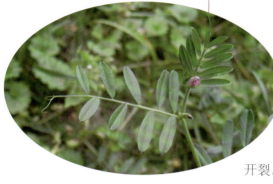

救荒野豌豆花枝

【识别特征】一年生或二年生草本。茎斜升或攀援，具棱。偶数羽状复叶，叶轴顶端卷须有2~3分支；托叶戟形，通常2~4裂齿，小叶2~7对，长椭圆形或近心形，先端圆或平截有凹，具短尖头，基部楔形，两面被贴伏黄柔毛。花腋生；萼钟形，外面被柔毛，花冠紫红色或红色。荚果线长圆形，表皮土黄色。种间缢缩，有毛，成熟时背腹开裂，果瓣扭曲。种子4~8，圆球形，棕色或黑褐色。花期4—7月；果期7—9月。

【生境分布】生于山脚草地、路旁、灌木林下。分布于我国大部分地区。

【性味功效】甘、辛，寒。益肾，利水，止血，止咳。内服煎汤15~30克。外用适量，捣敷或煎水洗。

【配伍禁忌】

1. 肾虚遗精：常与黄精、天冬、朱砂、仙茅、杜仲等配伍使用。

2. 阴囊湿疹：常与艾叶、防风等配伍使用。

3. 月经不调：常与小血藤配伍使用。

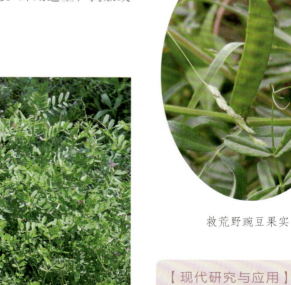

救荒野豌豆果实

【现代研究与应用】主要成分有维生素类、黄酮类、胺类、甾类、香豆素类等。

歪头菜

【药　　名】歪头菜、三铃子、野豌豆。

【来　　源】为蝶形花科植物歪头菜 *Vicia unijuga* A. Br. 的全草。

【识别特征】多年生草本。根茎粗壮近木质，须根发达，表皮黑褐色。通常数茎丛生，具棱，茎基部表皮红褐色或紫褐红色。叶轴末端为细刺尖头，偶见卷须；托叶戟形或近披针形；小叶一对，卵状披针形或近菱形，先端渐尖，边缘具小齿状，基部楔形。圆锥状复总状花序，花8～20朵一面向密集于花序轴上部；花萼紫色，斜钟状或钟状；花冠蓝紫色、紫红色或淡蓝色。荚果扁，表皮棕黄色，近革质，两端渐尖，先端具喙，成熟时腹背开裂，果瓣扭曲。种子3～7，扁圆球形，种皮黑褐色，革质。花期6—7月；果期8—9月。

【生境分布】生于山地、林缘、草地、沟边及灌丛。分布于我国东北、华北、华东、西南。

【性味功效】甘，平。补虚调肝，利尿解毒。内服煎汤9～30克。外用适量，捣敷。

【配伍禁忌】

1．体虚：常与粟米等配伍使用。

2．肝胃不和、脘胁胀痛：常与玫瑰花、白术、焦山楂等配伍使用。

3．水肿：常与车前草、大戟配伍使用。

【现代研究与应用】主要成分有大波斯菊苷、木犀草素-7-葡萄糖苷、植物凝集素、木质素、黄酮类、酚性化合物等，具有解毒、止痛、保肝、降压的作用。

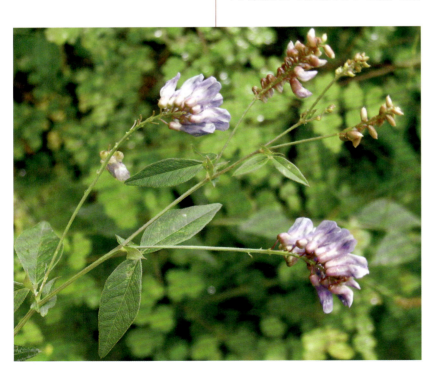

绿 豆

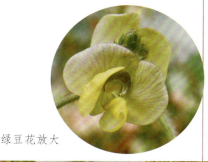

绿豆花放大

【药　　名】绿豆、青小豆。

【来　　源】为蝶形花科植物绿豆 Vigna radiata (L.) Wilczek 的种子。

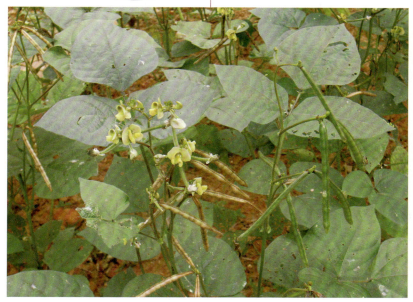

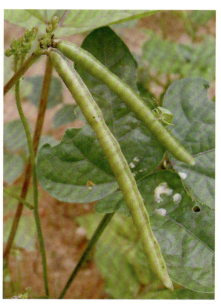

绿豆果实

【识别特征】一年生直立草本。茎被淡褐色长硬毛。小叶3，阔卵形至棱状卵形，侧生小叶偏斜，先端渐尖，基部圆形、楔形或截形，两面疏被长硬毛；托叶阔卵形；小托叶线形。总状花序腋生；苞片卵形或卵状长椭圆形，有长硬毛；花绿黄色；萼斜钟状，萼齿4，雄蕊10，2束。荚果圆柱状，成熟时黑色。种子短矩形，绿色或暗绿色。花期6—7月；果期8月。

【生境分布】全国大部分地区均有栽培。

【性味功效】甘，寒。清热解毒，消暑利水。内服煎汤15~30克；或生研绞汁。外用适量，研末调敷。

【配伍禁忌】

1. 痈肿疮毒：常与赤小豆、黑豆、甘草配伍使用。

2. 暑热烦渴：单味煮汤服用，或与西瓜翠衣、荷叶、青蒿等配伍使用。

3. 药食中毒：常与黄连、葛根、甘草配伍使用。

4. 水肿、小便不利：常与陈皮、火麻仁配伍使用。

禁忌：脾胃虚寒滑泄者忌服。

【其他功用】种皮（绿豆皮）可清暑止渴，利尿解毒，退目翳；叶（绿豆叶）可和胃，解毒；花（绿豆花）可解酒毒；发芽种子（绿豆芽）可清热消暑，解毒利尿。

【现代研究与应用】主要成分有蛋白质、脂肪、糖类、胡萝卜素、维生素A、维生素B、烟酸、磷脂等，具有降低血清胆固醇、抗动脉粥样硬化、抗肿瘤、治疗农药中毒、腮腺炎、铅中毒、烧伤的作用。中药材绿豆是清宁丸、护肝片、白避瘟散等中成药的重要组成药物。

豇 豆

【药　　名】豇豆、豆角、裙带豆。

【来　　源】为蝶形花科植物豇豆 Vigna unguiculata (L.) Walp. 的种子。

【识别特征】一年生缠绕草本。三出复叶互生；顶生小叶片菱状卵形，先端急尖，基部近圆形或宽楔形，侧生小叶稍小，斜卵形；托叶菱形，着生处下延成一短距。总状花序腋生，花序较叶短，着生2~3朵花；小苞片早落；萼钟状，萼齿5，三角状卵形；花冠蝶形，淡紫色或带黄白色。荚果条形，下垂，稍肉质而柔软。种子多颗，肾形或球形，褐色。花期6—9月；果期8—10月。

【生境分布】全国均有栽培。

【性味功效】甘、咸，平。健脾利湿，补肾涩精。内服煎汤30~60克。外用适量，捣敷。

【配伍禁忌】

1. 食积腹胀、嗳气：鲜品细嚼咽下或捣蓉泡冷开水服用。
2. 白带、白浊：常与蕹菜配伍使用。
3. 蛇咬伤：常与山慈姑、樱桃叶、黄豆叶捣蓉外敷。

禁忌：气滞便结者忌服。

【其他功用】根（豇豆根）可健脾益气，消积，解毒；叶（豇豆叶）可利尿，解毒。荚壳（豇豆壳）可补肾健脾，利水消肿，镇痛解毒。

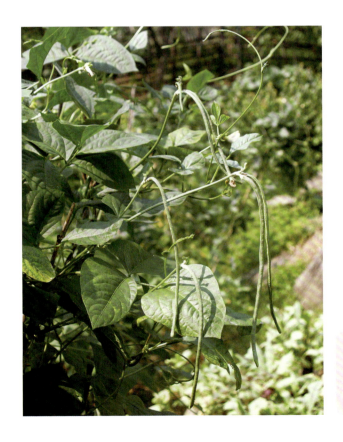

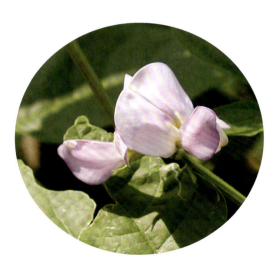

豇豆花枝

【现代研究与应用】主要成分有淀粉、氨基酸、蛋白质、抗坏血酸、脂肪油、烟酸、维生素B_1、维生素B_2等，具有解毒、利尿的作用。

紫 藤

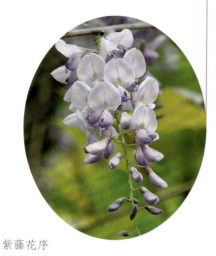

紫藤花序

【药　　名】紫藤、藤萝、朱藤。

【来　　源】为蝶形花科植物紫藤Wisteria sinensis (Sims) Sweet的茎或茎皮。

【识别特征】落叶藤本。茎左旋。奇数羽状复叶；托叶线形，早落；小叶3~6对，纸质，卵状椭圆形至卵状披针形，先端渐尖至尾尖，基部钝圆或楔形，或歪斜。总状花序侧生，花序轴被白色柔毛；苞片披针形，早落；花萼杯状，密被细绢毛，上方2齿甚钝，下方3齿卵状三角形；花芳香，花冠紫色，旗瓣圆形，先端略凹陷。荚果倒披针形，密被绒毛，有种子1~3颗；种子褐色，具光泽，圆形，扁平。花期4—5月；果期5—8月。

【生境分布】生于山坡、疏林缘、溪谷两旁、空旷草地。分布于河北以南黄河长江流域及陕西、河南、广西、贵州、云南。

【性味功效】甘、苦，温；有毒。利水，除痹，杀虫。内服煎汤9~15克。

【配伍禁忌】

1. 杀虫：常与大血藤等配伍使用。
2. 蛲虫病：单味水煎服。
3. 体虚：炖猪肉吃。

禁忌：种子内含氰化合物，用量过大会中毒，不宜久服。

【其他功用】根（紫藤根）可祛风除湿，舒筋活络；种子（紫藤子）可活血，通络，解毒，驱虫。

【现代研究与应用】主要成分有紫藤苷、树脂、β-谷甾醇、三十烷醇、原甾醇、山柰酚等，具有致呕吐、腹泻的作用。

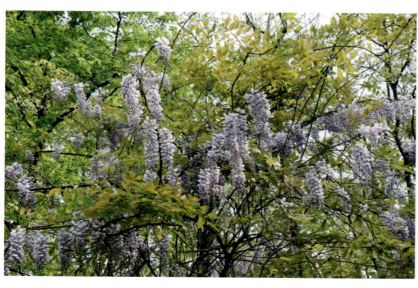
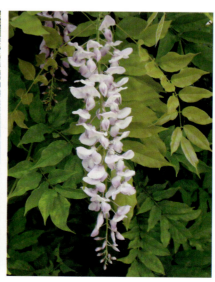

金缕梅科

苏合香树

【药　　名】苏合香、帝膏、苏合油。

【来　　源】为金缕梅科植物苏合香树 *Liquidambar orientalis* Mill. 的树脂。

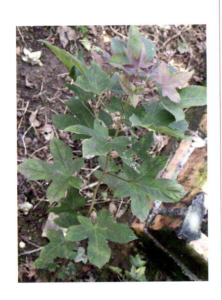

【识别特征】乔木。叶互生，具长柄；托叶小，早落；叶片掌状5裂，偶为3裂或7裂，裂片卵形或长方卵形，先端急尖，基部心形，边缘有锯齿。花单性，雌雄同株，多数成圆头状花序，小花黄绿色；雄花的花序成总状排列；雌花的花序单生，花柄下垂。果序圆球状，聚生多数蒴果，有宿存刺状花柱。种子1~2枚，狭长圆形，扁平，顶端有翅。

【生境分布】生于湿润肥沃的土壤。我国华南地区有少量引种栽培。

【性味功效】辛，温。开窍，辟秽，止痛。入丸、散服0.3~1克。外用适量，溶于乙醇或制成软膏、搽剂涂敷。

【配伍禁忌】

1. 寒闭神昏：常与麝香、安息香、檀香等配伍使用。
2. 胸腹冷痛、满闷：常与冰片等配伍使用。

禁忌：阴虚多火者忌服。

【现代研究与应用】主要成分有单萜、倍半萜、三萜类化合物、芳樟醇、α, β-蒎烯、松香油醇、二氢香豆酮、柠檬烯、肉桂酸、桂皮醛、乙苯酚等，具有祛痰、抗菌、缓解局部炎症、促进溃疡与创伤的愈合、增强耐缺氧能力、减慢心率、改善冠脉流量、降低心肌耗氧、抑制血小板聚集的作用。中药材苏合香是麝香保心丸、冠心苏合丸、灵宝护心丹、苏合香丸、阳和解凝膏等中成药的重要组成药物。

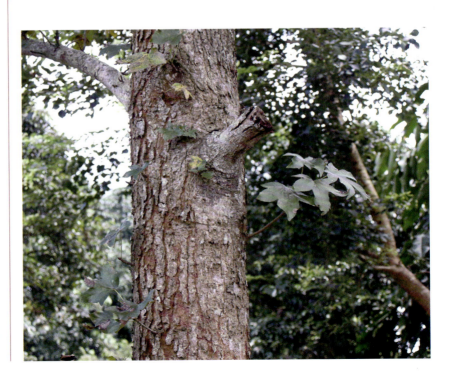

枫香树

【药　　名】枫香脂、枫脂、白胶香。

【来　　源】为金缕梅科植物枫香树 *Liquidambar formosana* Hance 的树脂。

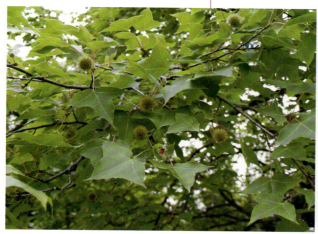
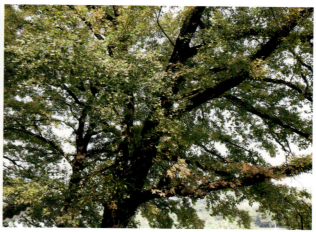

【现代研究与应用】主要成分有阿姆布酮酸、阿姆布醇酸、阿姆布二醇酸、路路通酮酸、路路通二醇酸、枫香脂、熊果酸、枫香脂诺维酸等，具有抗血栓的作用。中药材枫香脂是小金丸、七味广枣丸等中成药的重要组成药物。

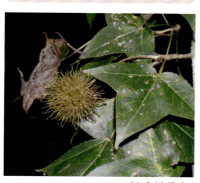

枫香树果实

【识别特征】落叶乔木。树皮灰褐色，方块状剥落。叶互生；托叶线形，早落；叶片心形，常3裂，幼时及萌发枝上的叶多为掌状5裂，裂片卵状三角形或卵形，先端尾状渐尖，基部心形，边缘有细锯齿。花单性，雌雄同株；雄花淡黄绿色，成葇荑花序再排成总状，生于枝顶；雌性花序头状。头状果序圆球形，表面有刺。种子多数，细小，扁平。花期3—4月；果期9—10月。

【生境分布】生于山地常绿阔叶林中。分布于秦岭及淮河以南各地。

【性味功效】辛、微苦，平。活血止痛，解毒生肌，凉血止血。入丸、散服1～3克。

【配伍禁忌】

1. 风湿痹痛、跌打损伤：常与草乌、地龙、当归、乳香等配伍使用。

2. 血热吐衄：常与生地黄、玄参、赤芍等配伍使用。

3. 痈疽肿痛：常与乳香、没药等配伍使用。

4. 瘰疬、痰核：常与草乌、地龙、木鳖子等配伍使用。

禁忌：孕妇忌服。

【其他功用】树根（枫香树根）可解毒消肿，祛风止痛；树皮（枫香树皮）可除湿止泻，祛风止痒；树叶（枫香树叶）可行气止痛，解毒，止血；果序（路路通）可祛风除湿，疏肝活络，利水。

檵 木

【药　　名】檵花、纸末花、白清明花。

【来　　源】为金缕梅科植物檵木 *Loropetalum chinense*（R. Br.）Oliv. 的花。

【识别特征】常绿灌木或小乔木。树皮深灰色。叶互生。托叶膜质，三角状披针形，早落。花3~8朵簇生，白色，比新叶先开放，或与嫩叶同时开放；苞片线形；萼筒杯状，萼齿卵形，花后脱落；花瓣4片，带状，先端圆或钝。蒴果卵圆形，先端圆，被褐色绒毛。种子圆卵形，黑色，发亮。花期3—4月；果期10月。

【生境分布】生于向阳山坡、路边、灌木林、丘陵地及郊野溪沟边。分布于我国华中、华南及西南各地。

【性味功效】甘、涩，平。清热止咳，收敛止血。内服煎汤6~10克。外用适量，研末撒。

【配伍禁忌】

1. 咯血、衄血、外伤出血：常与大蓟、地榆、紫珠等配伍使用。

2. 泄泻、痢疾：单味水煎服，或与骨碎补、荆芥、青木香配伍使用。

3. 咳嗽：常与杏仁、百部等配伍使用。

【其他功用】根（檵木根）可止血、活血、收敛固涩；叶（檵木叶）可收敛止血，清热解毒。

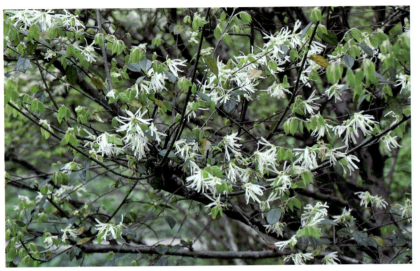

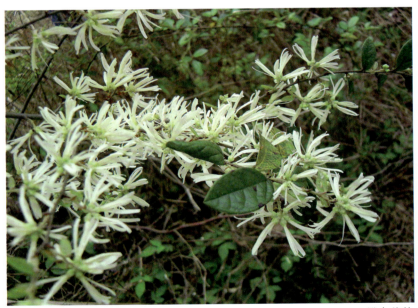

檵木花枝

【现代研究与应用】主要成分有槲皮素、异槲皮苷等，具有止血、增强冠脉流量、强心、扩张外周血管、抑菌的作用。

半枫荷

【药　　名】金缕半枫荷。

【来　　源】为金缕梅科植物半枫荷 *Semiliquidambar cathayensis* H. T. Chang 的根。

【识别特征】常绿或半常绿乔木。树皮灰色。叶互生，簇生于枝顶；托叶线形，早落；叶多型，不分裂、掌状3裂或1侧裂，常为卵状椭圆形，先端渐尖，基部阔楔形，边缘有具腺锯齿，具基出脉3条。花多密集成圆头状花序，雌雄同株，雌花序单生，雌花单被；雄花序排成总状。蒴果多数，密集，长椭圆形，熟时顶孔开裂。种子形扁，具翅，黑褐色。花期3—4月；果期9—10月。

【生境分布】生于湿润肥沃的山坡杂木林中、溪边和路旁。分布于江西、广东、海南、广西、贵州等地。

【性味功效】涩、微苦，温。祛风止痛，除湿通络。内服煎汤10~30克；或浸酒。

【配伍禁忌】风湿痹痛：常与独活、威灵仙、桑寄生等配伍使用。

禁忌：孕妇忌服。

【其他功用】叶（金缕半枫荷叶）可祛风止痛，通络止痛，止血。

【现代研究与应用】主要成分有齐墩果酸、3-羰基齐墩果酸、$2\alpha,3\beta$-二羟基齐墩果酸、$2\alpha,3\beta,2\varepsilon$-三羟基齐墩果酸、鞣酸二甲醚、鞣酸三甲醚、$\beta$-谷甾醇、硬脂酸，具有镇痛、抗炎作用。

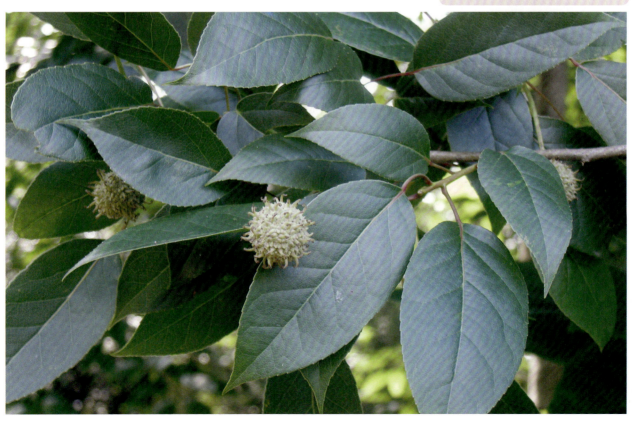

杜仲

杜仲科

【药　名】杜仲、扯丝皮、思仲。
【来　源】为杜仲科植物杜仲 Eucommia ulmoides Oliv. 的树皮。

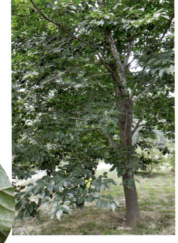
杜仲果实

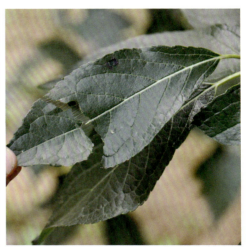
杜仲叶（示导管丝）

【识别特征】落叶乔木。树皮灰褐色，粗糙，折断拉开有多数细丝。老枝有皮孔。单叶互生；叶柄上面有槽，被散生长毛；叶片椭圆形、卵形或长圆形，先端渐尖，基部圆形或阔楔形，上面暗绿色，下面淡绿色，老叶略有皱纹，边缘有锯齿。花单性，雌雄异株。翅果扁平，长椭圆形，先端2裂，基部楔形，周围具薄翅。早春开花，秋后果实成熟。

【生境分布】生于低山、谷地或疏林中。分布于陕西、甘肃、浙江、河南、湖北、四川、贵州、云南等地。

【性味功效】甘，温。补肝肾，强筋骨，安胎。内服煎汤6~10克；或浸酒；或入丸、散。

【配伍禁忌】
1. 肾虚腰痛：常与核桃肉、补骨脂等配伍使用。
2. 肾虚阳痿、精冷不固、小便频数：常与鹿茸、山萸肉、菟丝子等配伍使用。
3. 胎动不安：常与桑寄生、续断、阿胶、菟丝子等配伍使用。

禁忌：阴虚火旺者慎服。

【其他功用】嫩叶（杜仲芽）可补虚生津，解毒，止血；叶（杜仲叶）可补肝肾，强筋骨，降血压。

【现代研究与应用】主要成分有杜仲胶、杜仲苷、松脂醇二葡萄糖苷、桃叶珊瑚苷、鞣质、黄酮类化合物等，具有调节细胞免疫平衡、降压、抗炎、抗肿瘤、镇静中枢、促进肝糖原堆积、增高血糖、利尿的作用。中药材杜仲是青娥丸、当归养血丸、天麻丸、锁阳固精丸、附桂紫金膏等中成药的重要组成药物。

桦木科

榛

【药　　名】榛子、槌子、山反栗。

【来　　源】为桦木科植物榛 Corylus heterophylla Fisch. 的种仁。

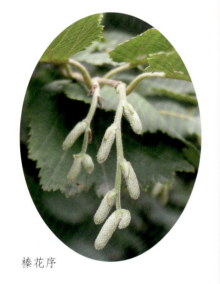

榛花序

【识别特征】灌木或小乔木。树皮灰色。枝条暗灰色，小枝黄褐色，密生柔毛。叶片圆卵形至宽倒卵形，先端凹缺或截形，中央有三角状突尖，基部心形，边缘有不规则重锯齿，中部以上有浅齿，侧脉5~7对。雄花序2~7朵。果单生或2~6枚簇生；果苞钟形，具细条棱，上部浅裂；坚果近球形，微扁，密被细绒毛，先端密被粗毛。花期4—5月；果期9月。

【生境分布】生于山地阴坡灌丛中。分布于东北、华北及陕西等地。

【性味功效】甘，平。健脾和胃，润肺止咳。内服煎汤30~60克；或研末。

【配伍禁忌】

1. 病后体虚、食少疲乏：常与山药、党参、陈皮等配伍使用。

2. 胃纳不香：常与山楂根等配伍使用。

3. 痰喘：常与桔梗、前胡等配伍使用。

【其他功用】雄花（榛子花）可止血，消肿，敛疮。

【现代研究与应用】主要成分有碳水化合物、蛋白质、脂肪、氨基酸等。

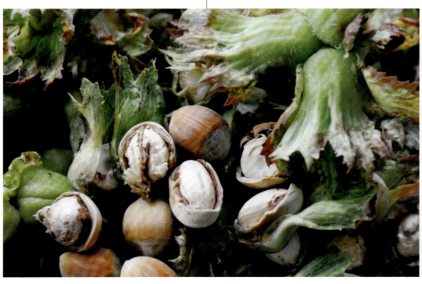

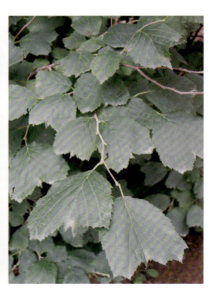

壳斗科

栗

【药　　名】栗子、板栗、栗果。
【来　　源】为壳斗科植物栗 Castanea mollissima Bl. 的种仁。

【识别特征】落叶乔木。树皮暗灰色，不规则深裂，枝条灰褐色，有纵沟，皮上有许多黄灰色的圆形皮孔。单叶互生，叶长椭圆形或长椭圆状披针形，先端渐尖或短尖，基部圆形或宽楔形，两侧不相等，叶缘有锯齿，齿端具芒状尖头。花单性，雌雄同株；雄花序穗状，生于新枝下部的叶腋，被绒毛，淡黄褐色；雌花无梗，常生于雄花序下部，外有壳斗状总苞。壳斗刺密生，每壳斗有2~3枚坚果，成熟时裂为4瓣；坚果深褐色，顶端被绒毛。花期4—6月；果期9—10月。

【生境分布】生于低山丘陵、缓坡及河滩等地带。分布于除青海、宁夏、新疆、海南等少数省区外的南北各地。

【性味功效】甘、微咸，平。益气健脾，补肾强筋，活血消肿，止血。煮食或炒食。

【配伍禁忌】
1. 脾肾虚寒暴注：单味煨熟食之。
2. 肾亏、小便频数、腰肢无力：单味早晚嚼食服用。
3. 牙床红肿：常与棕榈树根等配伍使用。

禁忌：患风水气者及风湿病者忌服。

【其他功用】根（栗树根）可行气止痛，活血调经；树皮（栗树皮）可解毒消肿，收敛止血；叶（栗叶）可清肺止咳，解毒消肿；花（栗花）可清热燥湿，止血，散结；总苞（栗毛球）可清热散结，化痰，止血；外果皮（栗壳）可降逆生津，化痰止咳，清热散结，止血。

【现代研究与应用】主要成分有蛋白质、脂肪、氨基酸、微量元素等。

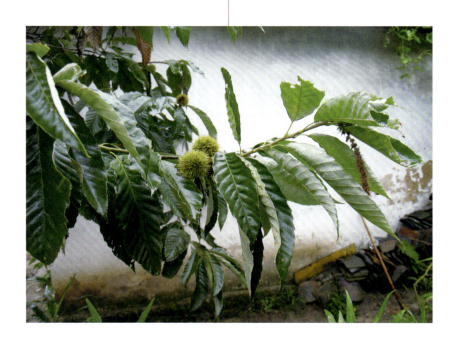

木麻黄科

木麻黄

【药　　名】木麻黄、木贼麻黄、木贼叶木麻黄。

【来　　源】为木麻黄科植物木麻黄 Casuarina equisetifolia Forst. 的幼嫩枝叶或树皮。

【识别特征】落叶常绿乔木。枝红褐色，有密集的节，下垂。叶鳞片状，淡褐色，常7枚紧贴轮生。花单性，雌雄同株或异株；雄花序穗状；雌花序为球形或头状，顶生于短的侧枝上，较雄花序短而宽；雌花1枚；球果，有短梗，木质的宿存小苞片背面有微柔毛，内有一薄翅小坚果；种子单生，种皮膜质。花期4—5月；果期7—10月。

【生境分布】生于近海沙滩和沙丘上。福建、台湾、广东、海南、广西等沿海地区有引种栽培。

【性味功效】微苦、辛，温。宣肺止咳，行气止痛，温中止泻，利湿。内服煎汤3~9克。外用适量，煎汤熏洗或捣烂敷。

【配伍禁忌】肿毒、泄泻、痢疾、月经不调：单味水煎服。

【其他功用】种子（木麻黄种子）可涩肠止泻。

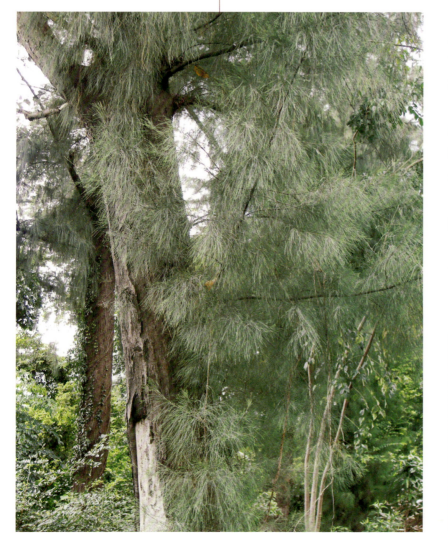

【现代研究与应用】主要成分有羽扇豆醇、蒲公英赛醇、计曼尼醇、粘霉烯醇、羽扇烯酮、β-谷甾醇、豆甾醇、菜油甾醇、胆甾醇、胡桃苷、异槲皮素、酚类、鞣质等。中药材木麻黄是复方木麻黄片等中成药的重要组成药物。

榆科

山黄麻

【药　　名】山黄麻叶。

【来　　源】为榆科植物山黄麻 *Trema tomentosa*（Roxb.）H. Hara的叶。

【识别特征】小乔木。当年生枝条密被白色伸展的曲柔毛。叶互生；叶柄密被白色柔毛；叶片纸质，卵状披针形或披针形，边缘有细锯齿；基出3脉，侧脉5~6对。花单性，雌雄异株，聚伞花序稠密，稍长于叶柄；花萼5深裂，背面被毛；核果卵球形，被毛。花期5—6月；果期6—8月。

【生境分布】生于湿润的河谷、山坡混交林或空旷的山坡。分布于华南、西南及福建、台湾、西藏等地。

【性味功效】涩，平。止血。外用适量，鲜品捣敷或研末敷。

【配伍禁忌】外伤出血：单味捣烂外敷。

【其他功用】根（山黄麻根）可散瘀消肿，止痛。

【现代研究与应用】主要成分有西米杜鹃醇、西米杜鹃酮、山黄麻萜醇、二十八烷酸、1-二十八烷醇乙酸酯，具有止血的作用。

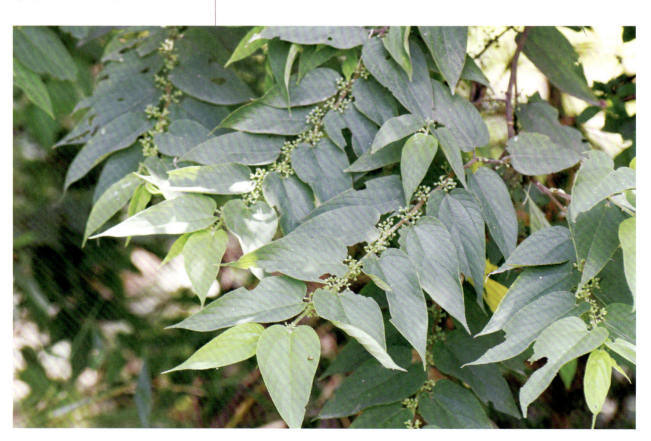

榔 榆

【药　名】榔榆皮、朗榆皮。

【来　源】为榆科植物榔榆 *Ulmus parvifolia* Jacq. 的树皮和根皮。

【识别特征】落叶乔木。树皮灰褐色，成不规则鳞片状脱落。叶互生；叶片椭圆形、椭圆状倒卵形、卵形或倒卵形，边缘有单锯齿。花簇生于叶腋，有短梗；花被4裂。翅果卵状椭圆形，顶端凹陷，种子位于中央。花期7—9月；果期10—11月。

【生境分布】生于平原丘陵地、山地及疏林中。分布于华东、中南、西南及河北、陕西、台湾、西藏等地。

【性味功效】甘、微苦，寒。清热利水，解毒消肿，凉血止血。内服煎汤15~30克。外用适量，鲜品捣敷或研末水调敷。

【配伍禁忌】

1. 热淋、小便不利：常与石韦配伍使用。
2. 风毒流注：常与草珊瑚、勾儿茶配伍使用。
3. 乳痈红肿：常与白鲜皮、蒲公英配伍使用。

禁忌：脾胃虚寒者慎服。

【其他功用】叶（榔榆叶）可清热解毒，消肿止痛；茎（榔榆茎）可通络止痛。

【现代研究与应用】主要成分有淀粉、黏液质、鞣质、豆甾醇、纤维素、半纤维素、木质素、果胶、油脂等。

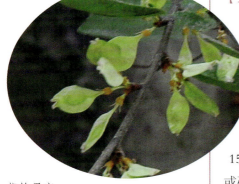

榔榆果实

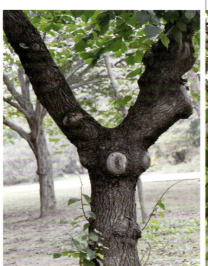

榔榆茎干的疙瘩

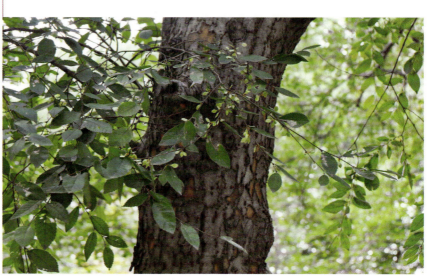

见血封喉

【药　　名】见血封喉、毒箭木、弩箭子。

【来　　源】为桑科植物见血封喉 Antiaris toxicaria Lesch. 的乳汁和种子。

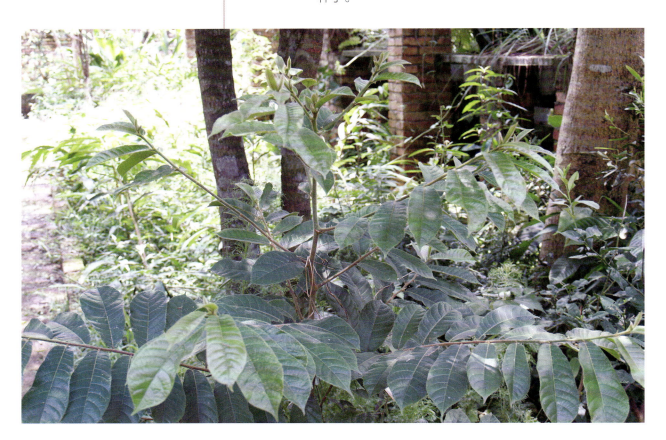

【识别特征】常绿乔木。全株有乳汁。小枝幼时被粗毛，具纵皱纹。单叶互生；叶片长圆形或椭圆状长圆形。花单性，雌雄同株；雄花序头状，着生于叶腋；雌花单生于一带鳞片的梨形花序托内。果实肉质，梨形，紫色或粉红色，宿存苞片少数。花期3—4月；果期5—6月。

【生境分布】生于山地阔叶林中。分布于海南、广西、云南等地。

【性味功效】苦，温；有毒。强心，催吐，泻下，麻醉；种子可解热。

【配伍禁忌】民间常以单味用治淋巴结核、痢疾等症。

禁忌：剧毒，慎用。

【现代研究与应用】主要成分有 α-见血封喉苷、β-见血封喉苷、马来毒箭木苷、铃兰毒原苷、洋地黄毒苷元 α-鼠李糖苷、铃兰毒苷、加拿大麻苷、加拿大麻醇苷、毒毛旋花子阿洛糖苷、杠柳阿洛糖苷等，具有强心、升压、增加心排出量的作用。

波罗蜜

【药　　名】婆那娑、树菠萝、牛肚子果。

【来　　源】为桑科植物波罗蜜 Artocarpus heterophyllus Lam. 的果实。

【识别特征】常绿乔木。全株有乳汁，老树常有板状根。叶革质，螺旋状排列，成熟叶全缘，或在幼树和萌发枝上的叶常分裂；托叶抱茎环状。花雌雄同株，花序生老茎或短枝上，雄花序有时着生于枝端叶腋或短枝叶腋，圆柱形或棒状椭圆形。聚花果椭圆形至球形，或不规则形状，幼时浅黄色，成熟时黄褐色，表面有坚硬六角形瘤状凸体和粗毛；核果长椭圆形。花期春季；果期夏、秋季。

【生境分布】生于热带地区。福建、广东、广西、海南、云南等地有栽培。

【性味功效】甘、微酸，平。生津除烦，解酒醒脾。内服鲜品50～100克。

【配伍禁忌】民间通常以单味药使用。

【其他功用】叶（波罗蜜叶）可活血消肿，解毒敛疮；树液（波罗蜜树液）可消肿散结，收涩止痒；种仁（波罗蜜核中仁）可益气，通乳。

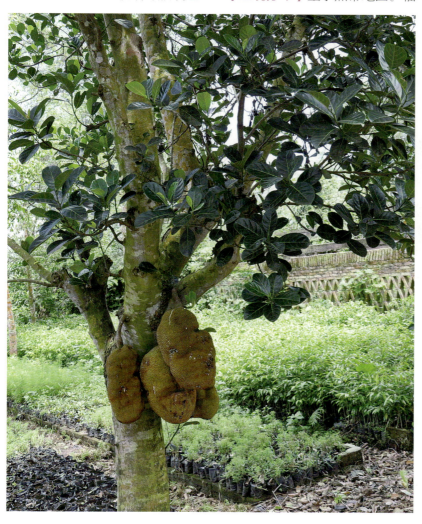

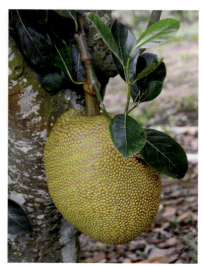

波罗蜜果实

【现代研究与应用】主要成分有乙酸橙黄胡椒酸胺脂、环木菠萝烯酮、多糖、有机酸、维生素C、胡萝卜素等。

白桂木

【药　　名】白桂木根、将军树根。

【来　　源】为桑科植物白桂木Artocarpus hypargyreus Hance ex Benth.的根。

【识别特征】乔木。全株有乳汁。树皮暗紫色，成薄片剥落；小枝被略紧贴的柔毛。单叶互生；叶片椭圆形或倒卵状长圆形，全缘，嫩叶常为羽状浅裂，上面无毛有光泽，下面密被灰白色短绒毛。花单性，雌雄同株；雄花序单个腋生，倒卵形或棒状形。聚合果近球形，黄色，干时褐色。花期春末夏初；果期秋季。

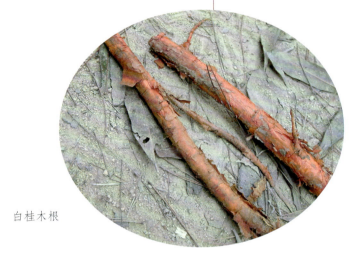

白桂木根

【生境分布】生于温暖山区、路旁、林缘或疏林中。分布于广东、广西、云南等地。

【性味功效】甘、淡，温。祛风利湿，活血通络。内服煎汤15~30克；或浸酒。

【配伍禁忌】

1. 风湿痹症：常与枫荷梨、木防己、枇杷树根、龙须藤等配伍使用。

2. 头痛：常与枫荷梨、紫茉莉根等配伍使用。

【其他功用】果（桂木干）可生津止血，健胃化痰。

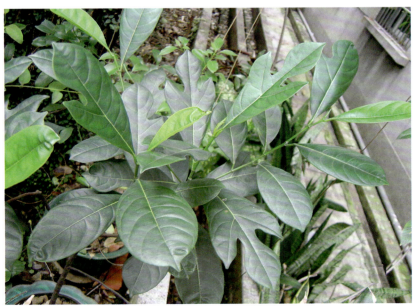

【现代研究与应用】主要成分有羽扇豆烷皂苷元类、黄酮类等，具有抗炎、镇痛的作用。

构 树

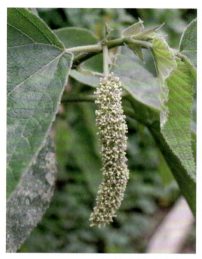

构树雄株（花序）

【药　　名】楮实、楮实子、构泡。

【来　　源】为桑科植物构树 Broussonetia papyrifera（L.）Vent. 的成熟果实。

【识别特征】落叶乔木。有乳汁。小枝粗壮，密生绒毛。单叶互生；叶片膜质或纸质，阔卵形至长圆状卵形，不分裂或3~5裂，基部圆形或浅心形，略偏斜，边缘有细锯齿或粗锯齿。花单性，雌雄异株；雄花序为葇荑花序；雌花序为头状花序。聚花果肉质，呈球形，成熟时橙红色。花期4—7月；果期7—9月。

【生境分布】生于山坡林缘或村寨道旁。分布于华东、华南、西南及河北、山西、陕西、甘肃、湖北、湖南等地。

【性味功效】甘，寒。补肾清肝，明目，利尿。内服煎汤6~12克；或入丸、散。外用适量，捣敷。

【配伍禁忌】

1. 腰膝酸软、虚劳骨蒸、头晕目昏：常与枸杞子、黑豆配伍使用。

2. 目翳昏花：常与荆芥穗、地骨皮配伍使用。

3. 水肿胀满：常与丁香、茯苓配伍使用。

禁忌：脾胃虚寒、大便溏泻者慎服。

【其他功用】根（楮树根）可凉血散瘀，清热利湿；树皮（楮树白皮）可利水，止血；茎皮乳汁（楮皮间白汁）可利尿，杀虫解毒；枝条（楮条）可祛风，养目，利尿；叶（楮叶）可凉血止血，利尿解毒。

【现代研究与应用】主要成分有皂苷、维生素B、油脂、饱和脂肪酸、油酸、亚油酸等，具有利水、抑菌、降血脂、抗氧化、增强免疫、增强记忆力的作用。中药材楮实是拨云退翳丸、百补酒等中成药的重要组成药物。

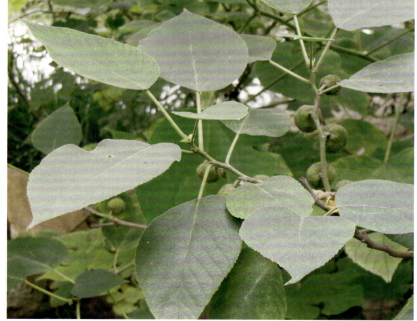

构树雌株

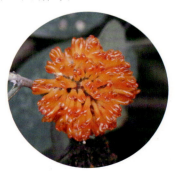

构树成熟的果序

柘 树

【药　名】柘木白皮。

【来　源】为桑科植物柘树 *Cudrania tricuspidata*（Carr.）Bur. 除去栓皮的树皮或根皮。

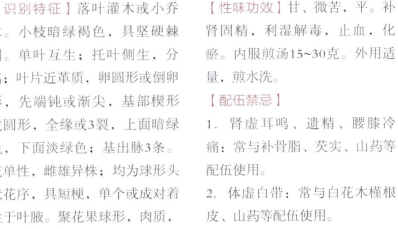

柘树摘除树叶后流出白色乳汁

【识别特征】落叶灌木或小乔木。小枝暗绿褐色，具坚硬棘刺。单叶互生；托叶侧生，分离；叶片近革质，卵圆形或倒卵形，先端钝或渐尖，基部楔形或圆形，全缘或3裂，上面暗绿色，下面淡绿色；基出脉3条。花单性，雌雄异株；均为球形头状花序，具短梗，单个或成对着生于叶腋。聚花果球形，肉质，橘红色或橙黄色，表面呈微皱缩，瘦果包裹在肉质的花被里。花期5—6月；果期9—10月。

【生境分布】生于阳光充足的荒坡、山地、林缘和溪旁。分布于华东、中南、西南及河北、陕西、甘肃等地。

【性味功效】甘、微苦，平。补肾固精，利湿解毒，止血，化瘀。内服煎汤15~30克。外用适量，煎水洗。

【配伍禁忌】

1. 肾虚耳鸣、遗精、腰膝冷痛：常与补骨脂、芡实、山药等配伍使用。

2. 体虚白带：常与白花木槿根皮、山药等配伍使用。

3. 咯血、呕血：单味炒焦水煎服。

4. 血崩、月经过多：常与马鞭草、榆树皮等配伍使用。

禁忌：孕妇忌服。

【其他功用】木材（柘木）可补虚损；茎叶（柘木茎叶）可清热解毒，舒筋活络；果实（柘木果实）可清热凉血，舒筋活络。

【现代研究与应用】主要成分有柘树咕吨酮、柘树二氢黄酮、柘树黄酮、环桂木生黄素、杨属苷、槲皮黄苷等，具有镇痛、保肝、抗肿瘤、抗炎、抗氧化、抗结核等作用。

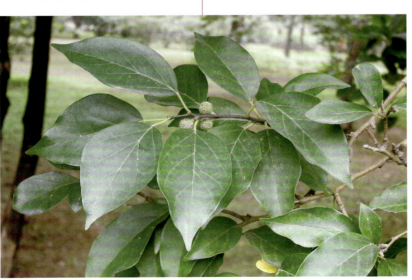

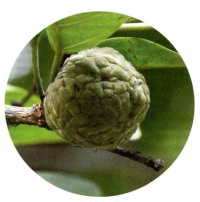

柘树果实

无花果

【药　　名】无花果、文先果、映日果。

【来　　源】为桑科植物无花果 Ficus carica L. 的果实。

【识别特征】落叶灌木或小乔木。全株具乳汁；多分枝，小枝粗壮，表面褐色。叶互生；托叶卵状披针形，红色；叶片厚膜质，宽卵形或卵圆形，3~5裂，裂片卵形，边缘有不规则钝齿。雌雄异株，隐头花序，花序托单生于叶腋；花序托梨形，呈紫红色或黄绿色，肉质，顶部下陷。花、果期8—11月。

【生境分布】分布于全国各地。

【性味功效】甘，凉。清热生津，健脾开胃，解毒消肿。内服煎汤9~15克；或生食鲜果1~2枚。外用适量，煎水洗，研末调敷或吹喉。

【配伍禁忌】

1. 疝气：常与小茴香等配伍使用。

2. 咽痛：常与金银花等配伍使用。

3. 腹泻：常与炒山楂、炒鸡内金等配伍使用。

4. 痢疾：常与石榴皮等配伍使用。

禁忌：脾胃虚寒者忌服。

【其他功用】根（无花果根）可清热解毒，散瘀消肿；叶（无花果叶）可清湿热，解疮毒，消肿止痛。

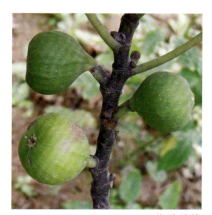

无花果果枝

【现代研究与应用】主要成分有B族维生素、有机酸类、无花果蛋白酶、类胡萝卜素类化合物、生物碱、苷类、糖类、氨基酸等，具有抗肿瘤、增强免疫、镇痛、降压、轻微致泻的作用。中药材无花果是复方无花果含片等中成药的重要组成药物。

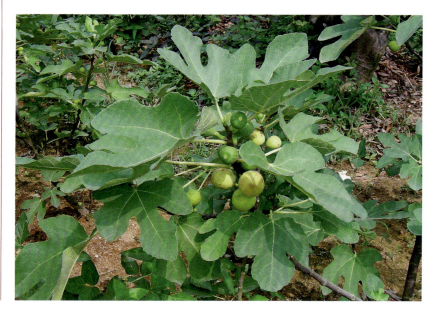

榕 树

【药　　名】榕树叶、小榕叶。

【来　　源】为桑科植物榕树 Ficus microcarpa L.f. 的叶。

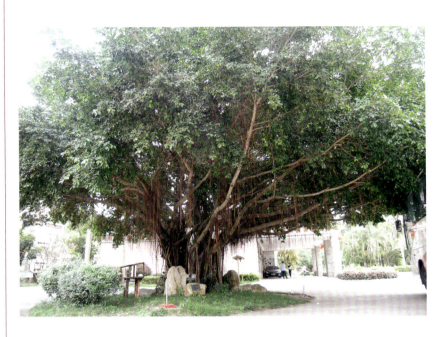

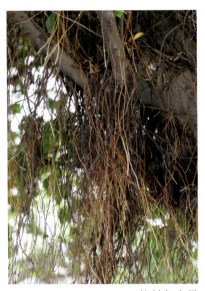

榕树气生根

【现代研究与应用】主要成分有羽扇豆醇乙酸酯、无羁萜、表无羁萜醇、β-黏霉烯醇、蒲公英赛醇、齐墩果酸、脂肪族化合物、甾体化合物等，具有抗菌的作用。

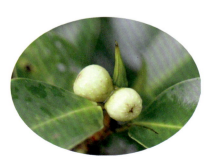

榕树果实

【识别特征】常绿大乔木。全株有乳汁。老枝上有气生根，下垂，深褐色。单叶互生；托叶披针形；叶片草质而稍带肉质，椭圆形、卵状椭圆形或倒卵形。隐头花序单生或成对腋生或着生于已落枝叶腋，扁球形，成熟时黄色或微红色。花、果期4—11月。

【生境分布】生于林缘或旷野，野生或植为行道树。分布于浙江、江西、福建、台湾、广东、海南、广西、贵州、云南等地。

【性味功效】淡，凉。清热发表，解毒消肿，祛湿止痛。内服煎汤9~15克；或研末；或浸酒。外用适量，捣敷。

【配伍禁忌】

1. 感冒：常与大叶桉叶配伍使用。

2. 痰喘：常与陈皮配伍使用。

3. 疟疾：常与麦冬、糖冬瓜配伍使用。

禁忌：麻风病患者慎服。

【其他功用】气生根（榕须）可凉散风热，祛风湿，活血止痛；树皮（榕树皮）可止泻，消肿，止痒；树脂（榕树胶汁）可明目去翳，解毒消肿；果（榕树果）可清热解毒。

薜荔

【药　　名】薜荔、王不留行、凉粉藤。

【来　　源】为桑科植物薜荔 Ficus pumila L. 的茎、叶。

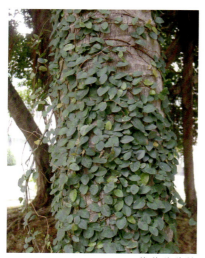

薜荔营养枝

【识别特征】攀援灌木，有乳汁。幼枝有细柔毛，幼时呈匍匐状，节上生气生根。不育幼枝叶小，互生，基部偏斜，至成长后枝硬而直立，叶大而厚；叶片椭圆形，先端钝，基部圆形或稍心形，全缘，侧脉和网状脉在下面隆起，呈小蜂窝状。隐头花序单生叶腋；瘿花果梨形；雌花果近球形，顶部截平或为脐状突起。花期5—6月；隐花果成熟期8—10月。

【生境分布】生于旷野树上或村边残墙或石灰岩山坡上。分布于华东、中南、西南等地。

【性味功效】酸，凉。祛风除湿，活血通络，解毒消肿。内服煎汤9～15克；捣汁、浸酒或研末。外用适量，捣汁涂或煎水熏洗。

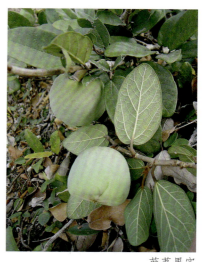

薜荔果实

【配伍禁忌】

1. 风湿关节痛：常与南蛇藤、金樱子、鸡血藤等配伍使用。

2. 坐骨神经痛：常与拓树根、南蛇藤根等配伍使用。

3. 水肿：常与茵陈、白毛藤等配伍使用。

【其他功用】乳汁（薜荔汁）可祛风杀虫止痒，壮阳固精；根（薜荔根）可祛风湿，舒筋通络；果实（薜荔果）可补肾固精，清热利湿。

【现代研究与应用】主要成分有脱肠草素、香柑内酯、内消旋肌醇、β-谷甾醇、蒲公英赛醇乙酸酯、β-香树脂醇乙酸酯、东莨菪碱、柚皮素、芹菜素、木犀草素、芦丁等，具有抗菌和抗炎作用。中药材薜荔是中成药荔花鼻窦炎片等制剂的重要组成药物。

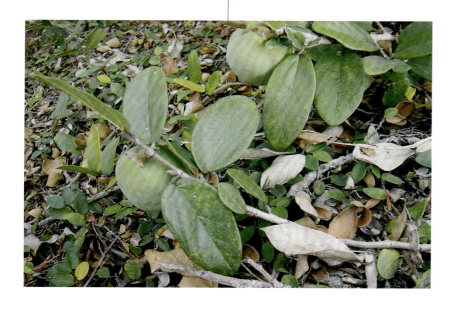

桑

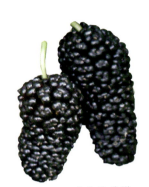

成熟的桑椹

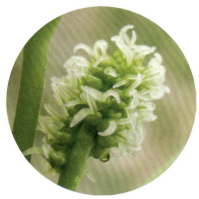

桑的雌花序

【药　　名】桑叶、铁扇子、蚕叶。

【来　　源】为桑科植物桑Morus alba L.的叶。

【识别特征】落叶灌木或小乔木。树皮灰白色，常有条状裂缝。根皮红黄色至黄棕色。叶互生；叶片卵圆形或宽卵形，边缘有粗锯齿，有时不规则分裂；基出3脉。花单性，雌雄异株，穗状花序，腋生。瘦果外被肉质花被，密集成卵圆形或长圆形聚合果，成熟后黑紫色。花期4—5月；果期6—7月。

【生境分布】生于丘陵、山坡、村旁、山野等处，全国各地有栽培。

【性味功效】苦、甘、寒。疏散风热，清肺润燥，清肝明目。内服煎汤5～9克，或入丸、散。外用适量，煎水洗或捣敷。

【配伍禁忌】

1. 风热感冒：常与菊花、连翘、桔梗等配伍使用。

2. 外感温燥：常与杏仁、贝母、麦冬等配伍使用。

3. 目赤昏花：常与菊花、车前子、决明子等配伍使用。

禁忌：风寒感冒、口淡、咳嗽痰稀白者不宜服用。

【其他功用】根皮（桑白皮）可泻肺平喘，利水消肿；嫩枝（桑枝）可祛风湿，利关节；果穗（桑椹）可补血滋阴，生津润燥。

【现代研究与应用】主要成分有芦丁、槲皮素、甾醇类、溶血素、植物雌激素等，具有降血糖、降血脂、降血压、抗菌、抗氧化、抗衰老以及缓解更年期综合征的作用。中药材桑白皮是中成药止咳枇杷颗粒、宁嗽丸、百咳静糖浆等制剂的重要组成药物；桑叶是中成药桑菊感冒片、桑葛降脂丸等中成药的重要组成药物。

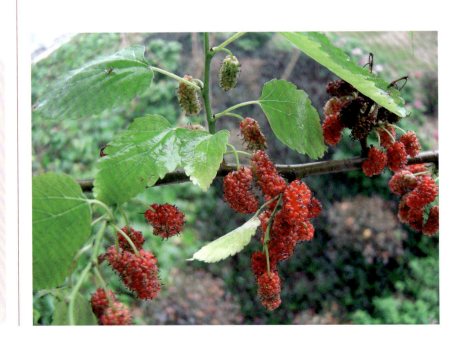

粗叶榕

【药　　名】五指毛桃、五指牛奶、土黄芪。
【来　　源】为桑科植物粗叶榕 Ficus hirta Vahl 的根。

【识别特征】灌木或小乔木。叶和榕果均被金黄色开展的长硬毛。叶互生，纸质，多型，长椭圆状披针形或广卵形，边缘具细锯齿，有时全缘或3~5深裂，表面疏生贴伏粗硬毛，背面密生或疏生开展的白色或黄褐色绵毛和糙毛，基生脉3~5条；托叶卵状披针形，膜质，红色，被柔毛。榕果成对腋生或生于已落叶枝上，球形或椭圆球形；雌花果球形，雄花及瘿花果卵球形。花期5—7月；果期8—10月。

【生境分布】生于村寨附近旷地或山坡林边，或附生于其他树干。分布于云南、贵州、广西、广东、海南、湖南、福建、江西等地。

【性味功效】甘，平。健脾补肺，行气利湿，舒筋活络。内服煎汤60~90克。

【配伍禁忌】

1. 黄疸、肝炎：常与穿破石、葫芦茶等配伍使用。
2. 气虚浮肿：常与千斤拔等配伍使用。
3. 痰喘：常与算盘子、毛冬青、紫花杜鹃等配伍使用。

【其他功用】果（五指毛桃果）可滋润生津，通便，催乳。

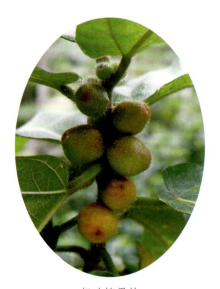

粗叶榕果枝

【现代研究与应用】主要成分有氨基酸、黄酮类、有机酸、三萜类、糖类、甾体、香豆素、生物碱等，具有止咳、抑菌的作用。

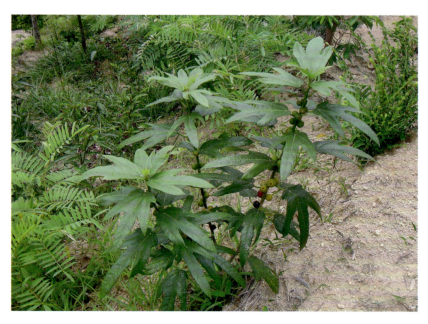

苎麻

荨麻科

【药　名】苎麻根、苎根、苎麻茹。
【来　源】为荨麻科植物苎麻 Boehmeria nivea（L.）Gaudich. 的根和根茎。

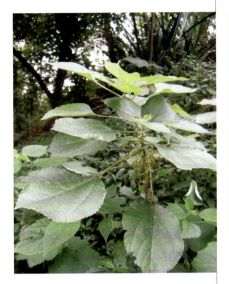
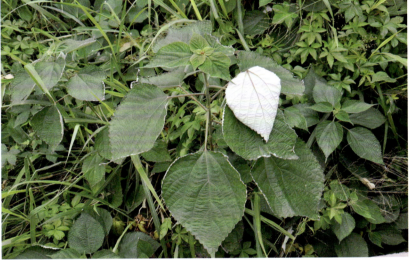

【识别特征】亚灌木或灌木。茎上部与叶柄均密被开展的长硬毛和近开展和贴伏的短糙毛。叶互生；叶片草质，通常圆卵形或宽卵形，边缘在基部之上有细锯齿。圆锥花序腋生，或植株上部的为雌性，其下的为雄性，或同一植株的全为雌性。瘦果近球形，光滑，基部突缩成细柄。花期8—10月。

【生境分布】生于山谷林边或草坡。分布于河南、山东及陕西以南各地。

【性味功效】甘，寒。凉血止血，清热安胎，利尿，解毒。内服煎汤5～30克。外用适量，捣敷或煎水洗。

【配伍禁忌】
1. 血热出血证：常与地榆、茅根等配伍使用。
2. 胎动不安，胎漏下血：常与地黄、阿胶、当归、白芍等配伍使用。
3. 热毒痈肿：常与地榆、金银花等配伍使用。

禁忌：无实热者慎服。

【其他功用】茎皮（苎麻皮）可清热凉血，散瘀止血；叶（苎麻叶）可凉血止血，散瘀消肿，解毒；花（苎麻花）可清心除烦，凉血透疹；茎或带叶嫩茎（苎麻梗）可散瘀，解毒。

【现代研究与应用】主要成分有酚类、三萜甾醇、绿原酸、咖啡酸等，具有止血和抑制金黄色葡萄球菌的作用。中药材苎麻根是中成药腮腺宁糊剂、孕康口服液等制剂的重要原料。

糯米团

【药　　名】糯米藤、捆仙绳、红饭藤。

【来　　源】为荨麻科植物糯米团 *Gonostegia hirta*（Bl.）Miq.的带根全草。

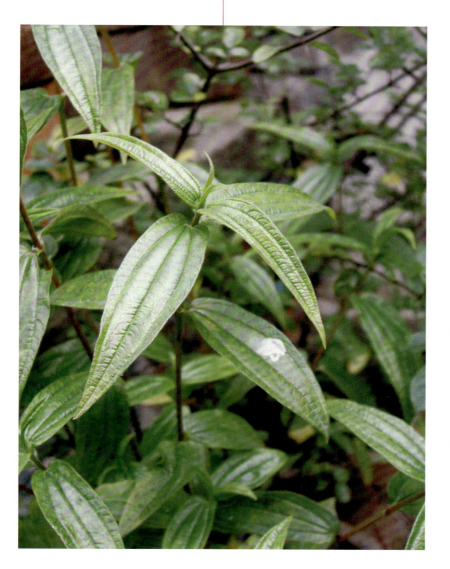

【识别特征】多年生草本。茎蔓生、铺地或渐升。叶对生；叶片草质或纸质，宽披针形至狭披针形，全缘，基出脉3~5条。团伞花序腋生，通常两性，有时单性，雌雄异株。花极小。瘦果卵球形，白色或黑色，有光泽。花期5—7月；果期8—9月。

【生境分布】生于溪谷林下阴湿处和山麓水沟边。分布于西南、中南等地。

【性味功效】甘、微苦，凉。清热解毒，健脾消积，利湿消肿，散瘀止血。内服煎汤10~30克。外用适量，鲜全草或根捣烂敷患处。

【配伍禁忌】

1. 下肢慢性溃疡：常与雾水葛、三角泡、桉树叶等配伍使用。

2. 急性黄疸型肝炎：常与糯稻根等配伍使用。

3. 毒蛇咬伤：常与杠板归等配伍使用。

【现代研究与应用】主要成分有鞣质、有机酸、黄酮、酚类、香豆素、强心苷等。

大麻科

大　麻

【药　　名】火麻仁、麻子仁、火麻。

【来　　源】为大麻科植物大麻 Cannabis sativa L. 的成熟果实。

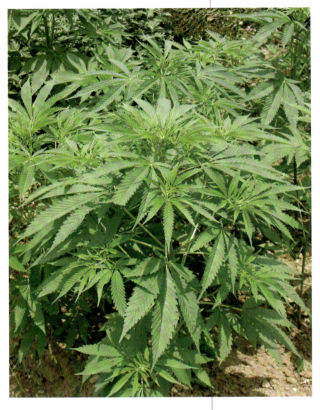

【识别特征】一年生草本。枝具纵沟槽，密生灰白色贴伏毛。叶掌状全裂，裂片披针形或线状披针形，先端渐尖，基部狭楔形，表面深绿色，微被糙毛，背面幼时密被灰白色贴伏毛后变无毛，边缘具向内弯的粗锯齿，中脉及侧脉在表面微下陷，背面隆起；托叶线形。花黄绿色。瘦果为宿存黄褐色苞片所包，表面具细网纹。花期5—6月；果期7月。

【生境分布】全国各地均有栽培，也有半野生。分布于东北、华北、华东、中南等地。

【性味功效】甘，平。润燥滑肠，利水，活血。内服煎汤10～15克。外用捣敷或榨油涂。

【配伍禁忌】

1. 津血不足之肠燥便秘：常与当归、熟地黄、杏仁等配伍使用。
2. 肠胃燥热之便秘：可与大黄、厚朴等配伍使用。
3. 脾胃蕴热之口疮溃破：常与金银花、甘草等配伍使用。

禁忌：便溏、阳痿、遗精、带下者慎服。

【其他功用】根（麻根）可散瘀，止血，利尿；雄花（麻花）可祛风，活血，升发；茎皮部纤维（麻皮）可活血，利尿；叶（麻叶）可截疟，驱蛔，定喘；雌花序及幼嫩果序（麻䕡）可祛风镇痛，定惊安神。

【现代研究与应用】主要成分有胡芦巴碱、脂肪油、大麻酚等，具有润滑通肠、降低血压、阻止血脂上升等作用。中药材火麻仁是中成药麻仁润肠丸、麻仁丸、轻舒颗粒、大麻丸等制剂的重要原料。

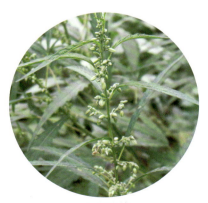

大麻花枝

葎 草

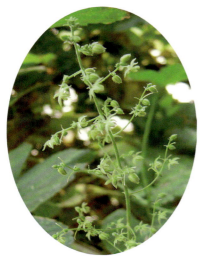

葎草花枝

【药　　名】葎草、拉拉藤、锯锯藤。

【来　　源】为大麻科植物葎草 *Humulus scandens*（Lour.）Merr. 的全草。

【识别特征】缠绕草本。茎、枝、叶柄均具倒钩刺。叶纸质，肾状五角形，掌状5～7深裂，稀为3裂，基部心形，表面粗糙，疏生糙伏毛，背面有柔毛和黄色腺体，裂片卵状三角形，边缘具锯齿。雄花小，黄绿色，圆锥花序；雌花序球果状，苞片纸质，三角形，顶端渐尖，具白色绒毛。瘦果成熟时露出苞片外。花期春、夏季；果期秋季。

【生境分布】生于沟边、荒地、废墟、林缘边。我国除新疆、青海外均有分布。

【性味功效】甘、苦，寒。清热解毒，利尿通淋。内服煎汤10～15克。外用适量，鲜品捣烂外敷，蛇咬伤则敷伤口周围。

【配伍禁忌】

1. 退热除蒸：常与地骨皮、十大功劳叶、百部等配伍使用。

2. 淋症：常与滑石、萹蓄、车前草等配伍使用。

3. 清热解毒：常与紫花地丁、金荞麦、赤芍等配伍使用。

4. 蛇虫咬伤、疮疡肿痛：鲜草适量，洗净，捣烂外敷。

【现代研究与应用】主要成分有木犀草素、葡萄糖苷、胆碱、天冬酰胺、挥发油，具有抗菌的作用。中药材葎草是中成药青菊感冒片、止泻冲剂等制剂的重要原料。

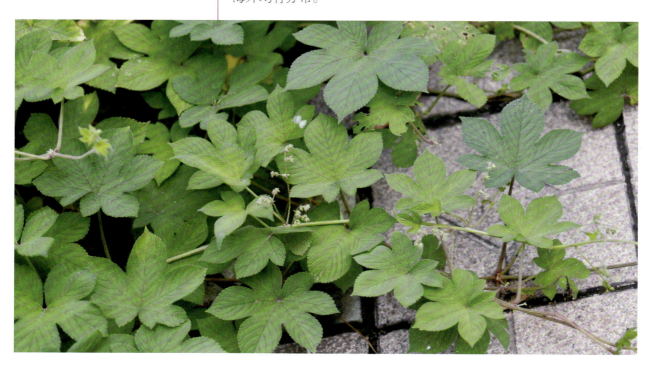

冬青科

秤星树

【药　　名】岗梅根、点秤根、天星根。

【来　　源】为冬青科植物秤星树 *Ilex asprella*（Hook. et Arn.）Champ. ex Benth. 的根。

【识别特征】落叶灌木。具长枝和宿短枝，栗褐色，具淡色皮孔。叶膜质，在长枝上互生，在缩短枝上1～4枚簇生枝顶，边缘具锯齿，侧脉5～6对；叶柄上面具槽。雄花2或3朵。花呈束状或单生于叶腋或鳞片腋内，位于腋芽与叶柄之间；花4或5基数；花冠白色，辐状，花瓣4～5片，雌花单生于叶腋或鳞片腋内，花4～6基数；花冠辐状，花瓣近圆形。果球形，熟时变黑色，具纵条纹及沟。花期3月；果期4—10月。

【生境分布】生于山地疏林中或路旁灌丛中。分布于浙江、江西、福建、台湾、湖南、广东、广西、香港等地。

【性味功效】苦、甘，寒。清热，生津，散瘀，解毒。内服煎汤30～60克。外用适量，捣敷。

【配伍禁忌】

1. 小儿感冒：常与地胆草、丁葵草、积雪草等配伍使用。
2. 头目晕眩：常与臭牡丹等配伍使用。
3. 双单喉蛾：常与竹蜂、陈皮、细辛等配伍使用。

【其他功用】叶（岗梅叶）可发表清热，消肿解毒。民间习用治感冒、头痛眩晕、热病燥渴、痧气、热泻、肺痈、咯血、喉痛、痔血、淋病、痈毒、跌打损伤等症。

【现代研究与应用】主要成分有生物碱、甾体、皂苷等，具有抗炎、抗菌、抗病毒、扩张冠状血管的作用。中药材岗梅根是中成药感冒灵片、东梅止咳颗粒等制剂的重要原料。

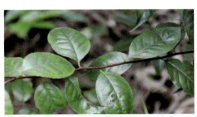

秤星树茎干（示皮孔）

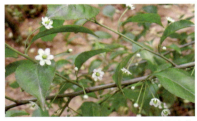

秤星树花枝

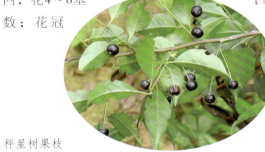

秤星树果枝

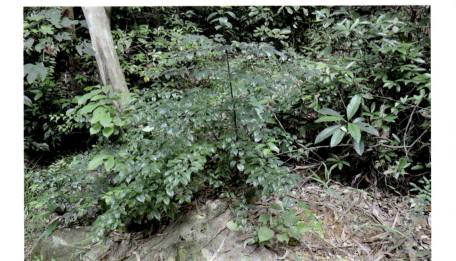

冬 青

【药　名】四季青、冬青叶、四季青叶。
【来　源】为冬青科植物冬青 Ilex chinensis Sims 的叶。

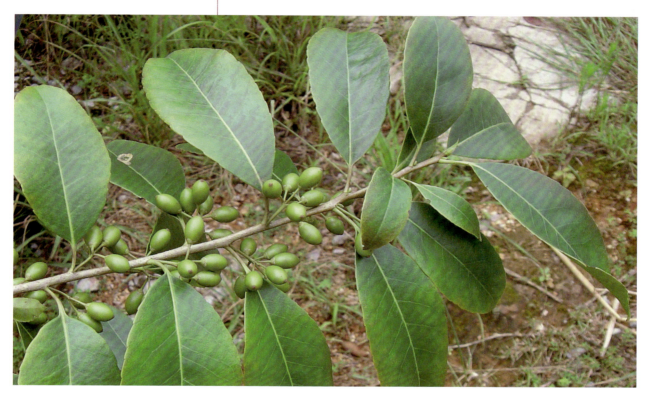

【识别特征】常绿乔木。叶片薄革质至革质，边缘具圆齿，或有时在幼叶为锯齿，侧脉6～9对。雄花花序具3～4回分枝，每分枝具花7～24朵；花淡紫色或紫红色，4～5基数，花瓣卵形，开放时反折，基部稍合生；雌花花序具一至二回分枝，具花3～7朵。果长球形，成熟时红色，分核4～5枚。花期4—6月；果期7—12月。

【生境分布】生于山坡常绿阔叶林中和林缘。分布于长江以南各地。

【性味功效】苦、涩，寒。清热解毒，凉血止血，敛疮。内服煎汤15～30克。外用适量，捣敷。

【配伍禁忌】
1. 乳腺炎：常与夏枯草、木芙蓉等配伍使用。
2. 扁桃体炎：常与三脉叶马兰等配伍使用。
3. 妇人阴肿：常与小麦、甘草等配伍使用。

禁忌：脾胃虚寒、肠滑泄泻者慎用。

【其他功用】树皮（冬青皮）可凉血解毒，止血止带；果实（冬青子）可补肝肾，祛风湿，止血敛疮。制成乳剂、膏剂涂搽。

【现代研究与应用】主要成分有原儿茶酸、原儿茶醛、马索酸、缩合型鞣质、黄酮类化合物及挥发油等，具有抗菌、降低冠状血管阻力、增加冠脉流量、抗炎、抗肿瘤的作用。中药材四季青是中成药四季青片、风寒感冒宁颗粒等制剂的重要原料。

枸 骨

【药　　名】功劳叶、枸骨叶、枸骨刺。

【来　　源】为冬青科植物枸骨 *Ilex cornuta* Lindl. et Paxton 的叶。

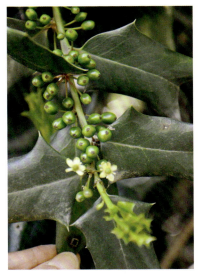

枸骨果枝

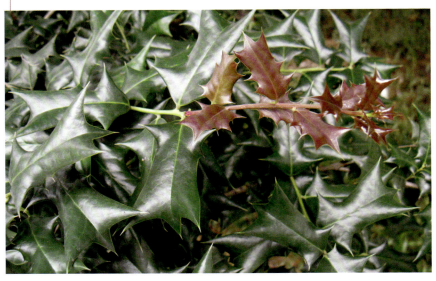

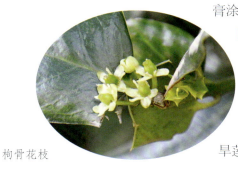

枸骨花枝

【识别特征】常绿灌木或小乔木。叶片厚革质，二型，四角状长圆形或卵形，先端具3枚尖硬刺齿，两侧各具1~2刺齿，有时全缘。花淡黄色，4基数。雄花基部具1~2枚阔三角形的小苞片；花萼盘状；花冠辐状，花瓣长圆状卵形，反折，基部合生；雄蕊与花瓣近等长或稍长。雌花基部具2枚小的阔三角形苞片；花萼与花瓣像雄花。果球形，成熟时鲜红色。花期4—5月；果期10—12月。

【生境分布】生于山坡、疏林及路边、溪旁和村舍附近。分布于江苏、上海、安徽、浙江、江西、湖北、湖南、广东、广西和西南等地。

【性味功效】苦，凉。清虚热，益肝肾，祛风湿。内服煎汤9~15克。外用适量，捣汁或熬膏涂敷。

【配伍禁忌】

1. 肺结核咯血、潮热：常与沙参、白及、麦冬等配伍使用。
2. 肝肾阴虚：常与枸杞、旱莲草、女贞子等配伍使用。
3. 腰肌劳损：常与桑寄生等配伍使用。

禁忌：脾胃虚寒及肾阳不足者慎用。

【其他功用】果实（枸骨子）可补肝肾，强筋活络，固涩下焦；树皮（枸骨树皮）可补肝肾，强腰膝；根（枸骨根）可补肝益肾，疏风清热。

【现代研究与应用】主要成分有咖啡碱、熊果酸、羽扇豆醇、枸骨叶皂苷、地榆糖苷等，具有增加冠脉流量与强心、避孕及抗生育的作用。中药材功劳叶是中成药豹骨追风膏、风痛丸等制剂的重要原料。

毛冬青

【药　　名】毛冬青、乌尾丁、茶叶冬青。

【来　　源】为冬青科植物毛冬青 *Ilex pubescens* Hook. et Arn. 的根。

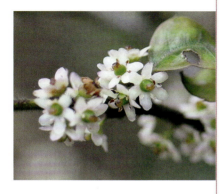

毛冬青花枝

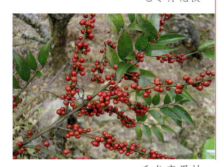

毛冬青果枝

【识别特征】常绿灌木或小乔木。小枝近四棱形，密被长硬毛，具纵棱脊；顶芽通常发育不良或缺失。叶生于1～2年生枝上，椭圆形，边缘具疏而尖的细锯齿或近全缘。花序簇生于1～2年生枝的叶腋内，密被长硬毛。雌雄异花；花粉红色，花瓣4～6枚。果球形，成熟后红色。花期4—5月；果期8—11月。

【生境分布】生于常绿阔叶林中或林缘、灌木丛中及溪旁、路边。分布于安徽、浙江、江西、福建、台湾、湖南、广东、广西、海南等地。

【性味功效】苦、涩，寒。清热解毒，活血通络。内服煎汤10～30克。外用适量，煎汁涂或浸泡。

【配伍禁忌】

1. 活血化瘀：常与川芎、丹参等配伍使用。

2. 祛风除湿：常与牛大力、两面针、鸡血藤等配伍使用。

3. 疏风止痛：常与羌活、葛根、石膏等配伍使用。

禁忌：孕妇、出血性疾病及月经过多者慎用。

【其他功用】叶（毛冬青叶）可清热凉血，解毒消肿。

【现代研究与应用】主要成分有黄酮苷、酚类、甾醇、鞣质、三萜、氨基酸、糖类，具有影响冠状动脉流量和心功能、降血压、抗心律失常、抑制血小板聚集、抗炎、镇咳祛痰、抗菌的作用。中药材毛冬青是中成药血栓心脉宁胶囊、健心片、消炎灵片等制剂的重要原料。

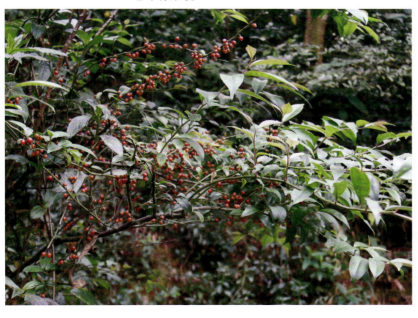

铁冬青

【药　　名】救必应、山熊胆、山冬青。

【来　　源】为冬青科植物铁冬青 Ilex rotunda Thunb. 的树皮或根皮。

【识别特征】常绿灌木或乔木。叶片卵形，全缘，稍反卷；聚伞花序或伞状花序，花单生于当年生枝的叶腋内。雄花白色，雌花序具3~7朵，花白色。果近球形，成熟时红色。花期4月；果期8—12月。

【生境分布】生于山坡常绿阔叶林中和林缘。分布于江苏、安徽、浙江、江西、福建、台湾、湖南、广东、广西等地。

【性味功效】苦，寒。清热解毒，利湿，止痛。内服煎汤9~15克。外用适量，树皮研粉调油敷。

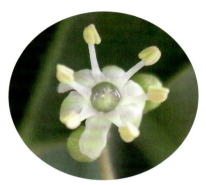

铁冬青花

【配伍禁忌】

1. 小儿消化不良：常与布渣叶、火炭母、番石榴叶等配伍使用。

2. 感冒发烧：常与生姜、茶叶等配伍使用。

3. 急、慢性肝炎：常与八角王等配伍使用。

【现代研究与应用】主要成分有黄酮苷、酚类、鞣质、三萜苷、救必应酸、β-谷甾醇等，具有止血、抗炎、解痉、扩张冠状动脉、提高耐缺氧能力的作用。中药材救必应是中成药复方救必应胶囊、救必应胃痛片等制剂的重要原料。

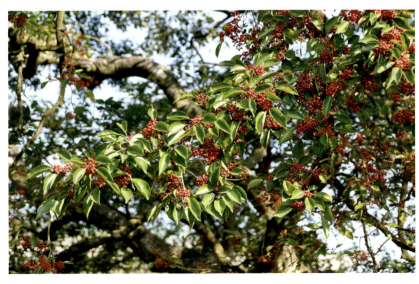

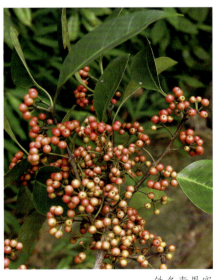

铁冬青果实

笔画索引

一画

一口血 /149
一朵云 /248
一块瓦 /133
一滴血 /124

二画

丁香 /284
七叶胆 /258
七姐果 /311
七指蕨 /22
七星剑花 /270
入地蜈蚣 /22
八月炸藤 /116
八角 /70
八角乌 /112
八角连 /112
八角茴香 /70
八角莲 /112
八角盘 /112
九节茶 /146
九龙盘 /188
九层皮 /120
儿茶 /385
儿茶膏 /385
了哥王 /244
刀豆 /403
刀豆子 /403

三画

三叉剑 /52
三支标 /41
三爪龙 /370
三叶青藤 /93
三白草 /141
三尖杉 /65
三羽新月蕨 /41
三角叶 /236
三角梅 /246
三铃子 /426
土人参 /187
土三七 /170，221
土木瓜 /268
土木香 /119
土木贼 /20
土木鳖 /260
土贝母 /255
土牛膝 /211
土白头翁 /94
土防己 /120
土连翘 /298
土沉香 /241
土罗汉果 /251
土细辛 /133
土荆皮 /61
土荆芥 /208
土鸦胆子 /365
土黄芪 /449
土黄连 /111
土黄柏 /114
土蜜树 /333
土圐儿 /399
下马仙 /344
大飞扬草 /338
大叶骨牌草 /53
大叶桉 /281
大叶桉叶 /281
大叶铁线莲 /97
大叶藜 /209
大仙桃草 /231
大兰布麻 /412
大头茶 /277
大老鼠黄 /114
大地丁草 /326
大地锦 /339
大灰木 /92
大灰灰菜 /209
大血藤 /117
大红袍 /174
大花还亮草 /100
大皂荚 /397
大金牛草 /165
大乳汁草 /338
大洞果 /310
大胶藤 /306
大痦根 /91
大接筋藤 /127
大黄 /204
大黄桂 /78
大蛇药 /280
大麻 /452
大麻子 /358
大巢菜 /425
大戟 /344
万寿果 /268
万病草 /132
上树龟 /50
上树咳 /48
上黄连 /383
小二仙草 /240
小广藤 /122
小飞扬 /339

小飞扬草 / 345	山黄麻 / 325, 438	马勃 / 8
小血藤 / 81	山黄麻叶 / 438	马兜铃 / 128
小刘寄奴 / 299	山萎 / 137	马蹄细辛 / 131, 133
小红芙蓉 / 316	山蒟 / 137	马蹄草 / 406
小花远志 / 163	山楂 / 369	马蹄香 / 130
小旱莲 / 296	山稔子 / 283	马蹄蕨 / 24
小苦药 / 258	山熊胆 / 458	
小果叶下珠 / 355	千斤拔 / 409	四画
小金花草 / 34	千年树 / 89	王不留行 / 447
小贯众 / 44	千年桐 / 364	王瓜 / 264
小秋葵 / 323	千层塔 / 11	井栏边草 / 31
小桂皮 / 85	千层楼 / 299	井栏茜 / 31
小桃花 / 328	千屈菜 / 232	天仙藤 / 128
小野人血草 / 147	千根草 / 345	天竺子 / 115
小野鸡尾 / 34	川参 / 420	天竺葵 / 225
小萹蓄 / 199	及己 / 144	天星根 / 454
小榕叶 / 446	广玉兰 / 74	天香炉 / 289
山反栗 / 435	广石榴 / 282	天圆子 / 265
山乌龟 / 123	广东金钱草 / 406	天绿香 / 361
山乌桕 / 359	广东桂皮 / 85	天蓬草 / 184
山凤尾 / 30	广州相思子 / 398	元宝草 / 300
山冬青 / 458	广防己 / 129	元胡 / 148
山芝麻 / 239, 307	广豆根 / 422	无花果 / 445
山肉桂 / 85	广金钱草 / 406	云芝 / 5
山竹子 / 294	广香藤 / 84	云实 / 391
山芙蓉 / 320	女儿茶 / 296	云实子 / 391
山苍子 / 90	飞天蠄蟧 / 29	云南土沉香 / 347
山豆根 / 422	飞扬草 / 338	木瓜 / 367
山里红果 / 369	习见蓼 / 199	木耳 / 3
山里果子 / 369	马豆 / 391	木耳菜 / 222
山兵豆 / 355	马尾连 / 104	木芍药 / 106
山饭树 / 248	马尾松 / 60	木达地黄 / 308
山鸡椒 / 90	马尾黄连 / 104	木竹子 / 294
山枝茶 / 248	马松子 / 308	木防己 / 119
山茶田 / 179	马齿苋 / 186	木芙蓉 / 320
山柳 / 359	马细辛 / 131	木豆 / 402
山黄树 / 366	马挂木皮 / 71	木油桐 / 364

木贼叶木麻黄 /437	水苋菜 /233	化骨丹 /341
木贼麻黄 /66，437	水杨梅 /371	公丁香 /284
木笔 /75	水枇杷 /278	公鸡花 /321
木通 /116	水罗豆 /415	月见草 /239
木麻黄 /437	水肿木 /390	月亮皮 /302
木棉 /314	水莲沙 /368	月黄 /295
木槿 /322	水翁 /280	风车子 /290
木槿花 /322	水翁花 /280	风药 /372
木薯 /353	水流兵 /415	丹皮 /107
木鳖子 /260	水接骨丹 /237	丹根 /107
五气朝阳草 /371	水黄皮 /415	乌毛蕨 /42
五月茶 /330	水麻 /305	乌毛蕨贯众 /42
五凤灵枝 /337	水蓼 /195	乌尾丁 /457
五心花 /298	水蓼草 /195	乌桕 /360
五朵云 /337	水蕨 /38	乌桕木根皮 /360
五味叶 /330	见血封喉 /440	乌梅 /374
五味菜 /330	牛耳叶 /362	凤仙花 /229
五指山参 /316	牛耳枫 /365	凤花 /269
五指牛奶 /449	牛虫草 /424	凤尾草 /31
五指毛桃 /449	牛肚子果 /441	凤眼果 /311
五棱子 /291	牛泷草 /236	文光果 /380
五路白 /141	牛细辛 /144	文先果 /445
太子参 /181	牛膝 /212	方叶五月茶 /331
车轮梅 /378	牛繁缕 /180	火秧竻 /336
互草 /173	毛叶细辛 /144	火殃勒 /336
瓦韦 /47	毛冬瓜根 /273	火炭母 /194
瓦松 /169	毛冬青 /457	火炭母草 /194
日本金粉蕨 /34	毛花杨桃根 /273	火烧尖 /383
中华青牛胆 /127	毛花猕猴桃 /273	火麻 /452
中华猕猴桃 /272	毛青藤 /93	火麻仁 /452
水丁香 /237	毛果算盘子 /349	火棘 /376
水木通 /141	毛茛 /103	火掌 /271
水牛奶 /278	毛漆 /349	斗篷草 /149
水凤仙 /230	长刺酸模 /203	心叶落葵 /221
水东哥 /278	长萼堇菜 /161	巴仁 /335
水仙桃 /238	长蕊石头花 /183	巴豆 /335
水防己 /129	长蕊丝石竹 /183	双排钱 /414

双眼龙　/335

五画

玉兰　/73
玉桂　/87
玉黄　/295
打不死　/127
打瓜花　/323
打结花　/242
功劳木　/114
功劳叶　/456
甘木通　/96
甘泽　/341
甘草　/410
甘遂　/341
古山龙　/118
节节花　/216
节节草　/20
可可　/312
可可豆　/312
石上柏　/16
石韦　/51
石头蛇　/50
石竹　/176
石松　/14
石刷把　/21
石南　/372
石荠草　/193
石莲子　/392
石莼　/1
石黄皮　/45
石斑木　/378
石楠　/372
石榴皮　/235
石蜡红　/225
石蝉草　/135
布渣叶　/303

龙牙草　/373
龙爪豆　/423
龙舌　/271
龙舌叶　/362
龙吞珠　/252
龙利叶　/362
龙须果　/252
龙珠果　/252
龙眼睛　/355
龙脷叶　/362
龙鳞草　/16，414
平枝栒子　/368
北山豆根　/121
北豆根　/121
北细辛　/132
北美独行菜　/157
北越紫堇　/151
叶下珠　/356
叶顶珠　/419
号筒草　/150
田边木　/331
田基黄　/297
田菁　/419
田麻　/301
史君子　/291
凹叶厚朴　/76
凹头苋　/213，214
凹朴皮　/71
四大天王　/143
四叶细辛　/144
四块瓦　/142，143
四角风　/290
四季风　/143
四季青　/455
四季青叶　/455
禾雀舌　/171
禾雀花　/412

仙人掌　/271
仙巴掌　/271
仙灵脾　/113
白三百棒　/130
白毛蛇　/46
白木香　/241
白玉花　/322
白兰　/77
白头公　/101
白头翁　/101
白花油麻藤　/412
白花照水莲　/141
白饭树　/348
白果　/59
白乳草　/338
白泡果　/348
白屈菜　/147
白带草　/155
白药子　/123
白药根　/123
白面戟　/352
白背叶　/352
白背枫　/309
白背黄花稔　/326
白种乳草　/337
白扁豆　/407
白桂木　/442
白桂木根　/442
白胶香　/431
白猪屎豆　/404
白麻子　/318
白清明花　/432
白喉草　/301
白蒺藜　/223
白解头　/129
白槿花　/322
白鹤叶　/352

瓜子草　/ 160	地苦胆　/ 126	竹节蓼　/ 190
瓜核草　/ 48	地松　/ 182	竹柏　/ 63
瓜蒌　/ 265	地肤　/ 210	伏石蕨　/ 49
瓜馥木　/ 84	地肤子　/ 210	延胡索　/ 148
冬瓜　/ 254	地桃花　/ 327	华风车子　/ 290
冬瓜皮　/ 254	地钱　/ 10	华凤仙　/ 230
冬青　/ 455	地菜　/ 154	华南远志　/ 165
冬青叶　/ 455	地荟　/ 288	华南紫萁　/ 26
冬桃　/ 282	地榆　/ 382	仰天盅　/ 305
冬葵　/ 324	地锦　/ 340	自扣草　/ 102
冬葵子　/ 324	地锦草　/ 340, 343	血木瓜　/ 350
玄胡索　/ 148	耳基水苋　/ 231	血水芋　/ 149
半边月　/ 327	芍药　/ 106	血水草　/ 149
半边风药　/ 32	芒萁萨　/ 251	血见愁　/ 340, 343
半边梳　/ 32	过山风　/ 79	血散薯　/ 124
半边旗　/ 32	过山香　/ 92	血糊藤　/ 81
半枫荷根　/ 309	过坛龙　/ 37	血藤　/ 117
半枫荷　/ 433	过路黄　/ 299	向天蜈蚣根　/ 419
半截磨　/ 317	西瓜　/ 256	合子　/ 387
头花蓼　/ 193	西瓜皮　/ 256	合欢　/ 386
汉菜　/ 217	西瓜翠衣　/ 256	合欢木皮　/ 386
辽细辛　/ 132	百花果　/ 74	合欢皮　/ 386
对叉草　/ 100	百脚鸡　/ 31	合欢花　/ 72
丝铁线莲　/ 96	灰灰菜　/ 207	合昏皮　/ 386
丝穗金粟兰　/ 142	毕勃　/ 138	杂灰菜　/ 209
	光叶子花　/ 246	杂配藜　/ 209
六画	光叶海桐　/ 248	多叶唐松草　/ 104
老鼠尾　/ 409	光叶绣线菊　/ 383	多花山竹子　/ 294
老鼠拉冬瓜　/ 262	光苋菜　/ 213, 214	色巴木　/ 363
老鹳草　/ 224	光棍树　/ 346	色柏木　/ 363
扫把枝　/ 279	光瓣堇菜　/ 162	交让木　/ 366
扫帚苗　/ 210	团叶鹅儿肠　/ 177	决明　/ 395
地丁　/ 152	刚前　/ 113	决明子　/ 395
地丁草　/ 152	肉红　/ 396	羊儿草　/ 182
地耳草　/ 297	肉桂　/ 87	羊开口　/ 116
地杨桃　/ 363	朱槿　/ 321	羊角风　/ 113
地豆　/ 400	朱藤　/ 429	羊角豆　/ 394

羊屎子 / 365
羊蹄 / 202
米碎仔 / 276
米碎花 / 276
江南星蕨 / 53
守宫木 / 361
安石榴 / 235
安南子 / 310
阳桃 / 226
阴香 / 85
羽叶鬼灯檠 / 174
观音豆 / 402
买麻藤 / 68
红子 / 376
红天葵 / 266
红木香 / 80
红心乌桕 / 359
红叶 / 266
红皮藤 / 117
红母子 / 381
红地榆 / 382
红芍药 / 106
红苋菜 / 217
红花青藤 / 93
红豆杉 / 64
红饭藤 / 451
红杷子 / 115
红罗裙 / 329
红姑娘 / 259
红背山麻杆 / 329
红背叶 / 329
红背娘 / 329
红孩儿 / 267
红毒茴 / 69
红茴香根 / 69
红狼毒 / 243
红娘藤 / 381

红蓼 / 197

七画

远志 / 166
扶桑花 / 321
拒霜花 / 320
扯丝皮 / 434
走马胎 / 347
赤芍药 / 106
赤阳子 / 376
赤胫散 / 200
赤飑 / 263
苋 / 217
苋菜 / 217
花生 / 400
花梨母 / 405
苍白秤钩风 / 120
芡实 / 110
苎根 / 450
苎麻 / 450
苎麻茹 / 450
苎麻根 / 450
苏木 / 393
苏方 / 393
苏方木 / 393
苏合油 / 430
苏合香 / 430
苏合香树 / 430
苏败酱 / 160
苏铁 / 58
苏铁根 / 58
杜仲 / 434
杜细辛 / 131
杜衡 / 131
杠板归 / 198
杨桃 / 226
豆角 / 428

豆梨 / 377
豆槐 / 421
豆薯 / 413
豆瓣草 / 240
两面毛 / 349
还魂草 / 100
还瞳子 / 395
肖梵天花 / 327
旱地莲 / 105
旱金莲 / 105，228
吴福花 / 234
串珠酒饼叶 / 83
员实 / 391
岗松 / 279
岗油麻 / 307
岗茶 / 276
岗脂麻 / 307
岗梅根 / 454
岗稔 / 283
针筒草 / 238
牡丹 / 107
牡丹皮 / 107
牡丹藤 / 97
牡桂 / 87
秃汉头 / 323
何首乌 / 196
伸根草 / 13
伸筋草 / 14
皂角 / 397
皂荚 / 397
佛甲草 / 171
伽蓝菜 / 167
余甘 / 354
余甘子 / 354
含羞草 / 388
冷青子 / 89
辛夷 / 73

沙葛 /413	苦豆根 /422	昂天莲 /305
沉香 /241	苦参 /420	岩陀 /174
诃子 /292	苦骨 /420	罗汉果 /261
诃梨 /292	苹婆 /311	罗裙博 /315
诃黎 /292	苘麻 /318	知羞草 /388
诃黎勒 /292	苘麻子 /318	垂序商陆 /206
补骨脂 /416	茅瓜 /262	垂盆草 /172
灵仙 /95,98,99	杯苋 /220	垂穗石松 /13
灵芝 /6,7	板栗 /436	刮金板 /347
尿桶弓 /390	板蓝根 /156	刮筋板 /347
尾花细辛 /130	松毛枝 /279	和他草 /313
鸡爪三七 /167	松节 /60	委陵菜 /373
鸡爪兰 /145	松叶兰 /21	笂苋菜 /215
鸡头子 /110	松叶蕨 /21	使君子 /291
鸡头米 /110	枫香树 /431	使君子藤 /290
鸡足黄连 /111	枫香脂 /431	侧柏 /62
鸡肾叶 /332	枫荷桂 /309	爬山猴 /267
鸡骨风 /173	枫脂 /431	爬岩龙 /267
鸡骨草 /398	构泡 /443	金不换 /124,165
鸡冠花 /219	构树 /443	金牛草 /163
鸡脚刺 /111	刺头婆 /327	金毛狗 /28
鸡蛋果 /251	刺苋 /215	金毛狗脊 /28
纸末花 /432	刺果酸模 /203	金丝瓜 /262
	刺果藤 /306	金丝桃 /298
八画	刺桐 /408	金丝海棠 /298
青小豆 /427	刺梨 /380	金耳环 /133
青木香藤 /128	刺蒺藜 /223	金刚树 /336
青牛胆 /126	刺蓢麻 /304	金芙蓉 /105
青桐木 /351	软草 /108	金花草 /317
青葙子 /218	虎爪花根 /82	金花茶 /274
青蛙藤 /125	虎皮楠 /366	金花茶叶 /274
担水桶 /134	虎耳草 /175	金鸡脚 /52
拉拉藤 /453	虎杖 /201	金鸡脚假瘤蕨 /52
披针叶茴香根 /69	肾蕨 /45	金果榄 /126
苦石莲 /392	昙华 /269	金鱼藻 /108
苦瓜 /259	昙花 /269	金线吊乌龟 /123
苦地丁 /152	昆布 /2	金线吊葫芦 /126

金线草 /188	油甘子 /354	草梧桐 /313
金荞麦 /189	油茶 /275	草麻黄 /67
金骨风 /350	油樟 /88	草鞋青 /40
金莲花 /105	泻果 /335	茯苓 /4
金桃仔 /231	波罗蜜 /441	茯苓皮 /4
金钱松 /61	泽漆 /337	茯神 /4
金粟兰 /145	治蛇灵 /253	茶子心 /275
金锁匙 /119	宝巾花 /246	茶叶冬青 /457
金缕半枫荷 /433	宝塔草 /300	茶籽 /275
金锦香 /289	降香 /405	荠 /154
金樱子 /379	降香黄檀 /405	荠菜 /154
乳汁草 /345	降香藤 /84	茨梨 /380
肿节风 /146	弩箭子 /440	茜草 /197
鱼木果 /354	线叶丁香蓼 /238	胡大海 /310
鱼草 /108	细叶金不换 /163	胡椒草 /135
鱼骨草 /357	细叶蛇总管 /220	南天竹 /115
鱼眼木 /348	细金牛 /163	南五味子 /80
鱼腥草 /140	细草 /108	南方红豆杉 /64
狗牙半支 /171	细圆藤 /122	南瓜 /257
狗爪豆 /423	贯叶连翘 /299	南瓜子 /257
狗指甲 /169	贯众 /44	南竹子 /115
狗脊 /28, 43	软骨草 /136	南扁豆 /407
狗脊贯众 /43		南蛇簕 /392
狗脚迹 /328	九画	相思 /300
京大戟 /344	春花木 /378	柏子仁 /62
夜合花 /72	珍珠草 /182, 356	枸骨 /456
夜合珍珠 /356	毒箭木 /440	枸骨叶 /456
夜来香 /239	挟剑豆 /403	枸骨刺 /456
夜抹光 /236	荜拔 /138	柳叶菜 /237
夜香木兰 /72	荜茇 /138	柱果铁线莲 /99
兖州卷柏 /17	荜澄茄 /90	柽柳 /250
卷柏 /18	草本女萎 /97	树豆 /402
卷根白皮 /360	草龙 /238	树菠萝 /441
单片花 /319	草决明 /395	树豌豆 /361
单叶双盖蕨 /39	草牡丹 /97	树薯 /353
单叶新月蕨 /40	草珊瑚 /146	柏拉木 /286
河西柳 /250	草胡椒 /136	柘木白皮 /444

柘树 / 444	洋玉兰 / 74	栗子 / 436
勃勒回 / 150	穿心箭 / 300	栗果 / 436
威灵仙 / 95, 98	穿墙风 / 120	破布叶 / 303
歪头菜 / 426	扁豆 / 407	破血药 / 234
厚朴 / 76	扁担杆 / 302	破故纸 / 416
砂生草 / 240	费菜 / 170	鸭脚草 / 52
残槁蒀 / 91	盾叶秋海棠 / 267	圆叶节节菜 / 233
点秤根 / 454	孩儿参 / 181	圆叶细辛 / 130
映日果 / 445	孩儿茶 / 385	圆盖阴石蕨 / 46
禺毛茛 / 102	娃娃拳 / 302	贼头花 / 321
虾子花 / 234	结香 / 242	钻地风 / 79
虾钳菜 / 216	绞股蓝 / 258	铁力木 / 378
虾辣眼 / 276		铁甲将军 / 332
思仲 / 434	**十画**	铁冬青 / 458
贴生石韦 / 50	珠兰 / 145	铁刷把 / 21
贴梗海棠 / 367	蚕叶 / 448	铁线蕨 / 35
骨牌蕨 / 48	赶山鞭 / 296	铁线藤 / 122
骨碎补 / 55	捆仙绳 / 451	铁树 / 346
香巴戟 / 81	莱菔 / 159	铁扇子 / 448
香叶子 / 89	莱菔子 / 159	铁脚梨 / 367
香叶树 / 89	莲 / 109	铁箍散 / 81
香胶木 / 91	莲子 / 109	铁精草 / 419
香樟木 / 86	莲子草 / 216	秤星树 / 454
鬼棉花 / 305	莲蓬子 / 109	透地连珠 / 79
剑花 / 270	荷花玉兰 / 74	透明草 / 136
胖大海 / 310	荷莲豆草 / 177	笔杆草 / 20
独叶草 / 132	荷莲豆菜 / 177	倒扣草 / 211
独脚乌桕 / 124	真珠兰 / 145	倒挂金钩 / 379
急性子 / 229	桐子树 / 351	臭矢菜 / 153
弯曲碎米荠 / 155	栝楼 / 265	臭蒌 / 139
将军树根 / 442	桃 / 375	臭腥草 / 140
亮叶猴耳环 / 390	桃仁 / 375	臭樟 / 88
亮桐 / 351	桃金娘 / 283	豺皮黄肉楠 / 92
帝膏 / 430	桃核仁 / 375	豺皮樟 / 92
烂头钵 / 355	桉叶 / 281	狼毒 / 243
烂肺草 / 103	豇豆 / 428	留求子 / 291
洗头木 / 389	栗 / 436	皱皮木瓜 / 367

皱果桐　／364
桊茶　／372
高粱泡　／381
凉瓜　／259
凉粉藤　／447
瓶尔小草　／23
拳参　／192
粉草　／410
酒饼叶　／83
酒饼藤　／137
海金沙　／27
海带　／2
海桐皮　／408
宽叶金粟兰　／143
宽筋藤　／127
朗榆皮　／439
扇叶铁线蕨　／37
通奶草　／339
能消　／98
桑　／448
桑叶　／448
泰国大风子　／249

十一画

排钱草　／414
接骨草　／146
菁子　／411
菥蓂　／160
菘蓝　／156
黄仔草　／326
黄兰　／78
黄头草　／398，408
黄汤子　／147
黄寿丹　／245
黄花母　／326
黄花地桃花　／304
黄花远志　／164

黄花虱麻头　／304
黄花草　／153，325
黄花倒水莲　／164
黄花菜　／153
黄花棉　／325
黄花喉草　／301
黄芪　／401
黄连藤　／118
黄肚木通　／118
黄金稍　／286
黄细心　／245
黄食草　／398，408
黄珠子草　／357
黄耆　／401
黄堇　／151
黄梅花　／384
黄楠兰　／78
黄常山　／173
黄葵　／315
黄缅桂　／78
黄瑞香　／242
黄樟　／88
黄藤　／118
萝卜　／159
梦花　／242
梵天花　／328
梅　／374
梅实　／374
桫椤　／29
梭罗草　／16
救必应　／458
救军粮　／376
救荒野豌豆　／425
雀舌草　／184
常山　／173
眼蛇药　／96
野丈人　／101

野木瓜　／116
野西瓜苗　／323
野苋　／213，214
野苋菜　／215
野芹菜　／103
野豆根　／121
野牡丹　／287
野青树　／411
野苦瓜　／265
野苦豆　／404
野金丝桃　／296
野胭脂　／206
野凉薯　／399
野黄瓜　／262
野菠菜　／203
野梨　／377
野绿豆　／418
野棉花　／94，328
野路葵　／308
野雉尾金粉蕨　／34
野豌豆　／425，426
蛇王藤　／253
蛇见怕　／220
蛇足石杉　／11
蛇疙瘩　／174
蛇退步　／41
蛇莓　／370
蛇婆子　／313
蛇蛋果　／370
崖姜　／56
崖姜蕨骨碎补　／56
崩疮药　／286
铜皮　／316
铧头草　／161
银耳　／9
银杏　／59
银线草　／142

甜草　/410	望江南　/394	葎草　/453
犁头草　/161	粗毛牛膝　/211	葶苈子　/157
犁壁藤　/125	粗叶榕　/449	落地生根　/168
兜铃苗　/128	断线蕨　/54	落回　/150
假三葱　/315	剪春罗　/179	落花生　/400
假贝母　/255	剪草　/142	落葵　/222
假瓜蒌　/264	剪夏罗　/179	落葵薯　/221
假决明　/394	清水胆　/94	萹蓄　/191
假花生　/406	深绿卷柏　/16	葵子　/318，324
假芹菜　/102	婆那婆　/441	葵菜子　/324
假络麻　/308	续随子　/342	楮实　/443
假酒饼叶　/83	绵黄芪　/401	楮实子　/443
假黄连　/147	绿玉树　/346	椒桃　/282
假菠菜　/203	绿花草　/100	棉团铁线莲　/98
假蒌　/139	绿豆　/427	榔榆　/439
假蓝靛　/411	绿珊瑚　/346	榔榆皮　/439
假蒟　/139	绿藤　/137	逼迫子　/333
假鹰爪　/83		粟米草　/185
盘古风　/119	**十二画**	酢浆草　/227
象豆　/387	琴叶葶苈　/157	裂叶落地生根　/167
猪牙木　/333	琼花　/269	雄丁香　/284
猪仔笼　/134	琼枝　/314	紫玉兰　/75
猪屎豆　/404	斑地锦　/343	紫地丁　/161
猪笼草　/134	斑鸠窝　/297	紫地榆　/382
猪鬃草　/35	斑枝花　/314	紫芝　/7
猫儿眼　/341	越南菜　/361	紫花地丁　/162
猫爪豆　/423	越南槐　/422	紫茉莉　/247
猕猴桃　/272	博落回　/150	紫茉莉根　/247
麻子仁　/452	葫芦茶　/424	紫金钟　/289
麻疯树　/351	散血子　/266	紫荆　/396
麻黄　/66，67	散血丹　/135	紫荆木皮　/396
鹿豆　/418	散血胆　/135	紫荆皮　/396
鹿茸草　/17	葛　/417	紫背天葵　/266
鹿梨　/377	葛荆麻　/302	紫背金牛　/165
鹿蹄草　/102	葛根　/417	紫萁　/25
鹿藿　/418	葛薯　/353	紫萁贯众　/25
商陆　/205，206	葛藤　/417	紫藤　/429

紫藤香 /405
棠梨 /377
掌叶大黄 /204
量天尺花 /270
遏蓝菜 /160
景天三七 /170
跌打将军 /293
喙荚云实 /392
黑木耳 /3
黑风散 /122
黑风藤 /84
黑老虎 /79
黑角威灵仙 /95,99
黑面叶 /332
黑面神 /332
黑骨头 /95,99
铺地蜈蚣 /13,368
铺地锦 /340
锁眉草 /20
鹅儿肠 /180
鹅肠草 /180
鹅肠菜 /180
鹅掌楸 /71
筒桂 /87
舒筋草 /12
番木瓜 /268
番石榴 /282
番瓜 /268
腋花蓼 /199
猴子笼 /134
猴耳环 /389
痢疾草 /345
童参 /181
阔叶十大功劳 /114
粪箕笃 /125
遍地生根 /258
裙带豆 /428

十三画

瑞香狼毒 /243
塘葛菜 /158
蓝布正 /371
蓖麻 /358
蓖麻仁 /358
蒺藜 /223
蒲桃 /285
蒲桃壳 /285
蒲桃种子 /285
蒙古黄芪 /401
楂木 /275
槐 /421
槐叶苹 /57
槐米 /421
槐花 /421
槌子 /435
感应草 /388
碎骨莲 /293
雷公柴 /390
路边青 /371
蜈蚣草 /33
蜈蚣萍 /57
蛾眉豆 /407
蜀季花 /319
蜀葵 /319
锯锯藤 /453
鼠牙半枝莲 /171
鼠楂 /369
满天星 /94
满地毯 /313
福建观音座莲 /24
福建莲座蕨 /24

十四画

蔓千斤拔 /409
蔊菜 /158

榛 /435
榛子 /435
榼藤 /387
榼藤子 /387
榕树 /446
榕树叶 /446
酸味树 /330
酸梅 /374
蜡梅 /384
蜡梅花 /384
算盘子 /350
豪猪刺 /111
辣子草 /103
辣蓼 /195
漆大姑 /349
漆姑草 /182
赛葵 /325
翠云草 /19
缫丝花 /380

十五画

蕨 /30
蕨萁 /30
蕨菜 /30
蕺菜 /140
横经席 /293
槲蕨 /55
樟 /86
樟木 /88
樟材 /86
醉酒芙蓉 /320
蝙蝠葛 /121
墨蛇胆 /129
黎击子 /350
箭叶秋葵 /316
箭叶淫羊藿 /113
鲫鱼草 /356

潺菜　/222	螺厣草　/49	翻白菜　/373
潺槁木姜子　/91	蓊杜鹃　/246	鹰爪　/82
澄茄子　/90		鹰爪花根　/82
	十八画	癞葡萄　/259
十六画	藕实　/109	
薇　/425	鞭叶铁线蕨　/36	二十画
薄叶红厚壳　/293	藜　/207	糯米团　/451
薄叶卷柏　/15	藤三七　/221	糯米藤　/451
薜荔　/447	藤石松　/12	蠶豆　/423
篦梳剑　/39	藤黄　/295	
鲮鲤舌　/424	藤萝　/429	二十一画
磨盘草　/317	藤梨　/272	霸王花　/270
糖罐子　/379	檵木　/432	霸王鞭　/336
	檵花　/432	露珠草　/236
十七画	瞿麦　/176，178	
霞草　/183	翻白叶树　/309	

拉 丁 索 引

A

Abelmoschus moschatus (L.) Medic. / 315
Abelmoschus sagittifolius (Kurz) Merr. / 316
Abrus cantoniensis Hance. / 398
Abutilon indicum (L.) Sweet / 317
Abutilon theophrasti Medic. / 318
Acacia catechu (L.f.) Willd. / 385
Achyranthes aspera L. / 211
Achyranthes bidentata Bl. / 212
Actinidia chinensis Planch. / 272
Actinidia eriantha Benth. / 273
Adiantum capillus-veneris L. / 35
Adiantum caudatum L. / 36
Adiantum flabellulatum L. / 37
Akebia quinata Decne. / 116
Albizia julibrissin Durazz. / 386
Alchornea trewioides (Benth.) Muell. Arg. / 329
Alsophila spinulosa (Wall. ex Hook.) R. M. Tryon / 29
Alternanthera sessilis (L.) R. Br. ex DC. / 216
Althaea rosea (L.) Cavan. / 319
Amaranthus lividus L. / 213
Amaranthus retroflexus L. / 214
Amaranthus spinosus L. / 215
Amaranthus tricolor L. / 217
Ambroma augusta (L.) L.f. / 305
Ammannia arenaria Kunth / 231
Anemone vitifolia Buch.- Ham. / 94
Angiopteris fokiensis Hieron / 24
Anredera cordifolia (Tenore) Steenis / 221
Antenoron filiforme (Thunb.) Rob. et Vaut. / 188
Antiaris toxicaria Lesch. / 440
Antidesma bunius (L.) Spreng. / 330
Antidesma ghaesembilla Gaertn. / 331
Apios fortunei Maxim. / 399
Aquilaria sinensis (Lour.) Spreng. / 241
Arachis hypogaea L. / 400
Arcangelisia gusanlung H.S.Lo / 118
Aristolochia debilis Sieb.et Zucc. / 128
Aristolochia fangchi Y.C.Wu ex L.D.Chow et S.M.Hwang / 129
Artabotrys hexapetalus (L.f.) Bhandari / 82
Artocarpus heterophyllus Lam. / 441
Artocarpus hypargyreus Hance ex Benth. / 442
Asarum caudigerum Hance / 130
Asarum forbesii Maxim. / 131
Asarum heterotropoides F. Schmidt var. *mandshuricum* (Maxim.) Kitag. / 132
Asarum insigne Diels / 133
Astragalus membranaceus Bunge var. *mongholicus* (Bunge) P. G. Xiao / 401
Auricularia auricular (L.ex Hook.) Underw. / 3
Averrhoa carambola L. / 226

B

Baeckea frutescens L. / 279
Basella alba L. / 222
Begonia fimbristipula Hance / 266
Begonia peltatifolia L. / 267
Benincasa hispida (Thunb.) Cogn. / 254
Berberis julianae Schneid. / 111
Blastus cochinchinensis Lour. / 286
Blechnum orientale L. / 42
Boehmeria nivea (L.) Gaudich. / 450
Boerhavia diffusa L. / 245

Bolbostemma paniculatum (Maxim.) Franguet/ 255

Bombax malabaricum DC. / 314

Bougainvillea glabra Choisy / 246

Breynia fruticosa (L.) Hook.f. / 332

Bridelia tomentosa Bl./ 333

Broussonetia papyrifera (L.) Vent. / 443

Byttneria aspera Colebr. ex Wall. / 306

C

Caesalpinia decapetala (Roth) Alston/ 391

Caesalpinia minax Hance / 392

Caesalpinia sappan L./ 393

Cajanus cajan (L.) Millsp./ 402

Calophyllum membranaceum Gardn. et Champ. / 293

Calvatia lilacina (Mont.et Berk.) Lloyd / 8

Camellia nitidissima Chi / 274

Camellia oleifera Abel. / 275

Canavalia gladiata (Jacq.) DC./ 403

Cannabis sativa L./ 452

Capsella bursa-pastoris (L.) Medic. / 154

Cardamine flexuosa With. / 155

Carica papaya L./ 268

Cassia occidentalis L./ 394

Cassia tora L./ 395

Castanea mollissima Bl./ 436

Casuarina equisetifolia Forst. / 437

Celosia argentea L./ 218

Celosia cristata L. / 219

Cephalotaxus fortunei Hook. f / 65

Ceratophyllum demersum L. / 108

Ceratopteris thalictroides (L.) Brongn. / 38

Cercis chinensis Bunge/ 396

Chaenomeles speciosa (Sweet) Nakai / 367

Chelidonium majus L./ 147

Chenopodium album L. / 207

Chenopodium ambrosioides L. / 208

Chenopodium hybridum L. / 209

Chimonanthus praecox (L.) Link / 384

Chloranthus fortunei (A. Gray) Solms-Laub./ 142

Chloranthus henryi Hemsl. / 143

Chloranthus serratus (Thunb.) Roem. et Schult. / 144

Chloranthus spicatus (Thunb.) Makino / 145

Cibotium barometz (Linn.) J. Sm. / 28

Cinnamomum burmannii (C.G. et Th.Nees) Bl. / 85

Cinnamomum camphora (L.) Presl / 86

Cinnamomum cassia Presl / 87

Cinnamomum porrectum (Roxb.) Kosterm. / 88

Circaea cordata Royle / 236

Citrullus lanatus (Thunb.) Matsum. et Nakai / 256

Cleistocalyx operculatus (Roxb.) Merr. et Perry / 280

Clematis chinensis Osbeck/ 95

Clematis filamentosa Dunn / 96

Clematis heracleifolia DC. / 97

Clematis hexapetala Pall. / 98

Clematis uncinata Champ. / 99

Cleome viscosa L./ 153

Cocculus orbiculatus (L.) DC. / 119

Colysis hemionitidea (Wall. ex Mett.) C. Presl / 54

Combretum alfredii Hance / 290

Corchoropsis tomentosa (Thunb.) Makino / 301

Coriolus versicolor (L.ex Fr.) Quel / 5

Corydalis balansae Prain / 151

Corydalis bungeana Turcz. / 152

Corydalis yanhusuo W. T. Wang / 148

Corylus heterophylla Fisch./ 435

Cotoneaster horizontalis Decne. / 368

Crataegus pinnatifida Bge. / 369

Crotalaria pallida Aiton / 404

Croton tiglium L. / 335

Cucurbita moschata (Duch. ex Lam.) Duch. ex Poiret / 257

Cudrania tricuspidata (Carr.) Bur./ 444

Cyathula prostrata (L.) Bl. / 220

Cycas revoluta Thunb. / 58

Cyrtomium fortunei J.Sm. / 44

D

Dalbergia odorifera T. C. Chen / 405

Daphniphyllum calycinum Benth. / 365

Daphniphyllum macropodum Miq. / 366

Delphinium anthriscifolium var. *majus* Pamp. / 100

Desmodium styracifolium (Osb.) Merr. / 406

Desmos chinensis Lour. / 83

Dianthus chinensis L./ 176

Dianthus superbus L. / 178

Dichroa febrifuga Lour. / 173

Diplazium subsinuatum (Wall. ex Hook. et Grev.) Tagawa / 39

Diploclisia glaucescens (Bl.) Diels / 120

Dolichos lablab L. / 407

Drymaria diandra Bl. / 177

Duchesnea indica (Andrews) Focke / 370

Drynaria roosii Nakaike / 55

Dysosma versipellis (Hance) M.Cheng ex Ying / 112

E

Edgeworthia chrysantha Lindl./ 242

Entada phaseoloides (L.) Merr./ 387

Eomecon chionantha Hance / 149

Ephedra equisetina Bunge. / 66

Ephedra sinica Stapf. / 67

Epilobium hirsutum L. / 237

Epimedium sagittatum (Sieb. et Zucc.) Maxim. / 113

Epiphyllum oxypetalum (DC.) Haw. / 269

Equisetum ramosissimum Desf. / 20

Erythrina variegata L./ 408

Eucalyptus robusta Smith / 281

Eucommia ulmoides Oliv./ 434

Euphorbia antiquorum L. / 336

Euphorbia helioscopia L. / 337

Euphorbia hirta L. / 338

Euphorbia humifusa Willd. / 340

Euphorbia hypericifolia L./ 339

Euphorbia kansui T.N. Liou.ex T.P.Wang / 341

Euphorbia lathyris L. / 342

Euphorbia maculata L. / 343

Euphorbia pekinensis Rupr. / 344

Euphorbia thymifolia L. / 345

Euphorbia tirucalli L. / 346

Eurya chinensis R. Br. / 276

Euryale ferox Salisb. / 110

Excoecaria acerifolia Didr. / 347

F

Fagopyrum dibotrys (D.Don) Hara / 189

Ficus carica L. / 445

Ficus hirta Vahl / 449

Ficus microcarpa L.f./ 446

Ficus pumila L./ 447

Fissistigma oldhamii (Hemsl.) Merr. / 84

Flemingia philippinensis Merr. et Rolfe / 409

Flueggea virosa (Roxb. ex Willd.) Royle / 348

G

Ganoderma lucidum (Curtis) P.Karst. / 6

Ganoderma sinense Zhao,Xu et Zhang / 7

Garcinia multiflora Champ. ex Benth. / 294

Garcinia xanthochymus Hook. f. ex T. Anders./ 295

Geranium wilfordii Maxim. / 224

Geum aleppicum Jacq./ 371

Ginkgo biloba Linn. / 59

Gleditsia sinensis Lam. / 397

Glochidion eriocarpum Champ. ex Benth./ 349

Glochidion puberum (L.) Hutch./ 350

Glycyrrhiza uralensis Fisch. / 410

Gnetum montanum Markgr. / 68

Gonostegia hirta (Bl.) Miq./ 451

Gordonia axillaris (Roxb.) Dietr./ 277

Grewia biloba G. Don / 302

Gynostemma pentaphyllum (Thunb.) Makino / 258

Gypsophica oldhamiana Miq. / 183

H

Haloragis micrantha (Thunb.) R. Br. ex Sieb. et Zucc. / 240

Helicteres angustifolia L. / 307

Helminthostachys zeylanica (Linn.) Hook. / 22

Hibiscus mutabilis L. / 320

Hibiscus rosa-sinensis L. / 321

Hibiscus syriacus L. / 322

Hibiscus trionum L. / 323

Homalocladium platycladium L.H. Bailey/ 190

Houttuynia cordata Thunb. / 140

Humata tyermannii Moore / 46

Humulus scandens (Lour.) Merr. / 453

Huperzia serrata (Thunb. ex Murray) Trev. / 11

Hydnocarpus anthelminthica Pierre. ex Gagnep./ 249

Hylocereus undatus (Haw.) Britt. et Rose / 270

Hypericum attenuatum Choisy / 296

Hypericum japonicum Thunb. ex Murray / 297

Hypericum monogynum L. / 298

Hypericum sampsonii Hance/ 300

Hyperlcurn perforatum L. / 299

I

Ilex asprella (Hook. et Arn.) Champ. ex Benth. / 454

Ilex chinensis Sims/ 455

Ilex cornuta Lindl. et Paxton / 456

Ilex pubescens Hook. et Arn./ 457

Ilex rotunda Thunb. / 458

Illicium lanceolatum A.C. Smith / 69

Illicium verum Hook. f. / 70

Illigera rhodantha Hance / 93

Impatiens balsamina L. / 229

Impatiens chinensis L./ 230

Indigofera suffruticosa Mill. / 411

Isatis indigotica Fort. / 156

J

Jatropha curcas L. / 351

K

Kadsura coccinea (Lem.) A.C.Smith / 79

Kadsura longipedunculata Finet et Gagnep. / 80

Kalanchoe laciniata (L.) DC. / 167

Kalanchoe pinnata Pers. / 168

Kochia scoparia (L.) Schrad. / 210

L

Laminaria japonica Aresch. / 2

Lemmaphyllum microphyllum C. Pressl / 49

Lepidium virginicum L. / 157

Lepidogrammitis rostrata (Bedd.) Ching / 48

Lepisorus thunbergianus (Kaulf.) Ching / 47

Lindera communis Hemsl. / 89

Liquidambar formosana Hance / 431

Liquidambar orientalis Mill. / 430

Liriodendron chinense (Hemsl.) Sarg. / 71

Litsea cubeba (Lour.) Pers. / 90

Litsea glutinosa (Lour.) C. B. Rob. / 91

Litsea rotundifolia Hemsl.var. *oblongifolia* (Nees) Allen / 92

Loropetalum chinense (R. Br.) Oliv./ 432

Ludwigia hyssopifolia (G. Don) Exell./ 238

Lychnis coronata Thunb./ 179

Lycopodiastrum casuarinoides (Spring) Holub ex Dixit / 12

Lycopodium japonicum Thunb. ex Murray / 14

Lygodium japonicum (Thunb.) Sw. / 27

Lythrum salicaria L. / 232

M

Macleaya cordata (Willd.) R. Br. / 150

Magnolia coco (Lour.) DC. / 72

Magnolia denudate Desr./ 73

Magnolia grandiflora L. / 74

Magnolia liliflora Desr. / 75

Magnolia officinalis Rehd. et Wils. var. *biloba* Rehd et Wils. / 76

Mahonia bealei (Fort.) Garr. / 114

Malachium aquaticum (L.) Fries./ 180

Mallotus apelta (Lour.) Muell. Arg. / 352

Malva crispa L. / 324

Malvastrum coromandelianum (L.) Gurcke / 325

Manihot esculenta Crantz / 353

Marchantia polymorpha L. / 10

Melastoma candidum D. Don. / 287

Melastoma dodecandrum Lour./ 288

Melonia corchorifolia L. / 308

Menispermum dauricum DC. / 121

Michelia alba DC./ 77

Michelia champaca Linn. / 78

Microcos paniculata L. / 303

Microsorium fortunei (T. Moore) Ching / 53

Mimosa pudica L. / 388

Mirabilis jalapa L. / 247

Mollugo pentaphylla L. / 185

Momordica charantia L. / 259

Momordica cochinchinensis (Lour.) Spreng. / 260

Morus alba L./ 448

Mucuna birdwoodiana Tutch./ 412

Mucuna pruriens (L.) DC.var.*utilis*(Wall.ex Wight) Baker ex Burck / 423

N

Nandina domestica Thunb. / 115

Nelumbo nucifera Gaertn. / 109

Nepenthes mirabilis (Lour.) Druce / 134

Nephrolepis auriculata (L.)Trimen / 45

O

Oenothera biennis L. / 239

Onychium japonicum (Thunb.) Kze / 34

Ophioglossum vulgatum Linn. / 23

Opuntia stricta (Haw.) Haw. var. *dillenii* (Ker-Gawl.) Benson / 271

Orostachys fimbriatus (Turcz.) Berger / 169

Osbeckia chinensis L. / 289

Osmunda japonica Thunb./ 25

Osmunda vachellii Hook./ 26

Oxalis corniculata L. / 227

P

Pachyrhizus erosus (L.) Urb. / 413
Paeonia lactiflora Pall. / 106
Paeonia suffruticosa Andr. / 107
Palhinhaea cernua (L.) Vasc. et Franco / 13
Passiflora edulis Sims / 251
Passiflora foetida L. / 252
Passiflora moluccana Reinw. ex Bl. var. *teysmanniana* (Miq.) Wilde / 253
Pelargonium hortorum Bailey / 225
Peperomia dindygulensis Miq. / 135
Peperomia pellucida (Linn.) Kunth / 136
Pericampylus glaucus (Lam.) Merr. / 122
Photinia serrulata Lindl. / 372
Phyllanthus emblica L. / 354
Phyllanthus reticulatus Poir. / 355
Phyllanthus urinaria L. / 356
Phyllanthus virgatus Forst. f. / 357
Phyllodium pulchellum (L.) Desv. / 414
Phymatopsis hastata (Thunb.) Kitag. / 52
Phytolacca acinosa Roxb. / 205
Phytolacca americana L. / 206
Pinus massoniana Lamb / 60
Piper hancei Maxim. / 137
Piper longum Linn. / 138
Piper sarmentosum Roxb. / 139
Pithecellobium clypearia (Jack) Benth. / 389
Pithecellobium lucidum Benth. / 390
Pittosporum glabratum Lindl. / 248
Platycladus orientalis (Linn.) Franco / 62
Podocarpus nagi (Thunb.) Zoll. et Mor. ex Zoll. / 63
Polygala arvensis Willd. / 163
Polygala fallax Hemsl. / 164
Polygala glomerata Lour. / 165
Polygala tenuifolia Willd. / 166
Polygonim plebeium R.Br. / 199
Polygonum aviculare L. / 191
Polygonum bistorta L. / 192
Polygonum capitatum Buch.-Ham. ex D. Don / 193
Polygonum chinense L. / 194
Polygonum hydropiper Linn. / 195
Polygonum multiflorum Thunb. / 196
Polygonum orientale L. / 197
Polygonum perfoliatum L. / 198
Polygonum runcinatum Buch.-Ham. ex D. Don / 200
Pongamia pinnata (L.) Pierre / 415
Poria cocos (Schw.) Wolf / 4
Portulaca oleracea L. / 186
Potentilla chinensis Ser. / 373
Pronephrium simplex (Hook.) Holtt. / 40
Pronephrium triphyllum (Sw.) Holtt. / 41
Prunus mume Sieb. / 374
Prunus persica (L.) Batsch / 375
Pseudodrynaria coronans (Wall. ex Mett.) Chingl / 56
Pseudolarix amabilis (Nelson) Rehd. / 61
Pseudostellaria heterophylla (Miq.) Pax / 181
Psidium guajava L. / 282
Psilotum nudum (L.) Beauv. / 21
Psoralea corylifolia L. / 416
Pteridium aquilinum (L.) Kuhn / 30
Pteris multifida Poir. / 31
Pteris semipinnata L. / 32
Pteris vittata L. / 33
Pterospermum heterophyllum Hance / 309
Pueraria lobata Benth. / 417
Pulsatilla chinensis (Bunge) Regel / 101
Punica granatum L. / 235
Pyracantha fortuneana (Maxim.) H. L. Li / 376

Pyrrosia adnascens (Sw.) Ching/ 50

Pyrrosia lingua (Thunb.) Farwell / 51

Pyrus calleryana Decne. / 377

Q

Quisqualis indica L. / 291

R

Ranunculus cantoniensis DC. / 102

Ranunculus japonicus Thunb. / 103

Raphanus sativus L. / 159

Reynoutria japonica Houtt. / 201

Rhaphiolepis indica (L.) Lindl./ 378

Rheum palmatum L. / 204

Rhodomyrtus tomentosa (Ait.) Hassk. / 283

Rhynchosia volubilis Lour. / 418

Ricinus communis L. / 358

Rodgersia pinnata Franch. / 174

Rorippa indica (L.) Hiern / 158

Rosa laevigata Michx. / 379

Rosa roxburghii Tratt. / 380

Rotala rotundifolia (Buch.-Ham. ex Roxb.) Koehne / 233

Rubus lambertianus Ser. / 381

Rumer maritimus L. / 203

Rumex japonicus Houtt. / 202

S

Sagina japonica (Sweet) Ohwi / 182

Salvinia natans (L.) All. / 57

Sanguisorba officinalis L. / 382

Sapium discolor (Champ. ex Benth.) Muell. Arg. / 359

Sapium sebiferum (L.) Roxb. / 360

Sarcandra glabra (Thunb.) Nakai / 146

Sargentodoxa cuneata (Oliv.) Rehd. et Wils. / 117

Saurauia tristyla DC. / 278

Sauropus androgynus (L.) Merr. / 361

Sauropus spatulifolius Beille/ 362

Saururus chinensis (Lour.) Baill. / 141

Saxifraga stolonifera Curtis / 175

Schisandra propinqua (Wall.) Hook. f. et Thoms. var. *sinensis* Oliv. / 81

Sebastiania chamaelea (L.) Muell. Arg. / 363

Sedum aizoon L. / 170

Sedum lineare Thunb. / 171

Sedum sarmentosum Bumge / 172

Selaginella delicatula (Desv.) Alston / 15

Selaginella doederleinii Hieron. / 16

Selaginella involvens (Sw.) Spring / 17

Selaginella tamariscina (P. Beauv.) Spring / 18

Selaginella uncinata (Desv.) Spring / 19

Semiliquidambar cathayensis H. T. Chang / 433

Sesbania cannabina (Retz.) Poir./ 419

Sida rhombifolia L. / 326

Siraitia grosvenorii (Swingle) C. Jeffrey ex Lu et Z. Y. Zhang / 261

Solena amplexicaulis (Lam.) Gandhi / 262

Sophora flavescens Aiton / 420

Sophora japonica L./ 421

Sophora tonkinensis Gagnep./ 422

Spiraea japonica L. f. var. *fortunei* (Planchon) Rehd./ 383

Stellaria uliginosa Murr. / 184

Stellera chamaejasme L. / 243

Stephania cepharantha Hayata / 123

Stephania dielsiana Y.C.Wu / 124

Stephania longa Lour. / 125

Sterculia lychnophora Hance / 310

Sterculia nobilis Sm. / 311

Syzygium aromaticum (L.) Merr. et L.M. Perry / 284

Syzygium jambos (L.) Alston. / 285

T

Tadehagi triquetrum (L.) H. Ohashi / 424

Talinum paniculatum (Jacq.) Gaertn. / 187

Tamarix chinensis Lour. / 250

Taxus chinensis (Pilger) Rehd.var. *mairei* (Lemée et Lévl.) Cheng et L. K. Fu / 64

Terminalia chebula Retz. / 292

Thalictrum foliolosum DC. / 104

Theobroma cacao L. / 312

Thladiantha dubia Bunge / 263

Thlaspi arvense L. / 160

Tinospora sagittata (Oliv.) Gagnep. / 126

Tinospora sinensis (Lour.) Merr. / 127

Trema tomentosa (Roxb.) H. Hara / 438

Tremella fuciformis Berk. / 9

Tribulus terrestris L. / 223

Trichosanthes cucumeroides (Ser.) Maxim. / 264

Trichosanthes kirilowii Maxim. / 265

Triumfetta rhomboidea Jacq. / 304

Trollius chinensis Bunge / 105

Tropaeolum majus L. / 228

U

Ulmus parvifolia Jacq./ 439

Ulva lactuca L. / 1

Urena lobata L./ 327

Urena procumbens L. / 328

V

Vernicia montana Lour. / 364

Vicia sativa L./ 425

Vicia unijuga A. Br. / 426

Vigna radiata (L.) Wilczek / 427

Vigna unguiculata (L.) Walp. / 428

Viola inconspicua Bl. / 161

Viola philippica Cav. et Descr. / 162

W

Waltheria indica L. / 313

Wikstroemia indica (L.) C. A. Mey. / 244

Wisteria sinensis (Sims) Sweet / 429

Woodfordia fruticosa (Linn.) Kurz / 234

Woodwardia japonica (L. f.) Sm. / 43